KB090511

교양으로 읽는

우리 몸
사전

교양으로 읽는 우리 몸 사전

초판 1쇄 발행 2017년 10월 25일
초판 3쇄 발행 2021년 1월 20일

지은이   최현석
펴낸이   이영선
책임편집   김선정

편집   이일규 김선정 김문정 김종훈 이민재 김영아 김연수 이현정 차소영
디자인   김회량 이보아
독자본부   김일신 김진규 정혜영 박정래 손미경 김동욱

펴낸곳 서해문집 | 출판등록 1989년 3월 16일(제406-2005-000047호)
주소 경기도 파주시 광인사길 217(파주출판도시)
전화 (031)955-7470 | 팩스 (031)955-7469
홈페이지 www.booksea.co.kr | 이메일 shmj21@hanmail.net

ISBN 978-89-7483-885-0 93510

이 도서의 국립중앙도서관 출판예정도서목록(CIP)은 서지정보유통지원시스템 홈페이지(http://
seoji.nl.go.kr)와 국가자료공동목록시스템(http://www.nl.go.kr/kolisnet)에서 이용하실 수
있습니다.(CIP제어번호: CIP2017025866)

교양으로 읽는

우리 몸 사전

최현석 지음

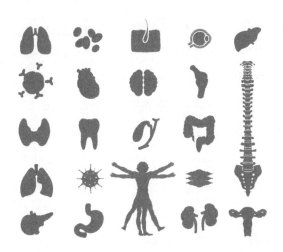

서해문집

11년 전 인체의 해부·생리·병리를 정리했던 책 《아름다운 우리 몸 사전》에 대한 개정판의 의미를 갖는 책을 이제야 내게 되었습니다. 당시에 대한의사협회의 동아의학상도 수상하고 많은 격려를 받았던 만큼 그 책의 부족한 점을 채우고 그동안 발전한 의학 지식을 정리하려 노력했습니다. 그렇게 하다 보니 분량이 훨씬 많아져버렸습니다. 마지막 교정본을 읽으면서 뺄 내용을 좀 정리해보려 했지만 분량이 많다는 이유로 어렵게 얻은 정보들을 뺀다는 것 자체가 너무 아까워 힘들었습니다. 아마 저 자신도 새로 배운 것들이라 귀하게 얻은 자식처럼 여겼나 봅니다.

개정판이 좀 늦은 감이 있습니다. 의사로서 환자 보는 일을 잠시 중단하고 심리학을 공부하면서 저술에 매달리느라 계속 미루고 있었는데, 몇 년 전 병원에서 다시 일할 기회가 생기면서 의학 공부도 더 해야 했기 때문에 이 기회에 미뤄왔던 개정판도 내야겠다고 생각했습니다. 자료는 주로 의학 교과서, 대중 서적, 의학 논문 등이었는데, 11년 전에 비해 의학 교과서가 각 과별로 두세 번째 개정판이 많이 나와 있었고, 의학 논문도 집에서 쉽게 인터넷으로 검색할 수 있게 되었습니다. 또 좋은 내용을 담은 대중 서적도 많았습니다. 제가 의과대학을 다닐 때는 물론이고 11년 전의 상황과 비교해도 많이 발전했다는 느낌을 받았습니다. 의학 기술도 발전했고, 병원에서 처방하는 약도 많이 변했으며, 의학 정보도 훨씬 쉽게 얻을 수 있게 되었다는 점에서 감회가 새로웠습니다.

이번에는 의학 용어가 만들어진 역사를 좀 더 살펴보려 했습니다. 세계적으로 통용되는 의학 용어는 영어이고 뿌리는 그리스어와 라틴어에 있지만 이를 현재 우리나라 사람들이 사용하고 있는 의학 용어로 옮긴 것은 일본의 에도시대나 메이지시대의 일본 학자들입니다. 특히 스기타 겐파쿠杉田玄白가 저술한 《해체신서解體新書》는 한·중·일의 의학 용어에 커다란 영향을 미쳤습니다. 에도시대에 유럽의 학문은 네덜란드를 통해서 들어왔는데 이를 난학蘭學이라고 합니다. 난학의 흔적을 찾아 후쿠오카와 도쿄에서 일본어를 공부하면서 나가사키의 데지마出島도 가보고 스기타가 죄수의 해부를 참관했던 도쿄의 고즈카하라小塚原 형장刑場, 《해체신서》를 작업했던 집이 있었던 도쿄 쓰키지築地의 성누가병원 등을 돌아봤습니다. 사실 거기에 가면 기념비만 덜렁 있고 별다른 것은 없었지만 이들이 당시에 어떤 생각이었는지 조금이라도 공감해보려 했습니다. 이들은 한자가 가지는 의미와 서양의 해부학적 지식과 자신의 의학적 경험 등을 바탕으로 새로운 용어를 만들었는데, 그래서 저도 이번 책에서 의학 용어에 포함된 한자어의 의미를 좀 더 세밀하게 살펴보고자 했습니다. 또한 의학 용어뿐 아니라 의학이 발전해온 인문적·사회적인 배경도 살펴보고자 했는데, 당연한 얘기겠지만 의학과 사회는 서로 밀접한 영향을 주고받아 왔음을 새삼 확인할 수 있었습니다.

인체의 해부생리를 설명하면서는 생명현상의 전반에서 시작해서 인간에게 초점을 맞춰가려고 노력했습니다. 우리가 학교에서 생물을 배우지만 이것과 의학적 지식이 연결되지 못하고 동떨어져서 기억된다는 사실이 안타까웠습니다. 그래서 중·고등학교 생물 시간에 배웠던 지식을 기반으로 인체의 해부생리를 설명해보고자 했습니다. 그러다 보니 식물이나 동물 이야기를 하다가 갑자기 인체로 전환하는 논리적인 비약도 나타납니다. 교정을 보면서 제 글을 읽어보니 그런 느낌이 들더군요. 사실 이런 간격을 메우는 연구는 아직도 부족합니다. 아마 이런 연구는 사업성이 별로 없기 때문일 것입니다.

인체현상을 설명하면서 숫자로 많이 표현했는데 이 중에는 특별한 의미가 없는 것도 종종 있습니다. 인체현상의 흥미를 유발하기 위해 추정치를 계산한 결과인데요. 예를 들어 인체 혈관의 전체 길이라든지 소장의 단면적 수치, 인체의 세포 숫자가 100조 개라는 언급 등입니다. 실제 인체의 세포 수를 100조 개까지 확인해본 사람은 아직 없고, 소장을 모두 펼쳐서 면적을 계산한 사람도 없습니다. 모두 추정치죠. 이런 수치는 연구자마다 조금씩 ─ 때에 따라서는 아주 많이 ─ 다를 수 있다는 사실을 염두에 두고 읽으시면 좋겠습니다.

의학을 처음 배울 때는 해부생리를 먼저 배우지만 의학은 질병 치료를 연구하는 것이 먼저이고 해부생리는 나중에 발전합니다. 해부생리학은 단지 호기심 때문에 연구하기도 하지만 결국은 질병을 더 잘 이해하고 효과적인 치료 방법을 찾기 위한 수단적인 의미가 큽니다. 그래서 이 책에서도 해부생리는 질병이 발생하는 과정과 결부하여 설명하려 했습니다.

치료에 대해서도 할 이야기가 많았습니다. 의학이 대중적인 관심을 받는 부분은 치료라고 할 수 있고, 미디어에 등장하는 의학이란 것도 사실상 이와 관련된 것이 대부분이지요. 그런데 많은 내용을 짧은 글로 전달하려다 보니 우리나라나 다른 나라의 데이터가 일관성 있게 통일적으로 정리되지 못하고 건조하고 단편적인 정보의 나열에 그친 경우도 많은 것 같습니다. 사실 아픈 사람은 어차피 병원에 가서 의사한테 직접 이야기를 듣기 때문에 자세한 이야기는 필요 없을 것이고, 아프지 않은 사람이 자기와 관련 없는 병에 대한 치료법을 읽기에는 따분할 것입니다.

이런저런 부족한 점이 많지만 의학의 전반을 살펴보면서 인문학의 연관성도 정리해보고자 했다는 노력에는 스스로 자부심을 느낍니다.

2017년 가을
최현석

CONTENTS

2장 감각

3장　피부

6장   혈액

7장   면역

8장   소화

11장   비뇨

12장   근골격

신

경

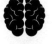

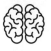

식물 동물 할 것 없이 모든 생물은 환경 변화에 대처해야 생명을 유지할 수 있다. 변화란 '자극'을 의미하며 대처란 '반응'을 의미한다. 동물의 경우 자극은 눈을 통해 들어올 수도 있고 피부나 코 등으로 들어오기도 하는데, 이러한 다양한 정보를 종합하고 분석해서 근육이나 호르몬을 통해 반응할 수 있도록 매개하는 시스템이 신경계다.

신경계는 중추신경과 말초신경으로 구분한다. 중추신경은 말초신경을 통해 들어오는 여러 정보를 종합하고 분석해서 어떻게 반응할지 다시 말초신경으로 전달하는 것으로, 뇌와 척수로 구성되며 이는 각각 두개골과 척추라는 단단한 뼈 안에 들어 있다. 말초신경은 중추신경에서 갈라져 나온 것으로, 체성신경(체신경)과 자율신경 등 두 종류가 있다. 체성신경은 근육과 피부 등에 분포하면서 근육운동과 피부감각 등에 관여하고, 자율신경은 자동적으로 작동하는 심장이나 내장에 분포한다.

중추신경
'머리' 달린 생물의 탄생

중추신경의 진화는 감각기관의 진화와 역사를 같이한다. 38억 년 전 지구상에 최초로 나타난 생명체인 원핵생물은 단세포생물로, 세포막이 환경과 직접 접촉하면서 세상과 소통했을 것이다. 가장 초보적인 촉각이라고 할 수 있다. 그런데 이들 사이에도 경쟁은 있었을 터. 상대방이 가까이 다가와 자신을 건드릴 때까지 이를 감지하지 못한 생물은 경쟁에 불리하고, 공간적으로 떨어진 대상을 먼저 감지한 생물이 더 많이 살아남았을 것이다. 이는 후각 아니면 미각 같은 화학적 감각이라고 예상한다. 사실 촉각이나 후각, 미각 등은 인간의 감각을 설명하기 위한 개념으로, 진화 초기의 생물 세계에서는 굳이 구별되지 않기에 최초의 감각은 정확히 구분하기 어려운 촉각·후각·미각 등의 혼합이었다고 할 수 있다.

27억 년 전 빛을 감지하는 원생생물이 지구상에 처음으로 나타났고, 곧 최초의 평형감각을 가진 해면동물이 나타났다. 해면동물은 물의 흐름에 대해 자신의 몸을 똑바른 자세로 유지할 수 있는 평형감각은 가지지만 신경계라고 할 만한 구조는 아직 없었다. 최초의 신경계는 해파리 같은 자포동물에서 나타났다. 몸의 균형을 담당하는 평형포平衡胞라는 기관 덕분이었다. 평형포는 액체가 담긴 주머니인데, 안에는 털 모양의 감각세포와 평형석平衡石이 들어 있다. 평형석은 돌처럼 무거워서 해파리가 똑바른 자세로 있을 때 밑으로 내려가 바닥의 감각세포를 누른다. 그러다가 해파리가 움직이면 평형석과 접촉하는 감각세포가 달라져 해파리는 몸의 위치를 환경 변화에 따라 재조정할 수 있다.

평형석을 이용해서 자신이 부착한 바다 바닥의 진동을 느낀다는 것은 촉각이라고 할 수도 있고 청각이라고 할 수도 있다. 즉, 평형포는 평형감각·촉각·청각을 감지하는 감각기관이다. 미각이나 후각 같은 화학적 자극에 대한 감각기관이 아닌 물리적 자극에 대한 감각기관이 나타난 것이다. 이렇게 감각기관이 분화되기 시작했다. 그러나 이것을 통합·조절하는 중추신경은 아직 나타나지 않았다.

생물 진화에서 우주의 빅뱅에 필적할 만한 사건은 5억 4000만 년 전에 있었던 '캄브리아기 폭발'이다. 이로부터 5000만 년 동안 38개 동물문의 초기 형태들이 모두 나타나는데, 중추신경도 이 시기에 출현했다. 가장 초보적인 중추신경은 플라나리아 같은 편형동물에서 나타났는데, 몸이 진행하는 방향의 앞부분에 위치했다. 이를 머리라고 한다. 그러니까 중추신경과 머리라는 구조는 동시에 탄생했고 서로 같은 의미다.

중추신경과 머리가 있는 동물은 몸이 좌우대칭 구조인데, 좌우대칭은 몸의 앞쪽인 머리에 중요한 감각기관과 신경이 집중되는 과정과 관련한다. 중추신경 없이 단순한 신경계를 가진 히드라 같은 자포동물은 신체가 좌우대칭이 아니어서 사방으로 산만하게 움직이므로 새로운 환경에 대한 적응 속도가 느리다. 하지만 중추신경이 머리에 발달한 동물은 중요한 감각이 머리에 집중되므로, 새로운 환경에 접했을 때 도망칠지 상대를 제압할지 일단 결정하면 몸의 좌우대칭 구조를 활용하여 머리를 선두로 한 방향으로 신속히 움직인다. 이처럼 중추신경이 발달하는 과정에서 중요한 감각은 머리에 집중되고, 머리의 진행 방향으로 몸을 신속히 움직일 수 있는 좌우대칭 구조가 발달하면서 머리가 가는 방향이 앞쪽이 되었고 그 반대 방향이 뒤쪽이 되었다. 이러한 구조는 소화 시스템의 진화에도 반영되어 에너지를 얻는 입은 앞쪽에 위치하고 배설물을 버리는 항문은 뒤쪽에 위치한다.

002 뇌

호두 껍질 속의 우주

흔히 '골치가 아프다', '골 때린다'라는 표현을 하는데, 이는 '머리가 아프다', '뇌를 때린다'라는 뜻이다. 예로부터 뇌를 우리말로 '골'이라고도 한다. 조선 선조 때인 1576년에 출간된 《신증유합新增類合》에도 골이 나오며, 이는 뼈를 의미하는 한자인 골骨과는 다르다.

사람의 뇌는 1.3~1.4kg 정도인데, 겉에서 볼 때 대뇌·소뇌·뇌간 등 세 부분으로 나눈다. 이 중 대뇌는 뇌의 대부분을 차지하며, 그 모양은 마치 껍질을 벗겨낸 호두 알맹이와 비슷하다. 대뇌를 의미하는 영어 cerebrum은 라틴어 cerebrum에서 유래한 말로, 원래는 전체 뇌brain를 의미했다. 영어 cerebrum이 사용되기 시작한 1610년대에는 아직 뇌를 여러 부분으로 나누어 보는 해부학이 발달하기 전이었기 때문이다. 반면 한자어 대뇌大腦는 이미 서양에서 뇌에 대한 해부학이 발전한 다음에 나온 단어로, 소뇌小腦와 구별하여 이런 이름을 붙였다.

대뇌 아래에 위치하며 척수와 이어지는 부위를 뇌간腦幹이라고 한다. 뇌와 척수를 이어주는 줄기 같은 역할을 하기에 '줄기 간幹' 자를 붙

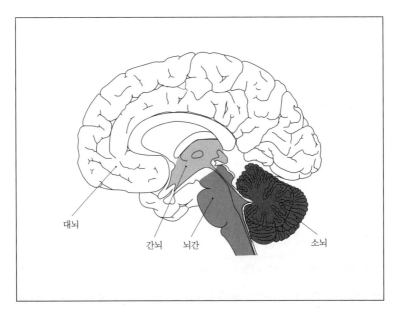

대뇌

간뇌 뇌간 소뇌

뇌의 구조
간뇌, 뇌간, 소뇌를 제외한 모든 부분이 대뇌에 해당한다.

여 이렇게 이름 지었다. 그래서 뇌간을 뇌줄기라고 부르기도 하며, 영어로는 brain stem이다. 뇌간은 인간의 진화 과정에서 가장 오래된 부위로, 그 모양이 파충류의 뇌를 닮았기 때문에 진화론에서는 '파충류 뇌'라고도 한다. 뇌간 뒤쪽에는 골프공처럼 생긴 소뇌가 있는데, 마치 골프공을 3분의 1 정도 잘라버리고 나머지를 뇌간에 붙여놓은 모양이다. 소뇌를 의미하는 영어 cerebellum은 작은 뇌little brain라는 뜻의 라틴어 cerebellum에서 유래했다.

　사람의 뇌는 다른 동물에 비해 상대중량과 절대중량이 모두 크다. 뇌가 크면 지능이 높을까? 그런데 몸집이 크면 뇌도 크므로 뇌의 크기 자체보다는 체중에 대한 뇌의 중량을 비교해야 한다. 코끼리의 뇌가 크다고 해서 개보다 더 영리하다고 말할 수는 없다. 사람보다 훨씬 큰 고래와 코끼리는 뇌 중량과 체중의 비율이 1:600~850 정도로, 사람의 비율인 1:50과 비교가 되지 않는다. 다만 돌고래는 1:40 정도로 사람에 비해 뇌의 상대중량이 크다. 그렇다고 돌고래가 사람보다 지능이 더 높은 것은 아니다. 더욱이 쥐는 뇌 중량과 체중의 비율이 약 1:35이고, 다람쥐나 원숭이는 1:12 정도로 사람이나 돌고래보다 뇌의 상대중량이 훨씬 크다. 따라서 체중에 대한 뇌의 상대중량도 지능을 판단하는 정확한 기준은 될 수 없다.

이처럼 뇌의 크기로 지능을 비교하는 방법에는 많은 오류의 소지가 있지만 인류의 진화 과정을 연구할 때는 보통 뇌의 크기로 지능을 판단한다. 다른 방법이 없기 때문이다. 인류의 가장 오래된 조상인 오스트랄로피테쿠스 아파렌시스의 뇌 용량은 400cc, 약 200만 년 전 인류인 호모 하빌리스는 600cc, 직립원인인 호모 에렉투스는 1000cc, 현생인류인 호모 사피엔스는 1330cc 정도다. 이로부터 인류는 뇌가 큰 방향으로 진화해왔다는 사실을 알 수 있다. 하지만 여기에도 예외가 있어서 네안데르탈인은 현생인류(호모 사피엔스)보다 용량이 약간 더 크다.

유럽에서 16~17세기에 해부학이 처음 발전했을 때는 하느님의 형상대로 만들어진 남성의 시체만 연구했으나, 18~19세기에는 여성의 시체로 확장되었다. 당시에는 여성이 남성보다 지능이 낮기 때문에 두개골이 더 작다고 해석했다. 두개골과 신경학에 대한 연구가 본격적으로 시작된 19세기에는 뇌의 용량과 지적 능력의 관계에 대한 연구도 활발했다. 골상학이라고 하는 이 학문에서는 뇌의 크기뿐 아니라 두개골의 모양이나 턱이 앞으로 돌출된 각도 등도 연구했다. 이 연구 결과는 인종 구분에도 활용되어 백인종·황인종·흑인종 등의 선천적 차이를 강조하는 데 이용되었는데, 결론은 항상 백인종의 우월성을 입증하는 것이었다.

당시 뇌에 대한 연구 열정을 살펴보면 사회적으로 저명한 학자, 문필가, 정치가, 예술가 등이 사망했을 때 뇌를 꺼내 무게를 측정했을 정도다. 그때까지 가장 무거운 뇌를 가졌다고 기록된 사람은 러시아 작가인 이반 투르게네프I. S. Turgenev로, 무려 2000g이 넘었다고 한다. 독일 수학자인 가우스C. F. Gauss의 뇌는 1492g이었고, 노벨문학상을 수상한 프랑스 소설가 아나톨 프랑스A. France는 1017g에 불과했다. 그런데 뇌의 무게를 측정하는 일은 쉬운 작업이 아니다. 뇌를 꺼내서 저울 위에 올려놓는 것으로 끝나진 않기 때문이다. 사후 뇌를 언제 적출할 것인가, 어떤 수준에서 척수로부터 잘라낼 것인가, 뇌를 덮은 막을 제거할 것인가 말 것인가, 무게를 측정할 때까지 뇌를 어떤 액체에 얼마 동안 보관할 것인가 등 복잡한 문제가 많다. 사실 뇌의 무게와 지능은 별다른 관련이 없으며, 지금 이런 연구를 하는 사람은 없다. 일반적으로 뇌의 무게는 체중보다는 키와 비례하며, 성별·나이·영양 상태 등이 영향을 미친다. 건강한 상태에서 뇌의 무게는 30~40세 때 가장 무겁고, 이후에는 점차 줄어들어 90세가 되면 10%가 감소한다.

대뇌

몸과 마음을 이끄는 거대한 중심

대뇌는 뇌의 맨 위쪽 부분으로, 풍선처럼 커다랗게 부푼 모양이다. 좌우가 완전히 나뉘어 그 각 부분을 반구半球라고 하는데, 절반의 구球라는 뜻이다. 이처럼 대뇌는 좌우 양쪽 반구로 구성되고, 개울을 건너는 다리처럼 생긴 뇌량腦梁이 대뇌 중간에서 두 반구를 연결한다.

대뇌반구는 옆에서 보면 타원형이며 뒤쪽이 조금 더 넓다. 반구의 중앙 단면을 보면 안쪽이 두 개의 색깔로 구분된다. 이 중 회색으로 보이는 회질은 신경세포의 핵이 모여 있는 부위이고, 백색으로 보이는 백질은 신경섬유가 모여 있는 부위다. 대뇌뿐 아니라 척수를 포함한 모든 중추신경계는 회질과 백질로 나뉜다. 신경섬유가 모인 부분이 백색으로 보이는 이유는 신경섬유 하나하나를 둘러싼 지방 성분 때문이다. 반면 세포핵이 모인 부분은 실제 회색이라기보다는 백색과 대비되어 연한 회색으로 보이며, 모세혈관이 많기 때문에 분홍빛을 띠기도 한다.

대뇌반구의 겉면을 대뇌피질이라고 하는데, 회질에 해당한다. 대뇌피질은 밭의 이랑과 고랑처럼 주름진 모양으로, 자세히 살펴보면 실제 밭의 이랑과 고랑보다 훨씬 깊으며 서로 아주 밀접하게 겹친다. 대뇌의 이랑과 고랑은 동물마다 차이가 있어서 쥐나 토끼는 굴곡 없이 매끈한 반면, 고등동물로 진화할수록 주름이 많아져 펼쳐보면 표면적이 제법 넓다. 예를 들어 사람의 경우 2500cm² 정도나 되는데, 이는 신문지 반장 정도의 넓이다.

대뇌피질은 전두엽, 후두엽, 측두엽, 두정엽 등 네 부분으로 나눈다. 식물의 잎을 의미하는 엽葉은 영어 lobe를 번역한 것이다. lobe는 얇은 껍질을 의미하는 라틴어 lobus에서 유래했으며, 15세기경에는 폐나 간을 나누는 단위로 쓰이다가 나중에는 뇌를 구분할 때도 사용하게 되었다. 전두엽前頭葉은 뇌의 앞부분, 후두엽後頭葉은 뇌의 뒷부분, 측두엽側頭葉은 뇌의 옆쪽, 두정엽頭頂葉은 뇌의 정상부에 해당한다.

과거에는 상투를 틀 때 머리카락이 흘러내리지 않도록 머리에 망건을 둘렀는데, 망건의 귀 부근에 있는 작은 고리를 관자貫子라고 했다. 그래서 귀 부근의 두개골 부위를 관자뼈라고 하며, 이에 해당하는 대뇌 부분을 측두엽 대신 관자엽이라고도 한다. 또한 지붕이나 산의 꼭대기를 우리말로 마루라고 하기에 두정엽을 마루엽이라고 말하기도 한다. 이러한 우리말 사용의 일환으로 전두엽을 이마엽, 후두엽을 뒤통수엽으로 명명하기도 한다.

대뇌반구를 옆에서 보면 큰 고랑이 두 개 보인다. 이 중 가운데 세로로 난 중심고랑은 전두엽과 두정엽을 나누는 경계가 되며, 가운데 가로로 난 가쪽고랑은 그 위로는 전두엽과 두정엽, 아래로는 측두엽으로 나누는 경계가 된다. 뒤통수에 있는 후두엽은 고랑으로 분리되지 않아, 뇌의 옆면을 보면 위로는 두정엽과 연결되고 앞으로는 측두엽과 연결된다.

가쪽고랑을 벌리면 안쪽에 숨어 있는 피질이 하나 더 보이는데, 이를 대뇌섬이라고 한다. 대뇌반구 안쪽에 섬처럼 떨어져 있어서 붙은 이름이다. 그리고 대뇌의 중앙 단면에서 안쪽을 보면 뇌량 바로 위쪽에 띠처럼 분포하는 피질이 있는데, 이것이 띠이랑(대상회, 帶狀回)이다. 과거에는 해마와 함께 변연엽이라고 불렀다.

전두엽은 다른 영역으로부터 들어오는 정보를 종합해서 판단을 하고 근육에 행동명령을 내린다. 즉, 전두엽은 목적 지향적 행동을 주관하는 곳으로, 생각이나 판단의 중추다. 전두엽에서 골격근운동에 관여하는 운동피질을 제외한 앞부분을 전전두엽prefrontal lobe이라고 하는데, 성격 형성에 관여하며 감정을 조절하고 사고와 판단 기능을 한다. 고등동물로 진화할수록 이 부분이 커지기 때문에 이마가 튀어나온다.

두정엽은 피부나 관절에서 들어오는 감각을 시각정보나 청각정보와 통합하는 곳으로, 감각의 중추다. 측두엽에는 청각중추가 있어서 소리 정보를 통합하고, 안쪽에는 기억을 담당하는 영역이 있어서 여러 감각 정보를 기억과 대조하여 그것이 무엇인지 인식한다. 후두엽은 시각정보를 취합하는 시각중추 역할을 한다.

좌우대칭 구조인 인체에서 뇌 역시 기능적으로 좌우가 동일한데, 감각이나 운동신경은 뇌에서 좌우가 바뀌기 때문에 왼쪽 뇌에 뇌졸중이 오면 오른쪽 팔다리가 마비되고, 오른쪽 뇌에 뇌졸중이 오면 왼쪽 팔다리가 마비된다. 그러나 뇌의 좌우 기능이 완전히 같은 것은 아니다. 사실 인체에서도 심장이나 간의 위치는 한쪽에 치우쳐 있다. 혈관이나 내장은 태아 시기 처음에는 좌우대칭 구조이지만 태아가 성장하면서 비대칭적으로 한쪽이 발달하고 한쪽은 퇴화되어 없어진다. 팔다리도 좌우 중 어느 쪽을 우선적으로 사용하는가에 따라 오른손잡이나 왼손잡이가 되는데, 이는 뇌의 작용일 테지만 아직 정확한 원인은 밝혀지지 않았다.

대뇌에서 좌우의 비대칭성이 확연히 밝혀진 부분은 언어중추다. 타인의 말을 이해하고 자신의 말을 만들어내는 언어중추는 뇌의 좌우 어느 한쪽에만 위치하는데, 사람들의 90%가 좌반구에 언어중추가 있다. 그런데 독특하게도 오른손잡이냐 왼손잡이냐에 따라 그 비율이 달라진다. 오른손잡이의 경우 95%가 좌반구에, 왼손잡이는 70%만이 좌반구에 언어중추가 있다. 이 외에 뇌의 비대칭성이 확실히 밝혀진 예는 아직 없다. 왼쪽 뇌가 활성화되면 논리적인 사람이 되고 오른쪽 뇌가 활성화되면 창조적인 사람이 된다는 주장도 나왔지만 이를 뒷받침할 연구 결과는 그다지 없다. 또한 남성은 한쪽 뇌만 쓰는 경향이 있고 여성은 양쪽 뇌를 같이 쓰는 경향이 있다는 주장도 그럴듯하기는 하지만 근거는 별로 없다.

대뇌반구의 중앙 단면을 보면 백질 안쪽에 피질과 동일한 회질 구조가 있는데, 이를 '바닥핵'이라고 하며 영어로는 basal ganglia다. 신경계에서 원래 ganglia는 신경세포체가 모여 있는 부분을 의미하므로 보통 '신경절'로 번역한다. 그런데 basal ganglia는 과거 중추신경과 말초신경의 구분이 없을 때 만들어진 말로, 지금 분류 체계로는 중추신경에 해당한다. 때문에 세포핵이 모여 있다는 의미로 바닥핵이라고 번역했다.

바닥핵은 줄무늬체와 창백핵 등으로 구성되며, 줄무늬체는 다시 꼬리핵·의지핵·조가비핵 등으로 이뤄진다. 바닥핵의 중요한 신경연결회로는 대뇌피질의 특정 영역에서 바닥핵으로 투사된 후 시상을 거쳐 다시 대뇌피질의 특정 영역으로 투사되는 경로다. 즉, 신경정보는 대뇌피질→줄무늬체→창백핵→대뇌피질로 순환하는데, 바닥핵은 신경정보가 전달되는 신경섬유조직인 백질로 둘러싸인 섬 같은 모양이다.

뇌량

뇌의 좌우 협동을 책임지는 다리

뇌들보라고도 하는 뇌량은 양쪽 대뇌반구 피질을 연결하는 신경섬유다발로, 양쪽 반구의 거의 모든 피질을 서로 연결한다. 뇌량의 기능과 중요성은 1950년대에 미국 신경생물학자 로저 스페리R. Sperry 의 연구에 의해 밝혀졌는데, 그는 이 공로로 1981년에 노벨생리의학상 을 수상했다. 스페리는 고양이를 대상으로 한쪽 눈을 가린 후 다른 쪽 눈으로만 보고 특정 문제를 해결하도록 훈련시킨 다음 뇌량을 자르고 문제 해결 능력이 유지되는지를 실험했다. 그 결과 뇌량을 자르면 한쪽 눈으로 습득한 능력을 다른 쪽 뇌와 공유하지는 못했지만 학습 능력 자 체는 영향을 받지 않았다. 즉, 뇌량을 자르면 좌우 뇌가 각각 별개로 작 동하는 점 외에 다른 특별한 문제는 없다는 결론을 얻었다. 이후 스페 리의 연구 결과에 촉발되어 간질이 심한 환자의 뇌량을 절단하는 수술 이 많이 이뤄졌다. 간질 환자는 뇌의 한 부분에서 비정상적인 전기파가 발생한 후 뇌량을 통해 반대쪽 반구까지 퍼지면 전신경련이 일어나 의 식을 잃게 되는데, 뇌량을 절제하면 전기파가 뇌의 여러 부위로 퍼지는 현상을 막을 수 있다.

그런데 뇌량을 자르자 간질 조절에 효과적이기는 했지만 예상치 못 한 문제들이 나타났다. 뇌량이 절제된 뇌를 분할뇌split brain라고 하는 데, 이렇게 되면 몸의 오른쪽과 왼쪽이 서로 협조하지 않아 따로 행동 하게 된다. 예를 들어 옷을 입으려고 옷장에서 오른손으로 옷을 꺼내는 데 왼손은 다른 옷을 집어 들고 놓으려 하지 않는다. 이때 환자는 뭐 이런 귀찮은 녀석이 있냐는 듯이 오른손으로 왼손을 때리려고도 하고 왼손을 붙잡아 들고 있는 옷에서 떼어내려 애를 쓰기도 한다. 특이한 현상은 또 있다. 무언가를 말로 지시하면 오른손으로는 시행하지만 왼손으로는 하지 못한다. 또는 눈을 감은 상태에서 양손에 물건을 쥐여주면 오른손에 쥔 물건은 무엇인지 알아맞히지만 왼손의 물건 이름은 맞히지 못한다. 이러한 현상은 운동신경과 감각신경은 뇌에서 좌우가 교차되지만 언어중추는 좌반구에만 있기 때문에 나타난다. 즉, 분할뇌의 경우 언어중추에서 나오는 정보가 우반구에 전달되지 않아 왼손은 언어를 통한 신경정보와 관련된 기능을 하지 못한다. 물건의 이름을 아는 것도 언어활동이기 때문에 언어중추가 있는 좌반구에 들어온 정보만 이해할 수 있다. 글을 읽는 것도 마찬가지다. 오른쪽 시야에 들어오는 단어는 이해할 수 있지만 왼쪽 시야에 들어오는 단어는 읽지도 이해하지도 못한다.

분할뇌에서 이런 문제들이 발생하긴 하지만 시간이 지나면 적응되어 일상생활에서 큰 문제는 없다. 특히 수술 전에 이미 숙달된 행동은 더 그렇다. 예를 들어 피아노 연주나 요리를 많이 해오던 사람들은 이미 뇌에 그 활동이 기억되어 좌우 뇌가 연결되지 않아도 자동적으로 두 손이 움직인다. 즉, 양 반구의 연결은 이미 몸에 익숙해진 활동과는 관계가 없고, 새로운 일을 배울 때는 필요하다. 분할뇌에서는 두 손의 협동이 필요한 새로운 동작은 배울 수 없다.

간뇌

감각의 중앙 정거장이자 자율신경계의 중추

뇌는 겉으로 볼 때 대뇌, 소뇌, 뇌간 등으로 나누지만 여기에 속하지 않는 부분이 있다. 대뇌반구 사이에 위치하기에 '사이 간間' 자를 써 간뇌間腦 또는 사이뇌라고 부르는 부위다.

태아는 4주가 되면 척수의 맨 위 끝부분에서 세 군데가 부푼다. 이를 전뇌前腦, 중뇌中腦, 후뇌後腦라고 한다. '앞-중간-뒤'에 있는 뇌라는 뜻인데, 태아가 네발동물처럼 서 있다고 상상하면 세 군데가 뇌의 어느 위치인지 쉽게 이해된다. 사람은 두 발로 서기에 전뇌는 뇌의 꼭대기 쪽에, 후뇌는 척수 쪽에 해당한다. 간뇌는 전뇌와 중뇌 사이에서 생긴 부위로, 전뇌는 매우 커져서 대뇌가 되어 간뇌와 중뇌를 덮어버리고 후뇌는 뇌간과 소뇌로 발달한다. 그래서 성인의 뇌를 겉에서 보면 간뇌와 중뇌는 보이지 않고, 대뇌와 뇌간 그리고 소뇌만 보인다.

간뇌는 뇌의 2%만을 차지하는 극히 작은 부위이지만 매우 광범위한 연결 구조를 가지므로 신경계와 내분비계의 통합에 중요한 역할을 한다. 간뇌는 시상, 시상상부, 시상하부, 시상밑부 등 네 부분으로 나눈다. 간뇌의 대부분을 차지하는 시상은 길이 3cm, 높이 2cm의 알 모양으로, 메추리알보다 약간 크다. 시상은 뇌 가운데에 위치하며, 말초신경에서 들어오는 감각정보가 대뇌로 가기 위해서는 꼭 통과해야 하는 영역이다. 후각을 제외한 모든 감각신호는 일단 시상에 들어온 다음 신경을 갈아타고 대뇌피질로 전달된다. 시상은 말초감각의 정보가 대뇌로 전달되는 중앙 정거장인 셈이다.

시상을 의미하는 영어 thalamus는 '잠자는 방'이라는 뜻의 라틴어 thalamus에서 유래한 말로, 시상이 처음 기술되던 1756년에는 시상에서 신경이 시작된다고 생각했다. 이를 시상視床이라고 번역한 이유는 시각과 관련이 깊다고 생각했기에 '볼 시視' 자에 thalamus의 의미를 살려 '평상 상床' 자를 조합했기 때문이다. 실제로 눈에서 올라오는 커다란 시신경은 시상 바로 앞에서 교차한 다음 시상으로 들어간다.

시상상부epithalamus라는 말 자체는 시상의 위epi-에 있다는 의미인데, 이는 태아 발생 시기 때의 위치이고 성인의 뇌에서는 시상의 뒤쪽에 위치한다. 시상상부에는 송과선이 있는데, 데카르트R. Descartes가 영혼이 머무는 자리라고 생각했던 곳이다. 그는 인간이 정신(영혼)과 물질(육체)로 이뤄진다고 믿었으며, 뇌 중앙에 있는 1cm 크기의 솔방울만 한 부분을 발견하고는 영혼과 육체가 여기에서 상호작용한다고 예상했다. 송과선松果腺은 소나무 열매라는 뜻으로, 솔방울샘이라고도 한다. 송과선의 영어명 pineal gland 역시 솔방울을 의미하는 라틴어 pinea에서 유래했다. 현재 밝혀진 바로 송과선은 멜라토닌을 분비하는 내분비기관이며, 데카르트가 말하는 기능을 하지는 않는다.

시상밑부subthalamus와 시상하부hypothalamus는 시상의 아래에 있는데, 시상밑부는 바닥핵과 함께 운동신경에 중요한 역할을 하고 시상하부는 자율신경계의 중추 역할을 한다. 시상하부는 4g 정도밖에 되지 않지만 많은 신경이 모이고 흩어지는 곳으로, 식욕조절중추나 체온조절중추처럼 '~중추'라고 부르는 신경들이 많아 식욕과 체온뿐 아니라 혈압·맥박·정서·신체 리듬 등 다양한 생리작용을 조절하는 중심이다. 또한 시상하부에서 아랫면에 있는 유두체는 기억에 중요한 역할을 한다.

뇌간

기본적인 생명 유지를 담당

뇌간(뇌줄기)은 지름 0.9~2.7cm의 원통 모양이며 전체 길이는 8cm 정도로, 통통한 막대기처럼 보인다. 내부는 중추신경 역할을 하는 회질과 정보 통신 역할을 하는 백질이 복잡하게 뒤섞여 있다. 뇌는 전체적으로 마치 굵은 막대기에 꽂힌 솜사탕처럼 보이기도 하는데, 솜사탕이 대뇌에 해당하고 막대기는 뇌간에 해당한다. 뇌간은 중뇌mid-brain, 교뇌pons, 연수medulla oblongata로 이뤄진다.

중뇌는 대뇌에 가려져 겉에서는 보이지 않는다. 교뇌橋腦는 중뇌의 아래쪽에서 볼록하게 나온 부분으로, 소뇌와 연결된다. 소뇌로 이어지는 부위가 다리처럼 보인다고 해서 '다리 교橋' 자를 쓰며, 다리뇌라고도 한다. 뇌간의 맨 아랫부분인 연수는 숨 쉬는 것을 관장하기 때문에 숨뇌라고도 부른다. 연수延髓라는 말은 영어 medulla oblongata를 번역하면서 '늘일 연延' 자와 '뼛골 수髓' 자를 합하여 만들었다. oblongata는 '연장된'이라는 뜻으로, 척수가 연장된 것이라는 의미다. 사실 척수와 연수는 연속된 구조이므로 명확하게 구분되지 않는다.

뇌간에 넓게 분포하는 망상체網狀體는 중뇌에서부터 연수에 걸친 그물(網)처럼 생긴 조직으로, 그물체라고도 한다. 이 부분은 깨어 있는 상태에서 자신과 사물을 인식하는 의식意識을 관장하므로, 망상체에 손상이 생기면 혼수상태에 빠진다. 뇌간은 매우 좁은 공간에 신경세포들이 촘촘하게 모여 있어, 뇌간에 작은 출혈이라도 생기면 혼수상태에 빠지기 쉽고 호흡과 혈압에 영향을 미친다. 사고로 머리를 다쳐서 바로 사망하는 경우는 대부분 뇌간이 눌리기 때문이다.

뇌간은 대뇌에서 척수와 말초신경인 뇌신경cranial nerve으로 근육운동을 명령하는 신경다발이 지나가는 곳으로, 뇌간 중 교뇌가 손상되면 얼굴 이하의 모든 근육이 마비되어 말을 하지 못하고 음식을 삼키지도 못하며 팔다리를 움직이지도 못한다. 이를 온몸이 자물쇠로 잠긴 것 같다고 해서 잠금증후군locked-in syndrome이라고 부른다. 이 경우 대뇌는 살아 있으므로 의식이 온전해서 사람들의 말은 알아듣는다. 또한 중뇌도 손상되지 않아 여기에서 나오는 운동신경의 작용을 받는 외안근(안구를 움직이는 근육)과 눈을 깜박이는 근육은 정상적으로 작동하기 때문에 이를 통해 의사소통을 할 수 있다. 1995년 프랑스 여성잡지 《엘르》의 편집장 장 도미니크 보비Jean-Dominique Bauby는 뇌간에 발생한 뇌졸중으로 순식간에 잠금증후군 환자가 되었다. 그는 100만 번 이상 눈꺼풀을 깜짝이는 신호로 자서전 《잠수종과 나비》를 펴냈다. 여기서 그는 자신을 하루 종일 잠수종에 갇혀 있는 사람으로 비유했는데, 책이 발간된 지 며칠 만에 세상을 떠났다.

007 소뇌

조화롭고 정밀한 동작 만들기

소뇌는 태아 시기에 후뇌에 속하는 교뇌의 뒷부분이 볼록 부풀어 올라 만들어진다. 뇌 부피 중 10% 정도밖에 차지하지 않지만 전체 신경세포의 50%가 소뇌에 모여 있으며, 대뇌와는 달리 좌우가 명확하게 나뉘는 것이 아니라 서로 연결된다.

소뇌는 대뇌가 주도하는 자발적인 근육운동을 보다 세밀하게 만들고, 여러 근육이 조화롭게 움직이도록 기능한다. 따라서 소뇌에 문제가 생기면 움직임이 부자연스러워지며 정밀한 동작을 할 수 없고, 근육 긴장도 전반적으로 떨어진다. 예를 들어 눈을 감고 손가락을 코에 대보라고 하면 정상적으로는 정확히 코끝을 가리키지만, 소뇌가 손상된 환자는 행동이 정확하지 못해 손가락이 코에 못 미치거나 코를 지나쳐서 얼굴을 찌른다. 또한 척추를 지탱하는 여러 근육이 세밀하게 협조하지 못하므로 발을 모으고 서 있을 때 몸통이 흔들려 중심을 잡기가 어려우며, 바닥에 직선을 그려놓고 그 위로 걸어보라고 하면 비틀거린다.

008 척수
몸통에 있는 중추신경

척수는 뇌에서 이어지는 중추신경이다. 기다란 원통 모양이며, 총길이는 약 45cm로 요추(허리뼈)의 첫 번째와 두 번째 사이 정도까지 내려간다. 척수는 말초신경인 척수신경이 시작되는 위치에 따라 목척수, 등척수, 허리척수, 엉치척수 등으로 구분한다. 뇌와 마찬가지로 뇌척수막에 의해 보호되며 뇌척수액으로 둘러싸여 있다. 척수의 단면을 보면 중앙에 신경세포체로 이뤄진 회질이 분포하고, 바깥쪽에 신경섬유로 이뤄진 백질이 분포한다. 이는 뇌의 단면에서 나타나는 회질·백질의 배열과 반대된 모습이다.

뇌척수액

중추신경을 보호하는 물주머니

두개골의 용량은 약 1700cc인데 그 80%인 1400cc 정도를 뇌가 차지한다. 나머지 20% 중 절반은 뇌척수액이고, 절반은 뇌에 들어오는 혈관과 혈액이다. 뇌척수액은 뇌에서 생성되어 뇌와 척수를 순환하는 액체로, 무색투명하며 혈청과 같은 농도다. 뇌척수액은 순환하면서 뇌 안의 압력을 골고루 분산하여 외부 충격에 대해 완충 작용을 하고 호르몬과 노폐물 등을 운반하는 한편, 중추신경을 신체의 다른 부위와 구분 짓는다. 덕분에 세균이 몸 전체를 돌아다니는 패혈증에 걸려도 뇌와 척수에는 세균이 쉽게 침입하지 못한다. 단 관문 역할을 하는 뇌척수액 자체에는 감염이 종종 발생한다. 특히 소아가 그렇다. 이때 요추에서 뇌척수액을 뽑아 검사하면 진단이 가능하다. 이를 뇌수막염 meningitis이라고 한다. 뇌와 척수를 둘러싼 막에 생기는 염증이란 말인데, 뇌척수액의 염증을 항상 동반한다.

뇌 안에서 뇌척수액으로 채워진 공간을 뇌실腦室이라고 한다. '뇌에 있는 방'이라는 뜻인데, 영어 cerebral ventricle에 해당하며 이는 작은 방을 의미하는 라틴어 ventriculus에 뇌를 의미하는 cerebral이 결합된 말이다. 뇌실은 가쪽뇌실 두 개, 제3뇌실 한 개, 제4뇌실 한 개 등 모두 네 개이며 서로 연결된 연속적인 공간이다. 제4뇌실은 거미막하공간과 연결된다. 뇌실에서 만들어지는 뇌척수액은 뇌실 안을 채우고, 제4뇌실을 통해 거미막하공간으로 내보내진다. 뇌실에서는 하루에 500cc가량의 뇌척수액이 생성되는데, 같은 양이 거미막에서 흡수되기 때문에 뇌실과 거미막하공간에 있는 뇌척수액은 150cc 정도로 일정하게 유지된다.

어떤 이유로 뇌실 안에서 뇌척수액이 순환하지 못하면 그 양이 비정상적으로 증가한다. 이러한 증상은 뇌와 척수에 선천적으로 이상이 생긴 소아에게 종종 나타나는데, 수두증(물뇌증)이라고 한다. 보통 뇌에 물이 찼다고 표현하는 수두증 상태에서는 대부분 뇌압이 올라가며 이는 두통이나 심하면 뇌 손상을 초래한다.

로마시대의 갈레노스Galenos는 뇌실 안에 찬 액체를 발견했는데, 뇌실에서 체액을 신경으로 방출하여 감각 작용과 근육운동이 발생한다고 생각했다. 중세시대에는 그의 이론에 따라 뇌실은 영혼이 머무는 장소라고 여겼으며, 데카르트는 영혼과 육체가 상호작용하는 송과선에서 미립자들이 샘솟아 뇌실로 흘러간다고 주장했다. 갈레노스와 데카르트의 뇌실 이론은 이탈리아 의학자 갈바니L. Galvani가 개구리 뒷다리를 이용한 실험 결과를 1791년《근육운동에 미치는 전기의 영향》으로 출간하면서 비로소 잘못된 주장이라고 밝혀졌다. 여기에서 갈바니는 신경을 전기로 자극하면 근육이 수축한다는 사실을 증명했다. 신경 작용은 뇌실이나 체액에 의해서가 아닌 전기적인 현상임을 처음 밝힌 것이다.

뇌척수액은 뇌척수막에 의해 두개골과 분리된다. 뇌척수막이란 뇌와 척수를 싸고 있는 막으로, 영어 meninges에 해당하며 이 말은 덮개covering를 의미하는 그리스어 mēninx에서 유래했다. 뇌척수막은 경질막, 거미막, 연질막 등 세 층으로 구성된다. 가장 바깥쪽 막인 경질막은 가죽같이 질기며, 이를 가리키는 영어 dura mater는 '딱딱한 어머니'를 의미하는 라틴어 dura mater에서 유래했다. 경질막 안쪽에 있는 거미막은 질감이 거미줄과 비슷해서 이런 이름이 붙었다. '거미 지蜘', '거미 주蛛' 자를 써서 지주막蜘蛛膜이라고도 한다. 이를 가리키는 영어 arachnoid membrane은 거미를 의미하는 그리스어 arakhnoeides에서 유래 했다.

정상적으로는 경질막과 거미막이 딱 붙어 있으므로 그 사이에 공간이 없으나 경질막 혈관이 파열되면 거미막과의 사이에 혈액이 고인다. 주로 뇌를 다칠 때 이 같은 문제가 발생하는데, 혈액이 많은 경우 두통을 일으킬 뿐 아니라 바로 밑에 있는 뇌를 압박하여 뇌기능장애가 나타난다. 이때 두개골을 천공한 후 혈액을 배출하는 치료를 한다.

연질막은 뇌 표면과 밀착된 막으로, 이를 가리키는 영어 pia mater는 '부드러운 어머니'를 의미하는 라틴어 pia mater에서 유래했다. 연질막과 거미막 사이에는 뇌척수액이 흐르며, 연질막을 따라 뇌로 들어가는 주요 혈관이 지나간다. 동맥이 혹처럼 볼록해지는 병을 '혹 류瘤' 자를 써서 동맥류動脈瘤라고 하는데, 이 부분은 혈관이 약해서 잘 터진다. 이곳이 터지면 거미막과 연질막 사이의 공간인 거미막하공간으로 출혈이 일어나며, 동맥에서 나오는 출혈이기 때문에 사망률이 33~50%로 매우 높다.

010   말초신경

뇌와 척수에서 뻗어 나온 신경가지

말초신경은 피부나 내부 장기에서 느껴지는 감각을 중추신경으로 전달하고 다시 중추신경의 운동명령을 근육이나 내부 장기로 전달하는 역할을 한다. 말초신경이 시작되는 부위에 따라 뇌에서 나오면 뇌신경, 척수에서 나오면 척수신경이라고 한다. 중추신경으로 들어가는 신경은 기본적으로 감각신경이며 중추신경에서 나오는 신경은 운동신경인데, 말초신경 부분에서는 감각신경과 운동신경이 엉켜 있어 맨눈으로 구분하기 힘들다.

뇌신경은 두개골의 작은 구멍을 통해 나오며 모두 12쌍이다. 그리고 척수신경은 척수에서 출발해 척추와 척추 사이에서 나오며 31쌍이다. 이는 성인의 척추 개수인 26개보다 많은 숫자인데, 경추(목뼈)는 7개이지만 두개골과 경추 사이에서 1번 척수신경이 나오므로 목신경은 8개이고, 가슴신경은 흉추(등뼈) 숫자와 같은 12개, 허리신경도 요추(허리뼈) 숫자와 같은 5개다. 엉치뼈는 1개이지만 엉치신경은 5개인데, 태어날 때 5개인 엉치뼈는 성인이 되면서 하나로 융합되는 반면 엉치신경은 융합되지 않기 때문이다. 마지막으로 꼬리신경 1개를 합하면, 척수신경은 총 31쌍이 된다.

말초신경은 기능에 따라 체성신경과 자율신경으로 구분한다. 체성신경은 우리가 느낄 수 있고 의지대로 조절이 가능하며, 자율신경은 우리의 의지와 관계없이 자동적으로 작동한다. 우리가 팔다리를 마음대로 움직이는 것은 체성 운동신경의 작용이고, 심장이 뛰는 것은 자율신경의 작용이다.

011   자율신경

의지로 조절되지 않는 자율적인 신경계

자율신경이란 말 그대로 의지로부터 자율적인 신경 체계로, 이를 조절하는 중추는 뇌의 시상하부와 연수다. 이 중 시상하부는 주로 식욕·수면·체온 등을 조절하고 호르몬 분비를 통해 돌발적인 환경에 대한 인체의 반응을 조절하며, 연수는 좀 더 일상적인 활동인 호흡·순환·소화 등을 조절한다. 자율신경은 교감신경과 부교감신경이라는 서로 반대 작용을 하는 두 시스템을 통해 기능한다.

자율신경과 체성신경은 같이 붙어 다니는데, 교감신경은 가슴과 배 부분의 척수에서 시작되는 체성신경과 같이 척수에서 나오고, 부교감신경은 뇌간과 척수 끝에서 나온다. 가장 중요한 부교감신경은 열 번째 뇌신경인 미주신경으로, 연수에서 나와 목을 따라 가슴으로 들어가 심장에 분포하고 복강(배안)에까지 내려가 내장기관 등에 분포한다. 이리저리 많이 돌아다니는 신경이어서 이름도 '헤맬 미迷'와 '달릴 주走' 자를 써서 미주신경迷走神經이라고 한다. 미주신경을 뜻하는 영어 vagus nerve도 '돌아다니는wandering'이라는 의미의 라틴어 vagus에서 유래했다.

교감신경交感神經은 영어 sympathetic nerve를 번역한 말로, sympathy가 교감을 뜻한다. 언어적으로 해석하면 감정을 교류한다는 의미겠다. sympathy는 로마시대의 갈레노스가 중추신경과 내장이 서로 소통한다는 의미로 사용한 말인데, 1752년 프랑스 해부학자 윈슬로우J. B. Winslow는 목에 있는 신경을 연구해서 great sympathetic nerve

라고 이름 붙이고 그 기능을 밝혔다. 영국 생리학자 랭글리J. Langley는 1921년《자율신경계》라는 책에서 가슴과 허리척수에서 나오는 신경을 sympathetic nerve라고 명명하고, 연수와 꼬리뼈에서 나오는 신경은 parasympathetic nerve라고 명명했다. 영어 'para-'는 '옆'이라는 뜻을 가진다. 즉, 교감신경 옆에 있는 신경이라는 의미다. 이를 번역한 단어가 부교감신경副交感神經이다.

일반적으로 교감신경은 긴박하고 위험한 상황에 처했을 때 작동하는데, 심장 수축력을 높이고 혈관을 수축시켜 혈압을 상승시키며, 기관지를 넓혀서 폐가 공기를 더 많이 마실 수 있도록 한다. 또한 더 잘 보기 위해 동공을 확대시키며, 혈당을 올려 에너지대사를 높인다. 반면 부교감신경은 장기적으로 효율적인 인체 기능 유지에 관여하여 심장을 천천히 뛰게 하고, 위장운동을 활발하게 한다.

평소에는 부교감신경이 주로 작동하지만 갑자기 환경 변화가 일어나면 교감신경이 작동하면서 안정 지향적인 부교감신경은 잠시 억제된다. 그러나 특정 상황에서는 부교감신경과 교감신경이 서로 협동하기도 한다. 예를 들어 남성이 발기되는 것은 부교감신경의 작용이지만 사정되는 것은 교감신경의 작용이다.

수사기관에서 사용하는 거짓말탐지기는 자율신경계의 작동 원리를 이용한 장치다. 피의자에게 '아니요'라는 대답을 유도하는 질문을 던진 다음 '아니요'라고 대답할 때 맥박, 호흡, 피부전기저항(땀 분비 정도) 등을 측정하는 것이다. 감정 변화가 일어나면 자율신경계에 변화가 나타나 맥박, 호흡, 땀 분비 등이 달라지기 때문이다. 하지만 거짓말탐지기는 보조적으로만 사용해야 한다. 감정적 동요가 없는 사이코패스를 심문할 때는 도움이 되지 않고, 어떤 사람들은 훈련으로 자율신경 반응을 조절할 수 있다.

012 신경세포

가느다란 돌기들이 뻗어 나온 신경계의 기본 세포

신경세포nerve cell는 신경계를 구성하는 기본 단위로, 뉴런 neuron이라고 부르기도 한다. 일반 세포와 다른 그 독특한 모습을 살펴보면 핵이 든 세포체에서 가느다란 돌기들이 문어 다리처럼 길게 뻗어 나온다. 돌기는 두 종류로, 축삭(신경돌기)과 가지돌기다. 축삭은 보통 하나이며 길이가 매우 길고 주로 정보를 내보내는 역할을 한다. 가지돌기는 보통 여러 개이며 길이는 짧고 주로 정보를 전달받는 역할을 한다.

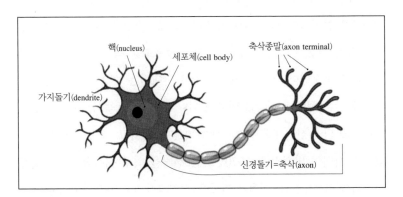

신경세포의 구조
정보의 전달 방향은 가지돌기에서 축삭으로 한 방향으로 작동한다. 축삭은 전기절연체 역할을 하는 말이집myelin sheath으로 감싸여 있는데, 말이집은 랑비에결절로 나뉜다.

뇌세포는 1873년에 이탈리아 해부생리학자 골지C. Golgi가 처음으로 관찰했다. 당시에는 이미 현미경으로 하는 세포 연구가 활발했지만, 뇌세포는 흐릿하게 볼 수밖에 없었다. 세포를 현미경으로 관찰하려면 염색을 해야 하는데, 그때까지의 기술로는 뇌세포를 염색하지 못했기 때문이다. 골지는 염색 방법을 개선하여 뇌세포를 관찰했으며 이 공로로 1906년 노벨생리의학상을 받았다. 그는 신경세포의 축삭과 가지돌기를 관찰하면서 이 돌기들이 서로 이어져 마치 동맥과 정맥처럼 연속된 그물 구조를 이룬다고 생각했다.

골지의 이 주장에 반대하면서, 신경세포는 서로 연속되어서가 아니라 접촉하여 정보를 주고받는다고 주장한 사람이 스페인 신경해부학자 카할S. R. Cajal이다. 그는 신경계 연구 방법을 확립하고 신경해부학 발전에 기여한 공로를 인정받아 골지와 함께 1906년 노벨생리의학상을 수상했다.

카할이 골지와 다른 염색 방법으로 신경세포를 관찰한 바에 따르면 신경세포 돌기들이 서로 붙어 있기는 했지만 직접 연결되지는 않았다. 또한 그는 신경 자극이 가지돌기에서 축삭으로만, 즉 한 방향으로만 전달된다고 주장했다. 골지와 카할은 서로 반대되는 주장을 한 셈인데 공교롭게 같은 해에 노벨상을 받은 것이다. 1950년대 들어서서 전자현미경이 개발되자 신경세포를 자세히 살펴볼 수 있었고, 그 결과 카할이 옳았다는 사실이 밝혀졌다. 1970년에는 신경을 연구하는 학자들이 신경과학회를 만들었는데, 이들은 카할을 '신경과학의 아버지'라고 부른다.

각각의 신경세포 사이에 간격이 존재한다는 것은 이 간격을 뛰어넘어 정보를 전달하는 매개 물질이 존재한다는 의미다. 이 간격은 이미 영국 생리학자 셰링턴C. Sherrington이 1897년에 시냅스synapse라고 명명했는데, 이 부위에서 어떻게 정보가 전달되는지에 대해서는 전기적 흐름이라는 주장도 있었고 화학물질이라는 주장도 있었다. 이를 처음 밝힌 사람은 독일 출신의 미국 약리학자 뢰비O. Loewi다.

1921년 뢰비는 개구리를 이용한 실험에서 미주신경이 붙어 있는 심장을 링거액에 담근 다음 미주신경을 자극했다. 그러자 당연히 심장박동이 느려졌다. 그다음 이 링거액에 미주신경을 자른 심장을 넣었다. 그런데 이 심장도 박동이 느려졌다. 그는 첫 번째 개구리의 심장에 붙어 있는 미주신경을 자극하면 이 신경의 말단에서 어떤 물질이 떨어져 나와 링거액을 통해 신경이 없는 두 번째 개구리 심장에 직접 영향을 미친다는 사실을 밝힌 것이다. 시냅스에서 일어나는 정보 전달이 전기적 신호가 아닌 화학물질에 의해 이뤄진다는 최초의 입증이었다. 지금은 이 물질을 신경전달물질이라고 부른다. 뢰비는 이 공로로 1936년 노벨생리의학상을 받았고, 그가 실험한 미주신경에서 분비되는 신경전달물질은 나중에 아세틸콜린임이 밝혀졌다.

지금까지 밝혀진 신경전달물질은 모두 50여 종인데, 일부를 제외하면 하나의 신경세포는 한 가지 신경전달물질만 분비한다. 현재 정신질환 치료에 사용하는 대부분의 약물은 신경전달물질과 관련되며, 특히 도파민과 세로토닌이 중요하다. 세로토닌은 1952년에 미국 생화학자 트와럭B. Twarog이, 도파민은 1957년에 스웨덴 약리학자 칼슨A. Carlsson이 신경전달물질임을 증명했다. 뿐만 아니라 칼슨은 도파민이 파킨슨병 치료에 효과적이란 사실도 밝혔다. 그는 이 공로로 2000년 노벨생리의학상을 수상했다. 세로토닌은 우울증과 관련 있고 도파민은 정신분열증과 관련 있다고 밝혀지면서 1980년대에는 하나의 신경전달물질이 하나의 질병에 연관된다는 일대일(1:1)대응 이론이 유행했다.

뇌에는 1000억 개의 신경세포가 있는데, 모든 신경세포는 그보다 훨씬 많은 신경아교세포의 보조를 받는다. 신경아교세포는 신경세포와 비교할 때 10분의 1 정도 크기다. 이 세포는 신경세포 사이에서 접착제glue 역할을 한다고 해서 glial cell이라는 이름이 붙었다. 평상시에는 신경세포가 기능을 수행하도록 돕고, 뇌가 손상되었을 때는 이를 복구하는 역할을 한다. 신경아교세포에는 여러 종류가 있다. 말이집myelin sheath을 만드는 슈반세포Schwann cell도 신경아교세포의 일종인데, 말이집은 지방조직으로 축삭을 둘러싸서 전기절연체 역할을 한다. 그래서 축삭이 많이 모여 있는 부분은 지방조직 때문에 백색으로 보이고, 따라서 백질이라고 부른다.

같은 기능을 하는 신경세포들은 보통 모여 있고 정보를 전달하는 목적지도 동일한 경우가 많다. 그러므로 축삭은 여러 개가 같이 주행하는데, 이를 신경섬유라고 한다. 섬유纖維란 일반적으로 대단히 길고 가늘며 연하게 구부러지는 물질로, 신경계에서 섬유라고 하면 축삭을 가리키며 좌골신경 같은 경우 그 길이가 1m에 달하기도 한다.

모든 세포는 세포막 안팎으로 전기적인 차이가 존재하는데, 안쪽이 바깥쪽에 비해 전기적으로 음성이며 그 차이는 $-40 \sim -80$mV 범위다. 세포막을 경계로 한 이 전위(potential, 전압 차)를 막전위라고 한다. 막전위가 발생하는 이유는 막을 경계로 세포 안쪽에는 음이온이 배열되고 바깥쪽에는 양이온이 배열되기 때문이다.

세포 안팎 각각에서는 양이온과 음이온 숫자가 동일하여 전기적으로 중성이다. 그러나 전해질의 구성 성분은 달라, 세포 밖에서는 나트륨이 주요 양이온인 반면 세포 안에서는 칼륨이 주요 양이온이다. 이렇게 평형을 이루는 상태에서 세포에 어떤 자극이 주어지면 밖에 있던 나트륨이온이 세포 안으로 급속히 유입되는데, 그러면 세포막 안팎으로 전위가 역전되어 세포 안이 양(+) 전위로 변한다. 이러한 변화를 활동전위action potential라고 한다. 인체에는 이렇게 전위를 순간적으로 변화시켜 작동하는 세포들이 있다. 이를 흥분세포excitable cell라고 부르며, 신경세포와 근육세포가 대표적인 예다. 이 세포들의 전위 변화는 전기적인 현상으로 피부에까지 전달되기 때문에 뇌전도와 심전도 등으로 피부에서 검출할 수 있다.

신경세포에서 발생하는 막전위 변화는 축삭에서는 랑비에ranvier결절 단위로 이동한다. 축삭은 전기절연체 역할을 하는 말이집으로 감싸여 있는데, 중간중간 말이집으로 싸이지 않은 부분을 랑비에결절이라고 한다. 피아노의 흰건반을 하나의 축삭이라고 하면 결절은 건반과 건반 사이의 간극에 해당하고, 정보의 전달은 한 건반이 진동하면 바로 옆 건반이 진동하는 방식으로 이뤄진다고 할 수 있다.

대뇌피질의 신경세포에서 발생하는 전기 활동(전류)을 뇌파라고 하며, 이는 두피에서 감지한다. 뇌파를 처음 검출한 사람은 1929년 독일 정신과 의사인 베르거H. Berger다. 그는 머리에 외상을 입은 환자를 대상으로 두개골이 파괴된 부위에 두 개의 백금전극을 삽입해서 뇌파를 기록했는데, 나중에는 두피에 전극을 붙이기만 해도 기록할 수 있다는 사실을 발견했다.

현재까지는 신경세포 하나가 내보내는 전기신호는 검출할 수 없고,

수천 개의 신경세포가 동시에 흥분해야 비로소 뇌파를 감지할 수 있다. 신경세포는 단독으로 작동하지 않고 주변의 신경세포와 서로 상호작용하면서 동시에 활동하기 때문이다. 이는 연주회에서 청중 개개인이 박수를 치기 시작하면 얼마 안 지나 서로 박자가 비슷해지는 현상과 유사한 원리다.

뇌파를 측정할 때는 전극을 많이 부착할수록 여러 부위의 뇌 기능을 평가할 수 있는데, 일반적으로 전극 16~18개를 붙인 후 3cm/s의 속도로 뇌파를 감지한다. 뇌파의 파형은 주파수 0.5~30Hz(헤르츠)의 물결 모양이며, 뇌파의 세기는 뇌의 신경세포들이 얼마나 동시적으로 활동하는가에 따라 달라진다. 뇌파의 종류는 주파수의 범위에 따라 그리스 문자로 알파파(α파), 베타파(β파), 델타파(δ파) 등으로 나눈다. 알파파는 베르거가 처음 발견한 파형으로, 주파수는 7~14Hz이며 평상시 가장 흔히 나타나는 뇌파다. 베타파와 같은 높은 주파수의 뇌파는 각성 상태일 때 나타나며, 낮은 주파수의 델타파는 수면 중에 나타난다. 그런데 뇌전증(간질) 환자의 경우 신경세포가 동시에 흥분하여 특이한 파형이 나타나는 경우가 많다. 뇌파는 사람이 무슨 생각을 하는지 말해주지는 않으며, 단지 뇌의 활동성만을 알려준다.

013 의식

자신과 환경을 지속적으로 인식하는 상태

영어 consciousness에 해당하는 의식意識이란 개념은 의학,

문학, 철학, 심리학 등 분야에 따라 다양한 의미를 가진다. 폭넓게는 인간에게 일어나는 특유한 정신 활동의 총체를 말하며, 지식·감정·의지 등 심리 활동을 포함하는 개념이다. 일반적으로는 국어사전에서 정의하듯 '깨어 있는 상태에서 자기 자신이나 사물에 대해 인식하는 작용'을 뜻한다. 의학적으로도 이와 비슷하게 '자신과 주변을 지속적으로 인식하는 상태'라고 정의한다.

정상적인 의식을 위해서는 각성 상태wakefulness와 인식awareness이라는 두 가지 요소가 필요하다. 각성 상태는 의식이 깨어 있는 정도를 말하며, 자극에 대한 반응 정도를 보고 판단한다. 각성 상태는 정상·졸림·혼수 등으로 나누는데, 외부 자극이 없어도 자발적으로 눈을 뜨고 주변 자극에 정상적인 반응을 보이면 의식이 명료한 상태라고 판단하며, 외부 자극이 있어야만 눈을 뜨고 반응하면 졸린 상태이고, 자극에 반응이 없으면 혼수상태로 진단한다.

의식의 다른 요소인 인식은 지각perception과 인지cognition를 합한 개념인데, 자신과 주변에서 일어나는 상황을 정상적으로 판단하는지 여부를 보고 인식 상태를 판정한다. 예를 들어 열쇠를 본다고 할 때 지각이란 열쇠 모양을 뇌에서 감각하는 능력이며, 인지란 이 물건이 자물쇠를 여는 열쇠라는 사실을 알아차리는 능력이다. 우리말에서는 일반적으로 인식認識과 인지認知를 혼용하기 때문에 서로 헷갈린다. 그래서 일본어로는 awareness를 발음 그대로 アウェアネス(아웨아네스)라고 한다.

각성 상태는 정상이지만 인식장애가 있을 때 이를 혼돈confusion 상태라고 한다. 이 경우 주위 상황을 지각하기는 하는데 적절하게 판단하지 못해 엉뚱한 소리를 하거나 환각 등의 증상을 보인다. 한편 각성은 유지하나 인식이 전혀 없는 환자를 식물인간이라고 한다. 이는 심각한 뇌 손상 후 깊은 혼수상태에 빠진 경우 관찰되는데, 각성과 수면 주기는 유지되고 자발적으로 눈을 뜨지만 주위의 자극에 의미 있는 반응을 보이지 않는다.

데카르트는 인간을 '생각하는 존재'로 규정했기에 식물인간 단계를 인간으로 인정하지 않을지도 모르지만, 간혹 기적이 일어나 식물인간 상태에서 의식을 회복하기도 한다. 반면 뇌사란 뇌간을 포함해 뇌의 모든 기능이 상실된 상태로, 비가역적인 죽음에 이르게 된다. 뇌 기능이 없더라도 심장 기능은 일시적으로 유지되지만 이마저 곧 정지하고 만다.

신경학에서는 의식이 없으면 혼수상태로 판단하는데, 일반적으로 말하는 무의식과는 개념이 다르다. 통상적으로 무의식unconsciousness이라고 하면 프로이트S. Freud의 정신분석학에서 사용되는 개념이다. 프로이트 외에도 후설E. Husserl · 니체F. Nietzsche · 융C. Jung 등도 무의식을 연구했지만 무의식을 체계적으로 정리하고 가장 영향력이 큰 사람은 프로이트이고, 그가 창안한 정신분석학은 무의식을 분석하는 학문이라고도 할 수 있다.

프로이트가 활동하던 19세기 말에서 20세기 초 유럽에서는 이성을 중요시하는 계몽주의가 지배적이었으며, 계몽주의자들은 합리적인 정신과 의식을 가장 훌륭한 덕목으로 여겼다. 그런데 프로이트는 정신과 환자를 치료하면서 환자가 의식하지 못하는 정신세계에 주목했고, 꿈이나 실언 등을 통해 그것을 연구하여 무의식이 정신 활동에 큰 영향을 끼친다는 사실을 발견했다. 그에 따르면 의식에까지 영향을 미치는 무의식은 의식에 비해서 그 내용이 정확하게 파악되기 힘들고, 인간이 인식하지 못하지만 실제로 원하거나 추구하는 내용을 담고 있기 때문에 무의식이 의식으로 넘어가는 것을 억지로 막으면 심각하게는 정신질환까지 생긴다.

현재의 심리적인 문제가 잊고 지내던 어린 시절 사건과 연관된 무의식적인 갈등, 특히 성적인 갈등에서 생긴다는 프로이트의 정신분석이론은 20세기 중반 서양 중산층을 열광시켰고, 1950~1970년대에는 미국 정신의학계의 주류로 올라섰다. 덕분에 정신병원에 수용되었을 환자들이 외래로 치료받게 되었다. 하지만 이런 긍정적인 효과에도 불구하고 프로이트 이론은 과학적으로 입증할 수 없다는 한계를 가졌다. 그래서 효과적인 정신병 치료제가 보편화된 1980년대에는 우울증 환자를 정신분석으로 치료하던 정신과 의사가 고소당해 배상하는 사건까지 발생했다. 결국 1990년대에 의학계는 정신분석학을 폐기하기에 이르렀고, 대신 프로이트의 정신분석학과 무의식 개념은 예술과 문학 영역으로 넘어갔다.

014 운동중추
몸의 모터를 움직이는 중추

신경계에서 운동중추라고 하면 exercise center가 아니라 motor center를 의미한다. 그러니까 모터를 움직이는 중추라는 뜻이다.

대뇌피질 중 특정 부위를 자극하면 특정 근육이 수축하는데, 이때의 피질을 일차운동중추라고 하며, 중심고랑과 접한 전두엽에 위치한다. 일차운동중추는 좌우에 각각 있는데, 반대쪽 팔다리의 운동을 관장하기 때문에 뇌졸중이 오는 경우 반대편 팔다리가 마비되는 증상이 나타난다. 일차운동중추 중에서 예민한 근육운동이 필요한 얼굴과 손을 담당하는 곳은 그 영역이 넓어 전체의 70~80%를 차지하고, 몸통이나 팔다리 근육을 움직이는 부분은 매우 작다.

근육운동은 작동 방식에 따라 수의적 운동과 불수의적 운동으로 나눈다. 수의隨意는 의지意志에 따른다隨는 말로, 자기 마음대로 할 수 있다는 의미다. 그러니 불수의적 운동이란 자기 의지대로 되는 것이 아니라 자동적·반사적으로 일어나는 행동을 말한다. 무릎을 망치로 칠 때 발이 움찔움찔 움직이는 예가 대표적인 불수의적 운동이다.

일차운동중추는 운동을 담당하는 다른 뇌 영역과 정보를 주고받으며 근육운동을 조절하기 때문에 불수의적인 반사 반응이 가능하다. 또한 운동중추의 신경섬유는 척수로 내려가는 동안 바닥핵이나 소뇌 등에서 오는 정보를 통합하고, 척수와 말초신경을 거쳐 근육에 전기신호를 보낸다. 척추 주변에 있는 몸통근육은 자세를 담당하는 근육으로, 불수의적으로(반사적으로) 움직이기 때문에 우리가 의식하지는 못한다—우리가 몸통을 의식적으로 움직일 때 척추 주변의 근육들이 작용하지만 가만히 앉아 있거나 누워 있을 때도 몸통의 근육은 불수의적인 수축·이완을 통해 항상 적당한 긴장감을 유지한다. 반면 팔다리근육은 주로 수의적 운동을 한다. 그런데 의지와 관계없이 팔다리근육에서 불수의적 운동이 일어난다면 병적인 상황이다. 손발 떨림이 대표적인 예다. 일정한 리듬을 가지고 규칙적으로 움직이는 증상을 떨림(tremor, 진전)이라고 한다. 물론 누구나 긴장하면 손발이 떨리기도 하지만 이런 상황이 아닌데도 조절할 수 없을 정도로 떨린다면 문제가 생겼다고 봐야 한다. 가만히 있는데도 계속 떨리는 현상은 파킨슨병의 대표적인 증상이다. 파킨슨병은 노인에게 나타나는 퇴행성질환 중 알츠하이머병 다음으로 흔하며, 중뇌에 위치한 흑질substantia nigra의 도파민 신경세포가 없어지면서 발병한다.

영국 의사 파킨슨J. Parkinson은 1817년에 《몸을 떠는 마비에 관한 보고》에서 "불수의적으로 몸을 떠는 동작이 보이고 근육의 힘은 점차 약화되며 몸을 앞으로 구부리고 뛰듯이 잰걸음을 걷는다. 감각이나 지능은 별로 손상이 없는 것 같다"라고 자기가 관찰한 환자의 병을 기술했다. 이로부터 40년 뒤 프랑스 신경학자 샤르코Jean-Martin Charcot도 동일한 증세를 발견했다. 그는 이런 병이 대개 강직 소견을 동반한다고 말하면서 선배 의사의 이름을 따 파킨슨병이라고 명명했다.

떨림은 아닌데 근육이 의지와 관계없이 움직이는 현상을 경련convulsion이라고 한다. 특히 뇌세포의 과도한 방전 때문에 반복적으로 경련이 발생하는 경우를 뇌전증이라고 한다. 뇌전증腦電症을 풀어보면 뇌의 전기적인 병이라는 뜻인데, 과거에는 간질癎疾이라고 불렀다. 지랄병이란 간질을 속되게 표현하는 말이다. 간질 자체가 잘못된 단어는 아니지만 사회적 편견이나 낙인이 심하기에 2010년 뇌전증으로 변경되었다.

뇌전증을 뜻하는 영어 epilepsy는 '영혼이 외부 힘에 사로잡히다'라는 의미의 고대 그리스어 epilepsis에서 유래했다. 그런데 히포크라테스Hippocrates는 이를 '신성한 병'이라고 불렀으며, 이런 전통 때문에 지

금도 프랑스어로는 전신경련을 grand mal(위대한 병)이라고 한다. 뇌전증과 비슷한 병은 동양의학에서도 나타나는데,《동의보감東醫寶鑑》에서는 신음 소리를 내며 쓰러지고 눈을 치켜뜨면서 사람을 알아보지 못하다가 잠시 후 깨어나는 병을 전질巔疾, 전간癲癇이라고 했다. 이는 뇌전증과 거의 유사하며, 일본에서는 epilepsy를 癲癇(てんかん)이라고 번역하여 지금도 이렇게 부른다. 사람들에게 떼를 쓰는 것을 '뗑깡 부린다'라고 하는데 이는 일본어 てんかん(덴칸)에서 유래했다.

015　감각중추
감각정보의 집합소

감각에는 시각·청각·미각·후각·촉각 등 오감五感뿐 아니라 평형감각과 내장감각 등이 있으며, 각각의 중추가 다르다. 말초신경에서 전달되는 감각정보는 시상을 거쳐 대뇌피질로 모이는데 이곳을 일차감각중추라고 하며, 다른 영역과 정보교환을 통해 지각과 인지가 이뤄진다. 피부에서 느끼는 촉각은 일차적으로 두정엽에 모이고, 시각은 후두엽, 청각은 측두엽에 모이기 때문에 이들 감각에 대한 일차중추는 확실하지만 나머지 감각은 일차중추가 아직 확실히 밝혀지지 않았다. 현재까지는 미각은 뇌섬엽, 후각은 조롱박엽, 평형감각은 두정엽과 측두엽, 내장감각은 시상하부와 뇌간 등으로 가서 다른 정보와 통합된다고 추정한다.

피부감각을 종합하는 두정엽의 일차감각중추는 각 부분이 피부 각각과 일대일로 대응하므로, 피부감각이 예민한 손과 얼굴의 감각을 담당하는 부분이 대뇌 일차감각중추의 절반 정도를 차지한다. 일차감각중추는 전두엽에 있는 일차운동중추와 중심고랑을 사이에 두고 붙어 있어서 같은 혈관에서 산소를 공급받기 때문에 혈관이 막히거나 터지는 중풍이 생기면 보통 팔다리의 운동마비와 감각마비가 같은 편에 동시에 발생한다.

016 감정중추

아몬드 모양을 한 감정회로의 중심, 편도

1878년 프랑스 의사 브로카P. Broca는 모든 포유동물의 대뇌 피질 안쪽에서 또 다른 피질을 발견했다. 이는 아치형 말발굽 모양으로, 아래에 있는 후각 영역에서 서로 만나 완전한 고리를 이루며 여기에서 후각신경이 테니스 라켓의 손잡이 모양으로 뻗어나간다는 것이다. 브로카는 이를 대뇌반구 가장자리에 있기 때문에 둘레를 의미하는 라틴어 limbus를 사용하여 limbic lobe라고 불렀다. 한자로는 이를 '가장자리 변邊'과 '가장자리 연緣' 자를 합해서 변연엽邊緣葉이라고 번역했다. 브로카는 이 부분 전체가 후각을 담당하리라 예측했다. 그러나 이 부위는 단일 구조가 아니라 여러 구조가 모인 곳으로, 후각뿐 아니라 감정에도 중요한 기능을 한다. 그래서 이 사실이 밝혀진 1950년대 이후에는 변연엽이라는 개념을 폐기하고 대신 변연계limbic system라고 불렀다.

1930년대에 미국 해부생리학자 파페즈J. Papez는 변연엽과 시상하부를 연결하는 뇌 안쪽에 감정계가 있다고 주장했다. 그의 주장은 감정을 담당하는 뇌 구조를 찾는 연구에 중요한 기여를 했고, 미국 신경과학자 맥린P. MacLean에 의해 더욱 발전했다. 맥린에 따르면 대뇌피질 바깥쪽은 신피질이고 파페즈회로와 같은 안쪽은 구피질인데, 신피질은 근육운동이나 지적인 기능을 담당하고 구피질은 본능적인 감정적 행위를 담당한다.

신피질과 구피질을 구분하는 방법으로는 피질을 현미경으로 관찰했을 때 여섯 개의 층으로 보이면 신피질neocortex, 세 개 층만 있으면 구피질(고피질, paleocortex)이라고 한다. 신피질이란 동물 진화 과정 중 포유류에서 나타난 피질이라는 주장이 한때 유행했다. 신피질이 발달하지 못한 원시 동물은 구피질이 중심이 되어 생존에 필요한 본능적인 행동을 담당하고, 포유류에서 신피질이 발달하면서 고차원적 기능인 사고와 추론 능력이 나타나기 시작했다는 것이다. 이는 인간에 이르러서 정점에 다다랐다고 추정한다. 그런데 인간에게도 구피질이 남아 있어서 진화적으로 먼 조상들이 수행했던 원시 기능을 관장한다고 맥린은 주장했다. 그는 또한 구피질은 동물적이고 원시적인 구조이기에 지성이 조절할 수 없는 영역이며, 이는 프로이트가 말했던 무의식, 즉 '이드id'에 해당한다고 했다. 맥린은 1952년에 편도체까지 포함한 변연계 개념을 제안했는데, 진화 과정에서 변연계가 생겼기 때문에 동물이 감정을 경험하고 표현할 수 있게 되었으며, 뇌간을 통한 단순한 반사적인 행동으로부터 벗어날 수 있게 되었다고 주장했다.

맥린은 변연계 이론을 한 단계 발전시켜, 1970년에는 뇌에 대한 삼층이론triune brain을 주장했다(triune은 triad와 같은 기독교 용어로 '삼위일체'라는 의미다). 맥린에 따르면 인간을 포함한 영장류와 같은 고등 포유동물의 뇌는 세 개의 층으로 나뉜다. 가장 안쪽이 모든 척추동물에서 나타나는 파충류 뇌, 그 위가 원시 포유류 뇌 그리고 가장 바깥쪽이 신포유류 뇌인데, 모든 포유류가 가지는 원시 포유류 뇌가 본질적으로 변연계라는 것이다. 그의 변연계 개념과 삼층이론은 뇌의 감정 기능과 진화 단계를 말끔하게 설명한 듯했기에 큰 인기를 끌었다. 그런데 1970년대에는 포유류가 아닌 다른 척추동물에도 신피질이 존재한다는 사실이 밝혀져서 포유류의 신피질이 다른 피질보다 더 나중에 진화한 것이라는 주장이 항상 옳다고 말할 수 없게 되었다. 신피질이란 이름 자체가 애초에 잘못 붙여진 것이라고 할 수 있다. 결국 맥린의 삼층이론 같은 포유류의 뇌 진화 개념은 학계에서 폐기되었다. 또한 그가 감정을 담당한다고 주장했던 해마는 자율신경이나 감정 기능보다는 기억과 같은 인지 기능에 더 관여한다고 밝혀졌다.

현재 신경학계에서는 '감정을 주관하는 변연계' 이론은 이미 오래전에 폐기되었으며, 변연엽이나 변연계 개념 자체도 사라지는 중이다. 그러나 아직도 해부학적인 개념으로서의 변연계와 변연엽이라는 용어는 흔히 사용되는데, 일반적으로 대뇌를 중앙으로 분리했을 때 가운데 보이는 대상회와 해마회를 지칭한다.

2000년대에는 뇌 안에 있는 편도가 감정중추, 그러니까 감정회로의 중심으로 부각되었다. 이는 1980~1990년대에 미국 신경과학자 르두J. LeDoux를 비롯한 신경학자들이 공포를 연구한 결과다. 지금까지 알려진 바에 의하면 편도는 공포뿐 아니라 다른 감정 처리에도 중요한 역할을 하며, 특히 우리가 의식하지 못하는 사이에 이뤄지는 무의식적 감정 처리에 중요하다.

뇌에 있는 편도는 영어로 amygdala라고 하며, 이 이름은 아몬드와 비슷하게 생긴 모양 때문에 그리스어 amygdale에서 유래했다. 뇌 편도는 실제 크기도 아몬드와 비슷하다. 이를 번역한 한자어 편도扁桃 역시 아몬드를 뜻한다. 인체에는 편도라고 불리는 부위가 또 있는데, 목에 있는 편도는 영어로 tonsil이라고 하며, 뇌에 있는 편도와는 전혀 다른 기관이다. 뇌 편도는 측두엽 안쪽에 있고, 크게 보면 변연계에 속한다.

편도의 중요성은 원숭이 뇌의 양쪽 측두엽을 제거했을 때 나타나는 클뤼버-부시Klüver-Bucy 증후군을 통해 1939년에 처음 알려졌다. 편도는 측두엽 안쪽에 있기 때문에 측두엽이 제거되면 편도도 같이 없어진다. 심리학자 클뤼버H. Klüver는 흥분제의 일종인 메스칼린이 뇌에 어떻게 작용하는지 알아보려고 원숭이에게 메스칼린을 먹였는데, 원숭이들은 입술을 핥고 깨물고 씹는 이상행동을 보였다. 이는 측두엽 간질을 앓는 환자에게서 보이는 행동과 유사해서 클뤼버는 이 원숭이들의 측두엽을 제거해봤다. 그랬더니 감정 행동에 큰 변화가 나타났다. 실험용 원숭이들은 야생 상태로 포획되었기에 수술 전에는 사람에게 아주 적대적이었으며 공포감을 가졌는데, 수술 후에는 매우 유순해졌다. 이 원숭이들은 사람을 두려워하지 않았을 뿐만 아니라 뱀과 같이 있어도 공포를 느끼지 않았다.

1990년에는 뇌에서 편도만 유일하게 손상된 환자가 보고되었다. 피부와 점막이 두꺼워지는 희귀병인 우르바흐-비테Urbach-Wiethe병을 앓고 있던 S. M.이라는 25세 여성이었는데, 그녀는 특이하게 양쪽 편도만 손상되고 다른 부위는 멀쩡했다. 이는 인간에서 편도만 손상된 유일한 사례였다. S. M.은 아이큐가 88이었지만, 언어 사용이나 인지 기능에는 별다른 문제가 없었고 정신병적인 증상도 없었다. 그런데 그녀는 사진 속 얼굴에서 나타나는 특정 감정을 알아차리지 못했으며, 특히 화난 표정과 두려운 표정을 알아보지 못했다.

감각과 감정은 밀접한 관계인데, 편도가 중요한 역할을 한다. 감각계로부터 생기는 모든 정보는 편도로 들어오는데, 시각·청각·촉각·후각·미각뿐 아니라 심장이나 창자 같은 내장에서 느껴지는 감각도 마찬가지다. 내장감각이 편도로 들어오는 현상은 중요한 의미를 갖는다. 평상시에도 심장박동이나 장운동을 예민하게 느끼는 사람은 감정 또한 예민한데, 그 이유는 이런 신경학적 연결 관계 때문이라고 할 수 있다. 한편 편도는 의사 결정을 하는 전두엽(전전두엽)과도 연결되고, 자율신경을 조절하는 시상하부나 뇌간에도 정보를 전달하여 감정 표현과 행동을 조절한다.

017　거울신경
나도 모르게 공감하는 이유

공감共感이란 상대방의 느낌, 감정, 사고 등을 이해하고 상대방과 소통하는 능력을 말한다. 이는 거울신경 덕분에 가능하다. 거울신경mirror neuron은 이탈리아 신경생리학자 리촐라티G. Rizzolatti가 1990년대에 원숭이의 전두엽에서 처음 발견했다. 전두엽의 운동피질에는 특정 근육에 명령을 내리는 일차운동피질 외에도 운동을 계획하고 통괄하는 앞운동피질과 보조운동영역이 있다. 리촐라티는 원숭이가 땅콩을 손으로 잡으려 할 때 앞운동피질의 신경세포에서 발생하는 신호를 연구했다. 그런데 원숭이가 땅콩을 쳐다보기만 하거나 땅콩이 아닌 다른 물건을 잡았을 때는 이 세포가 활성화되지 않았지만, 원숭이에게 땅콩을 보여준 다음 불을 끄고 원숭이가 땅콩이 들어 있는 접시로 손을 뻗게 했을 때는 이 세포가 흥분한다는 사실을 발견했다. 이 신경세포는 원숭이 뇌에서 행동에 대한 계획, 즉 '접시에 있는 땅콩을 잡아'라고 명령하는 세포라 할 수 있다. 그런데 독특하게도 원숭이 자신의 손은 가만히 두고, 누군가 접시에 있는 땅콩을 손으로 잡으려는 모습을 볼 때도 이 세포가 활성화되었다.

이것이 신경세포에서 처음으로 관찰된 거울신경이며, 나중에는 두정엽의 아랫부분인 하두정소엽inferior parietal lobule에서도 거울신경이 발견되었다. 전두엽과 두정엽 사이에서는 많은 신경들이 연결되는데, 전두엽은 주로 운동명령을 내리고 두정엽은 감각을 통합하는 부위이기 때문에 전두엽과 두정엽을 연결하는 신경은 감각과 운동을 통합하는 기능을 한다. 그래서 거울신경은 하나의 세포가 아니라, 전두엽의 운동영역이 두정엽에서 감각신호를 받는 신경 체계라고 할 수 있다.

사람이 상대방의 행동을 관찰하면 일단 후두엽의 시각중추에서 이미지가 만들어진다. 거울신경은 시각중추에서 얻은 시각정보를 운동영역에 전달하는데, 시각정보가 운동영역에 표시되기 위해서는 중간 단계가 필요하다. 이 역할을 측두엽의 상측두고랑(STS, superior temporal sulcus)이 담당한다. 시각피질의 신경섬유는 상측두고랑으로 연결되는데,

상측두고랑은 일종의 해석 장치다. 여기서 분석된 정보는 두정엽의 거울신경에 전달되고, 이어서 전두엽의 거울신경까지 전달된다.

상측두고랑의 해석 장치는 시각중추의 모든 시각정보를 검색하여 생명체가 하는 행동에 대한 정보만 골라내기 때문에 로봇이나 자동차의 움직임은 처리되지 않는다. 상측두고랑이 분석하는 시각정보는 의도나 감정이 포함된 행동으로, 사람이나 동물의 몸짓·인상·입술 모양, 특히 시선에 반응한다.

뇌는 거울신경 덕분에 타인의 행동을 관찰하기만 해도 자신이 그 행동을 하는 것처럼 작동한다. 이때 활동하는 세포는 관찰자가 본 행동을 똑같이 직접 할 때 작동하는 세포와 동일하다. 그런데 거울신경은 어떤 행동이 어떻게 일어났는지 얘기만 듣고 있어도 작동한다. 또한 거울신경은 독특하게도 자기 의지나 생각과는 상관없이 자동적으로 작동한다. 일상생활에서 나타나는 예를 보자. 서로 마주 앉아 대화하는 사람들은 자신도 모르게 상대가 취하는 자세를 따라 한다. 특히 서로 사이가 좋을 때 그럴 가능성이 높다. 상대가 꼬던 다리를 바꾸면, 또는 상대가 몸을 앞으로 내밀었다가 손으로 머리를 만지고 살짝 몸을 기대면 앞에 있던 사람도 똑같이 한다. 옆 사람이 하품하거나 갑자기 천장을 바라보면 자신도 무의식적으로 그 행동을 하게 된다. 얼굴 표정도 마찬가지다. 상대방과 가까운 관계일수록 슬프게 우는 모습을 보면 무슨 상황인지도 모르면서 같이 눈물을 글썽이고, 웃는 얼굴을 보면 자신도 모르게 웃음이 난다. 아이한테 밥을 먹이는 엄마는 숟가락을 아이 입에 갖다 대는 순간 자신도 모르게 입을 벌린다. 이때 감정 전이가 먼저인지 표정 전이가 먼저인지는 구별하기 어렵다.

보상체계

쾌락중추의 새로운 이름

웃는 얼굴을 볼 때, 달콤한 음식을 먹을 때, 마약을 할 때, 노름에서 돈을 딸 때 같은 상황에서 활성화되는 뇌 영역을 쾌락중추plea-sure center라고 한다. 이는 쥐 실험을 통해 1950년대에 처음 밝혀졌으며, 이후 사람의 뇌에서도 유사한 신경 체계를 발견했다. 1963년 미국 정신과 의사 히스R. Heath는 28세 기면병 환자의 뇌에 전극 14개를 심은 뒤 환자 자신이 버튼을 눌러 자극하도록 했는데, 환자가 자극을 주고 싶어 한 부위는 중격부위septal area였다. 기면병이란 낮에도 참을 수 없이 졸리는 병으로, 이 환자는 직업을 유지하지 못할 정도로 증상이 심했다. 그래서 혹시 뇌의 특정 부위를 자극하면 잠들지 않고 깨어 있지 않을까 하는 희망에서 뇌에 전극을 삽입하고 여기저기를 자극했다. 이 환자는 중격부위를 자극하면 기분이 좋아지고 때로는 오르가슴을 느꼈다고 한다. 또한 히스는 25세 뇌전증(간질) 환자의 뇌에 전극 17개를 심은 뒤 중격부위를 자극하자 환자가 즐거움과 행복에 취한 느낌을 경험한다는 사실을 발견했다. 환자는 중뇌의 덮개tegmentum를 자극할 때도 같은 기분을 느꼈다.

1950년대 쥐 실험에 의하면, 위 두 환자가 즐거움을 느꼈던 부위와 동일한 뇌 부위에 전극을 심고 쥐 스스로 버튼을 눌러 자극하게 내버려두면 쥐들은 지쳐 쓰러질 때까지 버튼을 눌렀다. 그런데 히스가 연구한 환자들은 달랐다. 기면병 환자도 계속해서 버튼을 눌러 좋은 기분을 느끼고 싶어 했지만 항상 그런 것은 아니었다. 더구나 두 번째 뇌전증 환자가 가장 많이 자극했던 부위는 오히려 불쾌감을 느끼기도 하는 시상 내측medial thalamus이었는데, 이 부위를 자극하면 마치 기억을 되살려주는 듯해서라고 이유를 밝혔다.

이 실험에서처럼 사람들은 뇌의 특정 영역이 자극받기를 원한다. 그런데 히스의 연구에서 보듯이 이 자극으로 쾌락을 느끼기도 하지만 항상 그렇지는 않다. 일반적으로 사람들은 즐거움을 가져다주리라 예상되는 행동을 하는데, 이때 얻을 수 있는 쾌락과 똑같은 느낌을 뇌의 쾌락중추를 직접 자극해서 느낄 수 있다 해도 대부분은 그렇게 하지 않는다. 노력한 대가에 따른 결과만이 진정한 즐거움을 주기 때문이다. 그래서 과거 쾌락중추라고 부르던, 자극받기 원하는 뇌의 특정 영역을 요즘에는 보상체계reward system라고 부른다.

보상은 행동심리학에서 연구하는 개념으로, 특정 행동을 강화시킨다는 의미다. 보상체계는 뇌의 넓은 영역에 걸쳐 존재하는데, 가장 중요한 부위로 생각되는 영역은 의지핵(측좌핵, nucleus accumbens)과 배쪽덮개부위(복측피개, VTA, ventral tegmental area)다. 모두 뇌 중앙에 위치하고, 신경전달물질은 도파민이다.

사람을 포함한 동물에서 특정 행동을 강화하는 보상은 대부분 쾌락을 가져다주기는 하지만 쾌락만이 유일하게 행동을 유발하지는 않는다. 쾌락을 느끼지 않아도 유발되는 행동이 있고, 반대로 쾌락은 느끼지만 그것을 얻고자 하는 행위를 하지 않는 경우도 있다. 미국 신경과학자 베리지K. Berridge는 쥐의 시상하부 바깥쪽을 통과하는 도파민 신경을 차단했더니 쥐가 음식을 찾으러 돌아다니지도 않고 먹지도 않지만 음식에 대한 쾌락 반응은 그대로 유지되는 현상을 발견했다. 쥐의 혀에 맛있는 음식을 놓으면 쥐는 그 음식이 주는 즐거움을 느끼려는 듯 입맛을 다시다가 결국 먹었지만, 음식을 찾아다니지는 않았다. 즉, 도파민 신경이 파괴된 쥐는 음식을 즐기기는 하지만 얻으려는 행동을 하지 않는다. 반대로 도파민 신경을 자극하면 음식을 즐기기보다는 음식을 갈망하는 행동, 그러니까 음식을 찾아 돌아다니는 행동이 활발해진다. 베리지는 행동을 동기화하는 것과 좋아하는 것에 대한 뇌의 작동 방식이 서로 다르다는 사실을 밝혀낸 것이다.

019 언어
언어의 진화는 아직도 미궁

언어학자 촘스키N. Chomsky에 따르면 인간에게는 언어 습득 장치가 본래 내재되어서 특별한 교육 없이도 언어의 다양한 규칙을 배우고 사용하게 된다. 그래서 대부분의 사람은 적절한 언어 환경에 노출되기만 하면 5~6세부터는 모국어를 자유로이 사용한다. 그러나 이러한 과정이 쉬워 보여도 실은 다음과 같은 단계에서 문제가 없어야 한다. 우선 뇌가 성장하는 시기에 언어에 노출되어야 하고, 타인과 의사소통을 하고 싶다는 동기가 있어야 하며, 타인의 말소리가 신경계를 통해 대뇌에 전달되어야 하고, 뇌에서는 의미소를 문법적으로 배열하고 이를 표현하는 말소리를 택해 정확한 순서와 시간에 맞춰 혀·입술·성대·호흡기관 등에 명령을 내려서 말을 만들어야 한다.

인류 진화에서 언어를 사용하게 된 시점은 논란이 많다. 일반적으로 뇌가 커지면서 언어능력도 같이 커졌다고 생각하는데, 뇌에서 언어와 관련된 부분은 한 군데가 아니라 최소한 두 군데 이상 여러 곳에 흩어져 있다. 그런데 왼쪽 뇌 표면에 있는 언어중추의 경우 두개골을 살펴보면 알아낼 수 있기에 인류가 언어를 사용하기 시작한 시점은 화석을 통해 확인할 수 있다. 언어 사용을 짐작할 수 있는 추가적인 정보는 후두, 인두, 혀, 입술 같은 발성기관의 해부학적 구조에서 찾는다. 사람은 성대가 목 아래에 위치하므로 성대 위쪽으로 인두라는 커다란 공간이 있어서 다양한 소리를 만들어낸다. 물론 발성기관은 화석으로 남지 않기에 직접 연구할 수는 없다. 그렇지만 두개골 아랫부분에 그 형태가 남는다. 전형적인 포유류의 두개골 아랫부분은 평평하지만 인간의 경우에는 두드러지게 아치형을 이룬다. 따라서 두개골 형태를 보면 소리를 내는 능력이 어느 정도인지 추정할 수 있다. 두개골 화석을 연구한 결과 초보적인 아치형은 호모 에렉투스에서 확인되었고, 왼쪽 뇌와 오른쪽 뇌의 비대칭과 브로카영역이 최초로 확인된 종은 호모 하빌리스다. 이를 근거로 일부 인류학자들은 약 200만 년 전부터 언어를 사용하기 시작하여 점진적으로 발전했다고 믿는다.

한편 약 15만 년 전에 호모 사피엔스가 출현하면서 인류의 대규모 진화는 사실상 멈췄지만, 약 5만 년 전에는 문화적으로 급격히 진보했다. 이 시기를 구석기혁명이라고 하는데, 일부 인류학자들은 이때 비로소 언어가 사용되었다고 주장한다. 구석기혁명에 이르러서야 시체 매장 의식이 부장품을 함께 묻는 형태로 정교하게 발전했고, 신체 장식을 포함하는 예술이 시작되었고, 기술적인 혁신과 문화적 변화가 갑작스럽게 가속되었고, 물건 교역이 이뤄졌고, 계획적으로 건설한 유적지가 증가했으며, 다양한 재료의 도구가 만들어지기 시작했다. 이러한 기술과 문화의 진보는 언어 없이는 상상할 수 없으므로 이 시기에 언어도 비약적으로 발전했으리라 추정한다. 그러니까 언어는 200만 년 전부터 5만 년 전 사이 어느 시기에 사용되기 시작했을 것 같은데, 유전학의 발달로 새로운 주장이 나타났다.

2001년에 특정 유전자에 돌연변이가 생겨 언어를 제대로 구사하지 못하는 영국의 한 가족이 학계에 보고되었는데, 이들을 3대에 걸쳐 살펴본 결과 가족의 절반 정도가 언어 구사 능력이 없었다. 이들의 말은 일반인뿐 아니라 가족 구성원도 알아들을 수 없었다. 이들은 말 대신 신호를 사용해서 의사소통을 보충했으며, 대부분 지능이 낮았으나 지능이 정상인 경우에도 말을 하지 못하는 환자가 있어서 전반적인 뇌기능장애라기보다는 언어에 대한 특이한 장애로 생각되었다. 원인은 특정 유전자의 돌연변이 때문이었는데, 이 유전자가 만들어내는 단백질의 모양이 포크 머리처럼 생겼다고 해서 FOXP(forkhead box protein, 포크 머리상자단백질)라는 명칭을 붙여 FOXP2라고 불린다.

FOXP2 유전자는 언어유전자 또는 문법유전자라고 부르기도 하는데, 이 유전자가 만드는 단백질은 715개의 아미노산으로 이뤄진다. 침팬지·고릴라·원숭이의 FOXP2 단백질은 동일한 반면, 인간의 FOXP2 단백질은 침팬지나 고릴라의 FOXP2 단백질과 아미노산 두 개가 다르다. 쥐에서도 이 유전자가 발견되었는데 쥐와 고릴라는 FOXP2 단백질 아미노산 한 개가, 쥐와 사람은 FOXP2 단백질 아미노산 세 개가 다르다. 쥐에게서 이 유전자의 기능을 파괴하면 목소리가 변하여 서로 의사소통을 하지 못한다. 침팬지에서 인간으로 진화하는 과정에서 언어 발달에 결정적인 역할을 했으리라 생각되는 FOXP2 유전자는 5만~10만 년 전에 발생했다고 추정한다.

020   언어장애
언어를 통한 의사소통 능력의 이상

소리를 내긴 하는데 말을 하지 못하는 경우를 실어증失語症이라고 한다. 언어를 잃어버렸다는 뜻이다. 언어상실증이라고도 하고, 영어로는 aphasia에 해당한다. aphasia는 1867년에 만들어진 단어인데, '~없이without'라는 의미의 그리스어 'a-'와 언어speech를 의미하는 phasis가 합해진 말이다. 실어증은 성대나 혀가 마비되어 말을 하지 못하는 구음장애(構音障碍, dysarthria)와는 다른 병이다. 구음장애는 음音을 구성構成하지 못하는 병으로, 혀를 움직이지 못해 말을 할 수 없다 해도 상대방의 말을 알아듣고 글을 읽을 수 있으며 글을 써서 의사소통을 할 수 있다. 그러나 실어증인 사람은 언어를 구사하지 못한다. 실어증이라 할지라도 소리는 내뱉을 수 있지만, 문법적으로 맞지 않기 때문에 의사소통을 할 수 없다.

그리스·로마시대에는 실어증을 혀나 입안의 문제라고 생각했다. 머리를 다친 후에 실어증이 발생한 경우에도 양치질이나 혀를 마사지하는 것이 실어증에 대한 치료였다. 《동의보감》에서는 혀와 연결된 경맥이 막히거나 여기서 혈이 새면 말을 못하게 된다고 했다. 사실 언어장애가 뇌 손상에서 비롯된다는 생각은 비교적 최근인 18~19세기에 들어서서 시작되었다.

1861년에 프랑스 의사 오버틴E. Aubertin은 자살 미수로 두개골 앞부분이 없어져버린 환자를 연구했다. 이 환자는 말하는 동안 전두엽을 주걱으로 누르면 즉시 말을 하지 못했고, 주걱을 떼야 비로소 말할 수 있었다. 당시만 해도 언어활동이 뇌의 어느 한 부분에 의해 이뤄진다는 주장과 뇌 전체의 작용이라는 주장이 대립하고 있었다.

같은 해 브로카는 말을 하지 못하는 21세 여성 환자를 보게 되었는데, 그녀는 의식도 정상이었고 다른 이의 말을 알아들었지만 말은 하지 못했다. 단지 'tan'이라는 말밖에 하지 못해 이름 대신 Tan이라고 불렸던 그녀는 브로카가 진찰한 며칠 뒤 사망했는데, 부검 결과 왼쪽 전두엽이 손상되어 있었다. 이후 브로카는 왼쪽 전두엽 손상에 의해 언어장애가 생긴 사례를 더 모아 1863년에 논문을 발표했다. 또한 우반구가 손상되었을 때는 언어장애가 발생하지 않는 사례를 연구한 후 언어 표현은 좌반구에서 조절된다는 가설을 세웠다. 브로카가 밝힌 전두엽의 언어중추를 지금은 브로카영역이라고 부르며, 이곳이 손상되어 나타나는 언어장애를 브로카실어증이라고 한다.

브로카가 논문을 발표한 11년 뒤인 1874년에는 독일 의사 베르니케 C. Wernicke가 브로카영역과 다른 좌반구 손상에 의해 실어증이 발생한 사례를 발표했다. 측두엽의 상부 표면이 손상된 환자였는데, 베르니케가 발표한 실어증은 브로카영역의 손상으로 발생한 실어증과 달랐다. 이를 베르니케실어증이라고 한다. 이 경우 말은 할 수 있지만 상대방의 말을 이해하지 못하며 그냥 조리 없는 말소리만 내뱉는다. 다음은 한 심리학자의 연구에서 소개된 사례다.

"어떻게 병원에 오셨어요?" 입원한 지 4주 된 72세의 퇴직 정육점 주인에게 질문했다. "오, 땀이 나네. 지독히 불안하네요. 알다시피 한때는 잡혀 있네. 한 달 전, 조금, 많이도 잘했지, 많이 부과하고, 내 말 알아듣겠지?" 면담하는 사람이 여러 번 말을 중단시키려 했지만 그 환자는 자신의 말을 계속했다.

이 심리학자가 39세에 뇌출혈로 우측 마비가 온 브로카실어증 환자를 면담했다. 해안경비대 무전수로 일하던 그 환자는 직업에 대해 묻자 분명하지 않은 음절로 "나는 신⋯ 호⋯ 사람⋯ 음⋯ 자, ⋯ 다시"라고 대답했다. 이처럼 브로카실어증에 걸린 사람은 타인의 말을 이해는 하지만 언어적인 반응을 하지 못한다. 반대로 베르니케실어증에 걸린 72세의 퇴직 정육점 주인은 타인의 말은 이해하지 못하지만 자신의 말 자체는 잘 만들어낸다.

만약 두 가지 이상의 언어를 사용하는 사람에게 실어증이 발생하면 어떤 일이 벌어질까? 일반적으로는 언어를 배운 순서, 각 언어를 하는 유창함 정도 그리고 최근에 무슨 언어를 사용했는지 등에 따라 달라진다. 보다 유창한 언어와 어릴 때 배운 언어가 좀 더 보존되는데, 이는 언어가 달라지면 각각의 언어에 대한 신경 회로가 다르게 구성된다는 것을 의미한다.

그렇다면 애초에 말을 하지 못해 수화를 했던 사람이 언어 영역을 손상당하면 어떻게 될까? 언어중추가 있는 좌반구가 손상되면 수화 사용자 역시 실어증과 같은 증상을 보여 의사소통이 어려워진다. 브로카실어증의 경우 손으로 다른 행동은 가능하더라도 의사소통 능력은 상실되며, 베르니케실어증의 경우 의미가 없는 수화를 한다. 이는 말소리를 사용하건 수화를 사용하건 언어를 통한 의사소통은 뇌에서 신경 회로를 공유한다는 증거다.

말이 나오는 과정을 세분하면 뇌가 관장하는 부분과 말소리를 만들어내는 부분으로 나눌 수 있다. 이때 뇌가 관장하는 부분을 언어language라고 하며, 말소리를 만들어내는 조직이 담당하는 부분을 말speech이라고 한다. 따라서 언어장애는 좁은 의미의 언어장애language disorder와 말장애speech disorder로 구분된다.

뇌 손상에 따른 실어증은 좁은 의미의 언어장애에 해당하며, 이보다 더 흔한 언어장애는 자폐증과 정신지체에서 나타난다. 자폐증인 경우에는 언어 사용뿐 아니라 눈짓이나 몸짓을 이용한 의사소통을 이해하지 못하고, 정신지체인 경우에는 언어 발달 자체가 지연된다. 한편 사회성이나 다른 사고 능력의 발달은 정상인데 언어 발달만 지연되는 경우를 단순언어장애specific language impairment라고 한다. 흔히 "아이가 말 배우는 속도가 느려요." 하는 경우가 그 예다. 아이들은 보통 1세 전후에 '엄마'와 같은 말을 시작하고, 2세가 끝날 즈음이면 두세 단어로 이뤄진 문장을 말할 수 있다. 그러나 단순언어장애인 아이는 처음 말을 시작하는 나이가 2~2.5세 정도이고, 두세 단어를 조합해서 말하는 것도 평균 3.5세에 이르러서야 가능하다. 또한 조사를 적절히 사용하지 못하고, 의사소통이 서툴러 친구들과 잘 어울리지 못하기도 한다. 초등학교에 입학하는 어린이의 6%가 이러한 장애를 가지는데, 언어 치료를 받으면 많이 좋아진다.

언어가 입으로 표현되어 나오는 말speech은 음성의 높낮이·공명·목소리·조음·억양 등으로 구성되는데, 여기에 이상이 생기면 조음·음운장애articulation and phonological disorder나 말더듬 등이 발생한다.

조음·음운장애는 잘못되거나 미숙한 발음이 일정 나이가 지났는데도 계속되는 경우를 뜻한다. 말소리를 계획하거나 발음하는 과정에 문제가 생겨 정확한 발음을 하지 못하는 것이다. 조음장애일 때는 '책상'을 '채사'로 발음한다든지, '책'을 '책이'와 같이 발음하여 단어에 없는 음소를 추가한다. 음운장애는 '장난감'을 '장난깜'이 아닌 '난깜'으로 발음하여 음절을 생략하거나, '자동차'를 '자종차'와 같이 음운을 변동시켜 말하는 경우다. 조음·음운장애는 혀·입술·치아·입천장·코 등 조음기관을 통해 말소리가 만들어지는 과정에 결함이 생겨서 나타난다. 이는 입천장파열 같은 조음기관의 구조적인 이상으로 또는 청각장애·정신지체·뇌성마비 같은 장애에서 중복 결함으로 나타나기도 하고, 종종 특별한 원인 없이 발생하기도 한다.

말더듬은 말을 유창하게 하지 못하고 머뭇거리는 증상이다. 말더듬은 사용하는 언어에 관계없이 거의 모든 언어권에서 보이며, 전 인구의 1%에서 나타난다. 《동의보감》에서도 말더듬을 흘吃 또는 중언重言 등의 용어로 설명한다.

말더듬은 보통 두 낱말 조합을 시작하는 2세부터 나타나며 사춘기 이후에 발병하는 경우는 드물다. 또한 어릴 때는 증상을 보였지만 성장하면서 자연스럽게 회복되는 경우도 많다. 그래서 아동기에 잠깐이라도 말을 더듬은 사람은 전 인구의 15%에 달하지만, 이 중 일부만이 성인이 되어서까지 지속된다.

말하는 사람이 불필요한 노력 없이 일정한 속도로 편안하고 지속적으로 말할 때 우리는 그가 정상적으로 말한다고 여긴다. 반면 말더듬일 경우 말이 자주 끊어지거나 말 속도가 불규칙하고 말을 할 때 불필요한 노력이 들어간다. 말더듬의 기본적인 특성은 반복과 막힘이다. 반복이란 말을 더듬는 초기에 가장 흔히 나타나는 증상으로, 한 소리나 낱말에 고착되어 되풀이한다. 예를 들어 '학교'라는 말을 할 때 "ㅎㅎㅎㅎ하 하 하 학교"라고 하는 경우인데, 심하면 30초에서 2~3분 동안 같은 말을 반복하기도 한다. 막힘은 조금 늦게 나타나는 증상인데, 말소리가 전혀 나오지 않는 경우다. 막힘 현상도 낱말이나 문장의 첫 부분에서 생긴다. 한번 막히면 "어어…"라면서 끙끙거리기만 한다.

본인이 말을 더듬고 있다는 사실을 의식하면 말하는 도중에 그 상황에서 벗어나려는 행동을 취하는데, 입술을 떨기도 하고 얼굴근육을 일그러뜨리며 발을 구르기도 하고 갑자기 고개를 뒤로 젖히기도 한다. 아니면 더듬는 상황을 회피하려고 노력하기도 한다. 즉, 더듬을 가능성이 있는 낱말이 문장 속에서 접근해오면 이를 피한다. 동의어로 바꾸기(버스표→차표)와 돌려 말하기(학교→공부하는 곳) 등이 그 예다. 또는 발음하기 어려운 말 앞에 다른 말을 붙이기도 한다. 담배라는 말에서 항상 말을 더듬는 경우에는 "저어…, 담배 주세요"라고 하듯이.

말을 더듬는 데 대한 심리적 부담은 증상을 더욱 악화시킨다. 어려운 사람 앞이나 불편한 환경에서 심해지는 경향은 이 때문이다. 또한 말을 더듬는 사람 대부분은 전화공포증이 있다. 극단적으로는 사람과 대면할 때는 더듬지 않지만 통화할 때는 심하게 더듬기도 한다. 말을 더듬게 되는 상황은 사람마다 다르지만, 보통은 과거 경험과 관련이 깊어 말을 심하게 더듬었던 상황이 재연되면 말을 더듬게 된다.

말을 더듬는 거의 모든 사람에게서 증상이 줄어드는 때가 있다. 혼자 말하는 상황, 동물에게 말하는 상황, 노래하는 상황, 글씨를 쓰면서 동시에 말하는 상황, 여럿이 함께 읽는 상황 등이다. 이는 시간적인 압박이나 언어적·심리적 부담이 크게 줄어든 환경이다.

말을 더듬는 증상은 주로 문장의 시작이나 단어의 첫소리 자음, 긴 단어, 명사 등에서 많이 나타난다. 어떤 특정 단어가 말더듬을 일으키지는 않지만 개인마다 특정 단어를 발음하는 데 어려움을 겪는다. 그런데 말더듬의 원인은 아직 명확히 밝혀지지 않았고 단지 몇 가지 가설만 제시되었다.

말더듬 치료는 고대에서 유래를 찾을 수 있을 만큼 역사가 길다. 고대 그리스의 유명한 웅변가였던 데모스테네스Demosthenes는 말을 더듬고 /r/ 발음을 힘들어했는데, 치료를 위해 거울을 이용하거나 작은 자갈을 입에 넣은 채 언덕을 오르며 웅변 연습을 했다고 한다. 그런데 과거의 다양한 치료법 중에는 위험한 것들도 많다. 예를 들어 말을 더듬는 사람의 혀 일부를 자르거나, 나쁜 피를 빼내는 사혈 치료를 하는 방법이다. 지난 수 세기 동안에도 수술을 포함해서 많은 치료가 시도되었다. 말더듬이 혀근육의 경련 때문이라고 생각한 어느 독일 외과 의사는 신경 치료를 하기도 했고, 미국에서는 말하는 동안 혀끝을 입천장에 올리고 있으라는 치료도 시행했다. 정신분석학이 유행할 때는 정신 치료를 시도하기도 했다. 그러나 사실상 지금도 말더듬에 대한 효과적인 치료 방법은 없다.

기억

정보를 등록·저장·재생하는 과정

기억이라는 단어를 접하면 어떤 사람은 추억이라는 단어를 떠올릴 수도 있고, 어떤 사람은 암기라는 단어가 연상될 수도 있는데, 모두 기억에 해당한다. 기억記憶이란 과거를 지금 재생하는 기능이니 말이다. 신경심리학에서는 기억을 세 과정으로 나눈다. 첫 번째가 새로운 정보를 받아들이는 단계, 두 번째는 저장하는 단계, 세 번째는 저장된 정보를 재생하는 단계다. 이를 각각 등록registration, 저장storage, 재생 retrieval이라고 한다. 마치 컴퓨터의 '키보드-시피유CPU-프린터' 과정과 비슷한데, 기억에 대한 연구가 컴퓨터공학의 발달과 궤도를 같이해 왔기에 컴퓨터 용어가 쓰이게 되었다.

새로운 정보를 뇌에 등록하는 과정이란 시각이나 청각 등 감각기관에 들어온 정보가 뇌에 입력되는 것이다. 우리는 일상에서 수많은 시각적·청각적 자극에 둘러싸이지만 대부분 그냥 스쳐 지나갈 뿐이고 뇌에 입력되진 않는다. 카페에서 대화할 때를 떠올려보자. 그 많은 사람들 사이에서도 오로지 앞에 앉은 사람이 하는 말만 들린다. 이는 주의집중이라는 과정인데, 감각정보가 뇌에 등록되기 위한 전제조건이다. 이렇게 들어온 새로운 정보가 이미 저장된 기억과 연결되면 비로소 뇌에 등록된다. 이런 연결을 연상association작용이라고 한다. 모르는 언어로 된 정보는 아무리 집중해도 기억할 수 없는 이유는 연상이 일어나지 않기 때문이다. 즉, 새로운 정보가 등록되기 위해서는 주의력과 연상이 필요하다.

정보가 일단 뇌에 등록되면 저장에 들어가는데, 이 과정은 연구하기가 어렵다. 기억이라는 현상은 재생의 형태로밖에 확인할 수 없기 때문이다.

재생이란 저장된 기억을 의식으로 다시 불러내는 과정인데, 흔히 단서에 의해서 시작된다. 어떤 사람의 이름이 기억나지 않을 때 이름의 첫 글자를 알려주면 금방 기억하는 것도 단서가 제공하는 효과다. 사건·생각·단어·소리·냄새 등이 단서가 되는데, 단서에 의해 재생되는 현상을 회상recall이라고 한다. 재생에는 재인recognition이라는 종류도 있다. 이는 그것이 무엇인지는 기억하지 못해도 자신이 과거에 이미 경험했다는 사실 자체는 기억하는 현상이다. 분명히 본 적이 있는 사람인데 얼굴이 기억나지 않는 경우가 이에 해당한다. 이 경우 그 사람을 실제로 보게 되면 '아, 그 사람!'이라고 인식한다.

우리가 매일 아침 일어나 아무런 불안감 없이 생활하는 이유도 보이고 들리고 만져지는 것들이 모두 전부터 계속 있어왔다는 믿음을 갖기 때문이다. 만약 어느 날 아침 눈을 떴는데 주변이 전혀 다르게 보이며 아무것도 재인할 수 없다면 어떤 일이 벌어질까? 이런 상태가 미시감jamais vu이다. 미시감未視感은 현재 접하는 상황을 과거에도 경험했다는 사실을 인식함에도 불구하고 전혀 본 적이 없었던 듯 생소하게 느껴지는 상태다. 이렇게 되면 당연히 공포감과 같은 이상한 기분에 휩싸인다. 미시감은 기억상실증 환자나 간질 환자의 간질발작 상태에서 종종 나타난다.

기억은 출력되는 양식에 따라 언어로 재생되는 경우와 행동으로 재생되는 경우로 나눈다. 언어로 재생되는 기억은 서술기억declarative memory이라고 한다. 말로 기술할 수 있다는 의미이며, 보통 기억력이 좋다고 표현할 때의 기억이다. 반면 행동으로 재생되는 기억은 절차기억procedural memory이라고 한다. 행동의 절차에 대한 기억이라는 의미이며, 우리가 일상생활에서 무심코 넘어가는 기억이다. 운전이나 춤과 같은 반사적이고 습관적인 행동이 절차기억의 산물인데, 뇌에 그 순서가 간직되었기에 가능한 행동이다. 조건반사도 절차기억의 한 종류로, 고전적 조건반사 훈련을 받은 파블로프의 개가 종소리만 듣고도 침을 흘리는 경우가 그 예다. 이러한 절차기억의 공통점은 의식적인 자각이 없는 상태에서 재생된다는 것이다. 즉, 언어를 통해 기억의 내용을 표현할 수가 없다. 그래서 이를 암묵적기억implicit memory이라고도 한다. 이 반대는 명시적기억explicit memory으로, 서술기억이 이에 해당한다.

서술기억과 절차기억을 담당하는 뇌 부위는 다르다. 그래서 서술기억에 장애가 생긴 환자도 절차기억은 정상일 수 있다. 예를 들어 과거를 전혀 기억하지 못하는 환자에게 미로 찾기를 훈련시키면 자신이 반복적으로 학습했다는 사실은 기억하지 못하지만 횟수를 거듭할수록 미로 찾기를 더 잘하게 된다. 즉, 미로 찾기의 순서는 뇌 어디엔가 저장되어 있다. 이들에게 어떻게 미로 찾기를 잘하게 되었냐고 물어보면 모른다고 대답하거나 원래 잘했다고 대답한다. 정상인도 마찬가지다. 수영을 잘하는 사람은 수영을 어떻게 배웠는지 기억하지 못하더라도 수영 기술 자체는 자동적으로 재생한다. 사실 우리가 하는 모든 습관적인 행동은 언제 어떻게 습득했는지 기억하지 못한 채 이뤄진다.

서술기억은 뇌에 보존되는 시간에 따라 단기기억과 장기기억으로 나눈다. 단기기억은 새로운 정보를 잠깐 저장하는 능력으로, 길게는 10

초 정도 기억할 수 있다. 전화번호를 외웠다가 일단 전화를 걸고 나면 잊어버리는 경우다. 이때 기억하는 용량은 평균 일곱 개 정도인데, 다섯 개 정도를 기억하면 정상적인 단기기억력이라고 여긴다. 단기기억 용량 '다섯'은 다섯 글자나 다섯 숫자가 아니라 정보의 묶음을 의미한다. 요즘 휴대전화 번호는 010-96○○-17○○같이 이뤄지는데, 사람들은 이를 010, 96○○, 17○○, 세 묶음으로 기억하기 때문에 숫자로는 11개의 정보를 기억할 수 있다. 따라서 정보를 잘 묶을 수만 있다면 단기기억의 총량은 증가한다. 그렇다 해도 단기기억은 용량에 한계가 있으며 시간이 지나면 어차피 없어진다.

우리가 일상적으로 말하는 기억은 장기기억인데, 이는 다시 두 가지로 나눈다. 하나는 생활에서 매일매일 일어났던 일들을 떠올리는 사건기억episodic memory이고, 다른 하나는 지식을 의미하는 지적기억semantic memory이다. 어떤 사람이 해박한 지식을 가진다고 말할 때는 그 사람에게 지적기억이 많다는 의미다. 생활에서 벌어졌던 사건들을 세부적인 내용까지 기억한다고 해서 해박하다고 표현하지 않는 것처럼, 우리는 암묵적으로 이 두 가지 기억을 구분하고 있다.

사건기억이란 어제는 누구를 만났고 무엇을 했는지 등과 같이 매일 생활하면서 겪었던 경험에 대한 기억이다. 이런 자잘한 사건까지 기억하는 일이야 대수롭게 보이지 않겠지만 사실은 중요하다. 이런 기억을 통해 자아정체성이 형성되기 때문이다. 자신이 누구인가라는 자아정체성은 과거의 자신에 대한 기억 자체라고 할 수 있다. 사건기억의 특징은 사건이 일어났던 공간과 시간에 대한 배경 정보가 같이 저장된다는 점인데, 종종 사건의 내용과 배경 정보가 분리되는 경우도 있다. 이는 기억상실증 환자에게서 보이는 현상이기는 하지만 정상적으로도 자주 일어난다. 무슨 말을 했는지는 기억나는데 어떤 상황에서 그랬는지는 기억하지 못하는 경우가 이에 해당한다.

022 기억중추
뇌 곳곳에 보존되는 기억들

뇌에서 기억을 담당하는 곳은 1953년 뇌전증(간질) 환자를 수술하고 난 후에 밝혀졌다. 이 환자는 H. M.이라는 이니셜로 알려졌는데, 2008년에 사망한 뒤로 헨리 몰래슨Henry Molaison이라는 이름이 공개되었고, 그의 뇌는 현재 샌디에이고대학에 보관되어 있다.

헨리는 9세 때 자전거와 부딪혀 넘어지면서 머리를 다쳐 간질을 앓게 되었고, 시간이 지나면서 증상이 점점 악화되어 27세에는 생활 자체가 어렵게 되었다. 간질에 대한 검사 결과 측두엽에서 기원한다고 판단되었는데, 약물치료로는 효과가 없자 마지막 수단으로 양 측두엽과 그 내부에 있는 해마를 절제하기로 결정했다.

해마는 측두엽 안쪽에 위치하며 대뇌피질 밑에 존재한다. 해마(海馬, sea horse)는 바다에 사는 물고기로, 겉모습이 말을 닮아서 이런 이름을 붙였다. 그리스신화에 등장하는 해마는 바다의 신인 포세이돈의 마차를 끌 정도로 힘이 세지만, 실제 해마의 길이는 6~10cm에 불과하다. 뇌 해마는 바다 해마를 의미하는 그리스어 hippocampus로 명명하는데, 크기는 지름 1cm, 길이 5cm 정도이며 실제 바다 해마와 비슷하게 생겼다.

헨리를 장기간 면담하고 연구했던 캐나다 신경심리학자인 브렌다 밀너B. Milner에 따르면, 헨리는 수술 후유증으로 1~2분 동안 일어난 일 밖에 기억하지 못했다. 즉, 단기기억을 장기기억으로 변환하는 능력이 상실되었기 때문에 1~2분이 지난 일들은 기억하지 못했다. 식사를 하고 나서도 몇 분이 지나지 않아 자기가 무엇을 먹었는지, 심지어는 먹었다는 사실 자체도 기억하지 못했다. 밀너와는 거의 30년 동안 매달 면담을 했지만 매번 밀너를 알아보지 못했다. 그러나 그는 수술받기 전에 일어난 사건들은 잘 기억했고, 자신의 모국어인 영어를 사용함에도 문제가 없었다. 다만 수술한 후 벌어진 일에 대해서는 기억이 형성되지 않았다. 더구나 수술 후에는 거울에 비친 자신의 모습도 알아보지 못했고, 자신의 정체성은 수술받기 전으로 고정되어 버렸다.

의학계는 헨리를 통해 측두엽의 안쪽 특히 해마가 단기기억을 장기기억으로 변환하는 데 중요하다는 사실을 알아냈다. 그런데 헨리는 단기기억을 장기기억으로 전환하지 못하기 때문에 새로운 지식은 전혀 배울 수 없었지만 절차기억에 관련된 학습은 부분적으로 가능했다. 그는 거울 안에 보이는 손의 움직임을 그리는 것을 배울 수 있었는데, 자신이 열심히 연습했다는 사실은 기억하지 못했지만 그림 그리기 실력은 점차 좋아졌다. 또한 새로 이사한 집의 공간 구조를 기억할 수 있어서 새집에 적응할 수 있었다. 즉, 절차기억은 보존되었다. 이는 절차기억이 해마가 아닌 다른 곳에 저장된다는 의미다. 동물실험에서는 줄무늬체가 절차기억에 관여한다고 밝혀졌다. 줄무늬체는 선조체(線條體, striatum)라고도 부르며, 바닥핵의 일부로 중뇌의 흑질과 함께 근육운동에 중요한 신경계다. 파킨슨병은 흑질에서 줄무늬체로 전달되는 도파민이 감소하여 발생하는데, 절차기억에 장애를 보인다.

기억에 중요한 역할을 한다고 밝혀진 또 다른 곳은 간뇌다. 간뇌 중에서 시상전핵·시상배내측핵·유두체 세 곳이 중요한데, 해마에서 이곳으로 이어지는 부분은 파페즈회로의 일부다. 파페즈회로는 과거에는 감정을 담당하는 영역으로 연구되었지만 현재 밝혀진 바로는 감정보다는 기억에 중요한 역할을 한다. 간뇌가 기억에 중요하다는 사실은 코르사코프증후군을 통해서 알려졌다. 만성알코올중독 결과 티아민이라는 비타민이 결핍되어 발생하는 이 질환은 말기가 되면 시상의 배내측과 유두체가 손상되어 기억상실이 나타난다.

일반적으로 장기기억은 단기기억에 비해 훨씬 오래 유지되며, 중풍이나 치매에도 불구하고 일부는 아주 강력하게 보존된다. 이를 통해 장기기억은 몇 개의 특화된 영역에 존재하는 것이 아니라 광범위한 피질에 보존된다고 판단한다.

대뇌에는 얼굴을 기억하는, 얼굴세포face cell라는 독특한 신경세포가 있다. 후두엽의 일차시각피질에서는 얼굴에 대한 정보만 따로 측두엽 아랫부분인 하측두피질inferotemporal cortex로 보내는데, 이곳에 얼굴세포가 있다. 이곳이 손상되면 얼굴을 알아보지 못하는 얼굴인식불능증이 된다. 이 병에 걸리면 상대방의 얼굴뿐 아니라 거울에 비친 자신의 얼굴도 알아보지 못한다. 이 경우 목소리나 옷차림 같은, 얼굴 외의 특성으로 상대방이 누구인지 분간한다. 얼굴에 대한 기억만이 선택적으로 없어진 것이다.

치매

기억 손상으로 발생하는 인지장애

치매는 '어리석을 치癡'와 '미련할 매呆' 자가 합해진 말이다. 癡(=痴) 자를 포함한 말은 '글에 미치다'라는 뜻의 서치書癡 빼고는 치한 癡漢처럼 대부분 좋지 않은 의미로 쓰이고, 呆 자는 포대기에 싼 아기 모습을 본뜬 한자다. 동양에서 매병呆病은 정신병의 일종으로, 청나라 의서 《석실비록石室秘錄》에서는 백치처럼 묵묵히 말이 없고 굶주린 것 처럼 얼이 빠진 상태로 설명한다.

치매는 말이 느리고 정신 작용이 완전하지 못함을 지칭하는 말이었 고, 노망老妄이나 망령妄靈 등이 그 유의어였다. 그러다가 서양의학 용 어인 dementia의 번역어로 치매가 선택되어 이는 병적인 상태를 의미 하게 되고, 노망이나 망령은 사람을 비하하는 단어로 사용되고 있다. 일본에서는 치매라는 말에 '어리석다' 같은 경멸하는 의미가 담겼다는 이유로 2005년 이를 '인지장애'로 변경했다. 미국에서도 2013년부터 dementia를 neurocognitive disorder(신경인지장애)로 바꾸어 말한다.

dementia는 고대 그리스에서부터 사용된 표현으로 '정신이 없음(be-ing out of mind)'을 뜻하며, 일반적인 정신질환을 의미했다. 그런데 태어 날 때부터 지적 능력이 모자라는 경우와는 달리 정상적으로 생활해오 던 사람이 인지 기능이 저하되어 일상생활을 잘하지 못하는 상태를 가 리켰다. dementia가 특정 병명으로 쓰이기 시작한 시기는 1899년에 독 일 정신과 의사 크레펠린E. Kraepelin이 어린 나이에 발생하는 정신병을 dementia precox(조발성치매)라고 한 이후다. 그런데 크레펠린이 '조발성치매'라고 정의했던 병은 현재 정신분열병schizophrenia에 해당하고, 오늘날 치매라고 진단되는 병을 처음 기술한 사람은 독일 의사인 알츠하이머A. Alzheimer다.

알츠하이머는 1901년에 50세의 여성 환자를 치료하게 되었다. 그녀는 20대 후반부터 기억력이 감소하고 망상 증세가 나타났으며, 정상적인 활동을 하지 못하게 되었다. 그리고 1906년 55세에 사망했다. 알츠하이머는 이 환자의 뇌를 부검해서 그 결과를 〈대뇌피질의 이상한 병〉이라는 제목으로 학회에 보고했다. 부검 결과 뇌는 외견상 심하게 위축되어 있었고, 피질세포 수가 현저히 감소했으며, 세포 안에 신경섬유다발이 있고 세포 밖에는 신경반neuritic plaque이 대뇌 전반에 걸쳐 발견되었다. 이러한 병리 소견은 여전히 알츠하이머병의 진단 기준이다.

오늘날 치매란 뇌 기능의 손상으로 인지 기능이 감소하여 일상생활에 지장이 나타나는 상태로 정의되며, 진단은 환자의 사후 부검을 통해서가 아니라 환자가 살아 있을 때 심리기능검사나 MRI와 CT 등 뇌영상검사를 통해 이뤄진다. 치매는 단일 질환이 아니라 70여 가지에 이르는 여러 원인 때문에 발병하는데, 50%는 알츠하이머병이며 다음으로는 중풍 같은 혈관성질환이 치매를 유발하는 원인이 된다.

치매의 초기 증상은 깜빡 잘 잊어버리는 기억력 감소다. 건망증健忘症이라고 하는데, 이때 健은 '튼튼하다'가 아니라 '몹시'라는 뜻이다. 그러나 잊어버렸다가도 누군가 단서를 제공해 금방 기억이 되돌아온다면 치매가 아니다. 치매 단계의 건망증은 자주 다니던 길을 잃어버린다든지 과거에는 익숙했던 음식 준비를 잘 못 하는 등 일상생활에 변화를 초래하는 기억력 감소를 의미한다. 일반적으로는 자기가 건망증이 있다는 사실을 인지한다면 치매가 아니다. 치매의 가장 큰 특징은 자신의 질병을 인식하지 못하는 것이기 때문이다. 이런 면에서 두 차례나 영국 총리를 역임했던 윌슨H. Wilson의 사례는 예외적이다. 그는 1974년에 두 번째로 총리에 선출되었는데, 2년 후인 1976년 자신의 기억력에 문제가 생겼다는 사실을 알고는 사임했다. 그리고 2년 후 결국 윌슨에게 알츠하이머병 초기 증상이 나타났다.

024 수면
생명 활동의 리듬

지구는 1년에 한 번 태양 둘레를 공전하고 24시간을 주기로 자전하며, 달은 한 달을 주기로 지구 둘레를 공전한다. 따라서 하루의 온도나 계절은 일정한 주기로 변한다. 하루를 몇 조각으로 나눌지 한 달을 며칠로 나눌지는 시대나 문화에 따라 달라질 수 있지만 하루, 한 달, 1년의 주기는 이미 지구 생명체에게 주어진 조건이며 모든 생명체는 이에 따르는 리듬을 가진다. 24시간을 주기로 돌아가는 대표적인 예는 수면-각성 주기로, 일주기리듬이라고 부른다. 지구가 자전하기 때문에 낮과 밤이 생기는데, 일주기리듬은 이 태양 빛의 유무에 따라 결정되는 활동 주기로, 생물 종에 따라 다르다. 낮에 활동하는 동물이 있는가 하면 밤에 활동하는 동물이나 새벽과 황혼 무렵에 활동하는 동물도 있다.

그런데 태양 빛이라는 자연시계가 없다면 어떻게 될까? 사실 지구상에서 태양 빛의 영향이 없는 환경을 찾기는 어렵다. 방을 아주 깜깜하게 만든다고 해도 주변에서 들리는 소음까지 완전히 차단하기는 힘들다. 이런 환경에 가장 부합한 장소는 깊은 동굴인데, 사람이 동굴에서 여러 달 동안 자신만의 스케줄로 살아가는—자고 일어나 불을 켜고 식사를 하고 잠이 오면 불을 끄고 자도록 하는—실험을 한 바에 따르면 대략 25시간을 주기로 생활하게 된다. 실험 결과는 종마다 조금씩 달라서 쥐는 23시간, 햄스터는 24시간에 가까운 주기를 보였다. 이는 일주기리듬을 조절하는 시스템이 단순히 태양 빛에만 의존하는 것이 아니라 생물 자체에 내재한다는 의미다.

포유류에서 일주기리듬을 조절하는 곳은 시상하부에 위치한다. 시상하부 중 시교차상핵이라는 부위로, 시신경이 교차하는 곳 위쪽에 있는 핵이라는 뜻이다. 크기는 $0.3mm^3$ 정도로 매우 작지만 생체시계 역할을 한다. 시교차상핵은 태양 빛이 없는 상태에서도 메트로놈처럼 일정한 주기를 발생시켜 인체의 수면-각성 주기를 조절하는데, 태양 빛이 있는 경우에는 시신경을 통해 눈에서 들어오는 빛의 신호를 받아들여 수시로 세팅을 바꾸면서 24시간 리듬을 유지한다. 시교차상핵에서 송과선에 신경신호를 보내면 송과선에서는 수면을 유도하는 호르몬인 멜라토닌을 분비한다. 멜라토닌이 분비되기 시작한 지 1~2시간 후에는 잠이 들고, 멜라토닌이 줄어들 때 잠에서 깨게 된다.

생체시계는 골든햄스터를 통해 많이 연구되었는데, 이 동물은 어둠 속에서만 수 주일 생활하게 하면 24.1시간 주기로 자고 깬다. 깨어 있을 때는 먹고 마시며, 방에 쳇바퀴를 넣어주면 바퀴를 돌린다. 그런데 일부 골든햄스터는 20시간 주기로 활동한다. 일종의 돌연변이다. 미국 신경과학자 랠프M. Ralph는 24시간 주기를 보이던 골든햄스터의 시교차상핵을 제거했더니 일주기리듬이 완전히 없어졌는데, 이 햄스터에게 돌연변이의 시교차상핵을 이식하자 그 주기가 20시간으로 바뀐다는 사실을 발견했다. 그러니까 생체시계는 시교차상핵에 의해서 결정될 뿐 아니라 바꿀 수도 있다는 말이다.

20시간 리듬을 가진 돌연변이 골든햄스터가 24시간 주기의 낮과 밤 환경에 처하면 이들의 생활은 완전히 엉망이 된다. 정상적인 골든햄스터는 밤에 활동하지만 20시간 주기를 가진 골든햄스터는 낮과 밤에 상관없이 활동 시간대가 매일 변하기 때문이다. 비슷한 문제가 노인들에게도 발생하는데, 나이가 들수록 일주기리듬이 짧아지므로 초저녁에 졸리고 새벽 3~4시에 깨어난다. 어떤 사람들은 수면-각성 주기를 일상적인 리듬에 맞출 수 없어 돌연변이 골든햄스터처럼 활동 시간대가 끊임없이 변한다.

수면이 무슨 뜻인지는 모두 알지만 막상 이를 정의하려면 어렵다. 수면睡眠의 睡 자는 '눈 목目'에 '늘어뜨릴 수垂'가 합해져 눈꺼풀이 늘어져 자연히 잔다는 뜻이고, 眠 자는 '눈 목目'과 어둡다는 의미의 '백성 민民'으로 이뤄져 역시 눈을 감는다는 뜻이다. 영어 sleep은 '활동하지 않는inactive'을 의미하는 고대 독일어 slepaz에서 유래했다. 그리스 신화에 나오는 잠의 신은 히프노스Hypnos인데, 죽음의 신인 타나토스Thanatos와는 형제다. 고대 그리스인은 잠과 죽음을 비슷한 개념으로 생각했던 것이다. 우리말에도 영면永眠이라는 단어가 있다. 이는 영원히 잠듦, 즉 죽음을 의미한다. 히프노스에 해당하는 로마 신은 솜누스Somnus이며, 솜누스의 아들 모르페우스Morpheus는 아버지의 잠 속에서 나타나는 꿈을 관장한다. 현재 진통제로 사용되는 모르핀morphine은 여기에서 유래한 단어로, 1804년 개발되었을 때 수면 효과가 있다는 이유로 이런 이름이 붙었다.

의학적으로는 수면을 '주위에서 일어나는 일을 감지하지 못하고 이에 반응하지 못하는 가역적인 상태'라고 정의한다. 그런데 이는 수면의 겉모습만 기술한 것에 불과하다. 역으로 수면을 박탈하면 수면의 기능을 알 수 있는데, 이런 실험에 따르면 수면은 단순히 쉬는 상태가 아니라 피로를 회복하는 과정이며 기억에도 중요한 역할을 한다. 모든 생명체는 활동과 휴식의 일정한 주기가 있다. 단세포생물도 마찬가지이며, 인간처럼 수면-각성 주기가 아닌 다른 형태로 나타날 뿐이다. 곤충이나 어류도 물론이다. 몸이 움직이지 않는 형태의 수면은 양서류와 파충류에서부터 나타나는데, 다만 수면을 박탈했을 때 생리 활동에 악영향을 미치는 현상은 포유류에서 나타난다고 본다.

포유류에서 수면 시간은 차이가 많아 박쥐는 18시간을 자며 말은 3시간 정도 잔다. 사람에게 필요한 수면 시간은 평균 7시간 30분 정도이며, 일반적으로 나이가 들면서 수면 시간이 짧아진다. 그런데 사람마다 적절한 수면 시간은 조금씩 다르다. 다음 날 낮에 가만히 앉아 있을 때 졸리지 않을 정도라면 적당한 수면을 취했다고 하겠다.

수면은 안구가 아주 빠르게 움직이는 상태인 렘REM수면과 안구가 움직이지 않는 상태인 비렘non-REM수면으로 나눈다. 렘REM이란 'rapid eye movement(급속안구운동)'의 약자로, 1952년에 미국 생리학자 아세린스키E. Aserinsky가 잠든 어린 아들을 관찰하면서 발견한 현상이다. 그는 자신의 박사 학위 지도교수였던 미국 생리학자 클라이트먼N.

Kleitman과 함께 이것이 뇌파의 강한 활동과 관련 있다는 사실을 밝혔다. 비렘수면은 잠자는 깊이에 따라 3단계로 나눈다. 이는 잠잘 때 뇌파를 찍어서 판단하는데, 굳이 뇌파를 검사하지 않더라도 잠을 깨우는 자극의 강도로도 알 수 있다. 조금만 흔들거나 말을 걸어도 잠에서 깬다면 1단계 수면이고, 강한 자극으로도 잠을 깨우기 어렵다면 깊은 3단계 수면 중이라고 여긴다.

수면은 비렘 단계부터 시작하며, 보통 8시간 자는 동안 비렘-렘 주기가 3~7회 반복된다. 렘수면은 전체 수면의 20~25%를 차지하는데, 첫 주기의 렘은 매우 짧고 마지막 주기의 렘은 길다. 마지막 렘은 60분 이상 지속되기도 한다.

뇌파는 뇌의 활동 정도를 판단하는 지표가 되는데, 활성도가 가장 낮은 시기는 비렘 3단계다. 이는 8시간 수면 중 초기 3분의 1 시간에 집중적으로 나타난다. 이때는 잠을 깨우면 아무것도 기억하지 못하거나 아주 희미한 생각만을 떠올린다. 수면 시간을 반으로 줄이면 수면에 의한 피로 회복 효과도 반으로 줄어들 것 같지만, 실은 수면 초기에 깊은 잠을 자기 때문에 피로 회복 효과는 절반보다 훨씬 더 많다.

수면 상태일 때 뇌파로 뇌의 활성도를 살펴보면 비렘 구간에서는 3단계에서 1단계로 갈수록 증가하며, 렘 구간에서는 잠을 자지 않고 활동 중일 때와 거의 같을 정도로 증가한다. 렘수면 동안 뇌의 산소 소모량을 측정한 바에 따르면 어려운 수학 문제에 집중할 때보다도 더 많다. 그래서 렘수면을 역설적 수면이라고 한다. 하지만 렘수면은 비렘수면과 마찬가지로 꼭 필요하다. 잠든 사람이 렘수면에 들려고 할 때마다 깨우면 렘수면만을 박탈할 수는 있지만, 이는 며칠만 가능하며 결국은 실패한다. 나중에는 박탈된 렘수면 시간만큼 렘 상태에서 더 많은 시간을 보내게 된다.

이스라엘 신경학자 카르니A. Karni는 사람들에게 시야의 주변부에 제시되는 작은 선의 방향을 구별하는 훈련을 시켰다. 이는 아주 짧은 시간 동안만 시각자극을 주기에 꽤 어려운 작업이었는데, 사람들은 수 일간 연습하면서 훨씬 잘하게 되었다. 즉, 하룻밤 자고 나면 성적이 더 좋아졌다. 그런데 열심히 학습시킨 후 하룻밤을 자게 하면서 렘수면을 박탈하면 수면으로 인한 성적 상승 효과가 없어지지만, 비렘수면을 박탈했을 때는 성적 상승 효과가 여전히 유지되었다. 이처럼 렘수면만을 박탈하면 새로운 일을 배우는 능력이 떨어지는 것으로 보아 렘수면은 기억과 인지 기능의 통합에 중요한 역할을 한다고 생각된다.

꿈은 렘수면 동안 꾸기에, 이때 잠을 깨우면 꾸고 있던 꿈 이야기를 생생하게 들을 수 있다. 꿈뿐 아니라 렘수면에서는 비렘수면과는 다른 생리적인 상태가 된다. 이 기간 동안 호흡근육을 제외한 모든 골격근은 마비되므로, 꿈의 내용대로 몸을 움직이지는 않는다. 또한 체온은 떨어지며, 심장박동 수와 호흡수는 증가하는 한편 불규칙해지고, 여성의 클리토리스와 남성의 음경으로는 피가 몰려 발기한다. 이는 꿈의 내용과는 관계없이 나타나는 현상이다.

많은 고대 문명에서 사람들은 꿈이 더 높은 세계로의 창문이며 미래에 대한 정보를 제공해준다고 생각했다. 프로이트는 꿈은 평상시에 금지된 성적 욕구의 실현이고 소원 성취의 의미를 가진다고 주장했다. 그런데 꿈에 대한 실증적인 연구가 이뤄진 시기는 프로이트가 사망한 다음으로, 뇌파와 렘수면이 발견된 후인 1960~1970년대다. 이때야 비로소 꿈을 꾸는 시기인 렘수면이 나타나는 이유도 밝혀졌는데, 뇌간에 위치한 렘 작동 신경세포에서 아세틸콜린이라는 신경전달물질이 분비되기 때문이다. 꿈은 허상에 불과하다고 주장한 대표적인 학자는 미국 정신과 의사 홉슨A. Hobson이었다. 그는 1976년 미국정신의학회에서 다음과 같이 발표했다. "뇌간에 의해 위로 던져진 불완전한 이미지로부터 렘수면 동안 알아볼 만한 경험을 해보려고 함으로써 대뇌는 서툰 일에 전력을 다한다. 꿈은 거품에 불과하다."

홉슨의 발표가 있고 나서 미국정신의학회에 소속된 의사들은 프로이트의 꿈 이론이 과학적인지 아닌지 투표했는데, 아니라는 대답이 압도적이었다. 사실 당시는 프로이트 이론이 정신의학회에서 이미 폐기되는 단계였다. 그러나 이후 남아프리카공화국 신경심리학자 솜즈M. Solms 같은 학자는 꿈꾸는 동안 뇌에서 논리적인 사고를 담당하는 영역은 활동하지 않지만 감정을 담당하는 부분이나 오래된 경험을 기억하는 부분, 그리고 본능에 가까운 충동을 일으키는 영역 등이 활성화된다는 증거를 제시했다. 이는 이성적인 사고가 잠자는 동안 무의식적인 사고가 활성화된다는 프로이트 이론을 뒷받침하는 것으로 보인다. 사실 꿈에 대한 연구는 객관적인 자료를 확보하기가 어려워 홉슨의 주장이 옳은지 프로이트나 솜즈의 주장이 옳은지 정확히 판단할 수 없다.

체온

자동적으로 조절되는 신체 온도

온도temperature란 어떤 물체가 가지는 열에너지를 표현한 수 치로, 물질을 구성하는 분자들이 움직이는 속도라고도 할 수 있다. 그 래서 온도가 내려갈수록 분자들의 움직임이 줄어들어 절대온도 0K (−273℃)에 이르면 모든 분자가 정지한다.

세포를 구성하는 기본 물질인 물은 0℃ 이하에서 얼어버리므로 체 온은 그 이상이어야 한다. 또한 45℃ 이상으로 올라가면 단백질이 변 성되어 세포 기능을 상실하므로 그 이하여야 한다. 포유류는 신체 크기 에 관계없이 쥐나 고래 모두 체온이 36~39℃ 범위에서 유지된다. 물에 사는 대부분 어류의 체온은 주위 수온과 동일하여 겨울에는 대략 4℃ 이며 여름에는 24℃ 정도다. 이렇게 환경 온도에 따라 체온이 변하는 동물을 냉혈동물이라고 한다. 냉혈동물의 반대어는 온혈동물이다. 그 런데 사실 냉혈과 온혈의 구분은 사람의 체온을 기준으로 한다. 따라서 외부 온도에 따라 체온이 변하는 어류와 파충류는 '변온성'이고, 외부 온도와 관계없이 체온이 일정하게 유지되는 조류와 포유류는 '항온성' 이라고 해야 정확한 표현이다.

체온은 신체의 어디에서 측정하는가에 따라 조금씩 다르며, 구강 온 도 기준으로 정상 범위는 36.8±0.4℃다. 요즘 병원에서는 체온을 귀 안쪽에서 재는데, 고막에서 방출되는 적외선을 측정하는 것이다. 이 방 법은 신체 내부의 온도를 반영할 수 있으며 온도계를 신체에 직접 접촉 하지 않아 위생적으로도 좋다. 한편 심장에서 온도를 잰다면 항상 일정하겠지만, 피부 온도는 주위 환경에 따라 변한다. 특히 심장에서 먼 손발은 복부보다 훨씬 차갑다. 온도가 20℃인 환경에서 가벼운 옷을 입고 체온을 재보면 종아리는 33℃이며 발은 27~28℃다. 그러나 신체 내부인 구강이나 항문 안쪽의 직장, 여성의 질 안쪽에서 온도를 잰다면 항상 37℃를 유지한다. 이를 심부체온이라고 한다. 그래서 엄밀하게 말하면 인간의 경우 피부는 변온성이고 심부는 항온성이다. 더 정확하게 따지면 심부체온도 조금씩은 변하며, 보통은 오전에는 낮고 오후에는 높은데 그 차이는 0.5℃다. 이는 신체 활동의 차이 때문이다. 수면, 특히 렘수면 기간에는 체온이 조금 더 떨어진다. 또한 여성의 경우 월경주기에 따라 변하는데, 배란 후에 증가하는 프로게스테론이 체온을 상승시키기 때문으로 변화 폭은 0.3~0.4℃다.

심부체온을 조절하는 중추는 시상하부에 있다. 체온조절중추라고 불리는 이곳에서는 혈액과 팔다리의 온도를 감지하여 체온을 자동으로 조절하는데, 이곳의 신경세포에는 냉난방기구의 자동온도조절기처럼 기준이 되는 온도가 세팅되어 있다. 그 기준점이 되는 온도는 37℃ 정도이며, 심부체온이 조금이라도 떨어질라치면 체온을 올리려는 시스템을 작동하고 반대로 심부체온이 너무 올라가면 몸을 식히려는 시스템을 작동한다.

일반적인 상황에서는 인체가 에너지를 만들고 소비하는 화학반응을 하기에 열이 발생하며, 때문에 열을 발산하는 시스템을 가동한다. 이는 기관차가 움직일 때 열이 발생하는 것과 같은 원리로, 심혈관순환·소화·호흡 같은 활동의 부산물로 열이 발생한다. 생명체에서 일어나는 대부분의 화학반응은 열을 발생시키는데, 사람이 가장 기본적인 대사 활동, 즉 숨쉬기만 하고 있을 때 발생하는 열은 100W(와트) 정도다. 100W는 과거에 많이 사용하던 백열전구 한 개에서 발생하는 열과 비슷한데, 백열전구는 몇 시간만 켜둬도 매우 뜨거워지지만 인체는 열을 발산하는 효과적인 시스템이 작동하기에 그렇게까지 뜨거워지지는 않는다.

물질 사이에서 열전달은 전도conduction · 대류convection · 복사radiation 등 세 가지 방식으로 이뤄지는데, 인체는 이 외에 증발이라는 시스템까지 이용한다. 그래서 인체가 열을 발산하는 방법은 총 네 가지다. 전도란 두 물체가 직접 맞닿을 때 열이 전달되는 방식으로, 열 발산 효율이 매우 높다. 예를 들어 아이의 차가운 손발을 엄마의 따뜻한 손으로 덥히는 경우다. 대류는 분자의 움직임을 동반하는데, 예를 들어 바람이 불면 시원하게 느껴지는 이유도 공기의 대류 때문이다. 피부의 털 사이에 형성된 공기층이 바람이 불면 새로운 공기로 바뀌는 것이다. 복사는 가열된 물체가 전자기파 형태로 열을 발산하는 현상이다. 인체에서는 적외선이 나오면서 열이 발산되는데, 이 원리를 이용해 귀에서 체온을 측정하거나 야간에 적외선 카메라로 사람의 움직임을 포착한다. 증발을 통한 열전달은 물이 수증기로 증발할 때 외부로부터 열을 흡수하는 원리를 이용하는 것이다. 운동할 때 땀을 많이 흘리는 이유는 수분을 증발시켜 체온을 낮추기 위함이며, 호흡으로 내쉬는 공기 중에 수분 함량이 높은 것도 같은 원리 때문이다. 땀샘이 없는 개는 호흡에 더욱 의존하기 때문에 더우면 입을 벌린 채 헐떡거린다.

외부 온도가 너무 낮으면 인체는 열을 발생시키는 시스템을 가동한다. 흔히 추우면 손을 비비거나 옆 사람을 안으며, 따뜻한 난로를 찾아가기도 한다. 하지만 이는 의식적인 활동으로, 열 발생의 일부에 불과하다. 더 중요한 열 발생은 근육 수축, 교감신경 항진, 갑상선호르몬 증가 같은 자동적인 시스템에 의해 이뤄진다. 예를 들어 한기를 느끼면 근육은 자동으로 수축한다. 이를 떨림shivering이라고 하는데, 아무리 떨지 않으려고 해도 자동적으로 나타나는 반응이므로 의지대로 조절할 수는 없다. 또한 교감신경계가 활성화되면 피부 혈관이 수축하여 손발이나 입술이 퍼렇게 변한다. 이는 열 발산을 최대한 줄여 심부체온을 유지하려는 반응이다. 떨림이나 교감신경계 반응은 외부 온도가 변화하면 즉각 나타난다. 반면 열을 발생시키는 장기적인 시스템은 갑상선호르몬 증가다. 갑상선호르몬은 에너지대사에 중추 역할을 하는 호르몬으로, 이것이 많아지면 에너지대사가 활발해지며 이 과정에서 열이 발생한다.

신체가 열을 추가로 생성·발산하려 하지 않는 안정적인 상태에서의 환경 온도를 온도중립지대thermal neutral zone라고 한다. 이 온도는 공기 흐름이 최소화된 실내에서 알몸으로 있을 때를 기준으로 25~30℃다. 옷을 입으면 복사나 대류 작용이 줄기 때문에 온도중립지대는 낮아진다. 실내 온도 18~22℃가 이에 해당하며, 쾌적온도comfortable temperature라고 부른다. 피부 지방은 열전달 시 절연체 역할을 하므로 지방층이 두꺼운 사람은 조금 더 낮은 온도에서도 쾌적함을 느낀다. 물론 사람이 느끼는 쾌적온도는 공기의 습도와 풍속에 따라 달라진다. 특히 물속에서는 상황이 전혀 다르다. 물은 열을 훨씬 빨리 전달하는 전도와 대류를 일으키기 때문이다. 그래서 우리가 물속에 있을 때 가장 쾌적한 물의 온도는 31~36℃다. 이는 사람이 실내에서 가장 쾌적함을 느낄 때의 피부 온도와 같다.

열fever이란 체온이 정상보다 상승하는 것을 의미하는데, 구강 온도를 기준으로 할 때 오전에는 37.3℃, 오후에는 37.8℃ 이상으로 정의한다. 열이 나는 원인은 대부분 세균이나 바이러스 감염 때문이지만, 간혹 이런 외부 감염이 없는 상태에서 열이 나기도 한다. 체온이 올라가는 것은 어떤 원인이든지 시상하부에 있는 체온조절중추의 기준점이 올라갔기 때문이다.

보통은 열이 나기 전에 한기를 느낀다. 그러면 추위에 노출된 듯 몸을 떠는데, 체온조절중추의 기준점이 올라가기 때문이다. 실제 체온은 정상이지만, 재설정된 기준점으로 체온을 올리도록 근육을 떨게 하는 시스템을 작동하는 것이다. 이는 심부체온이 새로운 기준에 도달할 때까지 계속되며, 그 기준에 도달하면 비로소 더위를 느끼고 땀이 난다.

세균감염에 의한 발열은 사실 인체의 면역 시스템이 정상적으로 작동하고 있다는 의미다. 인간과 비슷한 면역 체계를 가진 동물 역시 세균에 감염되면 체온이 상승하고, 파충류나 어류에게 세균을 주입하면 따뜻한 곳으로 이동하여 체온을 높이려 한다. 실험 결과 도마뱀을 세균으로 감염시킨 다음 체온을 높여주면 생존율이 올라갔으며, 쥐도 체온을 높여줬더니 바이러스에 대한 저항력이 향상되었다. 면역반응이란 화학반응의 일종인데, 화학반응은 온도가 상승하면서 활발해지는 경향이 있기 때문이다. 또한 발열반응으로 체온이 올라가면 세균이나 바이러스의 번식이나 생존이 어려워진다. 40℃ 이상에서 임균이나 매독균은 생존하지 못하며, 폐렴균이나 바이러스는 성장이 멈춘다. 그래서 바이러스감염 환자에게 해열제를 사용하면 병의 호전이 더디기도 하다.

우리나라에는 체온과 관련되어 냉방병이라는 독특한 병명이 있다. 냉방병이라는 말을 처음 소개한 언론은 1970년 6월 2일 〈경향신문〉으로, 내용은 다음과 같다.

> **안팎 기온차로 우려되는 냉방병 피해. 냉·열탕 번갈아 하는 셈. 두통·설사·기관지염 등 일으켜. 미니스커트는 스타킹 신어야.**
>
> 이제 본격적인 여름철에 접어들었다. 기온이 갑자기 상승하자 서울을 비롯한 대도시 건물 내의 냉방시설이 전부 가동되고 있다. (중략) 그런데 이 에어컨에 의한 전면완전냉방은 냉방병이라는 새로운 병을 동반, 전문의들 사이에 심각한 논란의 대상이 되고 있다. (하략)

이 기사처럼 우리나라에서 냉방병이라는 말이 나와 유행하기 시작한 때는 금성사(현 LG전자)에서 공랭식 에어컨을 개발·생산한 1970년 이후로 생각된다. 사실 냉방병이란 의학적으로 연구된 바도 없고 세계보건기구WHO 《국제질병분류》나 《한국질병분류》 체계에는 없는 용어다. 다만 언론에서 소개하는 내용을 요약하면, 냉방이 된 실내와 실외의 온도차가 심하여 인체가 잘 적응하지 못해서 발생하는 것으로, 가벼운 감기·몸살·권태감 같은 증상이 나타난다.

인체는 외부 온도의 변화에 서서히 적응하는데, 특히 갑상선과 같은 내분비계는 많은 시간을 필요로 하여 1~2주가 걸리기도 한다. 그래서 인체가 급격한 온도 변화를 하루에도 몇 번씩 겪게 되면 적응에 실패할 수도 있다. 또한 에어컨을 계속 켜두면 습도가 30~40%까지도 낮아지므로 호흡기 점막이 건조해져 감기 같은 호흡기질환에 걸리기 쉽다.

한편 에어컨 냉각수가 오염되어 그 세균들이 냉방기를 통해 빌딩에 거주하는 사람들을 감염시키기도 한다. 뿐만 아니라 실내 온도를 유지하기 위해 환기를 제대로 하지 않으면 담배 연기, 가구 페인트, 복사기 등에서 발생하는 유해 물질이 실내를 계속 순환하여 인체에 해를 끼친다. 이를 빌딩증후군이라고 부르는데, 이것이 이른바 '냉방병'과 가장 유사한 질환으로 보인다.

026 신경증
아직도 개념 정립이 안 된 애매한 용어

신경神經이란 말은 스기타 겐파쿠杉田玄白가 1774년 번역서인 《해체신서解體新書》를 출간할 때 신기神氣의 神과 경맥經脈의 經을 조합하여 만들었다. 그가 번역한 《타펠 아나토미아》는 요한 쿨무스J. Kulmus가 1722년에 쓴 책으로, 당시는 유럽에서도 신경학이 막 태동하던 시기였다. 그런데 동양 의사들은 신경이라는 개념을 처음 들어봤기에 이를 해부학적으로 뇌와 척수에 연관시키지 못했다. 그래서 신경쇠약neurasthenia을 신허腎虛라고 번역하기도 했다. 신허를 우리말로는 '콩팥쇠약'이라고 할 수 있다. 동양의학에서는 인체를 구성하고 생명을 유지시키는 물질을 정精이라고 여겼는데, 신腎이 정精을 저장하고 신腎에서 꼬리 쪽으로 정수精髓가 흐른다고 생각했기 때문이다.

유럽에서 신경이라는 개념이 처음 등장한 때는 1664년이다. 영국 의사 토머스 윌리스T. Willis는 뇌에 대한 해부학 연구서인 《뇌와 신경의 해부학》을 출간하면서 자신의 연구 결과를 라틴어로 neurologia(신경학)라고 불렀다. 신경을 의미하는 nerve는 힘줄을 의미하는 라틴어 nervus에서 유래했는데, 1600년대에 들어서서 이것이 뇌와 몸을 연결하여 자극을 전달한다는 사실이 밝혀졌고, 윌리스는 이러한 연구 결과를 종합해서 책을 출간했다. 그런데 제대로 된 학문으로서의 신경학은 19세기 중반부터 시작되었다.

1860년대 브로카는 왼쪽 뇌의 특정 부위가 손상되면 말을 하지 못한다는 사실을 환자 임상 관찰과 사후 부검을 통해 밝혀냈다. 이는 뇌의 특정 영역이 특정 정신 기능을 수행한다는 사실을 밝힌 최초의 연구였으며, 이 공로로 그는 '현대 신경학의 아버지'로 불린다. 브로카가 활동하던 19세기 말은 이미 동서양의 교류가 활발하던 시기였기에 이 연구 결과는 미국과 일본을 통해 우리나라에도 곧 들어왔다.

신경이라는 개념과 함께 신경증의 개념도 같이 소개되었다. 신경증神經症은 말 그대로 해석하면 신경에 생기는 증상으로, 영어 neurosis에 해당한다. 독일어로는 노이로제Neurose인데, 우리나라에서도 과거에는 이렇게 불렸다. 신경증이란 말은 1777년 영국 의사 컬린W. Cullen이 처음 사용했는데, 감각이나 운동 등 신경계의 질병을 의미했다. 당시에는 정신착란 같은 정신질환뿐 아니라 소화불량이나 심장 두근거림, 건강염려증과 같이 정확한 질환으로 설명하기 어려운 모든 병을 포괄하는 의미였다. 그러나 신경학이 발전하면서 간질과 같은 신경계 손상이 입증되었고, 다른 유의 각 질환은 새로운 이름이 붙으면서 신경증에서 분리되었다. 그리고 광기 또는 단순히 미친 사람으로 불리던 병은 정신병으로 체계화되었다. 이런 와중에 신경증이란 병을 유행시킨 사람은 프로이트와 융이었다. 그런데 이들이 말하는 신경증은 컬린이 사용했던 개념과는 달랐다.

프로이트는 신경증을 '어린 시절에 근원을 둔 억압된 정신적 갈등을 상징하는 증상'이라고 했으며, 융은 '불안감, 강박적인 사고, 충동적인 행동, 인격을 짓누르는 신체적인 증상 같은 정서적인 고통'이라고 정의했다. 한편 프로이트나 융 학파가 아니더라도 정신과 의사들은 설명하기 어려운 정신적·심리적인 상황에 대해 신경증이나 신경성이라는 말을 사용했다. 오늘날에는 병에 대한 원인을 명확히 알지 못하면 스트레스 때문이라고 진단한다. 스트레스란 정확히 평가할 수 없는 개념이어서 의사나 환자 모두 차라리 이 표현으로 증상을 이해하는 데 만족하게 된다. 20세기 초반에는 신경증으로 진단하는 일이 이런 역할을 했다. 그러나 1980년대에 미국정신의학회는 신경증이라는 말 자체가 과학적으로 입증할 수 없는 무의식적인 갈등을 병의 근원으로 여긴다는 이유로 정신질환 목록에서 배제해버렸다. 이제는 공식적인 정신질환이나 신경계질환에서 신경증이라는 병은 존재하지 않는다. 하지만 이미 널리 사용되던 신경증이라는 개념이 사라질 수는 없다. 신경과학이나 정신과학이 발전하곤 있지만 아직도 과학적인 설명이 불가능한 수많은 정신적 증상들이 있기에, 신경성이라는 단어는 여전히 의사와 환자 모두에게 편안한 진단이다.

정신병

과거 '사이코(싸이코)'라고 번역되었던 병

한자어 정신精神은 일본에서 메이지유신 이후 영어 spirit와 독일어 geist를 번역한 말이다. 고대 그리스에서 정신을 의미하는 말은 프시케psyche였다. 《일리아드》를 보면 전사戰士의 팔다리가 풀어짐으로써 죽었다는 표현이 나오는데, 당시에는 사람의 팔다리를 묶어주는 끈과 같은 것을 프시케라고 했다. 그러다가 이 말은 사람이 살아 있을 때는 몸에 머물지만 사람이 죽으면 몸에서 떨어져 나가는 것으로 이해되었고, 소크라테스Socrates 시대에 이르러 육체와 대립되는 개념으로 정신이라는 의미를 가지게 되었다.

심리학을 의미하는 psychology는 프시케psyche와 학문을 의미하는 '-logia'가 합해진 단어로, 1732년에 독일 철학자 크리스티안 볼프 C. Wolff가 마음을 연구하는 학문이라는 뜻으로 처음 사용했다. 이후 19세기 중반 독일에서 분트W. Wundt가 인간 정신을 실험실에서 연구하기 시작하면서 심리학이라는 학문이 본격적으로 체계화되었다.

정신의학을 의미하는 psychiatry는 1808년에 독일 의사 라일J. Reil이 프시케psyche와 치료를 의미하는 '-iatry'를 결합해서 만든 말이다. 라일이 정신의학이라는 분야를 세운 이유는 정신질환자를 수용소에 가두지 않고 환자로서 치료해야 한다는 당시 사회적인 움직임에 영향을 받아서다. 그 중심에 있었던 사람이 프랑스 의사 피넬P. Pinel인데, 그는 프랑스혁명 이후 파리의 살페트리에르병원 원장으로 부임하면서 정신질환자에게 채웠던 쇠사슬을 풀고 심리 치료를 시작했다.

프로이트가 한창 활동하던 19세기 말은 신경학과 정신의학이 체계를 잡아가기 시작했던 시기다. 최초의 신경학자라고 불리는 브로카뿐 아니라 현대 정신의학의 기틀을 잡은 크레펠린이 활동하던 때도 이즈음이다. 우리나라에서는 1910년에 발표된 대한의원부속의학교 졸업반 교과과정에 정신의학이 포함된 것이 최초의 기록이다. 신경학과 정신의학은 막 시작될 때만 해도 서로 분리되지 않았다. 지금은 그렇게 부르지 않지만 당시에는 프로이트를 신경과 의사라고 불렀다. 정신병원에 입원한 환자를 돌보면 정신과, 외래 진료소에서 환자를 돌보면 신경과라고 하는 식이었다. 신경과와 정신과는 극히 최근에야 분리되었으며, 우리나라에서는 1972년 서울대 의대에 신경과학과가 최초로 개설된 다음부터 신경학과 정신의학이 분리되었다.

정신병이란 말은 psychosis의 번역어다. psychosis란 단어를 처음 사용한 사람은 독일 의사 칸스타트K. Canstatt인데, 그는 1841년에 신경계에서 발생하는 질환을 이렇게 명명했다. 당시에는 neurosis(신경증)와 같은 뜻이었지만, 나중에는 제정신이 아닌 병적인 상태를 의미하게 되었다. 정신병을 맨 처음 체계적으로 분류한 크레펠린은 이를 조울증과 정신분열병으로 구분했다. 정신병은 일반적으로 신경증과 대비되는 개념이었는데, 망상이나 환각 증상이 나타나 현실에 대한 판단 능력이 없으면 정신병, 판단 능력이 보존되면 신경증이라고 여겼다.

현재 정신병psychotic disorder이란 개념은 정신분열병적 질환을 의미하며, 정신과에서 치료하는 질환은 모두 정신질환mental disorder의 범주로 포괄한다. 지금은 세계 어디서나 미국정신의학회 기준인《정신질환 진단통계요람DSM》을 정신질환의 진단 기준으로 사용한다.

DSMDiagnostic and Statistical Manual of Mental Disorders이 처음 만들어진 1952년과 1차 개정판이 나온 1968년만 해도 미국 정신의학의 주류는 프로이트 정신분석학이었기에 프로이트 이론이 진단 기준에 많이 반영되었다. 신경증이 대표적인 질환이다. 그러나 1982년 나온 두 번째 개정판 《DSM-Ⅲ》은 프로이트 전통을 버리고 크레펠린 전통을 복구하여, 의사가 특정 정신질환을 진단하려면 반드시 있어야 할 증상과 그 발현 기간을 명시함으로써 정신질환 진단에 통일성을 기했다. 《DSM-Ⅲ》의 개정판인 《DSM-Ⅲ-R》가 1987년 나왔을 때는 세계 각국의 언어로 번역되어 정신질환을 진단하는 세계적인 기준이 되었다. 가장 최근 판은 2013년에 개정된 《DSM-Ⅴ》다. 여기서는 인지 기능·정서·행동 등에 문제가 발생하는 경우를 정신질환이라고 정의하면서, 23개의 큰 범주로 나누고 총 265개의 정신질환 진단 기준을 설명했다.

우리나라에는 '아름다운 동행'이라는 정신분열병 환자 가족 동호회가 있는데, 2007년 이 단체에서 정신과학회에 정신분열병이라는 명칭이 사회적인 편견을 유발하니 변경해줄 것을 요구했다. 정신과학회는 이를 받아들여 2007년 정신분열병이라는 단어를 폐기하고, '현악기의 줄을 고르다'라는 의미에서 조현병調絃病으로 개정했다. 조현병 개념은 조선시대의 승려 휴정休靜이 저술한 《선가귀감禪家龜鑑》에 나오는 다음 구절에서 착안했다고 한다. "부처 제자의 한 사람인 소나는 밤낮으로 정진했으나 깨치지 못했는데, 부처께서 거문고 줄 고르는 법에 비유하여 '정진도 너무 조급히 하면 들떠서 병나기 쉽고, 너무 느리면 게을러지게 된다. 그러므로 너무 집착하지도 말고 게으르지도 말며 꾸준히 힘써 닦도록 하라'고 하신 말씀을 듣고 깨치게 되었다."

조현병과 비슷한 증상은 동서양의 고대 문헌에서도 확인할 수 있다. 《황제내경黃帝內經》에는 전광癲狂이라는 병명이 나오는데, 음陰이 성할 때는 창문 닫힌 방에 홀로 거처하려 하고, 양陽이 성할 때는 높은 곳에 올라가 노래를 부르며 옷을 벗고 달린다고 했다. 이후 한의학에서는 침체되어 행동이 두드러지지 않는 증상을 전증癲證이라 하고, 통제 불능의 행동 증상을 광증狂證이라고 했다. 전증이나 광증을 현대적인 용어인 조현병이나 우울증 또는 뇌전증(간질) 같은 하나의 질환과 병치할 수는 없지만, 이런 병들의 증상을 기술했다고 여긴다.

서양에서도 조현병이 지금처럼 하나의 병명으로 정해진 시기는 100년 전쯤에 불과하다. 사실 아직도 개념이 확실히 정립된 것은 아니어서 계속 바뀌고 있는데, 현재 진단하는 기준에 맞는 체계적인 기술을 처음 한 사람은 크레펠린이다. 그는 1893년 '치매로 귀결되는 과정들'이라는 제목 아래 조발성치매·긴장증·망상성치매를 나란히 배열했고, 1896년에는 조발성치매를 독립된 질병으로 분류했다. 1908년에 스위스 정신의학자 블로일러E. Bleuler는 감정이나 생각 같은 정신 기능이 통합되지 않고 분열된다는 의미에서 분열이라는 뜻의 그리스어 'schizo-'와 마음이라는 뜻의 그리스어 phrenos를 합해 schizophrenia란 단어를 만들었다. 이를 1930년대 일본 학자들이 정신분열병이라고 번역했다. 일본에서는 2002년 이 단어가 사회적인 편견을 조장하고 과학적이지 않다는 이유로 통합실조증으로 변경했다. 사실 정신분열병 증상에서는 망상과 환각 같은 병적인 생각이 특징이며 분열되는 것은 없다.

조현병에 대한 편견만큼이나 치료의 역사에도 감금이나 살인 같은 야만적인 행위가 가득하다. 가장 최근에는 정신수술이라고도 불렸던

뇌엽절제술lobotomy을 시행했는데, 전전두엽을 절제하는 수술이다. 이 방법을 개발한 포르투갈 의사 모니즈A. Moniz는 이 공로로 1949년 노벨 생리의학상을 수상하기도 했다. 그는 수술 시 두개골 정수리에 구멍을 뚫어 절단기를 넣고 앞뒤로 휘저으면서 뇌 신경섬유다발을 잘랐고, 안구 천장을 통해 뇌에 기구를 넣어 절제하기도 했다. 어떤 방법으로 하건 이 수술을 받은 환자들은 멍해지기 때문에 간병하기에는 편했다고 한다.

조현병에 대한 효과적인 치료는 1950년대에 도파민을 억제하는 약물이 개발되면서 비로소 시작되었다. 최초의 약물은 1951년에 개발된 클로르프로마진인데, 프랑스에서 이 약으로 조현병을 성공적으로 치료했다는 결과를 발표한 1952년은 정신의학에서 전환점이 되는 해라고 할 수 있다. 그해 영국 심리학자인 한스 아이젱크H. Eysenck는 프로이트 정신분석이 아무런 치료 효과를 보이지 않는다는 증거를 제시한 책 《정신요법의 평가》를 출간하기도 했다. 클로르프로마진의 성공 이후 조현병 증상이 주로 도파민의 과도한 작용 때문에 나타나는 것으로 확인되면서 이를 효과적으로 억제하는 약들이 많이 개발되었고, 지금은 일부 심한 경우를 제외하고는 약물로 증상 조절이 가능하다.

028 중풍
_____
갑자기 발병하는 뇌기능장애

중국 전통 의학에서는 자연계의 기후 현상을 풍風·한寒·서

暑·습濕·조燥·화火 여섯 가지로 나누고 이것이 너무 과하거나 미치지 못하면 사기邪氣를 형성한다고 했는데, 이 중 풍사風邪를 가장 중요하게 생각했다. 풍사는 병변이 일정한 곳에 있지 않고 왔다 갔다 이동하며 병의 경과가 매우 빠르다. 특히 중풍中風은 증상이 뚜렷하여 갑자기 넘어지거나 언어장애가 생기기도 하며, 입과 눈이 비뚤어지고 손발이 마비되며, 인사불성이 되거나 말을 더듬기도 하고 가래가 몹시 끓기도 한다. 중풍은 갑자기 발생하기 때문에 졸중猝中 또는 졸중풍卒中風이라고도 했다.

그런데 현재 사용하는 중풍이란 말은 전통 의학적인 개념이 아닌, 서양의학의 뇌졸중과 같은 의미다. 뇌혈관에 문제가 생겨 급속히 발생한 뇌기능장애가 상당 기간 지속되는 뇌졸중은 혈관이 막혀서 발생하는 뇌경색(허혈성뇌졸중)과, 뇌혈관이 파열되어 혈액이 뇌 조직으로 유출되어서 발생하는 뇌출혈(출혈성뇌졸중) 등 두 종류로, 우리나라에서는 암에 이어 두 번째로 사망률이 높은 병이다. 뇌졸중을 의미하는 영어 stroke는 '때리다'라는 의미의 고대 독일어 strike에서 유래했으며, 갑자기 한 대 얻어맞은 것처럼 발병하는 질환이라는 뜻이다. 1927년부터는 혈관에 문제가 생겨 갑자기 발생하는 질환이라는 의미로 cerebro-vascular accident라고 불렀다. 그런데 accident란 말이 운이 없어 생긴 사고라는 어감인 데다가 질환의 위험 요인에 대한 조절을 과소평가하는 면이 있어서 지금은 cerebrovascular disease로 대체했다. 사실 영어 stroke도 우리말 중풍이나 뇌졸중과 같은 맥락의 과거 개념이며, cerebrovascular disease(뇌혈관질환)가 현재 과학 수준에 맞는 정확한 표현이다.

자기공명영상
자기장을 이용한 영상검사

　　뇌질환 여부를 확인하기 위해 흔히 하는 검사는 컴퓨터단
층촬영(CT, computed tomography)과 자기공명영상(MRI, magnetic resonance
imaging)이다. CT는 우리나라에 1970년대 중반에 도입되었으며 MRI는
1980년대 중반에 도입되었는데, 뇌출혈과 같은 응급 질환을 판단하기
위해서는 촬영이 용이한 CT가 우선적으로 사용되지만 보다 선명한 영
상이 필요할 때는 MRI 촬영을 한다. MRI는 자기장을 이용해서 영상
을 얻는 방법인데, 1971년에 미국 화학자 로터버P. Lauterber가 처음 개
발했고 1970년대 후반에 영국 물리학자 맨스필드P. Mansfield가 검사 방
법을 개선하여 1977년 인체 영상을 처음으로 얻었다. 이 공로로 두 사
람은 2003년 노벨생리의학상을 수상했다.

　　MRI는 원자가 회전하는 특성인 스핀spin 현상을 이용한다. 그 원리
를 살펴보면 다음과 같다. 원자핵은 회전축을 따라 회전하면서 자기장
을 형성한다. 그런데 인체를 구성하는 원자들도 각각 스핀축을 가지지
만 서로 상반되어 상쇄되기 때문에 인체는 자기장을 만들지 않는다. 그
러다가 인체가 강력한 자기장 안으로 들어가면 그 영향을 받아 원자들
의 스핀이 정렬된다. 이때 적당한 라디오파를 인체에 쏘면 원자들이 에
너지를 흡수한다. 이를 공명이라고 하는데, MRI에서는 수소 원자를 공
명시킨다. 수소는 물의 구성 성분이고 인체의 모든 곳에 존재하기 때문
이다. 일단 공명된 원자는 라디오파가 없어지면 원래의 평형 상태로 돌
아가면서 조직의 물 함량에 따라 다른 신호를 발생시키는데, MRI는 이

것을 감지하여 이미지로 변환한다.

MRI는 X선을 이용하는 CT와 달리 인체에 해가 없다는 중요한 장점이 있고 이미지의 선명성 때문에 CT의 역할을 대체하는 추세다. 또한 혈류의 변화를 같이 측정하는 기능성자기공명영상(fMRI, functional magnetic resonance imaging)이 개발되면서 뇌 기능까지 확인할 수 있게 되었다.

감

각

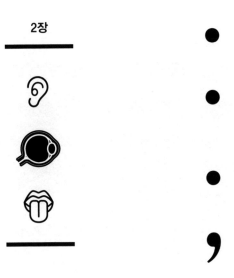

2장

자극이란 우리를 둘러싼 환경의 변화이며, 감각이란 이 자극을 알아차리는 것이다. 즉, 감각은 인간과 세계의 접촉인 셈이다. 감각이 생기기 위해서는 외부 자극이 들어오는 수용체가 있어야 하고, 여기에서 얻어진 정보를 중추신경에 전달하는 신경섬유가 있어야 하며, 이 신호를 중추신경이 해석할 때 비로소 감각을 느끼게 된다.

030   감각

신경세포를 자극하는 에너지

감각感覺이란 영어 sensation을 번역하여, '느낄 감感'과 '깨달을 각覺' 자를 합해서 만든 말이다. 사실 감각은 느끼는 것, 깨닫는 것과 관계되기는 하지만 깨달음을 의미하거나 느낌feeling 자체를 의미하는 것은 아니다. 깨달음이나 느낌은 외부 자극을 감각하고 지각과 인지의 과정을 통해서 가능하기 때문에 감각이란 외부 자극의 에너지를 받아들이는 첫 과정이라고 할 수 있다.

에너지란 물리적인 일을 할 수 있는 능력인데, 여기서 '물리적physical'이란 측정 가능한 모든 것을 총칭한다. 중력, 형태, 빛, 진동, 움직임, 접촉 등이 모두 물리적이다. 우리가 책을 읽을 수 있는 이유는 빛 입자가 눈의 시신경을 자극하기 때문이다. 음파는 청각신경을 자극하는 에너지이고, 냄새는 후각을 자극하는 화학적 에너지이고, 중력은 평형감각을 자극하는 에너지다.

인체가 자극을 받아들이는 곳을 수용체受容體라고 한다. '몸 체體' 대신 '그릇 기器' 자를 써서 수용기受容器라고도 하며, 영어 receptor에 해당한다. 수용체에는 상피세포가 특수하게 변형된 것도 있고, 신경세포 자체인 것도 있다.

상피上皮세포란 피부나 내장 등 외부 세계와 접촉하는 신체의 맨 바깥 표면에 있는 세포를 말하는데, 시각·미각·청각 등의 수용체는 특수하게 변형된 상피세포다. 후각수용체나 피부감각수용체는 신경세포 자체가 그 역할을 한다. 수용체는 그 유래가 어떻든 기본적인 기능은 같아서 모든 자극을 전기에너지로 바꾼다. 이를 감각변환이라고 하며, 이때 신경세포가 흥분되었다excited고 말한다. 수용체에서 발생한 전기에너지는 말초신경을 통해 뇌에 전달된다.

특정 감각은 특정 감각기관이 흥분할 때 이뤄지며, 이는 알맞은 특정 자극이 있어야 발생한다. 이 원리는 독일 생리학자 뮐러J. P. Müller가

19세기 중반에 확립한 것으로, 특수신경에너지법칙이라고 한다. 물론 다른 여러 종류의 자극이 한 수용체를 활성화할 수 있지만, 적합한 자극은 가장 작은 에너지로 특정 수용체를 활성화한다. 예를 들어 망막에 적합한 자극은 빛이므로 하나의 광자가 효과를 낼 수 있지만, 기계적인 힘으로 망막을 자극하려면 살짝 손을 대는 정도로는 안 되고 주먹으로 때려야 한다. 그러면 비로소 섬광과 같은 자극이 만들어진다.

흔히 감각이라고 하면 시각, 청각, 미각, 후각, 촉각인 오감五感을 떠올린다. 그런데 이는 인체 밖에서 입력되는 감각만을 말하며, 인체 내부에서도 평형감각과 내장감각 등이 발생한다.

평형감각은 신체의 균형을 잡아주는 감각으로, 머리의 움직임을 감지하는 전정기관이 주로 담당한다. 덕분에 우리는 눈을 감고도 균형을 유지하며 걸을 수 있으며, 흔들리는 차 안에서 책을 볼 때면 머리의 흔들림에 맞추어 안구가 자동적으로 움직이기 때문에 독서가 가능한 것이다.

내장감각이란 소화기관이나 심혈관계에 존재하는 감각을 말한다. 음식을 삼키면, 즉 식도까지만 음식을 보내면 식도→ 위→ 소장→ 대장을 거쳐 자동으로 소화가 되는데, 이는 소화기관에 음식에 대한 감각이 있기 때문이다. 한편 피를 어느 정도 흘리더라도 혈압이 일정하게 유지되는 이유는 심혈관계에서 혈액량을 감지해 자동으로 혈관을 수축하기 때문이다.

무감각anesthesia이란 어떤 자극도 느끼지 못하는 상태다. 고대 그리스어에서 유래한 anesthesia는 부정non을 의미하는 'an-'과 지각perception이나 느낌feeling을 의미하는 aesthesia의 복합어다. 사실 감각이란 생명체의 기본 조건이기 때문에 무감각한 생물이 존재할 수 없다. 현재는 anesthesia가 마취痲醉의 의미로도 사용된다. 마취란 통증과 같은 특정 감각을 느끼지 못하게 하거나 의식을 잃게 하는 것이다.

031 지각
감각을 의식함

치과에서는 종종 치료 시 통증을 느끼지 않도록 마취제를 주사한다. 이때 통증뿐 아니라 다른 감각신경도 마비되기 때문에 입안이나 혀의 감각이 둔해진다. 이런 상태에서는 밥을 먹으면 혀를 쉽게 깨물게 된다. 평상시에는 음식을 씹을 때 혀의 위치가 자동으로 정해지지만, 마취제 사용으로 감각이 없어지면 혀의 위치는 의식적인 활동에 의해 정해지기 때문이다. 의식적인 근육운동은 자동적인 운동보다 민첩하지 못하므로 혀를 깨무는 것이다. 그래서 이 경우 밥을 먹을 때는 혀의 움직임을 하나하나 천천히 생각하면서 음식을 씹어야 혀를 깨물지 않게 된다. 이처럼 평소에는 우리가 의식하지 못하는 감각적 기능이 자동으로 작동한다. 반면 내가 감각을 의식한다면 '지각'이라고 한다.

영어 perception에 대응하는 지각知覺이라는 말은 일반적으로는 한자 뜻 그대로 알아서 깨닫는다는 의미로 많이 쓰이지만 신경심리학에서는 감각과 인식의 중간 단계를 설명하는 개념이다. 실제로는 감각과 지각의 과정을 엄밀히 구분하기 어렵지만, 어떤 사물을 본다고 할 때 지각이란 그 사물의 표상representation에 대한 뇌의 경험이라고 할 수 있다. 뇌에 표상된 지각은 그 사물과 관련된 어떤 것이지 그 사물 자체는 아니기 때문에 지각은 뇌에서 창조된 것이다.

032　인식
감각을 해석하는 능력

우리는 열쇠를 보면 자물쇠를 열 때 사용하는 물건이라는 사실을 바로 안다. 이를 인식認識 또는 인지認知라고 한다. 인식은 영어 cognition에 해당하며, 뇌에 들어온 감각정보를 해석해서 이해하는 과정이다. 그러니까 지금 보고 있는 물체가 무엇인지, 들려오는 소리가 무엇인지, 지금 맡는 냄새가 무엇인지 알아내는 과정이다.

감각과 지각은 가능하지만 인식이 불가능한 경우가 있다. 이를 인식불능증 또는 실인증失認症이라고 한다. 인식 능력을 잃었다는 의미인데, 뇌졸중이나 뇌종양처럼 대뇌에 국소적인 병이 생기면 발생한다. 의학계는 실인증 환자의 사례를 통해 감각-지각과 인식이 별개라는 사실을 알아냈다. 열쇠를 보면서 그 모양이나 색을 말할 수는 있지만 무엇에 쓰이는지를 알지 못한다면 시각실인증이다. 마찬가지로 청각실인증의 경우 청력검사에서는 전혀 이상이 없는데, 기차 소리나 매미 우는 소리가 무엇을 의미하는지 알지 못한다. 즉, 기차가 지나가는 소리를 들을 수 있으므로 자기가 들은 소리를 '칙칙폭폭'이라고 표현할 수는 있지만, 그 소리가 기차 소리인지는 모른다.

어떤 사물이나 사실을 실제와 다르게 지각하거나 생각하는 것을 착각이라고 한다. 착각錯覺이란 어긋난 감각이라는 말인데, 영어 illusion 에 해당하며 신경심리학에서는 감각이나 지각의 변형을 의미한다. 환각幻覺은 착각과 구분해야 한다. 착각은 감각을 유발하는 대상이 외부에 존재할 때 발생하는 데 비해 환각은 외부 대상이 전혀 없는 상태의 지각이다. 아무 소리도 발생하지 않았는데 사람 목소리를 들으면 환각이고, 할아버지 목소리를 아버지 목소리로 들으면 착각이다.

착각은 항상 잘못된 정보만을 주는 것이 아니라 착각 덕분에 생활이 더 편리해지기도 한다. 우리가 영화를 볼 때는 최소한 두 가지 착각이 작동한다. 화면의 대상이 계속 움직인다고 느끼는 것이 첫 번째 착각이다. 영상 필름은 사진 하나하나를 빠른 속도로 연달아 보여주는 디지털 이미지인데, 우리는 부드럽게 이어지는 아날로그 이미지로 지각한다. 또한 우리는 배우의 목소리가 화면에서 나온다고 착각한다. 실제로 배우의 목소리는 스크린에서 나오는 것이 아니라 스크린의 옆, 심지어는 관객의 뒤에서 나오는 경우도 있다.

착각은 모든 감각에서 나타나는데, 우리의 예측과 관련이 있다. 사람들은 종종 커피 사진만 보고서도 향긋한 향을 느낀다. 시각자극으로 냄새감각을 경험하는 것이다. 이처럼 어떤 감각자극으로부터 다른 감각을 경험하는 현상을 공감각共感覺이라고 하는데, 이는 착각의 일종이다. 가장 대표적인 공감각은 글자를 보면서 색깔을 느끼는 현상이다. '노란색'이나 '붉은색'이라는 글자를 보면 따뜻함을 느끼고 '파란색'이라는 글자를 보면 차가움을 느끼는 것인데, 우리는 매일 이런 착각에서 살고 있는 셈이다. 이를 잘 활용하는 사람들이 시인이며, '분수처럼 흩어지는 종소리' 같은 표현이 대표적인 예다. 사실 시인뿐 아니라 많은 예술가는 공감각이 발달한 사람이다. 추상화가 칸딘스키는 그림을 통해 음악을 들었고, 음악가 스크랴빈이나 리스트는 음악에서 색채를 느꼈다고 한다. 작품을 감상하는 사람들도 마찬가지여서 칸딘스키가 청각을 시각적 이미지로 표현한 〈구성composition〉이라는 그림을 보면 음악이 들린다는 사람도 많다.

033 시각

빛에 대한 감각

시각을 느끼기 위해서는 외부의 빛이 광수용체를 자극해야 하는데, 광수용체가 있는 망막은 보려고 하는 시야에 비해 상대적으로 매우 작기 때문에 빛이 모아져야 한다. 그래서 빛을 굴절시키는 렌즈 같은 구조가 필요하다. 그러므로 시각기관이라고 하면 광수용체와 굴절기관을 포함한다. 여기에는 카메라형 눈camera-like eye과 겹눈compound eye 등 두 종류가 있다. 일반적으로 척추동물은 카메라형 눈이고 곤충은 겹눈인데, 독특하게도 연체동물인 오징어나 문어의 눈은 카메라형이다.

곤충이 얻는 이미지는 겹눈의 구조로 볼 때 모자이크 모양으로 추정되며, 카메라형 눈보다는 섬세하지 못할 것이다. 그런데 곤충은 시간당 감지하는 프레임 숫자가 인간보다 훨씬 많아 초당 265번의 깜박임을 포착한다. 사람이 감지하는 프레임이 초당 30~40개인 것과 비교하면 엄청나다. 감지하는 프레임이 초당 30~40개라는 말은 이보다 빠르게 깜박이는 영상은 연속적으로 지각된다는 의미다. 영화 프레임은 보통 초당 24회인데, 셔터가 돌아가면서 두 번 열리기 때문에 각 프레임이 두 번 영사되는 구조라서 실제로는 초당 48프레임이다. 만약 파리가 영화를 관람한다면 슬라이드가 찰칵찰칵 넘어가는 모습이 보일 것이고, 사람이 자기를 손바닥으로 잡으려고 할 때는 손의 움직임이 슬로모션처럼 보일 것이다.

034 눈

바깥세상을 향해 뻗어 나온 호기심에 찬 뇌의 연장

인간의 눈은 얼굴에서 가장 눈에 띄는 감각기관이다. 눈은 태아 때 뇌의 일부가 두개골 밖으로 뻗어 나오면서 만들어지며, 안구의 안쪽에 있는 망막은 뇌신경계의 직접적인 연속이다. 마치 호기심에 찬 뇌가 바깥세상을 향해 뻗어 나오듯이 말이다.

눈은 안구와 부속 기관, 두 부분으로 나눈다. 안구란 눈알을 말하고, 부속 기관이란 눈꺼풀·눈물샘·외안근 등이다. 해골을 보면 눈 위치에서 움푹 패어 있는데, 이곳이 안구 자리다. 안구는 앞뒤 길이가 2.4cm 정도이고 용량은 6.5cc 정도다.

안구eyeball는 겉을 둘러싼 세 겹의 막coat과 그 안의 내용물로 이뤄진다. 안구 막은 겉에서부터 외막·중막·내막이라고 부르며, 수정체·유리체·방수 등이 안구의 내용물이다. 외막은 각막과 공막으로 이뤄지며, 중막은 포도막이라고도 하는데 홍채·섬모체·맥락막 등으로 구

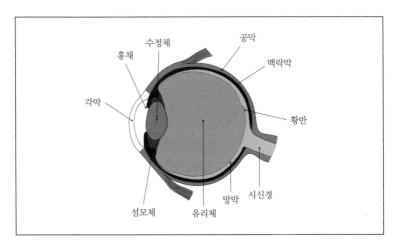

안구의 내부 구조

성되고, 내막은 망막에 해당한다. 각막과 공막은 안구를 겉에서 감싸는 데, 동공과 홍채 앞에 있는 부분이 각막이고 그 주변으로 하얗게 보이는 흰자위 부분이 공막이다. 인간의 눈은 동공과 공막의 색깔이 뚜렷하게 대비되어 시선의 방향이 겉으로 쉽게 노출되는 반면 대다수 원숭이의 공막은 짙은 갈색이어서 그들이 정확히 어느 방향을 보고 있는지 알아채기가 쉽지 않다.

눈꺼풀은 위아래 두 개인데, 윗눈꺼풀은 경계가 어느 정도 있어서 눈썹과 속눈썹 사이의 조직으로 쉽게 구분되지만 아랫눈꺼풀은 얼굴과 바로 이어져서 경계가 분명하지 않다. 윗눈꺼풀에 주름이 진 것을 쌍꺼풀이라고 하는데, 서양인에게는 뚜렷한 반면 우리나라 사람들에게는 없는 경우가 많다. 쌍꺼풀은 눈꺼풀을 들어 올리는 근육에 피부가 붙어 있어서 눈을 뜰 때 근육이 끝나는 곳의 피부가 안쪽으로 말려들기 때문에 나타난다. 이 근육에 눈꺼풀 피부를 붙여주면 쌍꺼풀이 생긴다. 기록에 따르면 우리나라 최초로 쌍꺼풀수술을 받은 이는 1930년대 영화배우 오엽주이며, 그녀가 일본 도쿄의 안과에서 수술하고 돌아오자 서울의 공孔안과에서 그녀를 초빙해 자세한 이야기를 듣고 쌍꺼풀수술을 하기 시작했다고 한다.

눈꺼풀은 외부 자극으로부터 눈을 보호하고, 눈으로 들어오는 빛을 차단하거나 제한하며, 안구 표면 위로 눈물을 분포시킨다. 피부가 아주 얇고 피하조직이 느슨하기 때문에 부종이 있을 때 가장 먼저 붓는 부위이기도 하다.

사람은 평균 2~10초 간격으로 눈을 깜박인다. 이렇게 자주 깜박이는데도 스스로 인식하지 못하는 이유는 그 속도가 빠르기 때문인데, 윗눈꺼풀이 내려오는 데 0.17초, 올라가는 데 0.5초 걸린다. 눈을 깜박이는 빈도는 상황에 따라 달라진다. 불안한 경우 횟수가 많아지고 놀랐을 때는 깜박임이 순간적으로 멈추며, 독서를 하거나 컴퓨터 모니터를 보면서 집중하는 경우 깜박이는 횟수가 줄어든다. 눈을 자주 깜박여야 눈물이 각막을 적셔주므로, 그 횟수가 줄어들면 눈이 건조해진다.

외안근은 안구 바깥에 있는 근육으로, 안구 하나에 여섯 개가 연결되고 이들이 협동해서 안구를 움직인다. 눈은 쉴 새 없이 움직여서 자는 동안에도 움직인다. 실제 외안근이 하는 운동만큼 다리로 하려면 하루에 80km는 걸어야 한다. 우리가 주위를 무심코 둘러볼 때 눈은 재빠르게 움직이는데, 이때 걸리는 시간은 0.01~0.08초로 거의 의식하지 못하는 수준이다. 움직이는 물체가 이보다 더 빠르지 않는 한 눈은 물체를 따라가는데, 시야에서 1초에 50° 이상 빠르게 움직이는 물체는 눈이 따라갈 수 없어서 보지 못한다.

사물을 정확하게 보려면 여섯 개의 외안근이 적당히 긴장하여 서로 팽팽하게 당겨서 양쪽 눈을 고정해야 하는데, 여기에 문제가 생기면 사시가 된다. 사시斜視는 '기울어진 시각'이라는 의미로, 사팔눈 또는 사팔뜨기라고도 한다. 사시는 보통 소아기에 발견되며 우리나라 소아의 약 2~4%에서 나타난다. 사시일 경우 한 눈이 정면을 바라볼 때 다른 눈은 다른 쪽을 향한다. 그런데 물체를 응시하지 않는 눈은 시력이 약해져서 결국은 기능이 없어진다. 따라서 사시는 어릴 때 치료하지 않으면 시력을 영원히 잃게 된다. 아직 사시에 대한 치료 방법이 없었던 시기에 태어난 프랑스 철학자 사르트르J. P. Sartre는 평생 사시에 대한 심리적 부담을 안고 살았다고 한다.

안구를 가장 바깥에서 싸고 있는 것은 결막인데, 각막을 제외한 눈꺼풀의 안쪽과 공막을 덮는다. 결막에는 혈관과 신경이 분포하기 때문에 눈은 미세한 자극에도 쉽게 충혈되며 작은 이물질에도 매우 예민하게 느낀다. '눈엣가시'는 이물질이 눈에 들어가 빠지지 않는 상태에서 나온 표현인데, 일단 눈물로 씻기지 않으면 손으로 빼낼 수도 없고 핀셋을 사용하자니 눈이 다칠 위험이 있어서 예로부터 처치가 어려운 문제였다.

결막은 외부와 접촉하는 곳이므로 바이러스에 감염이 잘 된다. 급성출혈성결막염은 1969년 아프리카 가나에서 처음 확인된 질환인데, 이때가 마침 아폴로 11호가 달에 착륙한 시기여서 아폴로눈병이라고도 부른다. 이 외에도 수영장에 자주 가는 여름철에 종종 유행하는 인두결막염이나 유행각결막염도 있다. 이런 바이러스결막염은 인플루엔자처럼 전염력이 매우 강해 한 사람이 걸리면 금방 대대적으로 유행하기도 한다. 결막은 또한 알레르기가 잘 발생하는 부위다. 알레르기비염 때 코가 가렵고 콧물이 많이 나는 것처럼 알레르기결막염 때도 눈이 가렵고 눈물이 많이 난다.

흰자위는 결막에 덮이지만 각막 앞에는 결막이 없어, 각막은 공기와 바로 접한다. 안과에서 시행하는 라식·라섹 수술은 모두 각막을 깎아 각막의 굴절력을 조절함으로써 시력을 교정하는 방법이다. 한편 아직은 안구 전체를 이식할 수 없으므로 눈을 이식한다는 것은 각막이식을 의미한다. 각막이 염증으로 탁해진 경우나 각막에 선천적 이상이 있는 경우에는 사망자의 각막을 절제하여 이식한다. 각막이식은 다른 장기이식과는 달리 거부반응이 거의 없어 성공률이 높다.

035 눈물
_____
눈의 방어 체계

이제 막 태어난 신생아는 아무리 큰 소리로 울어도 눈물이 나오지 않는다. 태아 시기에는 눈물이 만들어지지 않기 때문인데, 태어난 이후에야 비로소 눈물샘이 작동하기 시작하고 4일 정도 지나야 눈물이 조금씩 나오며, 생후 6개월이 되면 정상적으로 눈물이 분비된다.

눈꺼풀 안쪽에는 눈물샘이 있어서 분당 $1.2\mu L$의 눈물을 만들어내며, 이 눈물은 눈꺼풀이 깜박이면서 눈 전체에 골고루 퍼진다. 눈물은 혈장보다는 약간 진해서 짠맛이 조금 있으며 알칼리성이다. 결막에는 항상 눈물층이 얇게 존재하는데, 조금씩 증발하기 때문에 새로운 눈물로 교체된다. 먼지가 각막을 자극하거나 눈에 통증이 있을 때, 또는 정신적인 자극이 발생할 때는 눈물이 많이 나온다.

한꺼번에 많이 나와 채 증발되지 않은 눈물은 눈물점으로 이동한다. 눈꺼풀을 뒤집으면 코 방향으로 작은 점이 보이는데, 이곳이 눈물점이다. 눈물은 일단 눈물점 안쪽에 있는 눈물주머니에 모였다가 코로 배출된다. 이때 눈물이 눈물주머니로 이동하기 위해서는 눈을 질끈 감아 눈 주변 근육을 수축시켜야 한다. 그런데 자고 있을 때는 이 근육 활동이 감소하므로 눈물이 오목한 눈 가장자리에 모인다. 눈곱은 자는 동안 모인 눈물 속 수분이 증발하고 남은 물질이다. 곱이란 부스럼이나 헌데 끼는 고름 모양의 물질을 말하는데, 눈곱은 염증 없이 단지 눈물이 모여서 굳어진 것이다. 물론 결막염 같은 염증이 생길 때는 눈곱이 많아지며, 감기에 걸려 코가 막혀도 코로 눈물이 배출되지 않아 눈곱이 잘 낀다. 눈물이 적게 나와도 눈물 농도가 높아져 끈적거리는 눈곱이 많아지는 것처럼 느낄 수 있다. 안구건조증이 심한 경우에는 눈을 깜박거릴 때 진득한 눈물이 말려서 실처럼 가는 눈곱이 만들어지기도 한다.

036 동공
빛의 양을 조절하는 눈동자

눈동자는 동공瞳孔이라고도 한다. 동공 모양은 동물마다 달라, 예를 들어 고양이는 슬릿 모양이고 사람은 동그란 원형이다. 사람의 동공 크기는 보통 2~4mm이며, 밝은 곳에서는 줄어들고 어두운 곳에서는 커지는데 이는 홍채가 만들어내는 공간의 크기 변화이다. 홍채는 동공 주변에 있는 갈색 원반 조직으로, 카메라로 치면 조리개 역할을 한다. 그리고 사물이 잘 보이지 않을 때 눈을 찡그려 실눈을 뜨면 좀 더 선명하게 보인다. 동공이 커지면 동공 가장자리를 통과한 빛과 중심부를 통과한 빛이 망막에 맺힐 때 같은 곳에 정확하게 초점을 맞추지 못하지만, 동공을 좁혀서 주변부 빛을 제거하면 선명한 이미지가 얻어지기 때문이다.

홍채의 색은 인종마다 달라 피부색과 더불어 인종을 구분하는 특징이 된다. 홍채 색도 피부처럼 멜라닌색소의 양에 따라 달라지는데, 색소가 많으면 갈색 또는 검은색, 색소가 거의 없으면 파란색, 색소가 중간쯤 있으면 초록색이나 회색 또는 옅은 갈색 등으로 보인다. 멜라닌색소가 전혀 없는 백색증 환자는 홍채도 투명하지만 안구 안쪽에 있는 혈관이 비쳐 홍채가 붉은색으로 보인다. 멜라닌색소의 양은 색소 생산을 조절하는 많은 유전자에 의해 결정되는데, 일반적으로 홍채는 갈색이 우성이다. 그래서 부모 중 한 명이라도 갈색 눈이면 자녀도 갈색 눈일 가능성이 높으며, 부모 모두 푸른색 눈이면 자녀들 역시 모두 푸른색 눈이다.

홍채가 빛의 세기에 따라 수축하고 이완하면서 동공이 커졌다가 작아졌다가 하는데, 이는 자동으로 조절되기 때문에 우리 의지대로 커지거나 작아지게 할 수 없다. 그런데 이 과정은 자율신경의 지배를 받으므로 동공은 감정에 따라 변한다. 예를 들어 흥분하거나, 두려움을 느끼거나, 호감이 가는 상대를 볼 때는 동공이 커진다. 누군가와 데이트를 할 때 상대방 눈동자의 크기를 보면 그가 자신을 얼마나 좋아하는지 짐작할 수 있을 텐데, 하지만 그냥 봐서는 그 크기를 가늠하기가 쉽지 않다.

예전부터 동공이 큰 여성을 아름답다고 여겼기에 고대 로마의 여성들은 벨라도나라는 식물을 사용해서 동공을 크게 했다고 한다. 벨라도나belladonna란 아름다운 여인을 뜻하는 이탈리아어로, 지금은 허브의 이름이 되었다. 독일 화학자 하인리히 마인H. Mein은 1831년 이 식물에서 아트로핀이라는 물질을 발견했는데, 이 아트로핀이 홍채를 수축시켜 동공을 커지게 한다.

동공과 홍채 바로 뒤에는 수정체가 있다. 수정처럼 맑아서 수정체水晶體라고 하며, 영어로는 렌즈lens라고 한다. 렌즈라는 말은 양면을 볼록하게 만든 유리가 콩의 일종인 렌틸lentil을 닮았다고 해서 붙여진 이름인데, 지금은 거꾸로 렌틸콩을 렌즈콩이라고 한다.

수정체는 볼록렌즈 모양으로, 혈관이 없고 무색투명하며 두께는 4mm, 지름은 9mm다. 수정체는 각막과 함께 빛을 굴절시키는 기관인데, 탄력성이 있어서 두께를 변화시킴으로써 빛이 통과할 때 굴절률을 변화시킨다. 덕분에 망막에 이미지가 정확히 맺히게 된다. 백내장白內障은 수정체가 혼탁해져 빛을 제대로 통과시키지 못하면서 안개가 낀 것처럼 시야가 뿌옇게 되는 질환으로, 눈 안쪽이 하얗게 보인다고 해서 붙여진 이름이다. 이에 해당하는 영어 cataract는 커다란 폭포를 뜻하는데, 백내장에 걸리면 마치 폭포를 통해 앞을 보는 것처럼 뿌옇게 보이기 때문이다. 백내장으로 수정체가 딱딱해져 굴절률이 증가하면 가까운 곳이 더 잘 보이게 될 수 있다. 따라서 노안으로 잘 보이지 않던 신문이 갑자기 잘 보인다면 백내장 검사를 꼭 해봐야 한다. 백내장 치료 시에는 혼탁해진 수정체의 내용물을 제거한 후 인공 수정체를 삽입하는데, 보통 영구적으로 기능한다.

037 망막
이미지가 전기신호로 바뀌는 그물

망막網膜이란 그물처럼 생긴 막이라는 뜻인데, 망막을 의미하는 영어 retina도 같은 의미의 라틴어 retina에서 유래했다. 망막은 각막-동공-수정체-유리체를 통과해서 들어온 광자가 비로소 신경과 접촉하는 곳으로, 여기에서 외부 사물의 이미지가 전기신호로 바뀐다. 전기신호는 빛이 망막에 있는 색소에 흡수될 때 발생하는데, 색소를 함유한 세포는 막대세포(간상세포, rod cell)와 원뿔세포(원추세포, cone cell) 등 두 종류다. 현미경으로 보면 막대세포는 막대기처럼 생겼고, 원뿔세포는 원뿔형으로 생겼다. 각각의 망막에는 막대세포가 1억 개, 원뿔세포가 6백만 개 있다.

막대세포는 빛의 세기에 반응하고 원뿔세포는 색에 반응하는데, 여기에서 형성된 전기신호는 일단 신경절ganglion세포에 모인다. 하나의 눈에는 150만 개의 신경절세포가 있는데, 여기에서 나온 신경섬유다발이 시신경을 이뤄 뇌로 들어간다.

사람의 안구는 두개골 안쪽에 자리하기 때문에 움직이는 범위가 제한되어서 눈으로 볼 수 있는 시야는 좌우로 100°, 위로 60°, 아래로 75° 범위다. 즉, 좌우 공간은 (100×2)/360=56% 정도만 볼 수 있고, 위아래 공간은 (60+75)/360=38% 정도만 볼 수 있다. 전체 공간의 절반도

보지 못하는 셈이다. 게다가 망막이 전체적으로 균일하지 않으므로 선명한 이미지는 정면 일부에 한정된다. 원뿔세포가 망막에 골고루 분포하지 않고 망막 가운데 부분에 밀집되어서 이곳에 맺히는 이미지가 가장 선명하다. 이 위치가 황반의 중심오목이다. 이곳의 망막이 황갈색으로 보이기 때문에 황반이라고 하는데, 이 중 가운데 움푹 팬 곳을 오목이라고 부른다. 정면을 바라보면서 팔을 앞으로 뻗었을 때 엄지손가락의 폭이 이루는 시각 각도는 약 1.5~2°인데, 이 부분이 바로 중심오목의 시각 각도이고 가장 선명한 이미지가 얻어지는 곳이다. 우리가 보고자 하는 부분은 항상 중심오목에 있다. 예를 하나 더 들면, 책을 읽을 때 눈을 고정시키고 읽을 수 있는 글자의 수는 5~6자인데 이것이 중심오목의 시각 각도다.

선명한 이미지를 얻으려면 눈을 항상 움직여야 한다. 실제로 시선이 한 곳에 정지하는 시간은 매우 짧다. 만약 의식적으로 시선을 고정시키면 처음에는 선명하던 물체가 뿌옇게 보인다. 같은 자극에 피로해지기 때문이다. 그러다가 눈을 약간 움직이면 다시 선명해진다. 물체의 이미지가 흐려지는 데 걸리는 시간은 상황에 따라 1분 이상이 걸릴 수도 있고, 1초가 채 걸리지 않을 수도 있다. 책을 읽을 때도 눈은 매우 빠른 속도로 움직이고, 정지하는 시간은 0.12~0.13초에 불과하다. 그런데 안구가 움직일 때는 시각정보가 억제되므로 보이지 않는다. 거울을 보면서 안구를 움직이면 거울에는 항상 정지된 상태로만 비친다. 만약 눈이 움직일 때도 우리가 세상을 볼 수 있다면 세상은 걸으면서 찍은 비디오의 흔들리는 화면처럼 보일 것이다. 움직이는 눈은 볼 수 없기 때문에 역설적이게도 우리는 사물을 정확히 볼 수 있다. 그런데 우리 눈에는 사물의 움직임이 연속적인 장면으로 보인다. 눈이 움직여서 보이지 않는 동안에는 뇌에서 앞뒤의 시각정보로 채워 넣기 때문이다. 눈을 깜박이는 0.1초의 순간, 즉 눈을 감고 있는 시간에도 이러한 채워 넣기가 작동한다. 하루 동안 눈의 운동이나 눈 깜박임으로 볼 수 없는 시간을 모아보면 60~90분에 달한다. 따라서 우리 눈이 24시간 동안 실제로 본다고 생각하는 이미지 중 1시간 정도는 상상의 이미지인 셈이다.

038   시신경
망막에서 뇌까지, 독특한 교차 방식

양쪽 눈에서 시작된 시신경은 뇌 밑바닥에서 서로 만나 시신경교차optic chiasm라는 곳에서 좌우가 교차한다. 그런데 오른쪽 눈에서 오는 시신경은 모두 왼쪽 뇌로 가고 왼쪽 눈에서 오는 시신경은 모두 오른쪽 뇌로 가는 것이 아니라, 두 눈으로 정면을 바라볼 때 왼쪽 시야에서 들어오는 자극은 오른쪽 뇌로 가고 오른쪽 시야에서 들어오는 자극은 왼쪽 뇌로 간다. 즉, 절반만이 교차한다. 이와 같은 원리로, 눈이 각각 몸통의 정반대쪽에 있어서 입체 시각이 불가능한 물고기나 파충류는 좌우가 완전 교차한다. 흥미롭게도 개구리는 올챙이 때는 완전 교차하다가 성장하면서 사람처럼 절반만 교차한다.

시신경교차를 지난 시신경의 20%는 중뇌로 간다. 그리고 나머지 80%는 시상을 거쳐 후두엽으로 가는데, 후두엽에 있는 일차시각피질에서 시각정보를 일차적으로 처리한 후 이차적으로 다른 피질에 정보를 보낸다. 시신경이 중뇌로 가는 경로는 진화론적으로 오래되었으며, 어류·양서류·파충류에서 중요한 시각처리중추다. 그리고 후두엽으로 가는 시신경은 진화론적으로 새로운 경로라고 할 수 있는데, 인간을 포함한 영장류에서 발달했다. 진화론적으로 오래된 경로는 눈의 자동적인 움직임을 조절하는 반사 체계로, 우리가 의식적으로 조절할 수 없다. 가령 어떤 물체가 왼편으로 갑자기 다가오면 자동적으로 눈이 그쪽으로 돌아가고, 머리와 몸을 돌려 그 대상을 보게 된다. 대상을 의식하는 것은 머리를 돌린 다음에 후두엽의 작용으로 발생한다.

야구 시합에서 타자가 시속 150km로 날아오는 공을 칠 때 '공이 오른쪽으로 날아오니까 이렇게 쳐야지.' 생각하고 방망이를 휘두르다간 이미 늦다. 대개는 투수의 몸짓을 보고 무의식적으로 공을 받아친다. 이는 긴 시간 동안의 노력으로 형성된 반사적인 활동이기 때문에 의식적인 노력이 오히려 목표 달성을 방해할 수도 있다. 한 예로 사격의 명수들은 목표물에 너무 집중하면 과녁 중앙을 맞힐 수 없다고 한다.

망막에는 위아래가 뒤집힌 이차원적 이미지가 맺히지만 뇌는 세상을 삼차원으로 지각하는데, 이는 일종의 착시 현상이다. 철로에 서서 먼 곳을 바라보면 두 개의 평행한 궤도가 멀리 지평선의 한 점(소실점)에서 만나는 것처럼 보인다. 이때 망막에서 형성되는 이차원적인 이미지 중에서 소실점과 같이 두 선이 모아지는 지점은 뇌에서는 더 멀다고 지각된다. 또한 예상보다 작게 보일 때도 멀리 있다고 지각된다. 명암도 마찬가지인데 위쪽에 위치하는 밝은 부분은 튀어나온 것으로 지각하고, 아래쪽의 어두운 부분은 움푹 들어간 것으로 지각한다. 이는 태양이 위에서 비치는 지구에서 우리의 시각이 진화해왔기 때문에 생긴 일종의 착각이다. 결국 이러한 착시 덕분에 우리는 세상을 삼차원적으로 지각할 수 있다. 이 착시 현상은 망막에서 들어오는 이차원적인 이미지를 뇌에서 해석하는 과정이며, 성장기 때 시각중추가 발달하면서 형성된다. 어렸을 때부터 시각장애인으로 살아오다가 성인이 되어서 수술로 시력을 회복하면 금방 길거리를 잘 돌아다닐 것 같지만 실은 더 어려워한다. 앞이 전혀 보이지 않을 때는 잘 돌아다니던 집 안에서도 전보다 헤맨다. 이는 새로이 입력되는 시각정보들이 기존의 해석 방식과 충돌하기 때문이다. 이런 경우 훈련으로 공간감각을 발달시킬 수도 있지만 영원히 불가능할 수도 있다.

039 색감

대뇌에서 해석한 색깔

빛은 음파에 비해 파장이 짧아 공기 중에서는 거의 직선으로 움직이기 때문에 광선光線이라고 하며, 파동으로 생각할 때는 광파光波라고 하기도 한다. 인간의 눈은 빛의 영역 중 일부인 가시광선에 반응하여 시각적인 감각을 가진다. 가시광선 자체는 색이 없지만 프리즘으로 분해하면 여러 가지 색의 스펙트럼이 나타난다. 장파장인 적색에서부터 단파장인 자색까지 연속적인 색상 변화가 있으나 흔히 빨강, 주황, 노랑, 초록, 파랑, 남색, 보라 일곱 가지로 이름을 붙인다. 무지개는 빛이 공기 중의 물방울을 통과하면서 여러 파장 영역으로 분해되어 나타나는 일곱 빛깔 줄인데, 이 일곱 가지 색은 뉴턴I. Newton 이후 일반화된

색의 분류다. 18세기 초 당시 유럽에서 음계가 7음으로 정해졌기에 뉴턴이 거기에 따랐다고 한다. 사실 일곱 가지 색은 임의적인 분류로, 세상을 바라보는 세계관을 반영한다. 멕시코 마야 사람들에게는 무지개가 다섯 가지 색으로 보이고, 아프리카 어느 원주민들에게는 두세 가지 색으로밖에 보이지 않는다. 중국 전통에서는 다섯 가지 색깔로 기술했는데, 이는 음양오행 사상을 따른 것이다.

밝은 낮에 초록색으로 보이는 나뭇잎은 날이 흐려도 여전히 초록색으로 보인다. 그러나 사실 잎의 표면에서 반사되는 빛의 조성은 항상 변한다. 즉, 대낮인지 어스름인지에 따라 또는 날이 맑은지 흐린지에 따라 끊임없이 변한다. 하지만 우리 뇌는 다양한 변화 요인을 배제하고 나뭇잎 색을 일정하게 초록색이라고 인식한다.

색에 대한 감각(색감)은 망막에 있는 원뿔세포의 색소 분자인 옵신 opsin의 반응으로 나타난다. 옵신은 세 종류로, 각각 보라·초록·노랑 등에 최대한 반응한다. 이들을 편의상 파랑옵신, 초록옵신, 빨강옵신으로 부른다. 그런데 이 옵신들 자체가 색을 감지하는 것은 아니고, 뇌에서 이들의 반응을 조합하여 색감을 형성한다.

색을 감지하는 능력이 떨어진 경우를 색맹色盲이라고 한다. 색맹의 대부분은 초록옵신과 빨강옵신에 문제가 있는 녹색맹과 적색맹이고, 파랑옵신이 기능을 하지 못하는 청색맹은 드물다. 그런데 적색맹과 녹색맹은 모두 적색과 녹색에 대한 감각에 장애가 있는 것이므로 둘을 합해서 적록색맹이라고 하며, 교통신호등의 빨강과 초록을 구별하지 못한다.

색맹에서 '맹'이란 눈이 멀다는 의미이지만, 색맹인 사람이 색을 전혀 볼 수 없는 것은 아니고 단지 색의 분별 능력이 떨어진 상태일 뿐이다. 따라서 '맹'이라는 말은 부적절하며 또한 부정적인 의미도 있어서 의학계에서는 색에 대한 감각이 저하된 경우에 색맹이라는 말 대신 색각이상이라는 용어를 사용한다.

한편 색약이란 말은 색맹보다 정도가 심하지 않은 경우를 말하기도 하고, 때로는 색맹과 같은 의미로도 사용한다. 하지만 안과에서는 색맹이나 색약이라는 말 대신 색각이상의 심한 정도에 따라 몇 단계로 구분한다. 색감을 잃어버리면 대신 다른 능력이 발달한다. 제2차세계대전 때 색각이상 환자가 폭격수로 차출된 적도 있었는데, 이들은 여러 색이 뒤엉켜 일반 군인들이 속기 쉬운 위장술을 색깔이 아닌 다른 단서를 통해 간파하는 능력이 뛰어났다고 한다.

040 시력
두 점을 두 개로 구별하는 능력

두 개의 점이 가까이 있을 때 이것을 보면서 두 개라고 판단하는 능력을 시력視力이라고 한다. 측정은 6m 전방의 그림을 보게 하면서 판단하는데, 두 점을 두 개로 구별할 수 있는 최소의 거리를 밑변으로 하고 눈을 꼭짓점으로 하는 이등변삼각형에서 꼭지각의 각도를 ′(분, 分) 단위로 측정해서 그것의 역수로 표시한다. 즉, 눈을 한 점으로 보고 눈에서 두 점을 잇는 선을 이등변으로 하면 눈에서 형성되는 각도가 시각인데, 이 각도가 1′일 때의 시력은 1.0, 0.5′일 때의 시력은

2.0이라고 표시한다. 사람의 최대 시력은 2.0이다.

　시력이 나쁜데 안경으로 교정이 가능하면 굴절 이상 때문에 생긴 시력 감소다. 이 중 원거리 시력이 1.0인데 책을 읽을 때 글자가 잘 보이지 않으면 원시라고 하며, 원거리 시력은 1.0 이하인데 근거리 시력이 정상이면 근시라고 한다. 이런 경우는 각막과 수정체를 통과한 빛의 초점이 망막에서 정확하게 맞지 않아 발생한다. 그러므로 안경이나 렌즈 같은 보조기를 이용하여 망막에서 빛의 초점이 잘 맞춰지면 시력이 좋아진다. 하지만 망막이나 시신경이 파괴되면 아무리 굴절 이상을 교정해도 시력을 회복할 수 없다.

　망막 기능을 대신하는 방법으로 인공망막이 있는데, 세계 최초의 인공망막 수술은 2002년 미국 남캘리포니아대학병원에서 이뤄졌고, 우리나라에서는 2017년 서울아산병원에서 처음 성공했다. 아직은 선명한 이미지가 보이는 단계까지 의술이 발전하진 못해서, 완전 실명 상태인 환자들이 빛의 유무나 물체가 어디에 위치하는지를 느끼는 수준이다. 인공망막은 두 세트로 구성된다. 하나는 카메라로 영상을 담아 전기신호로 바꾸는 장치이고, 다른 하나는 전기신호를 받아 시신경에 전달하는 장치다. 보통 카메라는 안경에 부착하는데, 여기에 모인 영상신호는 무선으로 안구 안의 망막에 설치된 장치에 보내진다. 망막과 시신경이 모두 파괴된 경우에는 후두엽의 시각피질을 직접 자극하는 방법을 시도해볼 수 있다.

청각

공기 진동에 대한 감각

헬렌 켈러H. Keller는 청력도 없고 시력도 없었는데, 그녀 자신은 소리를 들을 수 없는 것이 보이지 않는 것보다 더 나빴다고 한다. 이유는 볼 수 없다는 사실은 자신을 사물과 떼어놓지만, 들을 수 없는 것은 다른 사람들과 떼어놓기 때문이라고 했다. 우리가 텔레비전으로 드라마를 시청할 때도 소리를 끄고 보는 것과 화면을 가리고 소리를 듣는 것 둘 중 어느 하나를 택하라면 대부분은 듣는 쪽을 원한다. 역시 세계를 이해하는 데는 시각이 중요하지만 사람들과의 관계에는 청각이 좀 더 중요해 보인다.

청각을 담당하는 귀는 겉에 보이는 귓바퀴 말고도 안쪽으로 깊숙이 연장되어, 전체적인 귀는 외이·중이·내이로 구분한다. 외이外耳는 귓바퀴에서 귓구멍 속 고막에 이르는 부위이며, 중이中耳는 고막 안쪽의 공간이고, 내이內耳는 중이 안쪽에서 뼈로 둘러싸인 부분이다.

우리가 흔히 귀라고 부르는 귓바퀴는 12세가 되면 성인의 크기에 달한다. 보통 윗부분이 눈썹과 같은 높이이고, 귓구멍은 코와 입술 사이의 인중 높이이며, 아랫부분은 턱의 각진 부분보다는 위쪽에 있다.

귓바퀴는 탄력성이 뛰어난 얇은 연골로 구성되어 쉽게 젖혀지고 금방 원상 복귀가 된다. 연골의 두께는 0.5~1.0mm로 매우 얇고, 연골 바로 위에는 피하지방이 거의 없이 피부가 덮여 있다. 따라서 피부 아래층에 혈관이 바로 노출되기 때문에 추운 곳에 가면 귓바퀴 온도가 금방 낮아져 동상에 걸리기 쉽다. 또한 귓바퀴는 항상 인체의 다른 곳보다 차가워서 뜨거운 것에 손을 데면 본능적으로 손이 귀로 가게 된다. 코끼리와 같이 큰 귓바퀴를 가진 동물은 더울 때 귀를 흔들어 열을 식히는데, 귓바퀴의 얇은 피부 덕분에 혈관이 공기와 바로 접촉하기 때문이다. 사람의 귀는 체온조절 기능은 미미하지만 사회적인 신호를 보내는 추가적인 기능이 있다. 순간적인 감정 변화가 생길 때 인체 혈관이 확장되는 경우가 많은데, 귀는 이를 감출 만한 피하지방이 없어서 금방 노출된다. 이렇게 혈관 변화에 쉽게 반응하기 때문에 성적으로 흥분되었을 때 성감대 역할을 하기도 한다.

귓바퀴의 아랫부분을 귓불이라고 하는데, 머리 옆면에 완전히 붙은 형태에서부터 완전히 떨어진 형태까지 다양하다. 귓불의 크기나 모양은 유전적으로 결정되지만, 나이가 들면 피부의 탄력성이 떨어져 늘어지기도 한다. 귓불은 연골이 없고 피부와 피하지방으로만 이뤄져서 귀고리를 하기에 좋은데, 너무 높이 하면 연골을 다치고 너무 낮게 하면 피부가 찢어지기도 한다.

어떤 동물은 귓바퀴를 움직여 소리의 위치를 파악하고 소리를 증폭한다. 이러한 귓바퀴의 음향 기능은 말이나 개 등에서 발달했다. 사람의 귀에도—비록 퇴화하긴 했지만—귓바퀴를 움직이는 인대가 세 개, 근육이 여섯 개 있다. 그래서 훈련을 하면 귓바퀴를 움직일 수 있다. 그러나 보통은 귓바퀴를 움직이는 대신에 고개를 돌려 소리가 나는 위치를 추적한다. 귓바퀴에 있는 굴곡은 소리의 위치를 추적하는 데 필요할 뿐 아니라 소리를 증폭하는 데도 필요하다. 만약 밀랍으로 채워 귓바퀴의 굴곡을 평평하게 만들면 헤드폰을 쓴 것처럼 소리가 머리 안쪽에서 들리는 느낌을 받는다.

귀 바깥쪽에서 고막에 이르는 관을 외이도(바깥귀길)라고 한다. 신생아는 외이도가 주로 연골로 되어 있어서 모양이 짧고 곧지만, 성장하면서 뼈가 커지며 S자형으로 굽어진다. 성인의 외이도 총길이는 2.5~3.5cm인데, 입구는 연골 성분이지만 안쪽은 단단한 뼈로 되어 있다.

외이도가 시작되는 곳은 얼굴 피부와 마찬가지로 모낭이 있어서 털도 나고, 땀샘에서 땀도 나며, 피지선과 아포크린샘에서 분비물을 내보낸다. 그리고 이 분비물과 탈락한 피부, 먼지 등이 뭉쳐서 귀지가 생긴다. 귀지는 고막이 유연하게 움직이도록 도와주며, 먼지를 걸러내는 기능을 한다. 귀지는 건조한 종류와 끈적끈적한 종류가 있다. 동양인은 건조한 경우가 많고 서양인은 끈적끈적한 경우가 많은데, 동양인의 경우에도 10~20%는 귀지가 습하다. 일반적으로 겨드랑이에 아포크린샘이 많아 암내가 심한 사람이 귀지도 끈적끈적하다.

귀지는 약산성으로 항균성 효소인 라이소자임을 함유하고 있어서 세균을 억제하며, 귀지에 포함된 지방 성분은 외이도의 피부 건조를 막아준다. 또한 귀 입구에 있는 털과 함께 이물질이 귀 안쪽으로 들어가지 못하게 막아준다. 외이도의 피부는 고막에서부터 귀 입구를 향해 성장하므로 귀지는 저절로 밖으로 나온다. 그래서 귀지를 파지 않았는데도 귀가 가려워서 만져보면 종종 귀지가 나와 있다. 턱관절이 움직일 때도 외이도가 좁아졌다 늘어났다 하면서 귀지가 밖으로 이동한다.

외이도는 고막에서 끝난다. 고막은 가로 8mm, 세로 9mm, 두께 0.1mm의 얇은 막으로, 달걀 껍질을 벗기면 보이는 얇은 막과 비슷하다. 고막의 안쪽인 중이에는 이소골耳小骨이라고 부르는 세 개의 뼈가

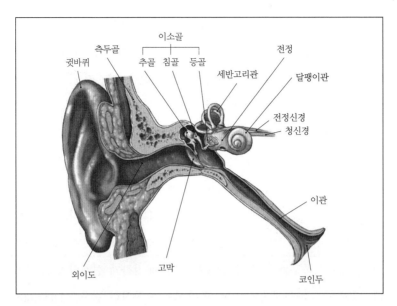

귀의 구조

있는데, 귀 안의 작은 뼈라는 뜻이다. 이소골은 인체에서 가장 작은 뼈로, 가장 큰 것이 0.8cm에 불과하며 세 개가 순차적으로 관절을 이룬다. 이 뼈들에는 인대와 근육이 연결되어 관절운동을 통해 고막에 들어온 소리를 내이로 전달한다.

중이는 이관을 통해 코안의 코인두와 연결된다. 이관耳管은 유스타키오관이라고도 부른다. 코인두는 코를 통해 외부와 통하므로 기압 변화에 따라 공기가 유스타키오관을 통해 중이로 유입되거나 배출되게 하여 고막 안팎으로 기압 평형을 유지시킨다. 소아는 유스타키오관이 짧고 수평하기 때문에 감기 등과 같은 상기도감염 후에 중이염이 잘 생긴다. 성인의 유스타키오관은 길이가 3.1~3.8cm이고, 코인두 쪽은 보

감각

통 닫혀 있다가 하품하거나 음식을 삼킬 때 열리며 그러면 공기가 중이로 유입된다. 비행기가 이륙할 때와 같이 외부 기압이 변하면 대기와 고막 안팎으로 기압 평형이 재조정되어야 하는데, 그렇지 못하면 귀가 먹먹하여 소리도 잘 들리지 않는다.

내이는 뼈 안에 있는 구조로, 복잡한 형태이기 때문에 미로라고도 한다. 미로迷路란 어지럽게 갈래가 져서 한번 들어가면 다시 빠져나오기 어려운 길이다. 이는 영어 labyrinth에 해당하며, 그리스어 라비린토스labyrinthos에서 유래했다. 라비린토스는 그리스신화에 나오는 궁으로 크레타 왕 미노스가 명공名工 다이달로스에게 명하여 지었는데, 한번 들어가면 출구를 찾을 수 없도록 아주 복잡하게 설계되었다고 한다. 그리스·로마시대에는 방이 많고 복도가 복잡한 건물을 labyrinth라고 불렀으며, 해부학자들은 인체에서 복잡한 구조가 보이면 이를 labyrinth라고 했다. 내이도 복잡한 구조인데, 크게 달팽이관과 전정기관으로 나눈다. 달팽이관은 청각을 담당하고, 전정기관은 평형감각을 담당한다.

달팽이관은 예전에는 와우蝸牛라고 불렀다. 와우는 달팽이라는 뜻의 한자어다. 달팽이관은 실제로 달팽이처럼 생겼으며 두세 바퀴 말려 있고, 펼치면 길이가 3.5cm다. 달팽이관은 아래쪽이 가장 넓어 바닥의 폭은 0.9cm이고, 꼭지로 올라갈수록 좁아져 맨 꼭대기의 안쪽 지름은 0.5cm다. 달팽이관 안은 림프액으로 차 있으며, 얇은 막이 펼쳐지고 여기에 털 모양의 털세포hair cell가 붙어 있다. 음파의 자극에 따라 림프액이 움직이면 막도 같이 움직이는데, 그러면 털세포가 이 진동을 전기에너지로 변화시킨다. 막은 주파수에 따라서 진동하는 부위가 달라, 달팽

이관의 아랫부분에서는 주파수가 높은 음에 진동하고 꼭지로 갈수록
저주파수의 음에 진동한다.

042 청각중추
소리에 대한 능동적 재해석

　　　　털세포에서 형성된 전기신호는 청신경(와우신경)을 따라서 뇌
간을 거친 후 측두엽의 청각중추에 전달된다. 몸에서 나오는 신경이 뇌
로 들어갈 때는 대부분 좌우가 바뀌기 때문에 왼쪽 달팽이관에서 나오
는 신경은 오른쪽 뇌로 가고, 오른쪽 달팽이관에서 나오는 신경은 왼쪽
뇌로 간다. 그런데 청신경이 뇌간으로 들어갈 때 상당 부분은 반대쪽으
로 교차하고 일부는 같은 쪽으로 전달된다. 따라서 뇌졸중으로 뇌의 청
각중추 어느 한쪽이 마비된다고 해서 반대편 귀로 들어오는 소리정보
가 해독되지 않는 것은 아니다.
　　측두엽에 있는 청각중추는 일차청각피질·이차청각피질·청각연합
피질 등으로 나누는데, 소리에 대한 정보는 일단 일차청각피질로 가서
개별적인 소리들로 파악된다. 달팽이관에서 음파의 주파수에 따라 진
동하는 털세포가 다르듯이 일차청각피질에서도 주파수에 따라 소리를
인식하는 부위가 다르다. 이는 이미지가 후두엽의 일차시각피질에 전
달되는 현상과 비슷하다. 일차피질을 거친 정보가 이차청각피질로 가
면 여러 소리 간의 관계가 파악되고, 청각연합피질에서는 좀 더 차원
높은 정신 기능이 수행된다. 일반적으로 언어에 대한 내용적 이해는 왼

쪽 뇌가 담당하기 때문에 왼쪽 측두엽의 청각연합피질이 손상되면 소리는 들어도 언어의 의미를 알지 못한다. 이를 베르니케실어증이라고 한다.

귀에서 포착된 소리가 뇌에 전달되면 물리학적인 음파의 속성은 의미를 가진 정보로 바뀐다. 이 과정에서 감정을 담당하는 곳에도 정보가 전달되어 모든 소리는 의식적이든 무의식적이든 감정을 유발한다. 또한 기억중추와도 연결되므로 현재 들리는 모든 소리는 기억된 소리와 비교된다. 이때 친숙하고 해害가 없는 것으로 인식된 소리는 우리의 의식에 거의 도달하지 않는다. 그래서 기찻길 옆으로 이사 간 처음 며칠 동안은 기차가 지나갈 때마다 소리가 들리지만 시간이 흐르면 기차 소리를 의식하지 않게 된다.

동물이 생존하려면 자신에게 중요한 소리를 선택적으로 들을 수 있어야 한다. 특히 즉각적인 반응을 보여야 하는 경우에는 더욱 그렇다. 그래서 동물은 천적이나 먹이 또는 짝짓기 상대방이 내는 소리를 매우 잘 듣는다. 사람도 같은 방식으로 반응한다. 아무리 시끄러운 소리에도 깨지 않던 사람이 자기 아기의 울음소리에는 금방 깬다. 인간이 소리를 듣는다는 것은 귀에 전달되는 외부 소리를 그대로 듣는 수동적인 과정이 아니라 뇌에서 재해석하는 과정이라는 의미다.

소리

고막에 전달된 공기의 진동

소리를 의미하는 한자는 음音인데, 종종 소리와 음을 구별하여 사용하기도 한다. 이때 '소리'는 말소리·자연의 소리·소음 등 우리 귀에 들리는 모든 종류의 소리를 포괄하는 개념이고, '음'은 음악을 구성하는 단위가 되는 소리만을 뜻한다. 따라서 음은 소리의 한 종류이며, 소리는 영어의 sound, 음은 영어의 tone 개념과 비슷하다.

음파는 소리를 만드는 파동으로, 그 모양·속도·폭·길이 등에 따라 음의 성질이 결정된다. 예를 들어 하나의 현을 튕기면 현은 위아래로 움직인다. 이 운동을 진동이라고 하는데, 진동의 상하 폭을 진폭이라고 하며, 진동이 1초 동안 되풀이되는 횟수를 진동수 또는 주파수라고 한다. 주파수는 frequency의 첫 자를 따서 'f'라고 표기하며, 단위는 Hz(헤르츠)다. 사람이 들을 수 있는 주파수의 범위는 20Hz에서 20000Hz이며, 이 범위를 음악의 옥타브 개념으로 표현하면 열 개의 옥타브에 해당한다. 88개의 건반을 가진 피아노는 대략 일곱 옥타브니까 인간의 청각은 이보다는 조금 넓은 범위의 주파수를 들을 수 있다.

초음파超音波란 우리가 들을 수 있는 소리보다 높은 주파수인 20000Hz를 넘는 음파로, 주파수가 높고 강도가 크며 파장이 짧아서 방향성 있는 음속을 얻을 수 있다. 초음파를 인체 내부로 전파시키면 인체는 조직의 성질에 따라 음파를 반사시키는 정도가 다르고, 이 차이를 영상으로 바꾸면 이미지가 얻어진다. 초음파를 인체에 처음 적용한 사람은 미국 의사 존 월드J. Wild인데, 그는 1949년 초음파로 장腸의 두께를 측정했다. 이후 초음파 기술이 크게 발전하여 현재는 보편화되었으며, 검사가 간편하고 인체에 해가 없어서 산부인과에서 태아를 진찰할 때 많이 사용한다.

소리는 진폭이 클수록 진동에너지가 커서 고막을 훨씬 더 강하게 자극하고 크게 들린다. 소리의 크기는 에너지로 나타낼 수 있는데, 전력과 마찬가지로 W(와트) 단위로 표현한다. 플루트나 클라리넷은 가장 작은 소리에서 0.05W 정도이고, 대규모 오케스트라는 67W까지 낼 수 있다. 색소폰 연주자는 땀을 흠뻑 쏟으며 색소폰을 불고, 피아노 건반을 두드리거나 드럼을 치는 사람들도 마찬가지로 엄청난 에너지를 쏟아내지만 에너지 효율로만 보면 그들이 쓰는 에너지의 1% 이하만이 소리로 만들어진다. 이는 흥미롭게도 흔히 사용하는 60W 백열전구의 에너지 효율인 1%와 같다. 그러니까 대규모 오케스트라가 내는 소리의 에너지를 전기에너지와 비교하면 전구 100개가 불을 밝힐 때와 비슷하다.

주파수는 먼 거리를 이동하더라도 변하지 않지만 음파의 에너지는 거리가 멀어질수록 줄어든다. 음파에너지는 dB(데시벨) 단위로 측정하는데, dB은 절대적인 소리 크기가 아니라 백분율처럼 상대적인 단위로, 두 소리 크기의 비율을 나타낸다. 0dB은 귀가 감지할 수 있는 가장 희미한 소리를 말하며, 10dB은 그 세기에서 10배 증가한 정도다. 보통 대화하는 소리는 60dB이고, 제트여객기가 이륙하는 소리는 120dB이다. 인간이 들을 수 있는 한계는 150dB로, 그 이상에서는 고막이 터진다. 우리가 듣는 음악은 30~110dB 사이인데, 이 범위에서 가장 큰 소리는 가장 작은 소리의 여덟 배 크기다.

뇌가 소리의 장단을 인식하는 방식은 소리가 길게 나면 뇌도 길게 느끼고, 소리가 짧게 나면 짧게 느낀다. 그런데 일반적으로 뇌신경은 금방 피로해지기 때문에 같은 자극이 지속되면 반응을 하지 않는다. 그래서 1분 동안 똑같은 음을 같은 세기로 들려주면 후반에는 들리지 않는다. 이를 청각피로tone decay라고 하는데, 음의 변화가 적은 합성된 음악을 들을 때 나타난다. 실제 악기에서 나오는 음은 주파수 변화가 훨씬 다양하므로 더 풍부하다고 느낀다.

044 인공청각
소리를 전기신호로 변환하는 장치

청력이 감소했을 때 사용하는 보조기구는 보청기다. 이는 시력 보조기구인 안경과 비슷하지만 다른 점이 있다. 안경은 사물을 선명하게 보여주지만, 보청기는 소리를 크게 할 뿐 소리를 선명하게 들려주지 않는다. 그래서 안경은 쓰자마자 이미지가 또렷해지는 것을 금방 느끼지만, 보청기를 통해서 나오는 새로운 소리를 듣기 위한 훈련이 필요하다. 보통 3개월 정도 거쳐야 보청기의 효과를 느끼는데, 이 훈련이 쉽지가 않아 많은 사람들이 보청기 사용을 꺼린다. 우리나라에서는 보청기가 필요한 사람들 중 20~30%만이 사용한다.

평균적으로 아이 1000명 중 한 명은 선천성고도난청이다. 고도난청이란 70dB 이하의 소리를 듣지 못하는 심한 난청을 말한다. 70dB은 우리가 편안하게 헤드폰으로 듣는 음악 소리 정도의 크기다. 방 안에서 일상적으로 나누는 대화가 50~60dB이니까 이들은 일상생활이 거의 불가능하다. 이런 고도난청은 청신경 자체가 손상된 경우가 많아 보청기도 도움이 되지 않는다. 이런 경우에는 청신경을 직접 자극하는 인공달팽이관으로 치료한다.

인공달팽이관은 크게 두 부분으로 구성된다. 하나는 신체 외부에 있고 하나는 신체 내부에 있는데, 피부를 통해 무선으로 연결된다. 외부 기계에서 소리에너지를 전기신호로 변환하면 이는 피부에 삽입된 안테나로 보내지고, 이는 다시 달팽이관에 삽입된 전극에 신호를 보내 청신경을 자극한다. 세계적으로는 1980년대에 인공달팽이관이 시술되기 시작했고, 국내에서는 1989년에 시작되었다.

원래 달팽이관에 있는 신경세포는 소리를 주파수에 따라 지각한다. 인공달팽이관도 소리를 몇 개의 주파수로 나누어 각각 전기신호로 변환한 다음 청신경을 자극하므로, 전기신호를 뇌에 전달할 수 있는 청신경이 어느 정도 있어야 한다. 청신경은 뇌간을 거쳐 대뇌의 청각중추로 전달되는데, 청신경이 손상되어 인공달팽이관도 효과가 없는 경우에는 뇌간을 직접 자극하는 치료를 하기도 한다. 이는 청신경이 연결되는 뇌간의 달팽이핵을 직접 자극하는 기술이다. 국내에서는 2008년 세브란스병원에서 처음으로 청신경이 손상된 환자에게 두개골을 열고 뇌간의 청신경-달팽이핵에 전기자극을 주는 장치를 심었다. 기계가 작동하는 원리는 인공달팽이관과 동일하다.

045   이명

외부 자극 없이 발생하는 주관적 소리

이명耳鳴은 귀에서 들리는 소음에 대한 주관적인 느낌으로, 외부로부터 소리자극이 없는 상황에서 소리가 들린다고 느끼는 상태다. 한글로 하면 '귀울림'인데, 의미 없는 소리가 울리는 것처럼 들린다는 의미다. 만약 사람의 말이 들리면 이명이 아니라 환청이라고 한다.

일상생활 중 흔히 경험하는 이명은 감기를 앓고 난 후 나타난다. 또한 운동을 심하게 한 뒤 귀에서 들리는 시끄러운 박동도 이명이다. 대부분의 이명은 잠깐 발생했다가 사라지기 때문에 문제가 되지 않지만 반복되는 경우에는 참 괴롭다. 이명의 70~80%는 단순한 소리로 '웅', '윙', '왕' 등인 경우가 많고 다음으로 '쐬', '쏴', '쉬' 같은 매미 소리, 바람 소리 등이 많다. 20~30%는 복합음인데, 매미 소리와 '웅' 또는 '윙' 소리의 혼합이 가장 많다.

이명은 귀에서 뇌의 청각중추에 이르는 청각경로 중 어딘가에서 발생하며, 가장 많은 원인은 내이에 있다. 특히 소음성난청과 관계가 많아 총소리나 디스코텍 같은 아주 큰 소음에 갑자기 노출되거나 시끄러운 공장에서 장기간 일할 경우 잘 생긴다. 또한 이명은 노인성난청에서 많이 나타나므로 누구나 언젠가 생길 수 있다. 그런데 내이와 청신경을 모두 제거해도 이명이 발생할 수 있다. 이 경우는 중추신경에서 발생한 이명이다.

이명 환자의 80%에서는 청력이 떨어져 있다. 이때 이명의 주파수는 청력이 가장 많이 떨어진 주파수와 대부분 일치한다. 난청은 이명을 더욱 힘들게 하는데, 외부 소리는 듣지 못하고 자신의 이명만 들리기 때문이다. 그리고 이명이 있으면 소음에 몹시 과민해진다. 일상생활에서 발생하는 소음들, 예를 들어 문을 쾅 닫는 소리, 부엌에서 일하는 소리, 또는 아이들이 노는 소리 등이 너무 크게 들려 괴로워한다. 더욱이 큰 소리가 이명을 더 악화시킨다고 두려워하기 때문에 큰 소리에 대해 공포를 느끼는 경우도 있다.

이명은 보통 본인한테만 들리지만 때때로 타인도 들을 수 있다. 타인에게도 들리는 이명을 객관적 이명이라고 한다. 이는 실제로 몸에서 나는 소리다. 소음이 하나도 없는 방에서 대부분의 사람들은 이명을 듣게 되는데, 이 역시 몸에서 나는 소리로 심장박동 소리나 숨소리 등이다. 인공심장판막을 달았거나 기관지에 가래가 많은 병적인 경우에는 소리가 훨씬 크게 들린다. 인체에서 발생하는 소리는 뼈의 진동을 통해 직접 달팽이관을 자극해서 들릴 수도 있고 유스타키오관을 통해 들리기도 한다. 중이는 유스타키오관을 통해 인두와 연결되는데, 이 통로로 자신의 말소리가 들리는 것이다. 객관적 이명은 원인이 실제로 있는 소리이므로 원인을 밝히면 치료 가능성이 높아진다. 그러나 인공심장판막에서 나는 소리 같은 경우는 어쩔 수 없이 참아야만 한다.

046 평형감각
중력에 대한 감각

두 발로 걸을 때 몸의 균형을 유지하는 능력이나 한 발로 서는 능력 등을 평형감각이라고 한다. 균형均衡은 두 가지 물체 또는 상태 사이에서 어느 한쪽으로 기울어지거나 치우치지 않고 고르게 된 것이고, 평형平衡은 물리학에서 어떤 물체에 외력이 작용했을 때도 힘을 가하지 않은 때와 같은 상태를 유지하는 것을 말한다. 따라서 중력에 대해 몸을 안정적으로 유지하는 감각은 평형감각이라고 말한다.

평형감각은 전정기관에서 담당하는데, 다른 감각의 보조를 받는다. 필수적인 보조감각은 고유감각이고, 덜 필수적인 보조감각은 시각이다. 그래서 평형감각기관이라고 하면 좁은 의미에서는 전정기관을 뜻하고, 넓게는 고유감각기관과 시각기관까지 포함한다. 눈을 감고도 팔다리를 포함한 인체 각 부분의 위치를 감지하는 감각을 고유감각이라고 하는데, 이는 평형감각에 매우 중요한 요소다. 반면 시각은 그 중요성이 조금 떨어진다. 두 눈이 모두 보이지 않는 시각장애인이라도 걸어다니는 데는 큰 어려움이 없다. 그러나 평소에 잘 보던 사람의 눈을 가리고 걸어보라고 하면, 걷기는 하지만 몸의 균형을 유지하는 데 어려움을 겪는다. 이는 평소에 몸의 균형을 잡을 때 시각이 보조 역할을 한다는 의미다. 서커스에서 한 사람의 어깨 위에 사람들이 몇 층으로 올라가는 묘기가 있는데, 불을 끄면 한 사람 이상 올리지 못한다. 이 역시 시각이 평형 유지에 기여하기 때문이다.

전정기관

머리의 움직임을 감지하는 곳

고대 로마인은 주거 공간과 정문 사이에 좁고 긴 복도를 두었는데, 이를 vestibulum이라고 불렀다. 그리고 해부학에서는 이를 본떠 관 모양의 구조물 입구를 vestibule이라고 했다. 이 단어를 한자로 '앞 전前'과 '뜰 정庭' 자를 써서 앞에 있는 정원이라는 의미의 전정前庭이라고 옮겼으니, 우리말로 하면 안뜰이 된다. 그래서 전정기관을 안뜰기관이라고도 한다.

귀의 전정은 달팽이관과 반고리관 사이에 있어서 달팽이관의 입구도 되고 반고리관의 입구도 된다. 반고리관은 모양이 반지 고리의 절반을 잘라놓은 것처럼 생겨서 이렇게 부르며, 보통 세 개이므로 세반고리관이라고도 한다. 반고리관 하나의 반지름은 0.6cm, 길이는 1.5~2cm 정도다. 전정은 0.5cm×0.3cm 크기로 납작하게 생겼으며, 전정과 세 개의 반고리관을 합해서 전정기관이라고 한다.

전정 내부에는 주머니처럼 생긴 것이 두 개 있는데, 각각의 모양을 따라 타원주머니와 둥근주머니라고 부른다. 달팽이관에는 털세포가 있어서 소리자극을 전기신호로 변환하는 것처럼, 전정기관에도 털세포가 있어서 몸의 움직임을 특히 머리의 움직임을 감지한다. 팔은 아무리 돌려도 어지럽지 않지만 머리를 돌리면 어지러운 이유도 전정기관이 머리에 있기 때문이다.

반고리관의 양쪽 끝은 전정과 연결된다. 그리고 각 반고리관은 한쪽 끝이 약간 부풀어 있는데, 이를 팽대ampulla라고 한다. 여기에도 머리의 움직임을 감지하는 털세포가 있다. 세 개의 반고리관은 서로 직각으로 배치되어, 하나는 수평에 가깝게 두 개는 거의 수직으로 놓여 있다. 각 반고리관은 자기 각도의 평면에서의 회전 속도 변화에 가장 잘 반응하기 때문에 세 개의 반고리관은 서로 합동해서 머리의 모든 회전 운동을 감지한다.

전정의 타원주머니와 둥근주머니에는 평형반macula statica이 있는데, 여기에도 털세포가 있다. 이곳의 털세포는 미세한 칼슘 알갱이를 함유한 젤라틴 물질에 묻혀 있다. 일어선 자세에서 타원주머니의 평형반은 수평면에 놓여 있고, 둥근주머니의 평형반은 수직에 가깝다. 그래서 타원주머니의 털세포는 머리가 앞뒤와 옆으로 움직일 때 민감하게 반응하며, 둥근주머니의 털세포는 앞뒤와 위아래의 움직임에 민감하다. 결국 전정기관은 전정과 세반고리관의 합동으로 머리의 전후·상하·좌우·회전 등 모든 방향의 움직임을 감지한다. 또한 전정기관은 좌우 두 개이므로, 좌우 차이도 감안해서 머리 움직임의 방향과 정도를 종합적으로 판단한다. 그래서 한쪽 전정기관이 손상되면 좌우 균형이 깨지기 때문에 몸이 정지한 상태에서도 뇌는 몸이 회전하거나 움직인다고 느낀다. 전정기관은 약물의 영향도 받으므로 알코올을 많이 섭취하면 몸이 회전하고 있다는 신호를 만들어낸다.

전정기관의 수용체는 반고리관 세 개와 전정의 평형반 두 개 등 총 다섯 개이며, 여기에서 나오는 전정신경세포는 1만 8000개다. 전정신경은 뇌로 들어가서 일단 전정신경핵에 모인다. 전정신경핵은 뇌간의 연수와 교뇌 사이에 있다. 전정신경핵에서는 세 개의 신경다발이 나오는데, 하나는 위로 향하고 둘은 아래로 향한다. 위로 향하는 신경다발은 중뇌와 시상을 거쳐 대뇌피질에 연결된다. 이 경로를 통해서 '전정－눈 반사'가 이뤄진다. 이 반사 덕분에 우리는 사물을 보고 있을 때 머리가 흔들리더라도 안구를 자동으로 움직여 사물을 똑바로 볼 수 있다.

아래 척수로 향하는 두 개의 신경다발 중 하나는 척수의 운동신경과 연결되고, 다른 하나는 몸통과 목의 운동신경에 연결된다. 전자는 몸이 흔들리는 상황에서도 기립 자세를 유지하는 역할을 하고, 후자는 몸의 움직임에 상관없이 머리를 바로 유지하는 역할을 한다. 앉아서 꾸벅 졸면 목의 근육이 이완되어 갑자기 머리가 떨어지지만 그와 동시에 목의 근육이 수축하여 머리를 들면서 잠을 깬다. 전정신경에서 머리의 움직임을 감지하여 전정신경핵에서 바로 목근육에 수축하라는 명령을 전달하기 때문이다. 대뇌피질에 상황이 보고되어 우리가 인식하는 것은 그 이후다. 그래서 머리를 바짝 든 다음에야 내가 졸았다는 사실을 인지한다.

전정신경핵에서는 세 개의 큰 신경다발 외에 양쪽의 전정신경핵을 서로 연결하는 신경도 나오며, 소뇌와 연결된 신경도 있다. '전정－소뇌 경로'는 전정기관의 신호뿐 아니라 망막에서 오는 시각신호와 목관절에서 오는 고유감각신호를 받아 이를 통합한다.

대뇌에는 시각이나 청각을 담당하는 일차피질이 있다. 하지만 평형감각을 담당하는 일차피질은 따로 없고, 두정엽이나 측두엽 등에 평형감각을 담당하는 부분이 흩어져 있다. 대부분의 평형 기능은 대뇌피질에 정보가 전달되기 전에 반사적으로 작동되며 우리는 그 반사의 결과만을 인지한다. 그러나 우리가 복잡한 운동을 계획하고 실행하기 위해서는 평형감각이 다른 시각적인 공간감각이나 피부감각 등과 통합되어야 하는데, 이는 대뇌피질에서만 가능하다. 아마도 전정신경에서 올라오는 정보는 두정엽이나 측두엽에서 피부, 관절, 눈 등에서 올라오는 정보와 통합될 것이다.

048 고유감각

눈을 감고도 내 손의 위치를 알 수 있는 감각

고유감각을 의미하는 proprioception이라는 단어는 '자기의 one's own'를 의미하는 라틴어 proprius와 perception(지각)의 합성어다. 그리고 한자어 고유固有라는 말도 '본디부터 지니고 있다'라는 의미다. 즉, 고유감각은 자기 자신에 대한 감각이다. 이는 근육이 수축하거나 늘어날 때 만들어지는 감각정보로서, 자기 신체의 각 부분에 대한 위치 감각이라고 할 수 있다. 또한 근육 활동은 관절의 움직임으로 나타나므로 결국 관절운동에 의한 감각정보라고도 할 수 있다. 덕분에 우리는 눈을 감고서도 팔이나 다리의 위치를 알 수 있다. 이러한 감각은 우리 몸이 움직이는 동안에 주로 발생하지만, 가만히 서 있거나 앉아 있는 상태에서도 발생한다. 고유감각수용체는 눈이나 손 또는 목을 움직이는 근육처럼 미세한 움직임에 관여하는 근육에 많고, 정교하지 않은 운동을 하는 큰 근육에는 적으며, 귀의 근육처럼 거의 기능하지 않는 근육에는 없다.

고유감각수용체에서 생산된 정보는 피부감각을 담당하는 말초신경과 함께 척수로 간 다음 뇌간을 거쳐 시상과 대뇌피질의 두정엽으로 전달된다. 이 과정에서 전정신경과 정보 교환이 이뤄지며 몸의 평형 유지에 역할을 한다.

고유감각이 정상적으로 작동하는지 쉽게 알아보는 방법이 있다. 두 발을 모은 상태에서 똑바로 선 다음 그 자세를 유지하는지 보면 된다. 롬버그Romberg 테스트라고 부르는 검사로, 눈을 뜬 상태에서는 어느 정도 균형을 유지하지만 눈을 감을 때 넘어지면 고유감각에 이상이 생겼다는 신호다. 이런 경우라도 눈을 뜨면 자기 몸의 위치를 알 수 있으므로 넘어지진 않는다. 하지만 눈을 감으면 오로지 고유감각에 의존해서 자신의 팔다리 위치를 알 수 있기에 넘어진다. 만약 눈을 뜨고도 넘어진다면 소뇌장애 때문이다.

고유감각장애는 교통사고 후에 흔히 나타난다. 운전 중 뒤에서 갑자기 충돌하면 고개가 뒤로 젖혀졌다가 다시 앞으로 꺾이는데, 이때 머리나 목이 쉽게 다친다. 대개 목이 뻣뻣하고 아프며, 목을 특정 자세로 만들었을 때—예를 들어 세수를 하려고 고개를 숙일 때—순간적으로 어지럼을 느낀다. 또는 고개를 좌우로 돌릴 때 어지럼이 심해진다. 이는 목이 앞뒤로 심하게 움직이면서 목뼈 관절이나 인대가 손상되었기 때문에 여기서 올라오는 고유감각정보가 부정확해서 나타나는 증상이다. 교통사고가 아니더라도 윗목에 있는 신경이 자극을 받거나 그 주위의 근육이 과도하게 수축할 때 이런 문제가 발생할 수 있다. 또한 당뇨병을 오랫동안 앓거나 고령으로 다리나 발가락의 감각이 무뎌지면 고유감각이 떨어진다. 이런 경우 지팡이를 사용하면 지팡이를 통해서 손에 전달되는 느낌으로 몸의 위치를 감지할 수 있으므로 몸의 균형을 유지하는 데 도움이 된다.

평형 유지
전정신경과 고유감각과 시각의 조화

전정신경핵이 있는 뇌간에서는 평형 유지에 관여하는 전정신경, 고유감각, 시각신경 등에서 나오는 정보가 통합된다. 뿐만 아니라 소뇌와 대뇌피질에서 나오는 정보도 통합되는데, 소뇌는 습관적인 운동에 대한 정보를 제공하고 대뇌피질은 과거 기억을 제공한다. 자전거를 탈 때 넘어지지 않으려고 몸이 기우는 방향으로 반사적으로 손잡이를 트는 것은 소뇌의 작용이고, 눈길을 걸을 때 길이 미끄럽기 때문에 조심해야 한다고 생각하는 것은 대뇌피질의 기능이다.

눈을 감게 한 다음 아킬레스건을 자극하면 반사적으로 종아리근육이 수축한다. 그러면 몸이 뒤로 움직이고, 이차적으로는 자세를 유지하기 위해 몸이 앞쪽으로 쏠린다. 그러나 눈을 뜬 상태에서 아킬레스건을 자극하면 이러한 자세 변동을 보이지 않는다. 시각적인 정보를 통해 자세 유지를 위해서 어떻게 해야 할지 이미 아는 상황에서는 아킬레스건을 자극하는 정보가 무시되기 때문이다. 이처럼 몸의 평형 유지에 관여하는 세 감각의 중요성은 상황에 따라 달라진다. 일반적으로 시각정보는 신체의 느린 속도 변화에 민감하고, 전정정보는 빠른 가속도에 민감하다.

세 감각계의 정보가 서로 다르면 충돌이 발생하는데, 이때 어지럼을 느낀다. 예를 들어 승용차 안에 있을 때 옆의 버스가 앞으로 움직이면 내가 뒤로 움직이는 것처럼 느껴지면서 어지럼을 느낀다. 시각정보가 잘못되어 내가 움직이는 것처럼 뇌에서 판단했는데, 전정신경이나 고유감각은 자기 몸이 정지하고 있다는 정보를 올려 보내기 때문에 순간적으로 어지럼을 느끼는 것이다. 그러나 곧바로 자신이 움직이지 않는다는 사실을 확인하면 잘못된 시각정보가 억제되어 어지럼이 없어진다.

안경을 바꿀 때 어지럼을 느끼는 이유도 시각과 평형감각의 부조화 때문이다. 근시인 사람은 오목렌즈 안경을 쓰는데, 빛이 렌즈를 통과하면서 굴절되기에 물체가 작아 보인다. 그래서 안경을 쓰지 않았을 때에 비해 옆에 있는 물체를 보기 위해서 눈을 조금만 움직여도 된다. 노안에 사용하는 볼록렌즈는 반대 효과를 나타낸다. 이 경우에는 물체가 확대되어 보이므로 눈을 더 많이 움직여야 한다. 이처럼 인체의 자동적인 반사 체계는 새로 바뀐 환경에 적응하기 위한 시간이 필요하므로, 그동안에는 머리를 움직이면 사물이 흔들려 보인다. 그래서 안경을 처음 쓰거나 바꾸면 며칠 동안은 어지럽다.

고무망치로 무릎을 치면 다리가 들썩인다. 이를 무릎반사라고 하는데, 이러한 반사 작용은 운동을 많이 한다고 강화되지는 않는다. 이처럼 일반적인 반사 체계는 연습으로 강화되는 것이 아니다. 그러나 몸의 평형을 담당하는 전정기관은 독특하게도 연습에 의해 기능이 강화된다. 그래서 처음 제자리에서 몸을 돌리면 어지럽지만, 계속 반복하다 보면 어지럼이 조금 덜하다. 무용수들은 제자리에서 마구 돌다가 다음 동작을 자연스럽게 이어가는데, 이는 반복적인 연습을 통해 반사 시스템을 단련한 결과다. 자세 변화에 대한 반응이 일어나기 전에 미리 교정하는 것이다. 그러나 이 효과는 일시적이기에 전문 무용수들도 한두 달 연습을 쉬고 나면 제자리에서 돌 때 어지럼을 느낀다.

전정신경에 의한 평형감각은 이처럼 훈련으로 강화된다. 그래서 전정신경이 손상되어 처음에는 심하게 어지럽다고 해도 며칠 지나면 대부분 회복된다. 어지럼을 많이 겪을수록 빨리 익숙해지기 때문에 많이 움직일수록 증상이 빨리 좋아지며, 어지럽다고 몸을 움직이지 않으면 그만큼 증상이 오래간다. 그런데 양쪽 전정 기능을 모두 잃으면 강화시킬 수 있는 전정기관이 없으므로 증상이 좋아지지 않는다.

050 어지럼증
평형감각의 이상

어지럼증이란 머릿속이 움직이는 느낌을 수반하는 불안정한 감각을 말한다. 이에 해당하는 영어는 dizziness다. 어지럼 중에서 빙빙 도는 느낌을 vertigo로, 빙빙 도는 느낌이 아닌 어지럼을 dizziness로 구분하기도 한다. 이때 vertigo는 우리말 현훈 또는 현기증에 해당한다. 그러나 일반적으로 어지럼은 dizziness와 같은 말이고, 빙빙 도는 느낌의 어지럼증은 현기증(현훈, vertigo)이라고 한다. 정리하면 어지럼dizziness에는 회전성어지럼vertigo과 비회전성어지럼이 있다.

현기증은 자기 몸이나 주변이 움직이는 느낌이다. 주변이 빙빙 도는 느낌일 수도 있고, 자신의 몸이 아래로 떨어지거나 옆으로 쏠리는 느낌일 수도 있다. 현기증은 대개 메스꺼움과 구토를 동반하고, 머리를 움직일 때 증상이 악화된다. 이는 대부분 전정신경계의 이상 때문인데, 말초성과 중추성으로 나눈다. 말초성은 내이와 전정신경에 이상이 생긴 경우이고, 중추성은 뇌가 원인이다. 증상은 일반적으로 말초성이 더 심하다. 말초성현기증의 원인으로는 양성돌발성체위변환성어지럼, 전 정신경염, 메니에르병 등이 있다.

양성돌발성체위변환성어지럼에서 '양성良性'이란 나쁘지 않다는 의 미이고, '돌발성'이란 갑자기 발생한다는 의미이며, '체위변환성'이란 체 위를 바꿀 때 발생한다는 의미다. 타원주머니의 평형반에 있는 모래알 과 같은 입자들이 떨어져 나와 반고리관 안에 들어갔을 때 발병하므로, '귀 안의 돌'이라는 의미에서 이석증耳石症이라고도 한다. 이 병에 걸리 면 몸을 움직일 때 반고리관 안의 모래알들이 움직이기 때문에 어지럼 을 느끼는데, 롤러코스터를 타거나 머리를 아주 세게 빙빙 돌렸을 때 나타나는 어지럼과 비슷하다.

전정신경염은 환자의 절반가량이 발병 2~3주 전에 감기를 앓은 적 이 있고 대개 바이러스가 유행하는 계절에 많이 나타나므로 바이러스 에 의한 염증이 원인이라고 추정한다. 그래서 병명에 염증을 의미하는 염炎이 붙었다.

메니에르병은 내이의 림프액이 많아져 압력이 증가해서 발생한다. 19세기에 프랑스 의사 메니에르P. Ménière가 처음 보고해서 그의 이름을 따서 병명을 붙였다. 역사적으로 메니에르병을 앓은 유명한 사람은 화 가 고흐V. Gogh다. 그는 정신병원에 입원하기도 하고 결국 자살로 생을 마감했기에 조현병(정신분열증)이나 뇌전증(간질) 등을 앓았다고 추정한 다. 하지만 그가 1888년 자신의 귀를 잘라버린 것은 메니에르병 때문 이었다. 당시에는 귀에서 소리가 나고 먹먹해지면 바늘과 같은 뾰족한 물체로 귀를 뚫기도 했다.

중추성현기증은 소뇌와 뇌간에 혈액을 공급하는 척추동맥이나 뇌저동맥에 이상이 생긴 중풍의 경우 발생하는데 팔다리 마비와 감각 이상을 동반한다.

확실하게 빙빙 도는 느낌이 아니어도 아찔한 느낌, 쓰러질 것 같은 느낌, 머리가 띵한 느낌, 눈앞이 캄캄해지는 느낌, 몸이 떠다니는 느낌, 차멀미를 하는 느낌, 구역질하는 느낌 등 다양한 증상을 그냥 어지럽다고 하는 경우가 많다. 이런 증상을 모두 비회전성어지럼이라고 한다. 빙글빙글 도는 증상보다는 눈앞이 캄캄해지면서 아찔하고 붕 떠 있는 느낌이다. 심하면 실신까지 하고 손발이 저리거나 집중력이 떨어지며 흔히 두통을 동반한다. 비회전성어지럼은 평형감각의 이상 때문보다는 정신적인 원인이나 심혈관질환 때문에 나타나는 경우가 많다.

앉아 있을 때는 문제가 없고 주변이 움직이는 느낌도 없지만 일어서서 걸을 때 몸의 균형을 잡기 어려워 넘어질 것같이 불안정한 경우를 균형장애라고 한다. 이때도 사람들은 어지럼을 느낀다. 이러한 균형장애는 일정 기간 동안만 발생하는 현기증과는 달리, 눕거나 앉아 있을 때는 증상이 없다가 일어나거나 걸어 다닐 때는 항상 나타난다. 노인에게 흔한 증상이고, 시력장애나 신경계 이상, 근육·뼈대 이상 등 그 원인이 다양하다.

몸이 흔들리거나 또는 몸은 가만히 있어도 시야가 움직일 때 어지럼, 메스꺼움, 구토, 두통 등이 나타나는 증상을 멀미라고 한다. 어지럼의 일종으로, 차를 탔을 때와 같이 몸이 수동적으로 움직일 때 흔히 나타난다. 이는 평소에 경험해보지 못했던 신체의 가속을 느끼기 때문이고, 전정감각과 시각자극의 불일치 때문이다. 종류로는 차멀미, 뱃

멀미, 비행기멀미 등이 있다. 반대로 오랫동안 배를 타고 다니다가 육지에 내렸을 때는 계속 배에 타고 있는 것처럼 흔들리는 느낌을 경험하기도 한다. 시각장애인은 시력이 정상인 사람과 동일한 멀미 반응을 보이는데, 이는 멀미가 시각보다는 전정신경계와 관련 있다는 것을 의미한다.

평형기관을 통해 새로운 감각정보가 대뇌로 전달되면 과거의 정보와 비교된다. 이때 지금 입력되는 평형감각정보가 과거 경험으로 예상되는 것과 다르면 여러 정보가 상충하면서 멀미가 나타나는데, 새로운 정보들이 지속적으로 대뇌에 축적될수록 결국에는 새로운 상황에 적응하여 어지럼이 없어진다. 그래서 차나 배를 계속 타다 보면 멀미가 사라진다.

전정신경을 포함한 평형감각기관은 두 발로 자유로이 걸어 다니면서 발달하기 때문에 2세 이하의 유아는 공간을 지각할 때 주로 시각에 의지한다. 따라서 시각과 전정신경의 충돌이 별로 없어서 멀미를 거의 하지 않는다. 그러나 점차 멀미에 민감해져서 3~12세 사이에는 멀미가 많아진다. 그러다가 나이가 들수록 증상이 줄어들어 50세 이후에는 거의 없다.

051 후각

기체 화학물질에 대한 감각

코 안쪽 상단에 있는 후각신경의 말단은 피부의 일종으로 후각상피라고 부른다. 후각상피의 크기는 각 콧구멍에서 2cm² 정도로 엄지손톱만 하다. 콧구멍에 들어간 공기는 미로처럼 생긴 비강을 통과하는데, 후각신경과 접촉하는 양은 전체 공기의 5~10%이며 냄새를 맡기 위해 공기를 들이마실 때는 최고 20%까지 증가한다.

냄새를 유발하는 물질이 후각수용체에 닿으면 전기신호가 만들어진다. 냄새가 수용체에서 어떻게 전기신호로 바뀌는지는 미국 신경생리학자 벅L. Buck과 액설R. Axel이 후각수용체의 차이에 관여하는 유전자들을 확인하면서 밝혀졌다. 이들은 이 공로로 2004년 노벨생리의학상을 수상했다. 이들의 연구에 따르면 사람은 300~400개의 후각유전자가 기능한다. 하나의 수용체가 하나의 냄새를 담당하는 것은 아니고, 하나의 물질에 수용체 몇 개가 동시에 반응하여 활성화된 수용체의 조합에 따라 뇌가 느끼는 냄새가 결정된다. 예를 들어 장미 향이 수용체 A·C·E 등을 자극한다면, 아카시아 향은 B·C·D 등을 자극한다. 이러한 방식으로 수용체 300~400가지가 조합될 수 있는 가짓수는 거의 무한정하기 때문에 사람은 만 가지 이상의 냄새를 구분할 수 있다.

후각수용체에서 생성된 전기신호는 후각신경을 통해 뇌로 올라가는데, 다른 감각과는 다른 독특한 점이 있다. 다른 감각들은 모두 시상이라는 중간 과정을 거친 후 대뇌의 전문 영역으로 전달되어 감각이 지각되는 반면, 후각은 이러한 중간 단계 없이 바로 일차후각피질인 조롱박엽으로 전달된다. 조롱박엽을 의미하는 영어 piriform은 이 부분의 생김새가 서양배pear를 닮아 배의 라틴어인 pirum에서 유래했다. 그런데 우리나라 과일 배는 서양배와 달리 둥그런 모양이므로, 서양배와 모양이 비슷한 조롱박에서 이름을 따 우리말로는 조롱박엽이라고 한다. 조롱박엽에서 일차적으로 처리된 후각정보는 편도체를 포함한 대뇌로 전달된다.

프랑스 작가 마르셀 프루스트M. Proust가 쓴 《잃어버린 시간을 찾아서》에서 주인공은 홍차에 적신 마들렌의 냄새를 맡으면서 어린 시절을 회상한다. 여기서 '프루스트 현상'이라는 말이 만들어졌는데, 냄새를 통해 과거를 기억해내는 현상을 뜻한다. 이렇듯 특정한 냄새는 시각이나 청각 같은 다른 감각보다 더 빠르고 확실하게 과거의 기억을 떠올리게 한다. 하지만 그 냄새와 관련된 기억을 떠올리는 자극만 줄 뿐이고, 후각과 관련된 다른 기억들이 함께 연결되어야 기억이 재생된다. 그래서 후각에만 의지하는 정보는 정확하지 않을 수 있다. 와인 전문가는 다양한 종류의 와인에서 풍기는 향을 구분할 수 있지만, 이들에게 잘못된 시각적인 단서를 주면 향을 구별하는 능력이 현저히 떨어진다. 동일한 와인을 잔 두 개에 각각 따른 다음 한 잔에만 향이 전혀 없는 색소인 안토시아닌anthocyanin을 첨가하여 색깔을 달리하면 전문가들 대부분은 두 개의 와인이 전혀 다른 향과 맛이 난다고 감별한다.

악취든지 향수든지 그 냄새를 오래 맡으면 냄새가 약하게 느껴지며, 드물게는 냄새를 완전히 못 맡기도 한다. 이런 현상을 순응 또는 적응 adaptation이라고 한다. 순응 현상은 감각의 일반적인 특징이지만, 후각은 다른 감각에 비해 순응이 잘 나타난다. 그래서 하루 종일 맡는 자신의 체취나 입 냄새는 거의 느끼지 못한다. 순응과 비슷한 현상으로 습관habituation이 있다. 습관은 주로 중추신경에서 일어나는데, 코의 후각세포는 냄새에 반응함에도 불구하고 그 냄새가 의식적으로 지각되지 않는 현상이다. 예를 들어 처음 찾아간 식당에서 나는 특정한 냄새는 강하게 느끼지만 자주 방문하면 그 냄새를 느끼지 못한다.

052 냄새

사회적·문화적으로 결정되는 향기와 악취

냄새는 영어로 smell, scent라고 한다. 그리고 쾌감을 주는 냄새는 향기(odor, aroma)라고 하며, 불쾌한 냄새는 악취malodor라고 한다. 향미flavor라는 말은 음식의 냄새와 맛이 복합된 느낌에 대한 표현이다.

사람이 맡을 수 있는 냄새는 최소한 만 가지 이상인데, 10만 가지라는 주장도 있다. 그런데 후각은 그 자체를 표현하는 말이 없다. 색은 빨강·노랑·파랑 등으로 이야기할 수 있고, 소리는 주파수나 데시벨로 그 특징을 객관화할 수 있으며, 미각도 쓴맛이나 단맛 등으로 일반화된 표현이 있지만 후각은 그것이 유래하는 사물에서 나는 냄새로 설명할 수밖에 없다. 아카시아에서 나는 냄새는 아카시아 향이라는 표현 말고 다른 일반화된 단어로 표현할 수 없다. '퀴퀴하다'같이 냄새 자체를 표현하는 단어를 사용하긴 하지만 일부에 불과하고 주관성이 강해서 대다수가 동의할 수 있는 냄새 분류법은 아직 없다. 우리가 어떤 새로운 냄새를 맡을 때 그것의 정체를 파악하기 어려운 이유도 후각에 대한 일반화된 언어가 없기 때문이다. 예를 들어 커피 냄새와 석유 냄새가 서로 다르다는 것은 쉽게 알아차리지만, 미지의 물체에서 나는 냄새를 맡고 그 물체를 구체적으로 지적하지는 못한다. 커피나 바나나를 보지 않은 상태에서 단지 냄새만으로 그것이 커피나 바나나라고 인식할 확률은 50% 정도에 불과하다.

산소O_2나 질소N_2 같은 아주 작은 분자는 냄새가 없고, 냄새를 유발하는 가장 작은 것은 분자량이 17인 암모니아NH_3다. 일반적으로 분자량이 커질수록 냄새는 약해진다. 또한 질소N나 황S을 함유한 화합물은 저분자일 때 악취를 풍기고 고분자가 되면 향기를 풍긴다. 이러한 사실이 밝혀지자 냄새를 화학물질의 구조와 연관 지어 분류하려는 시도들이 있었지만 별로 성공적이진 못했다. 냄새를 풍기는 물질의 물리적·화학적 특성과 그 냄새에 대한 지각 사이의 관계는 간단하지 않기 때문이다. 분자구조는 비슷한데 냄새는 전혀 다를 수 있고, 냄새는 비슷하지만 분자구조가 다른 경우도 많다. 같은 분자라고 하더라도 농도에 따라서 냄새가 달라진다. 예를 들어 석탄에서 나온 백색의 투명한 화합물인 인돌indole은 소량이면 꽃향기가 나지만 고농축 상태에서는 썩은 냄새가 난다.

향기를 내는 물질을 향료香料라고 하며, 영어로는 perfume이라고 한다. 요즘에는 향료가 대부분 병에 담긴 액체 형태이므로 흔히 향수香水라고 부른다. 구약성서나 이집트 벽화와 유물 등에서 향료를 만들어 사용한 이야기가 많이 나오는 것으로 보아 향료의 역사는 아주 오래되었는데, 고대 성서시대에 사용하던 향은 물질을 태우는 과정에서 나왔다. perfume의 어원은 라틴어 perfumum이다. 이는 '~을 통해through'라는 의미의 'per-'와 연기smoke라는 의미의 fumum의 합성어로, 무엇을 태우는 과정에서 나오는 연기를 의미한다.

뭔가를 태워서 향기를 만들어내는 방식은 중세시대까지 이어졌다. 14세기에 흑사병이 유럽을 강타한 당시 사람들은 마당이나 길거리에서 소나무나 로즈메리를 태워 질병의 확산을 막으려고 했다. 향수가 오늘날처럼 병에 담겨 유통되기 시작한 때는 19세기 중반 산업혁명 이후 천연향료를 추출하는 기술이 발전하고 합성향료가 만들어진 다음이다. 현재 향수의 원료가 되는 향료는 천연향료와 합성향료로 나눌 수 있는데, 우리가 사용하는 향수의 대부분은 이 두 가지 향료를 적당히 섞어 만든다.

모든 사람이 향수를 좋아하지는 않으며, 같은 향이라도 어떤 사람은 매우 유쾌하다고 지각하지만 어떤 사람은 불쾌감을 느낄 수 있다. 향수 냄새를 맡고 두통이나 구역질, 재채기 등을 경험하는 사람들도 많다. 하지만 재스민 향은 대부분의 사람들이 좋아하기 때문에 인기 있는 향수에는 재스민 향이 섞여 있다고 생각해도 좋다. 재미있는 사실은 재스민 향에 분뇨 냄새를 유발하는 인돌이 2~20% 섞여 있다는 것이다.

일반적으로 고약한 냄새는 주로 인체 부산물에서 난다. 불에 탄 머리카락, 토사물, 대변 등이 악취를 풍기는 대표적인 물질이다. 또한 음식에서 악취를 내는 성분 중 하나는 부티르산butyric acid인데, 향이 강한 치즈에도 들어 있다. 사람들에게 부티르산의 냄새를 맡게 했을 때 냄새에 대해서 아무런 정보를 받지 않은 사람들은 토사물 냄새라고 말했지만 음식을 생각하라는 암시를 받은 사람들은 치즈 냄새라고 말했다. 좋아하는 사람들에게야 숙성된 홍어에서 구미를 당기는 향이 느껴지지만, 그렇지 않은 사람들에게는 역겨운 느낌을 주는 것과 같다.

사실 악취에 대한 절대적인 기준은 없다. 예를 들어 유아는 배설물 냄새를 좋아한다. 아이들이 같은 문화권 내 어른과 비슷한 냄새 선호를 나타내는 시기는 대략 8세부터다. 이는 향기와 악취는 문화적·사회적으로 결정되는 상대적인 선호라는 것을 의미한다. 농업과 목축업으로 생활하는 에티오피아의 다사나치Daasanach 부족에게 악취는 단지 건기라는 시간을 알려주는 기능을 한다. 건기에는 들판의 식물들이 시들어 죽고 과일은 썩어서 그 냄새가 하늘로 솟아올라 구름에 흡수되어 흩어진다. 반대로 우기에는 구름에서 비가 내려 들판에 새로운 풀이 자라게 하고 꽃을 피우며 달콤하고 신선한 향기를 가져다준다. 이들에게 건기의 부패 냄새와 우기의 창조 냄새는 시간의 리듬이어서, 두 가지 모두를 좋아한다. 이들이 싫어하는 냄새는 물고기 냄새인데, 물고기는 계절 변화가 없어 보이는 물속에서 살아가므로 자연의 순환에서 벗어난다고 여기기 때문이다.

053 미각

고체·액체 화학물질에 대한 감각

후각과 미각은 화학물질에 대한 감각인데, 후각은 기체로 된 화학물질을 감지하고 미각은 고체나 액체 형태의 화학물질을 감지한다. 미각味覺을 의미하는 우리말은 '맛'이다. 1447년에 간행된 《석보상절釋譜詳節》에서는 '맛'이 음식을 뜻하지만, 점차 미각의 의미로 바뀌었다고 한다. 미각을 의미하는 영어는 taste와 gustation이다. 이는 '평가하다'라는 의미와 '즐기다'라는 의미의 라틴어 taxare와 gustare에서 유래했다.

혀를 내밀어 자세히 보면 표면이 우둘투둘한데, 이렇게 솟은 다양한 모양의 돌기를 유두papilla라고 한다. 그런데 이 유두의 종류가 부위마다 달라 혀의 색이 다르게 보인다. 그래서 혀 가운데는 약간 흰색이고 가장자리는 붉은빛을 띤다. 유두를 현미경으로 관찰하면 하나의 유두에 수백 개의 미뢰味蕾가 있다. 미뢰는 영어로 taste bud라고 하는데, '맛을 느끼는 봉오리'라는 뜻이다. 미각세포들은 bud라는 말처럼 꽃봉오리같이 겹쳐 있다. 사람마다 다르긴 하지만 사람의 혀에는 5000개 정도의 미뢰가 있고, 각각의 미뢰에는 50~100개의 미각세포가 존재한다.

미뢰는 주로 혀에 있지만 입천장, 후두, 인두 등에도 분포한다. 그래서 혀가 없어도 맛을 느낄 수 있다. 옛날에는 혀를 자르는 형벌이 있었고, 오늘날에도 혀에 생긴 암을 제거하기 위해 혀를 잘라내는 수술을 한다. 그런데 이런 일을 겪은 후에도 비록 음식을 삼키는 것은 어렵지만 맛에 대한 감각은 살아 있다.

음식을 구성하는 화학물질이 미각세포를 자극하면 세포에서는 전기신호가 만들어지는데, 수소이온이 자극하면 신맛을 느끼고, 나트륨이온이면 짠맛을 느낀다. 반면 단맛, 쓴맛, 감칠맛 등은 그 맛을 가진 화학물질이 수용체와 결합한 후 조금 복잡한 과정을 거쳐 맛으로 지각된다. 예전 생물 교과서에는 혀의 맛지도가 꼭 나왔는데, 이를 보면서 혀의 특정 부분은 특정 맛을 느낀다고 배웠다. 이는 1901년 독일의 헤니히D. Hanig가 제창한 이론이다. 혀끝은 단맛을 느끼고, 혀 양옆은 신맛을 느끼며, 혀 뒷부분은 쓴맛을 느끼고, 짠맛은 혀 전체에서 느낀다는 것이었는데, 최근에 이 맛지도는 근거 없는 주장으로 밝혀졌다. 민감도는 조금씩 다르지만, 미뢰가 없는 혀의 중간 부분을 제외하면 혀의 모든 부분에서 모든 맛을 감지할 수 있다. 단 혀의 중앙은 미각세포가 없어 맛을 느끼지 못한다.

미뢰에서 형성된 전기신호는 7번과 9번 뇌신경을 따라 연수의 고립로핵과 시상을 거쳐 일차미각피질인 뇌섬엽과 이마덮개frontal operculum로 전달되며, 일부는 안와전두피질orbitofrontal cortex로도 전달되어 후각신호와 만난다. 음식이 혀에 닿는 순간부터 미각을 느끼기까지의 시간은 맛에 따라 차이가 있는데, 짠맛이 가장 짧고 다음이 단맛→신맛→쓴맛 순이다. 이 반응 시간은 자극 부위의 넓이에 따라서도 달라지는데, 혀의 넓은 면적에 동시에 자극되면 짧아진다. 그렇지만 어떤 경우에도 반응 시간이 1~2초로 매우 짧기 때문에 현실적으로 그 차이를 느끼기는 어려울 뿐 아니라 보통은 혀에 음식이 닿는 순간 그 음식 맛을 느낀다고 생각한다. 그리고 미각자극이 없어진 다음에도 잠시 동안은 미각이 지속되므로 음식을 다 삼킨 후에도 그 맛이 계속 느껴진다. 이를 잔상이라고 하는데, 맛에 따라 잔상 지속 시간이 조금씩 다르며 쓴맛이 비교적 길다. 사실 잔상은 시각이나 청각에서도 나타난다. 각 감각의 잔상 지속 시간을 비교하면 미각은 시각과 거의 동일하고 청각이나 촉각보다는 짧다.

미각도 다른 감각과 마찬가지로 순응 현상이 나타나서, 같은 맛이 미뢰를 계속 자극하면 그 맛에 대한 감각이 둔해진다. 미각의 순응 시간은 1~5분으로, 처음 맛을 느끼고 이 정도 시간이 지나면 똑같은 맛에 대해서는 미각을 못 느낀다. 순수한 화학물질로 미각을 시험하면 순응 현상을 확인할 수 있다. 예를 들어 순수한 소금물만 마신다면 처음에 느꼈던 짠맛을 나중에는 못 느끼게 된다. 하지만 실제로는 한 가지 음식물을 계속 씹는다고 해서 그 맛을 못 느끼는 것은 아니다. 음식물을 씹는 동안 음식에서 다양한 화학물질이 계속 새로 나오기 때문이다.

한 종류의 맛에 순응이 일어나면 다른 종류의 맛에는 오히려 더 예민해진다. 설탕으로 단맛에 순응된 미각은 소금에는 더욱 예민하게 반응한다. 이러한 예민도의 증가는 동시적인 자극에서도 성립한다. 혀의 한쪽은 소금으로 자극하고, 다른 한쪽은 설탕으로 자극하면 더욱 달게 느낀다. 상이한 자극이 서로를 약화시키는 조합도 있다. 설탕은 신맛이나 쓴맛을 억제하며, 소금은 쓴맛을 약화시킨다. 그래서 도저히 들이켤 수 없는 식초라도 설탕을 많이 넣으면 마실 수 있고, 커피의 쓴맛을 약하게 하려면 커피 내리는 필터에 소금을 약간 넣으면 된다. 결국 소금은 단맛은 강화시키고 쓴맛은 약화시키는 이중적인 작용을 한다.

054 맛
지금까지 밝혀진 맛의 종류는 다섯 가지

아리스토텔레스Aristoteles가 《영혼론》에서 단맛, 신맛, 짠맛, 쓴맛을 네 가지 기본 맛이라고 한 이후 2000년 동안 이 이론에는 별다른 도전이 없었다. 그런데 20세기 초에 새로운 맛이 발견되었다. 우마미umami라는 맛으로, 일본 화학자 이케다 기쿠나에池田菊苗가 해조류 국물에 들어 있는 글루탐산(글루타메이트, $C_5H_9NO_4$)이 이 맛을 낸다는 사실을 밝혔다. 우마미란 일본 말로 '맛있다'라는 의미이고, 우리말로 하면 '감칠맛'이다.

흔히 맛있다고 말하는 요리에는 이 우마미 성분이 들어 있다. 치즈·토마토소스·육수·간장 같은 식품에도 많고, 사람들이 육류를 즐기는 이유도 결국 글루탐산의 감칠맛 때문이다. 조미료seasoning란 음식에 맛을 더하기 위해 추가하는 재료로 소금·식초·설탕 등인데, 우리나라에서 조미료라고 하면 글루탐산에 나트륨을 결합한 글루탐산나트륨(MSG, monosodium glutamate)을 의미하는 경우가 많다. 19세기에서 20세기 사이의 전환기에 송아지 고기 육수를 개발하여 '요리의 제왕'으로 불렸던 프랑스 요리사 오귀스트 에스코피에A. Escoffier도 글루탐산의 감칠맛을 잘 이용했던 것이다. 그는 프랑스 요리가 세계적으로 명성을 얻게 한 공로로 1920년 레지옹 도뇌르 훈장을 받았다.

혀의 미뢰에서 글루탐산을 감각하는 수용체도 발견되자 감칠맛은 확실한 제5의 맛으로 등록되었다. 혀의 미각신경이 작동하여 느껴지는 것만을 맛이라고 할 때, 지금까지 밝혀진 맛은 짠맛·단맛·신맛·쓴맛·감칠맛 다섯 가지다. 흔히 맛의 일종으로 생각하는 매운맛과 떫은맛은 미각세포의 작용이 아니라 통증신경이나 촉각신경의 작용이기 때문에 과학계에서는 맛으로 분류하지 않는다. 특히 매운맛은 통증과 동일한 피부감각이다. 매운 고추를 먹으면 처음에는 따갑다가 조금 지나면 입안이 얼얼해지는데, 이는 통증신경세포가 두 단계에 걸쳐 대뇌에 신호를 전달하기 때문이다. 첫째는 매운맛을 느끼자마자 위급 상황에 대한 경보로 0.1초 만에 대뇌로 신호를 보내고, 그 뒤로는 지연통각이라고 해서 얼얼해짐을 알린다. 고추를 먹고 나서 느끼는 통증은 주로 지연통각이다.

우리가 느끼는 매운맛은 상당히 넓은 범위의 감각을 포괄한다. 이를 크게 구분하면 매운맛이 오래 지속되는 '뜨거운 형태hot type'와 매운맛을 느끼지만 뒤에 남지 않는 '날카로운 형태sharp type' 두 가지다. 뜨거운 형태는 고추·생강·후추 등을 먹을 때 느끼는 맛인데, 열에 강하기에 뜨겁게 가열해도 매운맛이 살아 있다. 고추가 매운 이유는 캡사이신 성분 때문인데, 캡사이신은 초기에 통증을 일으키지만 장기간에 걸쳐 반복적으로 이 자극을 받으면 통증에 관련된 신경이 비활성화되어 막판에는 퇴행한다. 따라서 매운맛에 길든 사람은 입안의 통증신경이 무디어져 더욱 매운맛을 찾는다. 한편 날카로운 형태는 열에 약하여 가열하면 매운맛이 사라지는데, 고추냉이·겨자·마늘 같은 음식을 먹을 때 느껴진다.

떫은맛astringency은 맛이라기보다는 입안의 점막이 수축되는 느낌이다. 주로 폴리페놀polyphenol이 많이 함유된 음식을 먹을 때 느낀다. 폴리페놀은 혀의 점막 단백질과 강하게 결합하여 점막을 수축시킨다. 와인에서 떫은맛을 내는 대표적인 성분인 탄닌tannin은 분자량 500 이상의 식물성 폴리페놀을 통칭한다. 떫은맛이 쓴맛, 매운맛 등과 복합적으로 느껴지는 불쾌한 느낌을 아린맛acrid taste이라고 한다.

박하를 먹으면 입안이 시원해지는 느낌인데, 이는 박하 성분이 침에 녹을 때 열을 흡수하여 입안 점막의 온도가 낮아지기 때문이다. 최근에는 박하 성분인 멘톨menthol이 차가움을 느끼는 신경을 직접 자극한다는 사실이 밝혀지기도 했다. 자일리톨 같은 당알코올은 단맛과 함께 시원한 느낌을 유발한다. 이를 굳이 맛으로 표현하자면 찬 맛cooling taste이라고 할 수 있지만, 피부감각의 일종인 온도감각이다.

눈을 감고 코를 막은 다음 양파와 사과를 먹으면 이 둘을 구별할 수 없다. 물론 코를 막은 채 음식을 삼킬 수는 없으므로 실험은 입안에서 씹는 단계까지만 가능하다. 양파 대신 사과와 씹는 느낌이 비슷한 고구마를 사용해도 마찬가지다. 음식의 맛은 단지 미각만으로 느껴지는 것이 아니라 후각이 같이 작동해야 비로소 느껴지기 때문이다.

음식에 의해 후각과 미각이 자극될 때 경험하는 느낌을 향미flavor라고 한다. 향미를 느끼는 데는 먹기 전에 맡는 냄새뿐 아니라, 입에서 씹고 삼키는 중에 인두에서 올라오는 냄새도 중요하다. 따라서 향미는 음식을 먹는 사람의 침 상태, 호흡, 씹는 속도나 횟수 등 다양한 요인의 영향을 받는다. 뿐만 아니라 음식이 씹히는 촉감, 색, 온도 등에도 영향을 받는다. 예를 들어 바삭바삭함이나 쫄깃쫄깃함 같은 입안의 촉감이 음식 맛에 중요한 역할을 하는 것이다. 음식을 액체로 균질하게 만들면 먹을 때 감촉이 비슷하기 때문에 음식의 맛을 구별하기 어렵다.

시각도 향미에 중요하다. 화이트와인을 단지 색깔만 붉은색으로 바꾸면 마시는 사람은 레드와인으로 느낀다. 청각도 향미에 중요해서 바닷소리가 들리는 곳에서 굴을 먹으면 농가의 가축 소리를 들을 때보다 굴이 더 짜게 느껴진다. 음식의 온도도 맛에 중요한 역할을 한다. 혀끝의 온도를 높이기만 해도 혀는 약간 단맛을 느끼는데, 이는 온도가 35℃까지 올라갈수록 강해진다. 반면 5℃로 냉각시키면 신맛을 느낀다.

055

피부감각
생명 유지와 자손 생산에 필수적인 감각

1982년에는 다른 감각은 정상인데 피부감각만 상실한 환자가 학계에 보고되었다. 그는 36세로 농장 관리인이면서 다트dart 던지기 챔피언이었다. 그런데 서서히 다트 던지기 실력이 떨어지더니 나중에는 시합에 참가할 수도 없게 되었다. 그의 병은 3년 전부터 시작되었다. 1979년 독감과 유사한 병을 앓고 난 지 얼마 지나지 않아 다리와 발에 이상 감각을 느꼈다. 2주 뒤에는 저린 느낌이 손과 팔까지 진행되었고, 무릎까지 마비되어 걷기도 어려웠다. 그는 더 이상 섬세함이 요구되는 손작업을 할 수 없어, 옷의 단추를 채우거나 펜으로 글을 쓰는 일도 불가능해졌다. 또한 오줌이 나오는 것을 느낄 수 없었고, 비록 성기가 발기는 되었지만 사정은 불가능했다. 1980년 말에 그는 다리가 약해지는 느낌을 받았고, 한 번에 1~2km 이상을 걸을 수 없었다.

1981년 그에 대한 정밀 검사가 이뤄졌는데, 전반적인 건강 상태는 좋아 보였고 청력·시력·말하는 능력은 정상이었다. 눈에 띄는 이상 소견은 감각신경의 마비였다. 팔다리에서 진동·온도·통증 등에 대한 감각이 떨어졌으며, 촉감도 없었다. 운동신경은 정상이었기에 손발의 힘은 정상이었지만, 손이나 발을 움직이기 위해서는 눈을 뜨고 자기 손발의 위치를 지속적으로 추적해야만 했다. 그래서 손으로 하는 작업을 할 수 없었고 정상적으로 걷기도 어려웠다.

우리가 펜을 쥐고 글을 쓸 때는 펜을 잡는 힘이나 방향이 자동적으로 조절된다. 그런데 감각신경이 파괴되면 펜을 잡은 각 손가락에 적당한 힘을 배분할 수 없기 때문에 글씨를 쓸 수 없다. 걷기도 마찬가지다. 걸을 때 발바닥에 느껴지는 감각이나 관절의 위치 등이 자동적으로 조절되어야 하는데, 이러한 자동감각 기능이 마비되면 눈으로 길바닥과 자기 몸의 위치를 보면서 걸어야 한다. 밝을 때는 주춤주춤 걸을 수 있지만 어두우면 이마저도 아예 불가능하다.

피부감각을 완전히 상실하면 위험해질 수 있다. 촉감과 통증이 주는 경고 신호가 없어서 피부에 상처를 계속 입기 때문이다. 피부감각은 신체의 기능 보존뿐 아니라 유전자의 재생산에도 중요하다. 남녀 간의 관계는 시각에서 시작하여 손 잡기, 입술의 접촉, 두 생식기의 만남으로 이어진다. 입술과 손, 성기 등은 감각신경이 밀집되어 신체에서 가장 예민한 부위다. 이러한 촉감의 즐거움은 자손의 생산으로 이어진다.

피부에서 느끼는 감각을 흔히 촉감이라고 한다. 하지만 촉감은 피부에서 느끼는 감각 중 하나일 뿐이다. 피부감각은 기능을 기준으로 기계감각, 통증감각, 온도감각 등 세 종류로 나눈다. 기계감각mechanical sense이란 접촉·진동·압력 같은 물리적인 힘과 관련된 감각이며, 촉감은 기계감각의 일종이다. 피부에서 기계감각을 담당하는 수용체를 현미경으로 관찰하면 촉각원반Merkel disk, 촉각소체Meissner corpuscle, 망울소체Ruffini corpuscle, 층판소체Pacinian corpuscle 등 네 가지 모양으로 구분된다. 이들은 감각하는 종류가 약간씩 다르며 부위에 따라 분포하는 숫자도 다르다.

기계감각수용체 중 적응이 빠른 것은 피부 깊숙이 피하지방에 존재하는 층판소체로, 같은 자극이 지속적으로 주어질 때 수용체의 반응이 급속히 떨어진다. 이는 바꿔 말하면 자극 강도가 변할 때 더욱 민감하게 반응한다는 의미다. 따라서 층판소체는 진동감각을 감지할 수 있다. 인체에서 층판소체는 피하지방뿐 아니라 내장을 감싸는 지방층에도 존재한다. 그러므로 내장의 움직임에 따라 받는 압력을 감지하여, 위가 팽창해서 생기는 압력이 감지되면 배가 부르다고 느낀다.

촉각원반은 손가락, 입술, 외부 성기 등에서 피부 가장 바깥층에 조밀하게 분포하는 수용체다. 촉각원반만을 따로 자극하면 가벼운 압력을 느끼므로 촉각원반은 접촉하는 물체의 모양, 날카로움, 거친 감촉 등을 식별하는 데 중요한 역할을 한다. 촉각원반은 느리게 적응한다. 즉, 동일한 자극이 계속 주어져도 수용체는 같은 반응을 한다. 그래서 키스나 성교를 오래 한다고 해서 입술이나 성기의 감각이 무뎌지지는 않는다. 그러나 적응이 아무리 느리다고 해도 오랜 시간 지속되는 자극에는 적응을 한다. 그래서 우리가 하루 종일 입고 지내는 옷에서는 촉각자극을 느끼지 못한다.

피부에 따라 촉감의 예민도가 다른 것은 기계감각수용체의 밀도가 다르기 때문이다. 이는 바늘 두 개를 이용해 일정한 거리 간격으로 피부를 자극해서 두 점을 식별할 수 있는지 조사하면 알 수 있다. 이렇게 검사해서 가장 예민한 부위로 밝혀진 곳은 손가락 끝, 특히 엄지다. 이 부위에서는 바늘이 2mm만 떨어져도 별개로 인식한다. 그래서 한글이나 영어 점자點字에서 점의 크기나 점과의 간격은 2mm다. 시각장애인을 위한 문자인 점자는 브라유Braille 문자라고도 하는데, 이 문자에 숙련된 사람은 분당 100단어의 속도로 책을 읽을 수 있다. 이는 일반인의 평균적인 독서 속도인 분당 250~300단어보다는 느리지만 소리 내면서 읽는 속도와 엇비슷하다. 점자를 읽을 정도로 예민한 손가락과는 대

감각

조적으로 팔이나 다리의 피부는 이보다 20배인 40mm 간격으로 자극이 주어져야 별개로 인식한다.

물체의 모양과 감촉을 세밀하게 지각하는 촉각식별은 능동적 탐색을 필요로 한다. 사람의 경우 전형적인 능동적 탐색은 손으로 물체를 쥐고 만져보거나, 물체와 피부 사이에서 연속되는 접촉이 일어나도록 손가락으로 물체의 표면을 쓸어보면서 이뤄진다. 이처럼 감촉의 정확한 식별에는 피부와 물체 표면 사이의 상대적인 움직임이 절대적으로 중요하다. 그래서 촉각의 정확성은 수용체의 밀도뿐 아니라 그 사람의 집중도에 영향을 미치는 피로나 스트레스 정도에 따라서도 달라진다.

온도를 감각하는 수용체가 밝혀지기 시작한 시기는 1997년 이후로, 극히 최근이다. 현재 여섯 종류의 수용체가 알려졌는데 이들은 제각각 반응하는 온도가 달라서 뜨거움hot, 따뜻함warm, 시원함cool, 차가움cold 등에 반응한다. 가장 먼저 밝혀진 온도수용체는 42℃ 이상의 뜨거운 온도에 반응하는 수용체TRPV1다. 그런데 독특하게도 이 수용체는 고추에 들어 있는 캡사이신에도 반응하므로 캡사이신수용체라고도 부른다. 그래서 고추를 먹으면 후끈거리는 열감을 느낀다. 25℃ 이하의 온도를 감지하는 한 수용체TRPM8는 박하에 들어 있는 멘톨에도 반응한다. 그래서 박하를 먹으면 시원함을 느낀다. 이처럼 현재까지 밝혀진 온도수용체는 모두 화학물질에도 반응한다. 또한 극단적인 뜨거움이나 차가움은 통각수용체도 자극하기 때문에 이 경우 온도감각과 통증을 동시에 느낀다. 그러나 온도수용체가 어떻게 온도라는 물리적 자극을 감지하는지는 아직 정확하게 밝혀지지 않았다.

056

가려움
통증과 유사한 감각

가려움이란 긁거나 비비고 싶은 욕망을 일으키는 불쾌한 느낌이다. 모기가 물면 가려움을 느끼고, 오염된 물에 들어가도 가려움을 느낀다. 또한 주위 온도의 변화나 전기적 자극이 생길 때도 느낀다. 이처럼 일시적인 가려움은 외부 환경의 변화나 화학물질과의 접촉에 의해 유발되므로 이런 자극을 일으키는 상황을 피하라는 정보를 제공한다.

가려움은 통증과 유사한 감각이라고 알려져왔다. 가벼운 자극은 가려움을 일으키고, 강한 자극은 통증을 유발한다는 것이다. 이를 뒷받침하는 근거들도 있다. 그러나 다음과 같은 점에서 보면 가려움은 통증과는 다른 감각이다. ①가려움은 긁는 행위를 유발하고 통증은 회피를 유발한다. ②마약진통제인 모르핀은 통증을 완화시키지만 가려움은 심하게 한다. ③가려움은 대뇌피질에서 지각하지만 통증은 시상에서 지각한다. ④통증과 가려움은 동일한 피부에서 각기 따로 지각될 수 있다. 또한 최근에는 가려움에 독특한 반응을 보이는 신경이 발견되었다. 하지만 이 신경이 통증을 유발하는 자극에도 반응한다는 사실이 알려지면서, 가려움에 독특한 반응을 보이는 감각수용체가 통각수용체와 별개로 존재하는지는 확실하지 않다.

통증과 마찬가지로 가려움도 만성화되면 그 자체로 고통을 유발한다. 만성가려움은 대부분 외부 자극과 무관하게 일어나기 때문에 유발물질을 회피한다고 해결되진 않는다. 또한 대부분의 피부질환에서 가려운 곳을 긁기 시작하면 오히려 점점 더 가려워진다. 하루 중에는 저녁 잠자리에 들었을 때 가려움이 가장 심해지며, 긴장·불안·공포 등을 느끼면 악화된다.

신체 부위 중 가려움에 가장 민감한 부위는 눈꺼풀 주위, 콧구멍, 귓구멍, 항문, 성기 및 그 주변부 등이다. 가려움은 매우 주관적인 감각으로 사람에 따라 다양하게 나타나며, 같은 사람이라도 동일한 자극에 대한 반응이 때에 따라 다르다.

057 통증

위험을 알리는 빨간 등

아픔을 의미하는 의학 용어로는 '통증', '통', '동통' 등이 있다. 한국인이 아픔과 관련해서 사용하는 단어는 무려 174개라고 하는데, 통증痛症이 가장 일반적으로 쓰인다. '아플 통痛'은 과거에는 독립된 한자어로 많이 쓰였지만 요즘에는 '−통'처럼 접미사로 쓰이고, 동통疼痛은 통증과 같은 의미인데 요즘에는 많이 사용하지 않는다. 통증을 의미하는 영어로는 pain과 ache가 표준적으로 쓰인다. 이 중 ache는 headache의 예처럼 접미사로 우리말 '−통'과 비슷하다. 결석이나 담석에 의해 요로나 담도가 막혔을 때 느끼는 극심한 통증을 표현할 때는 colic(산통)이라는 단어를 사용한다.

영어 pain은 처벌punishment을 의미하는 라틴어 poena에서 유래했다. 고대 유럽인은 잘못을 저지른 자에게 오는 고통의 벌이 통증이라고 여겼던 것이다. 지금은 통증이 죄로 인한 신의 처벌이 아님을 알지만 막상 통증이라는 시련이 닥치면 현대인도 고대인처럼 본능적으로 자신의 죄를 용서해달라고 빈다.

인간은 뜨거운 불에 닿으면 반사적으로 피한다. 이처럼 통증은 외부의 위험 상황을 경고해준다. 통증도 감각의 일종인데 다른 감각들은 인체로 들어온 정보를 통해 외부 세계를 해석하는 것이 일차적인 기능이라면, 통증은 위험한 상황을 피해서 개체의 생존을 유지하게 한다. 통증은 대단히 예민한 감각이므로 몸에 이상이 생겼을 때 가장 먼저 나타나는 증상이다. 그래서 통증은 각종 질환을 암시하는 대표적인 증상이고, 병을 찾아내는 데 중요한 단서를 제공한다.

선천성무통증congenital insensibility to pain이라는 병이 있다. 2014년 미국에서 보고된 사례는 58세 여성으로, 통증을 전달하는 신경세포에서 유전적인 결함이 발견되었다. 이 여성은 어릴 때부터 상처를 입어도 통증을 느끼지 못했으며, 결혼 후 출산할 때도 통증을 전혀 느끼지 못했다. 음식을 씹을 때 혀가 치아에 상처를 받아도 통증을 느끼지 못해서 입안이 항상 염증에 걸려 있었다. 또한 신발 안에 날카로운 돌이 들어가도 통증을 못 느껴서 발에도 상처를 달고 살았다. 걷다가 발에 돌이 걸려도 그에 대한 감각이 없어서 자주 넘어져 피부에 상처가 나고 뼈도 자주 부러졌다. 그 결과 평생 수많은 골절로 여러 번의 수술을 받았다.

전염병에 걸려 통증을 느끼지 못하기도 한다. 과거에 문둥병으로 불리던 나병이 대표적인 예다. 나균에 감염되면 세균이 피부와 신경을 침범하기 때문에 통증을 느끼지 못한다. 그래서 귀·코·손가락·발가락 등이 지속적인 손상을 입어 몸에서 떨어져 나가며, 이 때문에 얼굴을 포함한 몸이 흉측하게 변한다. 시인 서정주는 〈문둥이〉라는 시에서 "해와 하늘빛이 문둥이는 서러워"라고 표현하기도 했다. 1959년 개봉한 고전영화 〈벤허〉에서 주인공의 어머니와 누이가 외딴 골짜기에 버려진 이유도 나병 때문이었다. 영화에서 나병은 예수님의 기적으로 치료되었지만, 지금은 항생제로 완치할 수 있다. 현재 우리나라에서는 매년 5~10명의 새로운 환자가 발생할 정도로 거의 사라졌지만, 인도나 필리핀 등지에서는 아직도 풍토병이기에 환자들이 많다.

무통증이나 나병 증세에서 알 수 있듯이 통증을 느끼지 못하는 사람은 정상적인 생활이 불가능하다. 즉, 통증은 인간 생존의 기본 조건이다. 이러한 기능을 하는 통증을 생리적통증이라고 하는데, 대부분의 급성통증이 이에 해당한다. 반면 해로운 외부 환경이 사라졌는데도 불구하고 통증이 지속된다면 이는 생존에 도움되는 것이 아니라 오히려 생존을 위협하는 질환이 된다. 이 경우를 병적통증이라고 한다. 대부분의 만성통증이 이에 해당한다. 2011년 대한통증학회에서 조사한 바에 따르면 국내 성인의 10% 정도가 만성통증을 앓는다. 만성적인 통증이란 3~6개월 이상 지속되는 통증을 말하는데, 이는 급성통증과는 달리 원인이 명확하지 않은 경우도 많고 심리적인 요인 등이 복합적으로 작용한다.

예리한 물체에 찔리면 처음에는 날카로운 통증을 느끼지만 조금 후에는 둔하고 타는 듯한 통증으로 바뀐다. 초반의 통증을 1차통증, 후반의 통증을 2차통증이라고 한다. 이는 통각(통증감각)이 두 종류의 신경섬유를 통해서 뇌로 전달되기 때문에 나타나는 현상이다. 1차통증은 빠른 신경전달경로로, 2차통증은 느린 신경전달경로로 뇌에 전달된다.

통각은 즉각적으로 반응해야 하기 때문에 뇌에 전달되는 속도가 빠를 것 같지만, 실제로는 촉각보다 더 느리다. 그러나 이는 우리가 의식할 수 있는 정도의 차이는 아니다. 통각이 척수에서 뇌간을 통해 뇌로 전달되는 경로는 크게 두 가지다. 하나는 뇌간에서 시상을 거쳐 두정엽으로 가는 경로다. 그리고 다른 하나는 뇌간에서 곧바로 시상하부와 편도로 이어지고, 시상을 통해 대뇌섬과 띠이랑까지 이어지는 경로다. 전자는 유해한 자극의 위치·강도·질을 전달하는 감각 구별 요소이며, 후자는 감정 변화와 자율신경을 자극하는 경로다. 전자는 객관적인 정보를, 후자는 주관적인 정보를 만들어낸다고 할 수 있다. 객관적 정보를 전달하는 첫 번째 신경계에서는 통증이 어디에서 발생했는지, 얼마나 센 자극인지, 어떤 종류인지를 지각한다. 그리고 두 번째 신경계는 통증으로 인한 불쾌함과 같은 감정적 경험을 처리한다.

통증에 영향을 미치는 또 다른 구성 요소는 인지 과정이다. 전쟁 중에 군인들은 큰 부상을 당해도 통증을 잘 느끼지 못한다. 그러나 일단 안전한 병원으로 후송되어 정신을 차리고 자신의 상처를 보는 순간 소리치며 괴로워한다. 인지 과정이 통증에 영향을 미치기 때문이다. 이는 위약(僞藥, placebo) 효과에서도 나타난다. 위약이란 가짜 약을 말하고, placebo는 '나는 즐거울 것이다'라는 뜻이다. 수술 후 통증을 호소하는 환자에게 진통제라고 속인 후 식염수를 주입하면 75%에서 만족스러운 진통 효과가 나타난다.

우리는 상한 음식을 먹으면 배가 아프다고 느낀다. 내장에도 통증을 감각하는 신경이 있어서 척수를 통해 뇌로 정보가 전달되기 때문이다. 그런데 척수에는 내장에서 발생하는 통증 정보를 독립적으로 전달하는

감각

신경섬유가 없어서, 내장 통증은 피부 통증을 전달하는 신경섬유를 통해 느껴진다. 그래서 내장에서 발생한 통증을 피부 통증으로 느끼는 환자들이 종종 있어 치료에 혼란을 가져온다. 가령 식도에서 발생한 통증이 왼쪽 앞뒤 가슴에서 느껴지거나, 복부에 생긴 담석증에 의한 통증이 어깨에서 느껴진다. 또한 협심증 같은 심장병에 의한 통증이 가슴과 팔 및 손에서 느껴진다. 이러한 통증을 연관통이라고 한다.

통증은 인간만이 가진 특성일까? 국제통증학회는 통증을 '조직 손상에 동반되는 불쾌한 감각적이고 정서적인 경험'이라고 정의했다. 이는 인간 외의 동물이 과연 감정을 가지느냐의 문제와 연관되기 때문에 다른 동물이 통증을 느끼는지는 말하기가 어렵다. 인간이 느끼는 통증은 단순한 감각으로 끝나지 않으며, 이를 고통으로 인지하는지와 이를 피하려는 움직임까지 포함한다. 즉, 인간의 통증은 유해 자극이 말초신경에 전달되는 것에서 시작해서, 이 자극이 감각신경을 따라 뇌로 가서 통증으로 해석되는 것과 동시에 유해 자극을 피하도록 몸을 움직이는 행동까지를 말한다. 개나 고양이는 물론 물고기도 바늘로 찌르는 자극을 주면 움찔거리며 바늘을 피하려 한다. 이런 점에서는 이 동물들도 통증을 느낀다고 해석할 수 있다. 포유류뿐 아니라 어류도 인간과 마찬가지로 통증을 처음 감지하는 신경조직인 통각수용체가 증명되었는데, 어류에게 진통제를 투여하고 유해 자극을 가하면 움찔거리는 반응이 감소한다.

058

환상통증

없어진 부위에서 느끼는 통증

통증은 외부의 유해한 자극에 대한 생명체의 반응 전부를 포괄하는 개념이다. 그런데 유해한 자극이 없어도 통증이 발생하는 경우가 있다. 대표적인 질환이 환상통증phantom pain이다.

수술로 팔다리를 잃은 사람은 없어진 팔다리가 오랫동안 마음에 남는다. 마취에서 깨어났을 때 팔을 자를 수밖에 없었다고 말해주면 그 말을 믿지 못한다. 자신의 팔을 여전히 생생하게 느끼기 때문이다. 이불을 걷고 직접 확인한 다음에야 비로소 자신의 팔이 정말로 사라졌다는 충격에 사로잡힌다. 이처럼 팔다리를 절단하는 수술을 받으면 이후 시간이 어느 정도 흐를 때까지는 자신의 팔다리가 계속 존재하는 것처럼 느끼고 통증도 느낀다. 이런 느낌을 환상감각phantom sensation이라고 하며, 통증이 있다면 환상통증이라고 한다. 영어 phantom은 보통 '유령'으로 번역된다. 환상감각은 없어진 팔다리의 유령인 셈이다. 환상감각이나 환상통증은 안구·치아·코·유방·성기·장·방광 등 어디에서나 발생할 수 있으며, 성기가 절제된 후에도 환상발기를 경험하는 사례도 있다. 환상감각이나 환상통증은 주로 팔다리 절단 이후에 생긴다. 팔다리가 없이 태어난 사람도 환상감각을 느끼지만, 통증까지 느끼는 경우는 드물다.

환상감각은 이미 오래전부터 알려진 현상이다. 1805년 트라팔가르 해전에서 프랑스 나폴레옹 군대를 격파하고 전사한 영국 제독 넬슨H. Nelson은 죽기 8년 전 전쟁에서 오른팔을 잃었다. 이후 그는 손가락이 손바닥을 후벼 파는 환상통증을 경험했다. 잘린 팔에서 이런 유령 감각이 생겨나자, 그는 유령 팔이 영혼의 존재에 대한 직접적인 증거라고 주장했다. 육체의 물리적인 소멸 후에도 영혼은 영원히 존재한다고 말이다. 신경학이 발달하기 전에는 이처럼 환상감각이나 환상통증에 대한 다양한 설명이 있었으며, 넬슨의 주장은 하나의 사례에 불과하다.

과거에는 환상감각이나 환상통증을 정신질환으로 여겼으며, 팔이 계속 있기를 바라는 부질없는 기대의 소산이라고 믿었다. 같은 꿈을 계속 꾼다든지 최근에 죽은 부모의 유령을 보는 경험처럼 자신의 팔다리가 돌아오기를 간절히 바란 나머지 환상 팔다리를 경험한다는 것이다. 최근 연구에 따르면 환상감각은 말초신경, 척수, 뇌 등의 신경계 변화 때문에 나타난다고 추정된다. 사실 모든 통증은 신경계의 작용이므로 말초신경이나 중추신경의 어딘가에 환상감각의 원인이 있으며, 그 부위는 환자마다 다를 것이다.

피

부

피부는 인체에서 가장 넓은 기관으로, 외피外皮라고도 한다. 피부는 인체 표면을 덮어서 내부를 보호하며, 체액의 손실을 방지하고, 땀이나 피지를 배설하고, 체온을 조절하는 기능을 한다. 또한 외부 자극에 대한 감각기관으로도 중요하며 흡수와 분비, 호흡 작용도 담당한다.

피부는 표피와 진피라는 두 개의 층으로 이뤄지는데, 표피epidermis는 맨 바깥층이고 그 안쪽에 진피dermis가 있다. 손가락으로 피부를 겹쳐 잡았을 때 잡혀서 움직이는 부분이 표피와 진피이며, 그 아래는 지방층이다. 이 지방층은 피부 밑에 분포해서 피하지방이라고 부른다. 손바닥이나 발바닥에도 피하지방이 분포하지만 피부가 안쪽 조직과 단단히 붙어 있어서 피부만 손가락으로 잡히지는 않는다.

피부의 전체 표면적은 1.5~2m^{2}로 1인용 침대의 면적에 해당하며, 피부의 전체 무게는 4kg 정도로 체중의 7%를 차지한다. 피하지방까지 피부에 포함시키면 그 무게는 체중의 15~20% 정도인데, 피하지방의 양은 사람에 따라 차이가 많다. 피부조직은 표피, 진피, 피하지방 외에도 털, 땀샘, 피지선, 손발톱 등 다른 부속기관을 포함한다.

척추동물의 외피는 종마다 달라 어류는 비늘로, 조류는 깃털로 덮여 있다. 포유류의 피부가 다른 척추동물과 구별되는 특징은 털로 덮여 있다는 점과 땀을 분비하는 땀샘이 존재한다는 점이다. 털이 전혀 없을 것 같은 고래의 피부에도 털이 있으며, 사람은 손바닥·발바닥·귀두·입술 등 일부만 제외하고는 모든 피부가 털로 덮여 있다. 몸통에는 털이 없어 보이지만 자세히 보면 매우 가는 솜털을 확인할 수 있다. 포유류의 털은 케라틴이라는 단백질로 되어 있는데, 조류의 깃털과 같은 성분이다. 경골어류의 비늘은 사람의 치아 성분과 비슷하다.

곤충이나 조개 같은 동물의 표피는 척추동물의 피부와는 달리 외골격이라고 부른다. 몸을 둘러싸는 외피의 기능을 할 뿐 아니라 안쪽으로 근육이 붙어 있어서 자신을 이동시키기 때문이다. 성분도 척추동물의 피부와는 달리 키틴chitin과 단백질, 탄산칼슘 등으로 구성된다. 키틴은 포유류의 손발톱에 있는 케라틴과는 다르며, 변형된 포도당의 복합체로 오히려 식물 세포벽의 셀룰로오스와 유사하다. 영양학적으로는 동물성 섬유소로 분류한다.

059

피부

0.5~6mm의 보호 장벽

피부皮膚의 皮 자는 손으로 벗긴 가죽을 뜻하며, '가죽 혁革' 자와 유래가 같다. 나중에 皮는 짐승으로부터 벗긴 채로의 가죽을 의미하고, 革은 털을 뽑아 만든 가죽을 의미하게 되었다. 전통적으로 皮 자 하나만으로도 피부를 의미하며, 《동의보감》에서도 피부를 皮라고 적었다. 만두피의 '피'가 이런 의미이며, 피질皮質이나 두피頭皮에서도 마찬가지다. 膚 자는 '살 위를 펴 덮고 있는 것'이라는 뜻인데, 피부라는 말이 皮 대신 보편화된 시기는 서양 해부학을 번역한 이후다.

피부의 두께는 신체 부위마다 매우 다양하다. 가장 얇은 눈꺼풀과 음낭의 피부는 0.5mm 정도에 불과하고, 가장 두꺼운 부위는 손바닥과 발바닥 그리고 등의 피부로 6mm에 이른다. 흑인종, 황인종, 백인종 등 인종에 따른 피부의 두께 차이는 크게 없다. 전체적으로 표피는 0.05~1mm, 진피는 0.5~5mm이지만 외부와 지속적으로 마찰이 일어나는 손바닥이나 발바닥은 마찰이 심할수록 피부 맨 바깥의 각질층이 더 두꺼워진다. 피부 두께는 신생아 때 가장 얇고 성장하면서 두꺼워지다가 노인이 되면 다시 얇아진다.

표피는 각질을 만드는 세포들이 20~30개 층층이 쌓여 있는 구조다. 표피 맨 아래층에는 줄기세포가 있어서 평생 계속 분열하여 각질형성 세포를 만든다. 여기서 만들어진 세포들은 위쪽으로 밀려 올라가면서 점점 납작해지며, 가장 바깥층에 이르면 각질세포가 되어 각질층을 형성한다. 표피세포가 만들어진 후 바깥쪽으로 이동하여 떨어져 나가는 과정은 한 달 주기로 반복되기 때문에 표피는 한 달에 한 번씩 새로운 세포로 교체된다.

진피는 피부 무게의 대부분을 차지하며, 피부가 가지는 유연성·탄력성·장력 등을 제공한다. 피부를 잘라 건조시킨 다음 그 성분을 조사하면 75%를 차지하는 성분이 콜라겐인데, 주로 진피에 들어 있다.

콜라겐collagen은 우리말로 아교질이라고 한다. 아교阿膠란 동물의 가죽, 힘줄, 창자, 뼈 등을 고아 굳힌 물질이다. 예로부터 나무 가구를 붙이는 접착제로 쓰였고, 약으로도 사용되었다. 《동의보감》은 여윈 증상, 허리나 배가 아픈 증상, 팔다리가 시리고 아픈 증상, 여러 풍증에 아교가 좋다고 소개하는데, 동아東阿 지방에서 나귀 가죽이나 소가죽을 고아서 만들어 아교라는 말이 붙었다고 한다. 아교의 주성분은 젤라틴gelatin인데, 콜라겐을 끓이면 젤라틴이 된다. 돼지 껍데기가 쫄깃쫄깃한 이유는 콜라겐이 변한 젤라틴 때문이다. 진피의 주성분인 콜라겐은 피부에 장력을 제공한다. 고무줄을 잡아당기면 원래대로 되돌아가려는 힘이 발생하는데, 이것이 장력이다.

콜라겐 다음으로 피부에 많은 성분은 탄력섬유라고 불리는 엘라스틴elastin이다. 이 성분은 변형된 피부가 원래 모양으로 되돌아가는 성질인 탄력성을 제공한다. 즉, 피부는 콜라겐이나 엘라스틴 덕분에 축 처지거나 늘어지지 않고 탱탱함을 유지한다.

진피 아래에 있는 피하지방에는 이름 그대로 지방세포들이 많이 모여 있다. 피하지방층도 신체 부위에 따라 두께가 다양해서 중년층의 허리에서 가장 두꺼우며, 눈꺼풀이나 음낭에서는 거의 없다고 할 정도로 매우 얇다. 일반적으로 남성의 피부가 여성보다 두껍지만 피하지방만 보면 여성이 더 두껍다.

060　각질
피부 최전선을 지키는 죽은 세포

　피부의 가장 중요한 기능은 인체와 환경 사이에 장벽을 만들어 우리 몸을 보호하는 일인데, 그 최전선에 있는 물질이 각질이다. 각질角質의 角 자는 '동물의 뿔을 이루는 성분'이라는 뜻이다. 각질은 케라틴keratin을 번역한 말로, keratin은 뿔을 의미하는 그리스어 keras에서 유래했다. 피부의 맨 바깥층을 형성하는 케라틴은 피부를 보호함으로써 생명체 진화에 큰 역할을 한 단백질이며, 파충류 이상의 척추동물 표피를 구성하는 비늘·털·뿔·부리·손발톱 등의 주성분이다. 인체에서는 피부뿐 아니라 털의 주성분이기도 하며, 입안의 점막이나 장의 상피세포, 각막의 표면에도 존재한다. 뜨거운 물을 마실 때 입안에서 벗겨져 나오는 하얀 껍질도 피부의 때와 같은 각질 성분이다.

　사실 각질은 케라틴으로 가득 찬 죽은 세포들이다. 표피 아래층에서는 새로운 세포가 한 달 주기로 계속 올라오기 때문에 각질은 주기적으로 떠밀려 나간다. 샤워할 때 피부에서 밀려 나오는 때나 머리에서 떨어지는 비듬이 바로 각질이다. 뱀이 허물을 벗는 것과 마찬가지 현상이다. 뱀의 허물도 사람의 때와 같은 케라틴 성분인데, 뱀은 일시에 케라틴을 벗겨내는 데 비해 사람은 수시로 벗겨낸다.

　각질층은 각질세포와 지질로 구성되는데, 현미경으로 관찰하면 한

옥 지붕에 쓰이는 기왓장이 몇 겹으로 쌓인 모습처럼 보인다. 각질세포는 기왓장에 해당하며 지질은 기왓장 사이의 공간을 메운다고 생각하면 된다. 각질세포는 핵이 없는 독특한 세포이며, 각질세포를 구성 성분별로 분석하면 80~90% 정도는 케라틴으로 이뤄진다.

각질층의 두께는 0.02~0.03mm 정도다. 바깥쪽은 건조하지만 안쪽은 수분을 많이 함유하여 각질층 전체에는 10~30%의 수분이 존재한다. 케라틴이 만들어지는 과정에서 다른 아미노산들도 소량 만들어지는데, 이들이 수분을 끌어당긴다.

목욕탕이나 피부 관리실에 다녀오면 피부가 좋아진 느낌이 드는 이유는 각질층의 수분 함량이 증가했기 때문이다. 물기를 머금으니까 만지면 부드럽게 느껴질 뿐 아니라 각질이 두꺼워지는 효과 때문에 각질 밑에 있던 기미나 잡티가 보이지 않는다. 이 효과는 3~4시간 동안 지속된다. 그런데 각질층이 물에 4~24시간 이상 노출되면 자체 무게보다 5~6배의 물을 흡수하여 부풀게 되므로 이태리타월로 쉽게 벗겨진다. 이렇게 각질을 제거하고 나면 당장은 피부가 반질반질하고 매끄럽게 느껴진다. 하지만 새로운 각질층이 만들어지는 데 걸리는 3~4일 동안 피부는 보호막이 사라진 셈이므로 쉽게 손상된다.

061   주름

근육의 작용

얼굴 표정은 얼굴에 있는 작은 근육들이 수축하면서 생긴다.

피부는 근육과 직각 방향으로 겹치기 때문에 근육이 수축하면 피부에 줄이 생기거나 홈이 파인다. 이것이 주름이다. 따라서 평소 많이 사용하는 근육에 주름이 많이 생긴다. 늘 수심에 가득 찬 사람은 미간에 주름이 잘 생기고, 눈웃음을 짓는 사람은 눈가에 주름이 잘 생기며, 목을 자주 굽혔다 폈다 하면 목에 주름이 잘 생긴다. 목주름은 너무 높은 베개 때문에 생기기도 한다. 살이 쪘다가 빠질 때도 주름이 잘 생긴다.

피부는 25~30세부터 노화가 시작되는데, 피부가 얇아지고 탄력이 떨어지며 보습력이 약해져 건조해진다. 피부 노화로 가장 두드러지는 변화는 주름인데 눈 주위에서 가장 먼저 나타난다. 눈 주변의 피부는 얇고 각질층에 수분과 지방 함유량이 적을 뿐 아니라 늘 움직이기 때문이다. 다음으로 주름이 잘 생기는 곳은 눈꺼풀과 볼의 팔자八字주름이며, 이마와 미간이 그 뒤를 잇는다. 이런 부위의 주름이 눈에 띄는 시기는 보통 40대다. 50대가 되면 목주름이 나타나기 시작하고, 60대가 되면 피부가 처지면서 주름이 나타난다.

062 피부색
멜라닌을 만드는 속도 차이

피부색은 표피의 각질세포에 있는 멜라닌과 카로틴의 양 그리고 진피에 있는 혈액의 헤모글로빈에 의해 결정된다. 이 중 가장 중요한 것은 멜라닌이다. 멜라닌melanin은 '검다'라는 뜻의 그리스어 melas에서 유래한 말로 검은색 색소를 뜻하며, 유멜라닌eumelanin과 페오멜라닌pheomelanin 두 종류다. 유멜라닌은 검은색 또는 갈색 색소이고, 페오멜라닌은 붉은색 색소다. 페오멜라닌은 붉은색 털이나 입술, 젖꼭지, 귀두, 질 등 일부에만 분포하기 때문에 보통 멜라닌이라고 하면 유멜라닌을 의미한다.

멜라닌은 표피에 있는 멜라닌세포에서 만들어져서 각질세포에 축적된다. 멜라닌세포는 표피의 가장 아래층을 구성하는 세포의 10%를 차지하는데, 현미경으로 보면 문어같이 생겼다. 머리처럼 생긴 부분에서 멜라닌을 만들어 문어의 발처럼 생긴 기다란 촉수를 뻗어서 각질세포에 전달한다. 촉수같이 생긴 부분을 가지돌기dendrite라고 하는데, 멜라닌세포 한 개에는 평균 36개의 가지돌기가 있어서 그 숫자만큼의 각질세포에 멜라닌을 전달한다.

멜라닌세포의 숫자는 인종이나 피부색에 관계없이 모든 사람이 동일하다. 단지 멜라닌을 만드는 속도가 달라 각질세포에서 축적되는 양이 다를 뿐이다. 피부색이 검은 사람은 멜라닌을 만드는 속도가 그만큼 빠르고 각질세포에 더 많이 축적되었기 때문이다. 멜라닌세포는 햇볕을 많이 받을수록 가지돌기가 많아지고 멜라닌 생산도 증가한다.

멜라닌은 티로신tyrosine이라는 아미노산에서 만들어지는데, 멜라닌세포에 있는 티로시나제tyrosinase라는 효소가 그 역할을 한다. 하지만 티로신이 풍부한 단백질을 많이 먹는다고 멜라닌이 더 많이 만들어지는 것은 아니다. 멜라닌이 합성되는 양은 이미 유전적으로 결정되었고, 후천적으로는 햇볕과 같은 환경적인 요인에 의해 결정되기 때문이다.

태아 시기에는 멜라닌 합성이 임신 3~4개월경 시작되지만 태어날 때까지도 성인의 수준에 미치지 못한다. 그래서 신생아의 피부는 인종에 관계없이 연한 색을 띤다. 피부는 성장하면서 점차 진해지는데 사춘기에 눈에 띄게 달라진다. 특히 젖꼭지 주변, 대음순, 음낭의 피부색 변화가 심하고 겨드랑이도 이때 진하게 변한다. 물론 햇볕을 많이 받는 피부 부위도 색이 더욱 진해진다. 얼굴이나 손과 같이 햇볕에 노출되는 피부는 햇볕 노출이 거의 없는 엉덩이보다 평균적으로 두 배 정도 멜라닌이 많다. 햇볕이라는 외부 환경의 영향을 배제한다면 피부는 30대에 가장 진하다. 이후에는 멜라닌세포의 숫자가 10년마다 10%씩 줄어든다. 특히 이 현상은 모낭에서 눈에 띄게 나타나 중년이 되면 두피 모낭의 약 절반에서 멜라닌세포가 완전히 없어진다.

피부색은 음식의 영향을 받기도 하는데 대부분 일시적이다. 과거에는 음식에 포함된 금, 은, 수은 같은 중금속이나 철분이 피부에 축적되어 피부색이 변하기도 했다. 그러나 이 물질들의 독성이 알려진 다음부터는 조심하기 때문에 지금은 이런 사례가 매우 드물다. 현재 피부색에 영향을 미치는 음식 성분은 카로틴carotene이다. 카로틴은 당근, 호박, 귤, 오렌지 등에 많아 이들을 많이 섭취하면 얼굴이나 손바닥이 노랗게 변한다. 손바닥은 멜라닌이 없기 때문에 색 변화가 특히 눈에 띈다. 하지만 카로틴 자체는 독성이 없고 곧 배설되거나 비타민 A로 전환되므로 섭취를 줄이면 피부색은 금방 원래대로 돌아온다.

피부색에 영향을 미치는 세 번째 요인은 헤모글로빈이다. 헤모글로빈은 철을 함유한 단백질로 적혈구에 있으며, 산소가 결합해서 붉은색을 띤다. 특히 백인은 표피의 멜라닌색소가 연하기 때문에 모세혈관 혈액의 색깔이 반영되어 피부가 분홍빛으로 보인다. 운동을 한 직후나 순간적으로 당황할 때는 혈액순환이 활발해져 피부가 붉은색을 띠고 반

대로 얼굴에 핏기가 사라지면 창백해 보인다. 이는 우리나라 사람들도
마찬가지인데 백인들이 더욱 눈에 띌 뿐이다.

063 인종
피부색에 대한 사회적 · 문화적인 인식 방식

16세기 초반, 아메리카 대륙에 아프리카 흑인이 노예로 들
어오기 시작했다. 이때부터 공식적인 마지막 노예 운반선이 쿠바에 도
착한 1870년 사이에 대략 1200만 명의 아프리카인이 대서양을 건넜
다. 당시 백인은 인종이라는 개념을 통해 자신의 지배계급 위치를 지키
려 했고, 과학자들은 이를 뒷받침했다. 1758년에 스웨덴 과학자 린네
C. Linné는 인간을 호모 사피엔스라고 칭하고, 아메리카인 · 아시아인 ·
아프리카인 · 유럽인 등 네 개의 하부 집단으로 나눴는데 20세기까지도
유럽 과학자들은 아프리카인 · 아시아인 · 유럽인이 서로 다른 종의 영
장류에서 진화한 서로 다른 인종이며, 유럽 백인들이 다른 인종보다 더
진화했다고 생각했다.

인종은 일반적으로 피부색으로 판단한다. 피부색은 멜라닌세포에서
만들어내는 멜라닌색소의 종류와 양에 의해서 결정되는데, 멜라닌세포
의 수는 인종과 피부색에 관계없이 일정하다. 따라서 피부색은 멜라닌
색소의 종류, 멜라닌의 크기와 분포 등에 의해 결정된다. 멜라닌세포의
활성에는 뇌하수체에서 분비되는 멜라노코르틴melanocortin인 부신피질
자극호르몬ACTH, 멜라닌세포자극호르몬MSH; α-MSH, β-MSH, γ-MSH

등이 중요한 역할을 한다. 피부색은 멜라노코르틴이 작용하는 다섯 가지의 수용체 중 1번 멜라노코르틴수용체MC1R에 α-MSH가 작용해서 결정되는데, MC1R가 활성화되면 티로시나제가 증가하여 유멜라닌이 증가하며 그렇지 않으면 페오멜라닌이 합성된다.

인종에 따라 피부색이 다른 이유가 MC1R 유전자의 다양성 때문이라는 증거들이 나오면서 피부색의 진화 과정이 밝혀지기 시작했다. 털이 많은 침팬지의 피부는 색소가 없어서 하얗다. 600만 년 전의 침팬지와 인류의 공통 조상도 이와 비슷했다고 가정하면 현재 아프리카인의 짙은 피부는 인류 진화 과정에서 생긴 결과다. 몸에서 털이 줄어들고 얇아지자 태양 자외선으로부터 피부를 보호할 색소를 진화시킨 것이다. 자외선은 피부병이나 피부암을 유발할 뿐 아니라 인체의 엽산을 파괴한다. 엽산이 부족한 산모는 신경계 결손 아이를 출산할 가능성이 크므로 당시 아프리카 대륙에서 멜라닌색소를 만들지 못하는 유전자는 살아남지 못했다.

아프리카에서 처음 탄생한 인류는 멜라닌색소 덕분에 살아남았지만, 이들이 고위도의 유럽으로 이동하면서 상황은 달라졌다. 비타민 D는 자외선을 받은 피부에서 형성되는데, 비타민 D가 부족하면 뼈가 정상적으로 자라지 못하는 구루병이 생긴다. 적도 부근에서는 자외선이 강해서 아무리 짙은 피부라도 이를 통과해 비타민 D 생산을 자극할 수 있지만, 햇볕이 약한 고위도에서는 자외선이 짙은 피부를 통과하지 못한다. 성장기에 구루병에 걸리면 뼈가 약해져 여러 문제가 발생하며, 특히 여성은 골반이 좁아져서 분만할 때 사망 위험이 높다. 구루병의 원인이 알려진 지금은 우유나 시리얼에 비타민 D를 첨가하기 때문에 이 병에 걸리는 일은 거의 없지만, 인류가 유럽으로 처음 이동하던 4~5만 년 전에는 많았을 것이다. 몇 세기 전만 해도 미국으로 이주한 흑인에게 구루병은 아주 흔한 병이었다. 4~5만 년 전에 유럽으로 이주한 한 여성에게서 멜라닌색소가 적게 만들어지는 돌연변이가 생겼다고 가정해보자. 피부색이 연해진 덕분에 더 많은 비타민 D를 만들면서 구루병에 걸리지 않았고 따라서 분만할 때도 사망 위험이 줄어들었으며, 이 유전자를 물려받은 아이들도 생존경쟁에서 유리했을 것이다.

인종을 구분하는 데는 얼굴 형태, 눈의 색, 머리털 모양 등도 이용된다. 그렇지만 서로 다른 인종의 유전자를 분석해보면 매우 동질적인 집단이며, 사람 간의 DNA 차이는 0.75%밖에 나지 않는다. 또한 인간에서 발생하는 유전적 변이의 15%만이 집단 사이에서 발생하기 때문에 한 개인의 유전적 특성이 같은 인종보다 다른 인종 집단의 사람과 더 가까울 수 있다.

피부색에 따른 인종의 구분은 의학적으로는 큰 의미가 없다. 수혈을 할 때도 혈액형을 보고 수혈 여부를 판단하지 인종을 보고 판단하지는 않는다.

현재 피부과에서는 자외선에 노출되었을 때 피부의 반응과 화상을 입는 정도에 따라 피부를 여섯 가지 타입으로 분류한다. 이는 1975년에 미국 피부과 의사 피츠패트릭T. B. Fitzpatrick이 제안한 것이다. 타입-1은 멜라닌을 만들지 못하는 경우로, 이들은 항상 햇볕을 피해야 한다. 이 타입은 백색증 같은 병적인 상태에서만 나타난다. 북유럽인은 대체로 타입-2에, 한국인은 타입-4에, 아프리카 흑인은 타입-6에 해당한다. 한국인이 속한 타입-4의 피부는 햇볕을 쬐면 살짝 검어지고 오래 쬐면 벌겋게 되다가 시간이 지나면서 까매진다. 타입-5는 동남아인의 피부로, 어지간한 햇볕에는 화상을 잘 입지 않는데 한국인 중 일부는 이런 피부다. 이들은 햇볕이 강한 여름에 바닷가에 나가도 화상을 입지 않는다.

064 점

멜라닌색소의 결집

점에는 흰색과 검은색이 있는데, 보통 점이라고 하면 검은색 점을 의미하며 이는 피부에 까맣게 동그란 모양으로 보인다. 의학용어로는 모반이라고 한다. 모반母斑이란 타고난 반점이라는 뜻으로, 영어 nevus를 옮긴 말이다. nevus는 '타고난 표시'를 의미하는 라틴어 naevus에서 유래했다. 실제로 모반은 태어날 때부터 보이는 경우도 있지만 대개는 생후 1년 후부터 나타나기 시작한다. 그리고 성장기 신체 발육에 비례해서 점도 같이 자라 10~20대에 이르러 그 숫자가 최고에 이른다. 모반은 멜라닌세포가 비정상적으로 증식해서 발생하는 일종의 종양으로, 대부분은 괜찮지만 일부는 암으로 변할 수도 있다.

피부에 진한 반점 모양으로 보이는 것은 점 말고도 많다. 경계가 불분명하고 갈색 또는 검은색을 띠는 둥근 반점을 잡티라고 하는데, 이 말은 일반인 사이에서 사용되다가 의사도 사용하게 되었다. 의학 용어로는 흑자黑子 또는 흑색점이라고 하며, 영어 lentigo가 이에 해당한다. 모반과의 차이를 살펴보면 모반은 멜라닌세포가 증가한 것이고 흑자는 세포가 아닌 멜라닌색소가 증가해서 발생한다. 그래서 흑자는 모반과 달리 자외선 노출에 비례하여 늘며, 이 때문에 나이가 들수록 증가한다. 노인 피부에 생기는 거무스름한 얼룩을 검버섯이라고 하는데, 흑자의 일종이다.

기미나 주근깨도 멜라닌색소가 증가하여 생긴다. 주근깨는 주로 백인에게 생기는 황갈색의 작은 색소 반점이다. 태어날 때는 없다가 5세 이후에 햇볕에 노출되는 부위인 코, 뺨, 손등, 앞가슴 등에 나타난다. 주근깨는 백인 중에서도 붉은 모발을 가진 사람에게 잘 나타나고 동양인에게는 드물다. 기미는 반점이라기보다는 경계가 불확실하게 거뭇거뭇해지는 상태를 말하며, 보통 색깔이 균일하지 않다. 기미는 여성호르몬에 의해 많아지기 때문에 여성이 임신하면 75%에서 나타나고 출산 후에는 대부분 좋아진다. 10% 정도는 출산 후에도 지속되지만 폐경기가 되면 자연히 없어진다. 그래서 할머니는 기미가 없다. 기미는 자외선에 의해서도 증가하므로 여름에 악화되며 겨울에는 좋아진다.

흰색 반점이 생기는 병을 백반증白斑症이라고 한다. 영어로는 vitiligo라고 하는데, 피부에서 멜라닌색소가 없어진 상태. 백반증 부위는 실제로는 흰 점이라기보다 다양한 크기의 원형 내지 불규칙한 모양으로 탈색되어 경계가 명확하기 때문에 쉽게 눈에 띈다. 인구의 1~2%에서 나타나는데, 인종이나 지역에 관계없이 발생한다. 2009년에 사망한 팝의 황제 마이클 잭슨도 이 병을 앓았다.

문신

진피에 침착시킨 색소 자국

문신文身은 색소를 피부 표면에 바른 후 바늘로 피부를 관통하여 진피에 침착시키는 것인데, 아주 오래전부터 행하던 문화다. 1991년 유럽 알프스에서 미라가 한 구 발견되었다. 청동기시대인 기원전 3300년경에 죽은 사람으로 밝혀졌는데, 온몸에 문신이 58개나 새겨져 있었다. 문신은 중국이나 일본에서도 오래된 역사를 가지며, 입묵入墨이라고도 했다. 묵을 넣는다는 뜻으로, 문신하는 방법을 표현하는 말이다. 문신에 해당하는 영어 tattoo는 남태평양 타히티인이 동물의 뼈와 같은 뾰족한 도구에 염료를 묻혀 피부를 콕콕 찌르는 행위를 의미했던 말에서 유래했다.

문신을 새길 때는 색소 물질에 대한 과민 반응으로 부작용이 발생하거나, 비위생적인 환경에서는 결핵·매독·간염 등에 감염되기도 한다. 색소에 의한 피부 변화는 문신을 한 뒤 수 주에서 수년 뒤 나타나며, 색소를 진피에 삽입한 영구적인 문신은 나중에 제거하기 어려울 수 있다. 그런데 요즘에는 레이저 치료 기술의 발달로 — 색소의 종류와 깊이에 따라 결과가 달라지기는 하지만 — 진피에 새겨진 문신이라도 치료를 잘하면 없어지기도 한다.

땀

맑은 소금물의 체온조절

인간은 다른 포유류와 비교해 털은 적지만 땀샘은 많다. 땀샘의 수는 태어날 때 정해지므로 성장하더라도 변화가 없다. 따라서 피부 면적이 작은 어린아이일수록 단위 면적당 땀샘의 숫자가 많다. 전신에 300만 개 정도 있는데, 입술·소음순·귀두 등을 제외하고 온몸에 퍼져 있으며 특히 손바닥·발바닥·이마·겨드랑이에 많다. 사타구니에도 땀샘이 많은데, 이곳은 환기가 잘되지 않아 땀이 잘 고인다. 남성은 상대적으로 겨드랑이에 땀이 많고, 여성은 사타구니에 땀이 많다.

땀의 중요한 역할은 증발열의 발산을 통해 체온을 조절하고, 피지와 함께 피부가 건조하지 않도록 하는 것이다. 땀의 성분은 99%가 수분이며, 약간의 염분과 미네랄을 함유하는데 염도는 평균 0.65%다. 염분의 농도는 땀이 많을수록 낮아지며, 대략 0.3~0.9% 범주에서 변한다.

하루 동안 흘리는 땀은 평균 500~600mL 정도로, 소변에 비해 적은 양이 아니며 한여름이나 심한 운동을 할 때는 10L에 달하기도 한다. 이처럼 땀은 주로 외부 온도가 상승하거나 운동으로 에너지대사가 활발할 때 많이 분비된다. 또한 정서적으로 긴장할 때도 땀이 많아지는데, 이는 체온이 올라서 나는 땀과는 다르다. 체온조절을 목적으로 하는 땀은 온몸에서 나는 반면, 정서적인 요인에 의한 땀은 손바닥·발바닥·겨드랑이 등에 집중된다. 긴장 외에 공포나 분노 같은 정서적인 자극도 땀 분비를 촉진한다. 아플 때나 자극적인 음식을 먹을 때도 땀이 많이 나고, 특정 냄새를 맡으면 땀을 흘리는 경우도 있다.

땀샘은 에크린eccrine샘과 아포크린apocrine샘 두 종류인데, 보통은 에크린샘을 의미한다. 에크린샘에서는 털과 관계없는 별개의 구멍으로 땀을 분비하지만, 아포크린샘의 분비물은 피지선과 같이 모공을 통해 분비된다. 에크린샘은 주로 체온조절에 중요한 역할을 하고, 아포크린샘은 동물에서는 페로몬을 생산한다. 영장류가 아닌 포유류는 전신에 아포크린샘이 분포하는데, 사람을 포함한 영장류는 겨드랑이 등 피부 일부에만 있다. 사람에서는 인종에 따라 차이가 있어 백인이나 아프리카 흑인은 아포크린샘이 많은 반면 아시아인은 상대적으로 적다.

아포크린샘은 사춘기 이후에 기능하기 시작한다. 이때 독특한 냄새를 풍기는데, 이를 우리나라에서는 암내라고 해왔다. 이 증상이 심해진 상태를 '겨드랑이 액腋' 자를 써서 액취증腋臭症이라고 한다. 아포크린샘에서 분비되는 물질은 끈적끈적하고 젖과 유사하며 분비 당시에는 냄새가 없으나, 피부에 존재하는 세균에 의해 분해되어 특징적인 냄새가 난다. 아포크린샘은 겨드랑이뿐 아니라 사타구니나 항문 등 털이 난 부위에도 많아, 여기에서 냄새가 나는 원인이 된다. 또한 외이도나 유방에도 존재한다. 외이도의 아포크린샘은 귀지를 분비하기 때문에 귀지샘이라고도 한다. 그리고 유두 주변으로 색깔이 진한 부분인 유륜을 자세히 보면 우둘투둘 튀어나온 부분이 있는데 이것이 아포크린샘이다. 한 젖꼭지당 4~28개로, 이곳에서 분비되는 물질은 젖꼭지에 윤활유 성분을 공급하고 신생아의 후각을 자극하는 기능도 한다.

067

피지

여드름의 원인

피지皮脂란 피부의 기름이라는 의미인데, 모공에 있는 피지선에서 분비되는 물질을 말하며 주성분은 지방질이다. 피지선은 손바닥과 발바닥을 제외한 온몸의 피부에 분포하며, 두피와 얼굴에 가장 많고 가슴에도 많다. 피지는 일반적으로 모공을 통해서 분비되지만, 입술·젖꼭지·귀두·소음순 등에서는 모공이 아닌 별도의 출구로 분비된다.

피지 분비는 남성호르몬의 영향을 주로 받기 때문에 사춘기에 가장 양이 많고 나이가 들면서 감소하며 성별에 따라서도 다르다. 하지만 비타민 A의 일종인 레티노이드retinoid 등 다른 요인의 영향도 받기 때문에 남성호르몬만으로 사람마다의 차이를 설명할 수는 없다. 신생아기에 피지선이 발달하는 경우가 종종 있는데, 이는 태아 때 모체 혈액에 있는 호르몬의 영향을 받았기 때문이다. 이런 신생아는 여드름이 나기도 한다.

피지는 피부에 지방 성분을 공급하여 피부를 부드럽게 할 뿐 아니라 체온조절에도 관여한다. 더운 날 땀을 많이 흘릴 때 피지는 땀에 섞여 얇은 필름을 형성하여 과도한 땀 분비를 막아 탈수를 방지한다. 추운 날에는 피지의 지방 성분이 더 농축되기 때문에 피부를 코팅하는 효과가 나타나므로 피부에 물방울이 떨어졌을 때 머물지 못하고 바로 흘러내리게 한다. 한편 피지에 있는 지방산은 피부를 약산성 조건으로 만들어 외부에서 들어오는 박테리아나 바이러스에 대한 살균 기능을 한다. 모기가 얼굴이 아닌 팔다리를 잘 무는 이유도 피지와 관련이 있다. 그래서 피지가 별로 없는 건성피부나 어린아이들은 얼굴도 모기에 잘 물린다.

모공이란 털이 자라는 곳이자 피지가 분비되는 구멍이다. 모공은 지름이 약 0.02~0.05mm로 작아 보통은 눈에 보이지 않지만, 피지 분비가 많아지면 눈에 띄게 된다. 얼굴에 복숭아씨처럼 작은 구멍들이 나서 거칠게 보일 때 사람들은 보통 땀구멍이 커졌다고 말하는데, 실은 모공이 커진 것이다. 다만 털이 매우 가늘어 보이지 않고 그 구멍만 보이기 때문에 이런 잘못된 표현이 생겼다. 모공의 크기는 피부 탄력성에 영향을 받으므로 자외선을 많이 쬐거나 나이가 들어 피부 탄력이 떨어지면 더욱 크게 보인다. 코나 그 주변 피부에 박힌 까만 알갱이는 넓어진 모공 안에 피지·각질·먼지·세균 등이 모인 것으로, 손톱으로도 쉽게 뺄 수 있지만 시간이 지나면 다시 생긴다.

흔히 얼굴을 티존T-zone과 유존U-zone으로 나누는데, 이마와 코를 의미하는 티존에 피지선이 많다. 티존의 피부를 기준으로 피지 분비가 많으면 지성피부라고 하는데, 우리나라 사람의 20~30%는 지성피부다. 피지선이 많으면 여드름이 많이 나고 모공이 크므로 여드름과 모공이 눈에 띄면 지성피부라고 할 수 있다. 반대로 피지 분비가 별로 없는 건성피부는 모공이 작고 매끈해서 도자기처럼 보인다. 우리나라 사람의 1~2%만이 이런 건성피부로, 화장품 광고 모델은 대개 이런 피부다. 사실 건성피부는 피부 건강에는 좋지 않다. 자외선으로부터 피부를 보호하는 피지가 적어 피부 노화가 빨리 오기 때문이다.

여드름을 의미하는 영어 acne는 점point을 의미하는 그리스어 akmas에서 유래했다. 우리말 '여드름'은 1779년《한청문감漢淸文鑑》에 처음 등장하는데, 그 어원은 불명확하다. 여드름의 어원을 '열+들음'이라고 설명하면서 몸에서 생성된 열이 몸 밖으로 나오려다가 피지와 각질 때문에 배출되지 못하고 염증이 생긴 것이라는 주장이 있지만 근거는 없다.

우리나라 국민의 80%가 일생에 한 번쯤 겪는 여드름은 보통 사춘기에 발생해서 20대 중반까지 지속된다. 남성호르몬에 의해 피지 분비가 많아지고 각질이 두껍게 쌓여 모공을 막으면 피지가 밖으로 배출되지 못하고 모공 안에 정체된다. 이것이 여드름의 시작인데, 여기에 세균이 번식하면 피지의 지방 성분 중 유리지방산이 많아져 피부를 자극한다. 이렇게 염증이 생기면 여드름이 눈에 띄게 된다. 여드름이란 결국 과다한 피지 분비 때문에 발생하므로 피지 분비가 많은 얼굴, 등, 가슴에 주로 생긴다.

여성이 남성보다 여드름이 먼저 발생하고 더 오래 지속되는 이유는 남성호르몬 외의 다른 요인들이 작용하기 때문이다. 여성호르몬인 에스트로겐은 피지 분비를 억제하지만 같은 여성호르몬에 속하는 프로게스테론은 피지 분비를 증가시킨다. 그래서 에스트로겐이 많아지는 배란기 때는 피부가 좋아지다가 월경 가까이 프로게스테론이 많아지는 시기가 되면 피부가 거칠어진다.

068 입술

피부가 아닌 점막

입술은 입을 다물었을 때 외부에서 보이는 입의 일부이며,

보통 아랫입술이 윗입술보다 크다. 입술에는 털이나 분비샘이 존재하지 않고, 멜라닌세포가 없어 모세혈관의 붉은빛이 선명하게 보인다. 입술 둘레에는 입을 둥그렇게 둘러싸는 근육이 있어서 입을 열거나 닫고 오므릴 수 있다. 입술은 섭취한 음식물을 구강 내에 가두는 역할을 하며, 소리를 낼 때 혀·연구개(입천장 뒤쪽의 연한 부분)·볼 등과 함께 구강 내에서 발성이 되는 공간을 형성하여 정확한 발음이 되도록 한다. 또한 말을 하지 않더라도 입술의 미묘한 변화는 감정을 표현하고 의사를 전달하는 소통의 수단이 된다.

입술은 신경 말단이 많이 모여 있어 촉각에 민감하며, 차가움이나 뜨거움도 예민하게 느낀다. 입술과 입술의 접촉은 애정 행위의 일종으로, 인류학자 데즈먼드 모리스D. Morris가 말하는 사랑으로 가는 12단계, 즉 ①육체를 보는 눈길, ②눈의 마주침, ③대화, ④손잡기, ⑤팔로 어깨 안기, ⑥팔로 허리 안기, ⑦키스, ⑧손으로 머리 안기, ⑨손과 몸의 접촉, ⑩손과 가슴의 접촉, ⑪손과 성기의 접촉, ⑫성기와 성기의 접촉 단계에서 일곱 번째에 해당한다.

키스는 서양 전통에서 비롯되었는데, 애정 표현뿐 아니라 의례적인 상황에서도 자주 한다. 다윈C. Darwin은 《인간과 동물의 감정 표현》에서 다음과 같이 서술했다. "우리 유럽인들은 애정의 징표로서 키스 행위에 너무 익숙해져서 그것을 인류의 천부적인 행동으로 여긴다. 그러나 그것은 사실이 아니다. (중략) 이 관습은 뉴질랜드 원주민, 타히티 원주민, 오스트레일리아 원주민, 아프리카 소말리아족, 에스키모들에게는 알려지지 않은 것이다." 지금은 키스를 인류의 보편적인 행동으로 생각하지만 예전에는 그렇지 않았다는 말이다.

기원전 5세기 고대 그리스의 역사가 헤로도토스Herodotos는 페르시아인들이 키스로 인사를 하는데 동등한 사람끼리는 입에 키스하고 그렇지 않은 사람끼리는 뺨에 키스한다고 전했다. 고대 그리스에서 아랫사람은 사회적으로 우월한 사람의 손이나 무릎에 입을 맞췄다. 의례적인 키스의 역사를 보면 자신의 지위가 낮을수록 상대에게 키스하는 부위는 얼굴에서 점점 멀어진다. 동등한 사이에서는 서로의 입이나 뺨에 입을 맞추지만 자기보다 더 높은 사람에게는 손에, 더 힘 있는 사람에게는 무릎에, 최고의 권위자에게는 발에 입을 맞췄다.

그런데 중국이나 일본에서도 서양 문화가 소개되기 전부터 키스를 했다. 중국 문헌을 보면 키스라는 행위는 주로 침실에서 은밀히 행해진 것으로 보인다. 일본에서는 '입 구口' 자를 두 개 겹쳐 쓴 '口口'라는 말이 있었지만, 서양에서 들어온 키스라는 말이 접문接吻이라는 한자어로 번역된 시기는 메이지유신 이후인 1887년이다.

069　털
포유류의 공통된 특징

《동의보감》에서는 모발毛髮 항목에서 털에 대해 설명한다. 모발이란 말은 지금도 털이라는 의미로 쓰이며, 머리털만을 뜻하기도 한다. 우리 몸에는 100만 개의 털이 나는데, 머리털은 이 중 10분의 1에 불과하다. 하지만 다른 부위의 털은 가늘고 눈에 띄지 않기 때문에 털이라고 하면 머리털을 의미하는 경우가 많다. 털은 부위에 따라 두발이나 음모처럼 다른 이름을 가진다. 《동의보감》에서는 털이 부위에 따라 이름이 다른 이유를 다음과 같이 설명한다. "머리카락은 발髮이라고 하는데 이 말은 '뺄 발拔' 자의 뜻을 쓴 것으로 길게 쭉 빠졌음을 뜻한다. 눈썹은 미眉라고 하는데 이 말은 '아름다울 미媚' 자의 뜻을 쓴 것이며, 턱수염은 수鬚라고 하는데 이 말은 '빼어날 수秀' 자의 뜻을 쓴 것이다. 만물이 이뤄지면 빼어나게 되듯이 사람이 다 자라면 수염이 난다. 구레나룻은 염髯이라고 하는데 이는 입을 움직이는 데 따라 들썩이기 때문이고, 콧수염은 자髭라고 하는데 이 말은 '아름다운 모양 자姿'의 뜻을 쓴 것이다. 콧수염이 나면 용모가 아름답다는 말이다."

몸을 덮은 털은 포유류의 공통된 특징으로, 열을 차단하여 체온을 일정하게 유지하고 몸을 외부 손상으로부터 보호하는 기능을 한다. 또한 집단생활을 하는 포유류의 경우 머리털 모양이 중요한 사회적 역할을 한다. 사자의 갈기는 사회적인 신호뿐 아니라 암컷을 향한 수컷의 성적인 의사소통 수단으로 사용되기도 한다. 수사자의 멋진 갈기는 수컷끼리의 싸움에서 목을 물리는 것을 방지하기 때문에 긴 갈기는 그만큼 강하다는 표시다. 집단을 이뤄 사회생활을 하는 원숭이일수록 털을 관리하는 행위가 연령과 성별에 따라 사회질서를 유지하는 수단이 된다. 인간 사회에서도 털이 중요한 사회적 기능을 하는데, 두발보다는 수염이 그 역할을 해왔다. 고대 이집트에서는 수염이 권력의 상징이었기에 오직 파라오만 기를 수 있었다. 성경에는 감옥에서 풀려난 요셉이 파라오를 만나기 전에 철저하게 면도해야 했다는 이야기가 나온다. 그리스·로마시대에도 지위가 높은 남성만이 수염을 다듬어서 길렀으며, 수염을 다듬지 않은 이는 야만인으로 취급받았다. 야만인을 의미하는 영어 barbarian은 수염을 뜻하는 라틴어 bart에서 유래했다.

털은 굵기에 따라 배내털, 솜털, 성숙털 등 세 종류로 나눈다. 배내
털은 태아 때 처음 만들어진 털로, 태어날 무렵에는 모두 빠지고 솜털
로 바뀐다. 성장하면서 솜털은 다시 멜라닌을 함유한 굵은 성숙털로 바
뀐다. 갓난아기의 머리를 박박 깎으면 털이 굵어진다는 속설이 있지만,
그런다고 털의 숱이 많아지거나 굵어지진 않는다. 털의 숫자는 태어날
때 이미 결정되기 때문이다. 신생아의 머리카락은 솜털인데, 두 살이
되면 대부분 빠지고 서너 살에 성숙털로 대치된다.

피부에 털이 많고 적음은 나이, 성별, 인종에 따라 차이가 있을 뿐
아니라 같은 집단에서도 개인차가 크다. 그런데 다른 사람들이 보기에
도 눈에 띄게 털이 많은 병적인 상태로는 두 종류가 있다. 일반적으로
털이 많아지는 현상을 털과다증hypertrichosis이라고 하며, 여성이 남성호
르몬의 영향으로 남성처럼 털이 많아지는 경우를 다모증hirsutism이라고
한다.

직선형의 털은 아시아인에게 많고 중간 정도로 타원형인 털은 백인
에게 많으며 심하게 꼬인 곱슬머리는 아프리카 흑인에게 흔한데, 털의
형태는 모낭에서 결정된다. 모낭 단면이 동그란 모양이면 직선 형태의
털이 나오고, 타원형이면 곱슬머리가 나온다. 심한 곱슬머리인 경우 두
피에서 분비되는 피지가 고불고불 말려 있는 털 전체에 골고루 퍼지지
못하므로 털이 쉽게 건조해지고 갈라지며 거칠다. 또한 털이 한 번 꼬
일 때마다 털 자체에 무리한 외부 힘이 가해지는 듯한 효과가 나타나므
로 털이 약해져서 쉽게 부서진다. 그래서 심한 곱슬머리는 길게 자라지
못하여 항상 짧다.

털의 두께는 모낭에서 이미 결정되며 인위적으로 바꿀 수는 없다. 면도를 하면 털이 굵어질 수 있다고 생각하지만 그렇지는 않다. 또한 아무리 면도를 자주 해도 한 구멍에서 나는 털의 개수가 증가하거나 색이 더 진해지는 것은 아니다. 그러나 면도를 하면 깎인 털의 단면이 경사지기 때문에 만지면 거칠게 느껴지고, 자연스럽게 자란 털의 끝은 가늘지만 깎인 털은 중간 부분에서 끝나니까 굵게 보일 수는 있다.

털은 일생 동안 성장과 탈락을 반복하는 성장기-퇴행기-휴지기의 주기를 수차례 가지는데, 전체 털의 90%는 성장기이고 1% 정도는 퇴행기이며 10% 내외가 휴지기다. 머리를 감거나 빗을 때 빠지는 털은 휴지기 모발이며, 성장기에 있는 모발은 힘줘서 잡아당기지 않는 한 빠지지 않는다. 포유류에서 나타나는 털갈이는 털의 성장 주기에 따른 결과다. 사람은 털마다 주기가 다르기 때문에 털갈이가 일시적으로 이뤄지지 않고 산발적으로 이뤄질 뿐, 본질적으로는 같은 현상이다.

털은 성장 주기를 반복함으로써 건강하지 못한 털을 제거한다. 이때 털에 붙어 있는 기생충이나 찌꺼기 또는 털에 축적된 화학물질 등이 함께 제거된다. 털이 새로이 만들어지는 모낭은 인체 조직 중 유일하게 평생 재생이 가능한 기관이며, 골수 다음으로 빨리 증식하는 조직이다. 인체 부위마다 털의 길이가 다른 것은 성장기가 다르기 때문이다. 두발의 경우 3~6년인데, 이 동안 한 달에 1cm씩 성장한다. 눈썹이나 수염, 음모 등은 머리털에 비해 성장기가 짧아서 길이도 짧다.

사춘기 이후에 음모, 겨드랑이, 턱수염의 솜털이 성숙털로 바뀌는 이유는 남성이나 여성이나 관계없이 남성호르몬 때문이다. 그러나 남성호르몬에 대한 모낭의 반응이 모두 같지는 않다. 얼굴·가슴·복부·

항문 주변·팔다리·손등 등의 털은 남성호르몬에 의해서 굵어지는 반면, 눈썹이나 속눈썹 그리고 뒤통수에 있는 두발은 남성호르몬의 영향을 받지 않으며, 두발 중 이마와 정수리는 남성호르몬에 의해 오히려 성장이 억제된다. 특히 탈모 유전자를 가진 사람은 사춘기 이후 남성호르몬의 작용으로 이마와 정수리 부분의 성숙털이 솜털로 바뀌고 나중에는 아예 털이 빠진다.

사춘기에 가장 먼저 눈에 띄는 변화는 음모의 성장이다. 겨드랑이 털은 음모가 자라기 시작한 뒤 약 2년 정도 지나면 나타난다. 그리고 20대 후반까지 계속 양이 증가하다가 이후로는 점차 감소한다. 남성의 얼굴에 나는 털은 겨드랑이 털과 같은 시기에 나타나는데, 윗입술 가장자리에서 시작하여 중간으로 퍼져나가고 다음에는 턱과 아랫입술 주변에서 자란다. 여성은 초경을 하고 난 후 2년 정도 지나면 윗입술 주변의 털이 진해지기 시작한다.

070 탈모

스트레스와 호르몬의 작용

털갈이는 남성호르몬 외에도 여성호르몬이나 갑상선호르몬의 영향을 받는다. 따라서 갑상선호르몬이 부족한 경우 휴지기 모발이 증가하여 탈모가 발생하며, 임신 중에는 에스트로겐의 영향으로 성장기에서 퇴행기로의 이행이 지연되기에 모발이 많아지고 출산 후에는 급격히 퇴행기로 이행하여 탈모가 나타난다.

하나의 머리털은 성장기 → 퇴행기 → 휴지기를 거쳐 빠지므로, 머리카락 10만 개 중 10%에 해당하는 만 개 정도가 휴지기에 해당한다. 휴지기 기간이 약 100일 정도이기 때문에 정상적으로는 하루에 100개 정도의 머리카락이 빠진다. 그러나 극심한 스트레스를 받으면 2~4개월 후에 머리카락이 빠지기 시작하는데, 이런 탈모를 휴지기탈모증이라고 한다. 스트레스를 받으면 성장기 털 일부가 일시적으로 휴지기로 빠르게 진행하기 때문이다. 심한 경우 하루에 200~400개 이상 빠지기도 하는데, 어느 한 부분이 뭉텅이로 빠지기보다는 전체적으로 골고루 빠지는 것이 특징이다. 원형탈모증의 경우 오로지 정신적인 스트레스만으로는 나타나지 않는다. 스트레스에 의한 탈모 대부분은 특별한 치료를 하지 않아도 2~3개월 내에 진행이 멈추고 저절로 좋아진다.

머리숱은 나이가 들면서 줄어드는데, 머리털이 많이 빠져서 벗어진 머리를 대머리라고 한다. 보통은 앞이마의 털이 빠지면서 이마가 넓어진다. 눈에 띄는 시기는 40대 후반이지만 실제로는 사춘기 이후 자신도 모르는 사이에 진행된다. 대머리는 백인에게 많이 나타나고, 흑인이나 아시아인은 상대적으로 적은 편이다. 우리나라 40대 남성의 20% 정도는 대머리이고, 60대가 되면 40%로 증가한다.

대머리를 안드로겐탈모증이라고 하는데, 탈모 원인이 남성호르몬(안드로겐)이기 때문이다. 사춘기 이전에 거세를 한 남성은 대머리가 되지 않지만 다시 남성호르몬을 투여하면 대머리가 생기는 것으로 보아 확실히 남성호르몬이 대머리에 영향을 미친다. 안드로겐인 테스토스테론은 피부에서 5-알파환원효소5-α reductase에 의해 디히드로테스토스테론(DHT, Dihydrotestosterone)으로 변하는데, 이것이 대머리를 유발한다. 현재 사용되는 대머리 치료약은 이 5-알파환원효소를 억제해서 효과를 나타낸다.

안드로겐탈모증이 남성호르몬의 작용 때문이긴 하지만 대머리라고 해서 혈중 남성호르몬이 많거나 정력이 센 것은 아니다. 또한 가슴이나 다리에 털이 더 많은 것도 아니다. 다만 털을 만들어내는 모낭이 남성호르몬에 예민하게 반응할 뿐이다. 대머리 남성의 80%는 아버지 역시 대머리인데, 이 유전자는 테스토스테론이 작용하는 안드로겐수용체와 관련한다고 추정된다. 안드로겐수용체 유전자는 X염색체에 들어 있으므로 어머니의 유전자도 아들에게 전달될 수 있다. 대머리는 인간뿐 아니라 오랑우탄이나 침팬지, 원숭이 등에서도 나타난다.

여성도 남성처럼 테스토스테론이 분비되기 때문에 탈모가 일어날 수 있다. 실제로 우리나라 40대 여성의 5~10%, 60대 여성의 20~30%는 대머리다. 그러나 여성의 대머리는 머리털이 가늘어지고 짧아지며 성글게 되는 정도일 뿐, 남성처럼 완전히 빠지지는 않는다. 여성의 경우 옆머리보다는 정수리 부분이 주로 빠지고 이마의 머리카락 경계선은 잘 유지되기 때문에 가르마를 탈 때 외에는 눈에 잘 띄지 않는다. 파마를 한다면 더욱 눈에 띄지 않는다. 여성 탈모도 남성처럼 사춘기가 지난 25~30세에 시작하여 장기간에 걸쳐 서서히 진행한다.

음모

사춘기의 시작을 알리는 징표

음모는 두덩뼈(치골, pubis) 부위와 샅에 있는 털로, 거웃 또는 치모라고 부르기도 한다. 사람에 따라서는 허벅지 위쪽이나 항문 주위에도 난다. 사춘기 때 이 부분의 솜털이 성숙털로 바뀌면서 눈에 띄게 자란 것으로, 여성의 음모는 11세에 성숙털이 나기 시작하여 13세경에 초경을 하면서 성인과 비슷한 형태가 되며, 남성은 13세에 음모가 눈에 띄기 시작하여 15세가 되면 성인과 비슷해진다. 남성의 80%와 여성의 10%는 20대 중반 또는 그 이후까지 음모의 범위가 넓어진다.

음모는 안드로겐의 영향으로 나는데, 안드로겐은 고환이나 난소에서 분비되기 이전인 6~10세에 부신에서 먼저 분비되기 시작한다. 그러므로 고환이나 난소에 문제가 생겨도 음모는 정상적으로 난다. 그러나 남성은 나중에 고환에서 훨씬 많은 안드로겐이 분비되기 때문에 음모는 남성이 더 풍부하다. 음모의 길이는 평균적으로 남성이 5cm이고 여성은 4cm 정도이며, 일부지만 10cm를 넘는 사람도 있다. 음모가 자라는 형태도 성별에 따라 차이가 나서, 남성은 끝이 배꼽 쪽으로 자라는 반면 여성의 경우 끝이 수평으로 자란다. 음모의 색깔은 대개 눈썹과 같지만, 개인마다 다양하기 때문에 눈썹 색으로만 예측할 수는 없다. 음모의 결은 거칠고 곱슬곱슬한 털에서부터 직모에 이르기까지 사람마다 다르다.

음모는 마찰을 줄이고 성기를 보호하는 역할을 하며, 미용적인 기능도 있고 성적 성숙을 보여주는 징표로도 여겨진다. 따라서 무모증 환자들은 상당한 정신적 스트레스를 겪는다. 여성의 10%는 음모 숱이 적으며 2%는 아예 털이 없는 무모증인데, 남성이 무모증인 경우는 거의 없다. 음모가 없다고 해서 월경·임신·출산 등에 문제가 있는 것은 아니지만, 활동할 때 음부와 옷이 직접 마찰하기 때문에 위생적으로 좋지 않을 수는 있다. 무모증으로 스트레스를 받아 사회생활이나 부부생활이 어렵다면 머리에서 800개 정도의 모발을 추출해 이식하기도 한다. 이때 일반적인 음모의 방향으로 이식해주는데, 이식된 털은 머리털의 성장 주기를 가지므로 계속 자라서 이따금 잘라줘야 한다. 그러나 음부에는 햇볕이 들지 않고 혈류도 많지 않아 몇 년 지나면 일반적인 음모처럼 된다.

072 눈썹

눈 위에 달린 처마

눈썹은 눈 위의 뼈가 융기한 부분을 따라 아치 모양으로 자란 털을 말한다. 털의 길이는 7~11mm 정도인데, 성장기가 4~8주로 두발에 비해 짧아서 그만큼 길이도 짧다. 눈썹 아치의 길이는 5~6cm 정도이고, 눈썹 모양은 인종이나 연령에 따라 약간 차이가 있다. 눈썹의 주요 기능은 땀이나 비 등이 눈으로 흘러 들어가지 않게 막는 것이다. 눈썹의 활 모양과 털이 난 방향 때문에 이마 위에서 흘러내리는 물은 눈으로 직접 들어가지 않고 옆으로 돌아 흐른다. 또한 눈썹은 뼈가 융기한 부분과 더불어 햇빛으로부터 눈을 보호하는 그늘을 만들어준다.

사막에 사는 낙타의 속눈썹이 긴 것은 강한 햇빛과 관련된다고 보는데, 사람도 강한 빛을 받으면 반사적으로 눈을 질끈 감으며 이때 속눈썹이 밑으로 향하여 강한 햇빛이 눈으로 들어오는 것을 막는다. 뿐만 아니라 속눈썹은 먼지나 빗물로부터 눈을 보호하기도 하고, 눈썹에서 걸러내지 못한 땀이 눈에 들어가지 않도록 하는 최후의 방어선이기도 하다.

눈썹은 피부와 뼈 사이에 있는 근육의 작용으로 움직이는데, 덕분에 여러 가지 표정을 만들 수 있어서 놀람이나 화남 등 감정 표현을 더 강화한다. 더욱이 눈썹은 다른 얼굴 표정의 변화 없이 독립적으로 은밀한 의사소통의 수단이 되기도 한다. '눈치를 본다'라는 말도 이런 맥락에서 나왔다고 추측한다. 눈치라는 말은 17세기 문헌에도 나오며, 20세기 이후 생겨난 '눈치코치'라는 표현은 단순히 눈치에 운을 맞추기 위해 눈에 대응하는 코를 이용하여 만들었다.

073   가마
털이 자라나는 방향에 따른 소용돌이

털은 피부 표면에서 수직으로 자라는 것처럼 보이지만 실제로는 조금 경사지게 자라며, 경사도는 신체의 각 부위에 따라 약간씩 다르다. 털은 자라는 방향에 흐름이 생기며, 곳곳에 소용돌이 모양의 가마도 생긴다. 털이 있는 신체의 모든 부위에 가마가 존재하지만 보통은 털이 짧고 가늘며 머리털처럼 많지 않기에 잘 보이지 않는다. 가마가 생기는 머리 꼭대기에서 털과 피부 사이의 경사도는 30~50°이며, 가까이에 있는 털끼리는 같은 방향으로 눕는다. 짧은 곱슬머리를 가진 흑인은 털의 방향이 일정하지 않기에 10%에서만 가마가 나타난다.

태아 때 10주가 되면 머리털이 나오고 뇌가 발달하면서 머리가 커지며, 머리 꼭대기 부분에 가마가 생긴다. 가마는 발생 18주에 완성되고, 위치와 방향은 일단 정해지면 평생 변하지 않는다. 가마의 방향은 대개 시계방향인데, 왼손잡이냐 오른손잡이냐에 따라 조금씩 다르다. 오른손잡이는 8%만 반시계방향이지만, 왼손잡이는 45%가 반시계방향이다.

가마의 위치는 사람마다 다양하여, 56%는 왼쪽에 있고 30%는 오른쪽에 있으며 14%는 가운데에 있다. 가마가 왼쪽에 많은 이유는 왼쪽 머리가 약간 크기 때문일 것으로 추정된다. 인구의 95%는 가마가 한 개이지만 5%는 두 개다. 세 개를 가진 경우도 보고되었지만 매우 드물고, 만약 가마가 여러 개라면 뇌에 문제가 있는 경우가 많기 때문에 이에 대한 관찰이 필요하다.

영어로는 가마를 hair whorl이라고 하며, 흔히 cowlick라고도 한다. cowlick는 소가 핥았다는 의미로, 집에서 기르던 소가 자기 새끼를 혀로 핥는 습관에서 붙여진 말이다. 우리말에도 '소 핥은 머리'라는 표현이 있는데, 앞이마 가운데 부분에 머리가 내려온 모습을 가리킨다.

　털색

모낭 멜라닌의 작용

　　털의 주성분인 케라틴(각질)은 각질세포에서 분화된 것이기
에 털색도 피부색과 마찬가지로 각질세포에 들어 있는 멜라닌의 종류
및 양에 의해 결정된다. 즉, 모낭에 있는 멜라닌이 털의 색깔을 결정하
므로 털색은 피부색에 따라 달라진다. 털색에서도 피부색과 마찬가지
로 유멜라닌과 페오멜라닌 중 유멜라닌의 양이 중요한데, 이 색소가
많으면 색이 짙고 이 색소가 적으면 색이 밝다. 그러나 우리 눈에 보이
는 털의 색은 털의 굵기에도 많은 영향을 받는다. 빛이 털을 비출 때
털 각 층의 굵기와 이들 경계면의 상황에 따라 빛의 굴절률이 다르기
때문이다. 색깔이 다르다고 털의 기능이 달라지는 것은 아니며, 햇빛
으로부터 인체를 보호하는 효과는 동일하다.

　　털색은 일반적으로 검은색, 갈색, 금발, 붉은색, 흰색 등 다섯 가지
로 나눈다. 검은 머리는 가장 흔한 색깔이며 유럽을 제외한 아프리카와
아시아, 아메리카 원주민들에게 나타난다. 그런데 독특하게 유럽에서
도 고대 민족에 속하는 켈트족의 후손은 검은 머리다. 이들은 아일랜드
서부에 사는데, 털 색깔 때문에 블랙 아이리시Black Irish라고 불리기도
한다. 두 번째로 흔한 색은 갈색 머리로, 독일·폴란드·스페인·이탈리
아·그리스 등의 중부와 남부 유럽 그리고 중동 지역에서 많다. 금발은
블론드blond라고 부르는데, 전 세계 인구의 2%에서 나타나고 스칸디나
비아 지역과 북해 주변에서 흔하며 독특하게 북아프리카 베르베르족에
게도 많다. 붉은 머리는 금발보다 더 드물어 전 세계 인구의 1~2%에

서만 나타나고 주로 스코틀랜드 지역에서 흔하다. 흰색 머리는 멜라닌 자체가 없어지면 나타나는 것으로, 40대 중반 이후 노화 과정의 보편적인 현상이다.

털도 피부와 마찬가지로 막 태어나서는 인종에 관계없이 밝은 톤이었다가 성장하면서 진해지는데, 사춘기 때 눈에 띄게 진해진다. 털의 노화 현상인 흰머리는 남성은 20대 중반, 여성은 20대 후반부터 나타나기 시작하며, 나이가 들면서 점차 증가한다. 털색은 죽은 다음에도 계속 변하는데, 검은 유멜라닌은 빠르게 분해되기 때문에 상대적으로 붉은색의 페오멜라닌이 많아진다. 이집트 미라의 두발이 붉은색으로 보이는 것도 이런 사후변화 때문이다.

솜털은 색소가 없고 가늘어서 부위마다 차이를 구별하기 힘들지만 성숙털은 쉽게 구별된다. 보통 속눈썹이 색소가 가장 많아 가장 진하다. 밝은 모발을 가진 사람들은 음부, 겨드랑이, 눈썹, 속눈썹의 털색이 머리털보다 검다. 반면 진한 모발을 가진 사람들은 보통 음모 등의 색이 머리털보다 엷다.

피부는 햇빛 특히 자외선의 자극을 받으면 까맣게 변한다. 이는 멜라닌세포를 자극하여 멜라닌 합성이 증가하기 때문이다. 그런데 털색을 결정하는 모낭 멜라닌세포는 피부 깊숙한 진피에 존재하므로 자외선이 거기까지는 미치지 못하여 털색은 자외선의 영향을 받지 않는다. 오히려 피부 밖에 나와 있는 부분이 햇빛의 자극으로 탈색된다. 매우 검은 머리털이 탈색되면 갈색을 띤 붉은색으로 밝아지거나 하얗게 될 수도 있다.

새치란 젊은 사람의 검은 머리에 드문드문 난 흰 머리카락이며, 머리가 전체적으로 하얘지면 백발白髮 또는 은발이라고 한다. 이는 일종의 노화 과정으로, 모낭에 있는 멜라닌세포 기능이 감소하기 때문에 생긴다. 피부색이나 털색을 결정하는 것은 같은 멜라닌세포이나 노화 속도는 달라서 피부는 아주 서서히 연해지지만 털색은 급격히 변한다. 털의 노화는 부위마다 다른데, 머리카락이 가장 먼저 하얘지고 이어서 턱과 코 아래 → 눈썹 → 속눈썹 순으로 하얘진다. 그러나 속눈썹까지 하얘지는 경우는 거의 없다. 머리카락은 옆머리 → 앞머리 → 뒷머리 순으로 하얘진다. 옆머리에 있는 뼈인 측두골을 영어로 temporal bone이라고 하는데, 이 부분의 머리가 가장 먼저 하얘지기 때문에 시간을 의미하는 라틴어 tempus에서 이름을 붙인 것이다.

모낭에 있는 멜라닌세포는 일생 동안 7~15주기를 활동하고 머리털의 성장기는 3~6년 지속되기 때문에 평균 45년 정도 지나면 멜라닌세포의 기능이 없어진다. 보통 30대에 들어서면 흰머리가 늘어나기 시작하고 40대에 들어서면 확연해진다. 일반적으로 백인은 30대 중반, 아시아인은 30대 후반, 흑인은 40대 중반에 흰머리가 눈에 띈다. 여성은 남성에 비해 늦게 나타난다. 흰머리는 유전성이 강하기 때문에 부모의 머리가 빨리 세면 그 자손도 일찍 흰머리가 나타난다. 10대나 20대의 젊은 나이에 머리가 하얘지는 것을 조기백발이라고 하는데, 역시 유전성이다.

흰머리는 점차적으로 진행하므로 자세히 살펴보면 검은색과 흰색 사이의 여러 가지 중간색을 볼 수 있다. 보통 새치가 검은 머리보다 굵어 보이는데, 이는 흰머리가 두드러져 보여서 나타나는 착시 현상에 불과하다. 새치나 검은 털이나 두께는 같으며 성장 속도도 같다.

075   소름
모낭근육의 작용

추위에 갑자기 노출되면 소름이 돋으면서 오싹해진다. 인체는 추운 환경에서는 피부 혈관을 수축하여 체온이 떨어지는 것을 방지하기 때문이다. 이때 모낭에 있는 작은 근육들도 수축하므로 모낭 털은 똑바로 선다. 이렇게 되면 털 사이로 일정한 공기층이 형성되어 피부와 외부 환경 사이에 완충 지대가 만들어진다. 그런데 맨눈에는 얇은 털은 보이지 않고 모낭이 수축하는 현상만 보이기에 이때 피부는 마치 닭살이 돋은 듯하다. 이렇게 생기는 닭살은 피부를 문질러서 따듯하게 해주면 금방 원래대로 회복된다. 오늘날 인체에 있는 털이 가지는 보온 효과는 미미하므로 추울 때 나타나는 닭살은 과거 털이 많았던 인류의 조상이 남긴 흔적에 불과하다. 병에 걸려 한기를 느낄 때도 같은 현상이 나타난다.

추울 때 돋는 닭살은 교감신경이 작용해서 나타나는 현상인데, 무서운 상황에 닥칠 때도 마찬가지로 교감신경이 자극되어 소름이 돋는다. 교감신경이 자극되면 피부 혈관이 수축해서 얼굴이 파랗게 질리고, 온몸의 근육은 힘을 발휘하기 위해 잔뜩 긴장되며, 심장박동이 빨라지고 혈압이 올라간다. 추위에 노출될 때와 같이 피부 혈관이 수축하면서 모낭도 수축하여 털이 곤두서고 소름이 돋는 것이다. 동물들이 싸울 때 털이 곤추서는 것도 같은 현상이다. 다만 털이 눈에 보이는가 안 보이는가 하는 차이일 뿐이다. 전혀 무서운 상황이 아니지만 칠판이 손톱에 '찌익' 하고 긁히는 소리를 들을 때도 소름이 돋는다. 이유는 아직 잘 모르지만 진화론자들은 칠판이 긁히는 소리가 선사시대의 사나운 포식동물이 내는 소리와 비슷하다고 추정한다. 숲속에서 사나운 맹수의 소리를 들을 때 등골이 오싹해지는 것과 같은 원리다.

076 손바닥
멜라닌색소가 없는 피부

햇볕에 그을리면 손등은 다른 피부와 마찬가지로 짙어지지만 손바닥은 그렇지 않다. 흑인도 손바닥은 희다. 이는 손바닥에 멜라닌색소가 없기 때문인데, 보통 멜라닌색소가 없는 피부는 햇볕에 화상을 입기 쉽지만 손바닥은 표피가 두꺼워 괜찮다. 발바닥도 마찬가지다.

체온이 올라가면 피부의 땀샘에서는 땀을 분비하는데, 손바닥은 온도보다는 감정의 영향을 더 많이 받아 긴장할 때 땀을 더 많이 흘린다. 그래서 "손에 땀을 쥔다"라는 표현도 생겨났다. 이처럼 손바닥의 땀샘은 온도의 영향을 덜 받기 때문에 사우나에 들어가면 몸통이나 얼굴에서는 땀이 나도 손바닥은 그렇지 않다. 또한 더운 방에서 자면 땀을 흘려 축축한 신체 다른 부위와 달리 손바닥은 멀쩡하다. 그러나 꿈을 꿀때는 감정적인 영향을 받으므로 손바닥이 흥건히 젖기도 한다.

손바닥에는 손금이라고 하는 여러 개의 굴곡선이 있는데, 이는 손의 운동을 반영하는 구김살이다. 그런데 손금은 태어날 때부터 이미 지니고 있으며 직업에 따라 다르지도 않으므로 손의 운동에 의해서만 생기는 것은 아니다. 또한 나이가 들면서 손금의 형태가 약간씩 변해가므로 선천적으로 정해진 것만도 아니다. 손금을 보고 그 사람의 운수를 판단하는 방법을 수상手相이라고 하는데, 서양과 동양에서 독립적으로 발달했다. 성경 《잠언》에서는 "오른손에는 장수長壽가 있고 왼손에는 부귀와 영화가 있다"라고 했는데, 오른손에 생명운이 나타나고 왼손에 재산운과 성공운이 나타난다는 생각은 지금도 유럽에서 통용된다.

우리나라에서는 전통적으로 중국에서 전래된 방식으로 손금 운을 판단하다가 요즘에는 서양에서 들어온 방식도 혼합하여 사용한다. 서양에서는 손바닥의 새끼손가락 쪽에서 시작한 선을 감정선heart line이라고 하는데, 두 번째와 세 번째 손가락 사이에서 끝난다. 엄지손가락과 집게손가락 사이에서 시작된 주름은 조금 가다가 둘로 갈라지는데, 보다 손목 쪽으로 내려가는 손금이 생명선life line이고 나머지 손금은 머리선head line이라고 부른다. 사람의 20%에서는 이 두 선이 출발부터 갈라진다. 감정선과 머리선이 만나서 손바닥에 큰 주름이 두 개만 있으면 '원숭이 주름'이라고 한다. 원숭이를 비롯한 대부분의 유인원은 이런 손금을 가지기 때문이다. 이는 정상적인 사람에게도 나타날 수 있지만, 신생아의 손바닥에 이런 주름이 보인다면 다운증후군인지 또는 산모가 알코올중독이었는지 살펴봐야 한다.

손가락의 손바닥 쪽 끝부분에 있는 무늬를 지문指紋이라고 한다. 사실 지문은 손가락 끝뿐 아니라 손바닥 전체에 있다. 손바닥을 현미경으로 자세히 보면 땀구멍이 있는데, 이곳은 주변보다 올라와 있고 서로 연결되어 곡선을 만들면서 항상 일정한 수분을 머금고 있다. 이 때문에 물건을 집을 때 손에 있는 수분과 지방 성분이 물건으로 이동하며, 그 결과 물건에 손바닥의 흔적이 남는다. 그래서 지문을 영어로는

fingerprint라고 한다.

지문에 대한 과학적인 연구는 19세기 영국의 인류학자이자 통계사회학자였던 골턴F. Galton이 시작했다. 그는 1892년에 지문을 모양에 따라 고리형, 나선형, 아치형으로 구분했다. 지문 모양은 인종에 따른 차이가 없으므로 지금도 세계 각지에서 골턴의 분류법을 사용한다. 지문을 범죄 수사의 수단으로 처음 사용한 사례는 영국 런던 경시청이며, 우리나라에서는 조선총독부가 처음 실시했다. 지문은 평생 변하지 않고 없어지지도 않는다. 설사 아픔을 참아가며 지문을 없앴더라도 오래지 않아 되살아난다. 전 세계적으로 똑같은 지문이 발견되지 않았다는 점을 보면 사람을 찾고 관리하는 데 지문만큼 편리한 수단은 없다. 현재 지문은 그 특정 정보, 즉 선이 갈라지는 지점이나 끊어지는 지점 등의 위치와 방향을 자동으로 인식하는 시스템으로 관리한다. 그러나 드물긴 하지만 지문이 노동으로 닳아 없어진 사람도 있고, 손바닥이 건조하거나 이물질이 있을 때는 인식이 어렵다는 단점이 있다. 그래서 요즘에는 홍채나 음성, 얼굴 등 다른 생체인식 방법을 함께 이용한다. 발바닥을 자세히 보면 손의 지문과 같은 무늬가 있는데, 이 역시 개인마다 달라서 생체인식 도구가 될 수도 있지만 불편해서 이용하지는 않는다.

077 손톱
머리카락과 같은 각질 조직

손톱은 다치기 쉬운 손끝을 보호해서 손가락의 운동이나 감각 기능을 보조한다. 실제로 손톱이 없다면 손가락 끝으로 힘을 주기 어려울 뿐 아니라 손의 감각도 떨어진다. 손톱은 단단하기는 하지만 뼈와는 다르며, 피부의 각질과 같은 성분으로 머리카락·소의 뿔·새의 부리도 이 성분이다. 손톱이 부러질 때 칼슘을 복용해야 한다고 생각하는 것은 손톱이 뼈와 같은 조직이라는 오해에서 비롯되었다. 그러나 각질은 단백질 성분이므로 단백질 섭취가 부족한 경우 손톱이 약해진다. 손톱의 굳기는 단백질과 수분의 함량에 따라 결정되며 정상적인 수분 함량은 대략 10%다. 수분 함량이 감소하면 손톱이 잘 부러지고 거칠어지는데, 강한 세제를 사용하거나 매니큐어를 칠했다가 제거하는 약품을 자주 사용할 때 나타나는 현상이다.

손톱은 태아 2~3개월째에 생겨나서 4~5개월이면 제 모양을 갖춘다. 그래서 신생아는 태어날 때 이미 손톱을 가지고 있다. 성인의 손톱은 약간 볼록한 사각형 모양이고 두께는 0.5~0.6mm 정도이며, 남성이 여성보다 약간 두껍다. 손톱은 머리카락처럼 죽은 세포로 구성되므로 통증이 없으며 암도 생기지 않는다. 몸에서 암이 생기지 않는 부위는 각질(케라틴)로 된 털과 손발톱뿐이다. 손톱은 하루에 0.1mm씩 자라기 때문에 빠진 손톱이 모두 자라는 데는 3~6개월 걸린다. 손톱이 자라는 속도는 손가락 길이에 비례해서, 중지와 검지의 손톱이 조금 더 빨리 자란다. 손톱에 비해 발톱은 자라는 속도가 많이 느려서 발톱이 모두 교체되는 데는 9~12개월이 걸린다.

엄지손톱을 보면 시작되는 부분에 반달 모양의 하얀 피부가 있다. 이곳이 손톱이 만들어지는 부위인데, 여기서부터 손톱이 점차 밀려나면서 자란다. 그래서 이곳을 다치면 손톱이 변형되거나 변색된다. 보통 엄지 외 다른 손가락에서는 흰색 반달 모양이 잘 보이지 않지만 모든 손톱에서 다 보이는 사람도 있다. 이 모양이 있고 없고는 건강을 표시하는 지표가 되지 않는다. 왜냐하면 비록 눈에 보이진 않아도 누구에게나 있기 때문이다.

손톱 아래에 있는 피부는 손톱과 밀착되고 손톱은 투명하기 때문에 손톱은 피부의 색을 그대로 보여준다. 손톱을 손으로 누르면 하얗게 되었다가 금방 원래의 색깔을 회복하는데, 모세혈관에서 혈액이 빠져나갔다가 다시 차는 현상이다. 손톱은 인체에서 모세혈관을 직접 볼 수 있는 곳이기도 하다. 맨눈으로는 보이지 않고 현미경을 대고 보면 안쪽의 모세혈관을 확인할 수 있다.

078　체취
분비물과 세균의 상호작용

젖먹이에게서는 엄마 냄새라고 하는 젖내가 나지만 아동기에는 특별한 냄새가 없다. 그러다가 사춘기가 되면 성인의 독특한 체취를 풍기며, 노인 역시 특유의 냄새가 난다. 사람마다 본연의 체취가 있어서 어머니는 자식을 냄새로 구분할 수 있고, 같이 자란 형제들도 어릴 때는 누가 누구인지 냄새만으로도 구분할 수 있다. 그러나 일상적인 사회관계에서는 냄새만으로 사람을 감별할 수 없다. 할머니만 해도 냄새로는 손주를 구분하지 못한다.

체취는 피부에서 분비되는 땀과 피지에 의해 결정된다. 일반적인 땀보다는 사춘기 이후 아포크린샘에서 분비되는 물질이 체취에 영향을 많이 미치며, 피지 분비도 사춘기 이후 증가한다. 따라서 독특한 체취는 사춘기 이후에 형성된다. 땀샘이나 피지선에서 분비될 때는 냄새가 없지만 피부에 있는 세균들에 의해 땀 성분에 화학적 변화가 생겨 냄새를 풍기게 된다. 사람마다 피부에 있는 세균이 다르므로 냄새도 달라진다. 결국 체취는 땀과 피지와 피부 세균의 상호작용 결과라고 할 수 있다.

아포크린샘이 많은 부위는 겨드랑이와 음부인데, 음부는 가려져 있기 때문에 겨드랑이 냄새가 타인에게 잘 느껴진다. 한편 피지는 털이 나는 부위에서 많이 분비되므로 머리에서도 냄새가 많이 난다. 이처럼 성인의 체취에 중요한 영향을 미치는 아포크린샘의 분비와 피지 분비는 60대가 되면 급격히 떨어진다. 그럼에도 불구하고 노인은 독특한 냄새가 나는데, 지금까지 밝혀진 원인 물질은 노네날nonenal과 노나날nonanal이다. 이들은 알데히드의 일종으로, 노네날은 오래된 맥주에서 나는 냄새의 원인 물질이기도 하다.

079 무좀
_____
곰팡이로 인한 병

무좀이란 '물'과 '좀'이 합해진 말로, 물이 있어 습한 곳에 잘 생기는 좀이라는 뜻이다. 하지만 무좀은 좀과는 전혀 관계가 없다. 무좀은 좀이라는 벌레 때문이 아니라 곰팡이 때문에 생기는 병이다.

좀은 주택가 주변의 어둡고 습한 곳에 서식하며 야간에 활동한다.

우리말에 좀으로 표현되는 욕설이 많은 것으로 보아 우리 조상은 이 벌레 때문에 꽤나 괴로웠나 보다. 요즘은 좀의 먹이인 식물성섬유가 거의 사라지고 대신 그 자리를 석유화학 제품으로 만든 장판이나 벽지, 옷이 차지하기에 좀이 멸종 상태에 이르렀다.

어쨌든 무좀은 좀과는 관계없고, 무좀을 일으키는 곰팡이는 피부사상균이다. 사상균絲狀菌이란 가느다란 실처럼 생긴 균이라는 뜻인데, 무좀 환자의 피부를 긁어서 현미경으로 관찰하면 실처럼 보이는 곰팡이를 발견할 수 있다. 피부사상균은 각질을 먹기 때문에 각질이 많은 발에서 흔히 발견된다. 각질은 피부뿐 아니라 발톱에도 많아 발톱무좀도 흔하다.

피부사상균에 의한 피부감염을 총칭해서 백선증Tinea이라고 한다. 한자어 백선白癬은 '하얀 버짐'을 뜻하며, 버짐이라는 말은 번진다는 의미다. 《동의보감》에는 "여름에 땀으로 피부가 젖으면 좁쌀만 한 것이 돋는데, 짓무르고 해져서 부스럼이 되면 비창痱瘡이라고 한다"라는 내용이 나온다. 피부에 생기는 백선증을 기술한 글귀로 보이는데, 조선시대 당시에는 무좀이 지금만큼 흔하지는 않았을 것이다. 지금도 신발을 신지 않고 맨발로 생활하는 사람들에게는 무좀이 별로 없기 때문이다. 또한 조선시대 사람들이 신었던 짚신은 현대의 구두와는 달리 크기가 넉넉하고 통풍이 잘되었다. 언뜻 생각하기에는 지금보다 위생 상태가 좋지 못했던 시기이기에 무좀이 많았을 것 같은데 실상은 그렇지 않다. 1950~1960년대만 해도 무좀이 지금보다 훨씬 적었다. 무좀은 구두와 양말을 신고 지내는 시간이 많아지면서 늘어난 질환이며, 현재 우리나라 사람들의 30~40%는 무좀으로 고생한다.

곰팡이는 습한 곳을 좋아하므로 무좀은 습한 피부에 잘 생긴다. 코 안이나 질이 습하기는 하지만 이는 점막이므로 각질이 없어 피부사상균이 살 수 없는 환경이고, 피부가 겹치는 발가락 사이나 사타구니가 대표적으로 습한 환경을 제공한다. 특히 곰팡이는 네 번째 발가락과 새끼발가락 사이를 좋아한다. 발가락 사이를 벌려봐서 피부가 하얗게 짓무르고 갈라졌으며 악취가 난다면 무좀일 가능성이 높다.

080 정전기
순식간에 일어나는 전기불꽃

정전기靜電氣란 흐르지 않고 머물러 있는 전기라는 의미다. 우리가 플러그를 콘센트에 꽂아 쓰는 전기와는 대비되는 개념으로, 정전기는 전하가 정지 상태로 있어 그 분포가 시간적으로 변화하지 않는 전기를 말한다. 물체를 이루는 원자의 전자들 중 원자핵으로부터 멀리 떨어진 전자는 마찰을 통해 다른 물체로 쉽게 이동하는데, 전자를 잃은 쪽은 양전하가, 전자를 얻은 쪽은 음전하가 되어 전위차가 생긴다. 피부는 주변 물체와 접촉할 때마다 전자를 주고받으며 인체에 조금씩 전기가 저장되는데, 이것이 어느 이상 쌓인 상태에서 전기가 잘 통하는 물질에 닿으면 그동안 쌓였던 전기가 순식간에 불꽃을 튀기며 이동한다. 이것이 정전기 현상이다.

정전기는 주로 물체 표면에 존재하므로 그 사람의 피부 타입이 정전기를 결정한다. 그런데 수분은 전기친화성이 있어 전하를 띠는 주변 입자들을 전기적 중성 상태로 만들기 때문에 습기가 있는 피부에서는 정전기가 잘 생기지 않고, 주로 건조한 피부에서 잘 생긴다. 따라서 여름보다 겨울에, 땀을 많이 흘리는 사람보다는 적게 흘리는 건성피부에서 잘 생긴다. 또한 정전기는 전자를 쉽게 주고받을 수 있는 마찰에 의해 잘 생긴다. 즉, 마찰전기가 생기려면 전자를 쉽게 잃는 물체와 쉽게 얻는 물체가 접촉해야 한다. 피부는 전자를 쉽게 잃는 성질을 가지므로 전자를 쉽게 얻는 물질인 플라스틱이나 나일론, 폴리에스테르 같은 합성섬유와 접촉할 때 정전기가 잘 발생한다.

물체와 물체의 마찰은 정전기를 일으키므로 유조차 뒤편에는 작은 전기불꽃을 막기 위해 땅바닥으로 늘어뜨린 접지 장치가 달려 있다. 접지를 통해 유조차에 조금이라도 생길 수 있는 정전기를 땅으로 배출하기 위해서다. 정전기가 잘 생기는 사람은 다른 이의 손을 잡을 때 입김으로 손에 습기를 공급하거나, 물건을 손톱으로 살짝 건드렸다가 잡아서 손톱을 통해 전기가 방전되도록 하면 큰 정전기를 예방할 수 있다.

호

흡

4장

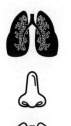

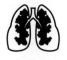

●

●

●

,

호흡이란 숨을 들이마시고 내쉬는 작용이다. 이는 인체에 산소를 공급하고 대사산물인 이산화탄소를 제거하는 과정이기 때문에 호흡은 산소와 이산화탄소라는 가스를 교환하는 과정이라고 이해해도 된다. 산소는 에너지대사에 필요하고 그 산물로 이산화탄소가 나오는데, 이는 궁극적으로 세포에서 이뤄지는 일이다. 즉, 진정한 호흡이라고 하면 세포 단계에서의 산소와 이산화탄소 교환을 의미한다. 숨을 쉼으로써 폐에서 흡수된 산소가 세포에 전달되기 위해서는 혈액순환 과정을 거치므로 호흡은 ①대기와 혈액 사이의 가스교환(외호흡), ②혈액과 세포 사이의 가스교환, ③세포 내에서의 호흡(내호흡) 세 단계로 나눌 수 있다. 그런데 마지막 세포호흡은 세포 에너지대사의 일부이고, 중간 단계인 혈액과 세포 사이의 가스교환은 혈액순환의 일부이기 때문에 일반적으로 호흡respiration이라고 하면 첫 번째 과정인 폐에서의 가스교환만을 의미한다. 이를 명확하게 하기 위해 환기ventilation 또는 숨쉬기 breathing라고 표현하기도 한다.

081 생물의 호흡
가장 효율적인 호흡기관은 조류의 폐

동물이든 식물이든 모든 생물은 가스교환이 필요하다. 단지 식물은 교환 과정에서 동물과 반대로 이산화탄소를 흡수하고 산소를 배출한다. 이는 잎에 있는 기공을 통해 이뤄지는데, 동물의 코에 해당한다. 동물의 호흡기관은 아가미, 기관, 폐 등 세 종류다. 아가미는 수생동물이 물에 녹아 있는 산소를 흡수하는 기관器官이며, 기관氣管과 폐는 육상동물의 호흡기관이다. 기관은 곤충의 호흡기관으로 몸통 곳곳에 분포하며, 기문을 통해 흡입한 공기 중의 산소를 기관이 직접 세포 각각에 전달한다. 폐는 척추동물의 호흡기관으로 몸통의 특정한 곳에 자리한 하나의 장기이며, 혈액을 매개로 세포에 산소를 전달한다.

폐는 척추동물의 소화관 일부가 옆으로 부풀어 올라 공기를 삼키는 기능을 하도록 진화되었다. 이런 태생적인 한계 때문에 폐는 한쪽 끝이 막힌 주머니 형태다. 입구와 출구가 별개라면 공기는 한 방향으로만 흐를 텐데, 폐에서는 입구와 출구가 동일해서 들숨과 날숨이 같은 통로를 지나간다. 그래서 숨을 내쉴 때 폐에 있는 이산화탄소를 함유한 모든 공기가 완전히 배출되지 못하고 조금 남아 있다가 새로 들어온 공기와 섞이게 된다. 입구와 출구가 다른 소화관과는 대비되는 점이다.

가스교환의 효율만을 보면 가장 진화된 호흡기관은 조류의 폐다. 비록 포유류처럼 들숨과 날숨이 같은 통로를 지나가기는 하지만, 폐에서는 입구와 출구가 달라서 공기가 한 방향으로만 흐르기 때문에 폐에 들어온 신선한 공기는 이산화탄소가 많은 공기와 섞이지 않는다. 덕분에 새는 산소가 희박한 고도에서도 장거리 비행을 할 수 있다.

082 폐

테니스 코트 절반의 면적에서 이뤄지는 가스교환

구약성서 《창세기》에는 하느님이 흙의 먼지로 사람을 빚으시고 코에 숨을 불어 넣으시니 사람이 생명체가 되었다고 나온다. 숨에 해당하는 그리스어는 프네우마pneuma인데, 아리스토텔레스는 살아 있는 모든 동물에게는 선천적 프네우마가 있으며 동물은 여기에서 힘을 얻어 모든 생명 활동이 비롯된다고 했다. 《황제내경》에서는 폐肺를 장臟의 우두머리이자 심心의 덮개이며 전신의 기氣를 조절하는 곳이라고 설명한다. 그리고 《동의보감》에서는 폐가 오장육부를 덮어주는 것으로서, 하늘의 24절기에 대응하여 24개의 구멍이 있다고 한다.

폐는 우리말로 허파라고 하는데, 허파는 과거에는 동물의 폐를 부르던 말이었다. 분식집에서 순대와 함께 나오는 내장 중에는 폐 부위도 있는데, 보통은 허파라고 부른다.

폐의 기본 단위는 폐포肺胞다. 포胞 자는 임신한 모양을 나타내는 포包에서 유래했으며, 인체에서는 동그란 주머니같이 생긴 조직을 말한다. 폐포는 지름이 0.1~0.2mm인 다각형 주머니 모양이며, 허파꽈리라고도 한다. 폐포는 기관지 끝에 있는 조직인데, 공기가 혈액과 접촉하는 곳이다. 폐포에서는 모세혈관이 거미줄처럼 망을 이루고 있어서 폐포에 들어온 산소는 혈액으로 자유롭게 확산되어 녹아들고 혈액의 이산화탄소는 폐포로 확산되어 나온다. 그래서 폐포는 인체가 외부와 가장 섬세하게 접촉하는 면이라고 할 수 있다.

폐포는 양쪽 폐 모두 합해서 3억 개 정도이며, 이들을 모두 합해보면 테니스 코트 면적의 절반 정도인 80m²나 된다. 폐포 숫자는 추정치이기 때문에 연구자에 따라 4~8억 개라는 주장도 있다. 하지만 중요한 사실은 폐포를 모두 합한 면적이 겉으로 보기보다는 상당히 넓다는 점이다. 이 정도 면적이 되어야 신체의 모든 세포가 필요한 산소를 얻을 수 있다. 모든 폐포가 공기로 가득 차면 스펀지보다 더 가볍다. 사람이 물 위에 쉽게 뜨는 이유도 폐포가 물고기의 부레와 같이 부력을 제공하기 때문인데, 이 부력을 이기고 물속으로 잠수하는 것은 쉬운 일이 아니다. 사람이 익사溺死하는 이유는 어떤 경로로든 폐에 물이 들어가기 때문이다. 일단 물이 들어가 폐에 공기가 없어지면 부력 효과가 사라져 익사체는 물속에 가라앉는다.

폐는 태아 때 식도에서 만들어진다. 식도에서 작은 돌기가 튀어나와 기관지가 먼저 생기고, 이것이 아래로 뻗어나가면서 가지를 계속 쳐 맨 끝에서는 폐포가 만들어진다. 그리고 횡격막과 가슴근육이 만들어지면 호흡운동을 한다. 물론 이때는 공기를 호흡하는 것이 아니고 양수를 삼키는 것이다. 호흡 횟수는 1분에 30~70회다. 태어나면서 탯줄에서 공급되던 혈액이 끊어지면 아이는 양수를 내뱉고 공기를 마신다. 이것이 아이가 세상에 나왔다는 신호인 첫울음인데 이때 폐는 처음으로 공기를 접하게 된다. 신생아가 폐 안에 있던 액체를 모두 밀어내기 위해 호흡근육이 발휘하는 힘은 매우 강력해서, 물을 15~20cm 뿜어 올릴 수 있는 정도의 압력이다. 이런 힘을 내려면 태아가 어느 정도까지는 성숙해야 하기 때문에 미숙아일수록 약해진다.

태아가 이미 자궁 안에서 죽었다면 공기를 호흡한 적이 없기 때문에 폐에는 공기가 하나도 없고 액체로 가득 차 있다. 그래서 공기 호흡을 하지 않은 폐의 비중은 1.05이지만 호흡을 한 폐는 물보다 가벼워 비중이 1.0 이하다. 이는 법적으로 호흡이 있었느냐를 판단하는 기준이 된다. 법의학에서는 영아 살인 여부를 판단할 때 사체의 폐를 물에 넣어봐서 물에 뜨면 태어난 뒤 죽었다고 판단하며, 물에 가라앉으면 이미 죽은 상태로 세상에 나왔다고 판단한다.

한번 공기로 팽창된 폐포가 다시 쪼그라들지 않고 공기가 계속 차 있으려면 폐포의 표면장력을 낮춰야 한다. 표면장력이란 액체를 구성하는 분자들이 서로 끌어당기는 힘을 말하는데, 폐포의 공기-액체(폐포 표면) 접촉면에서도 표면장력이 발생한다. 이 장력을 줄여주지 못하면 폐포가 서로 잡아당겨 납작해져버린다. 태아는 이미 모체의 자궁에서 표면장력을 낮추는 표면활성제surfactant라는 물질을 만든다. 이는 계면활성제라고도 하는데, 액체에 녹으면 그 액체의 표면장력을 감소시킨다. 공기를 만드는 비누 거품과 같은 원리다. 표면활성제는 폐포에서 합성되며, 태아가 32주는 지나야 이 물질을 충분히 생산하므로 아기가 태어나서 스스로 숨을 쉬려면 32주는 지나야 한다. 실제 32주 미만 미숙아의 주요 사망 원인은 표면활성제 부족에 의한 호흡곤란증이다.

　태아 시기에 폐 안에 있던 액체는 혈관이나 림프계를 통해 흡수되는
데, 생후 3일이 지나면 대부분의 액체는 없어지고 생후 23일째에는 폐
전체가 공기로 차게 된다. 신생아의 폐포 수는 성인의 20~30%이며,
자랄수록 그 숫자가 증가하여 생후 18개월 정도가 되면 성인의 숫자와
비슷해진다. 이후 성장하면서는 폐포의 수는 늘지 않고 폐포의 크기가
커진다. 폐와 기관지는 20세가 되면 완전히 성숙하고, 25세에 폐활량
이 최대가 된다.

　성인의 폐에 들어 있는 공기의 총량은 5L 정도다. 그런데 숨을 완
전히 내쉰 뒤에도 폐포가 찌부러지지 않으려면 공기가 어느 정도는 남
아 있어야 하며, 이 양은 1.5L 정도다. 그래서 우리가 숨을 최대한 크
게 들이마시고 내쉴 수 있는 최대 용량은 3.5L다. 한편 평상시 안정된
상태에서 숨을 들이마셨다가 내쉬는 1회 호흡량은 이보다 훨씬 적은
500~750mL다.

　25세를 정점으로 폐활량은 서서히 감소하여 60세가 되면 20~30%
까지 줄며, 70세 이후가 되면 평상시 1회 호흡량도 300mL 정도로 줄
어든다. 그러나 폐 자체의 부피는 변하지 않고 폐활량만 감소하기 때
문에 공기의 흐름이 없는 부위가 늘어나 산소와 이산화탄소의 가스
교환 능력이 떨어진다. 결국 동맥혈의 산소가 감소하게 되어, 40대에
100mmHg이던 동맥의 산소분압이 1년에 1%씩 떨어져 70세가 되면
40대의 70%인 70mmHg가 된다.

코

폐로 들어가는 공기의 습도와 온도를 조절

코 안쪽은 공기가 있는 공간으로, 비강이라고 한다. 비강鼻腔은 콧구멍에서부터 뒤쪽 인두 입구까지의 공간인데, 중격에 의해 좌우로 나뉜다. 콧구멍 바로 안쪽은 얼굴 피부의 연장으로 피지선과 땀샘 등이 분포하며, 모낭이 있어 털이 난다. 콧구멍 속에 난 털은 먼지를 걸러내서 점막의 기능을 보조하기 때문에 코털을 모두 제거해버리면 비염에 잘 걸린다.

털이 없어지는 지점부터의 비강은 점막으로 덮여 있다. 점막으로 덮인 이 부위가 진짜 비강으로, 이를 고유비강이라고 한다. 고유비강은 그 위치에 따라 바닥, 천장, 중격, 측벽 등으로 나눈다. 네 개의 면 중 측벽, 즉 뺨 쪽은 구조가 가장 복잡한 곳으로 선반처럼 생긴 것들이 있는데 선반은 모두 세 개의 층이다. 이 중 중간 선반과 측벽 사이에는 부비동과 연결된 통로가 있다. 이곳은 부비동염(축농증)을 치료하는 이비인후과 의사들이 코를 내시경으로 볼 때 가장 세심히 살펴보는 부위다.

비강 주변의 두개골은 속이 비어 있다. 덕분에 머리가 가벼워지는 효과도 있고 비강과 연결되어 코를 보조하는 기능도 한다. 이를 부비동이라고 한다. 부비동paranasal sinus이란 코 옆에 있는 공간이라는 뜻인데, 좌우 각각 네 개이고 정상적으로는 공기가 채워져 있으며 표면은 비강과 같은 점막으로 덮여 있다. 그래서 말을 하거나 노래를 할 때 소리를 잘 울리게 하는 공명기관이 되기도 하고, 점액을 만들어 코에 흘려 보내 코안을 깨끗하게 유지하도록 한다.

맨눈으로는 콧구멍 안쪽이 꽉 차 보이는데, 이는 선반조직들이 미로처럼 비강을 채우고 있기 때문이다. 이런 구조 덕분에 코안으로 들어온 공기는 비강의 점막과 충분히 접촉하여 적당히 데워지고 수분을 많이 함유하게 된다. 찬 공기가 들어오면 점막으로 공급되는 혈관이 확장되어 점막 표면적이 늘어나 공기로 더 많은 열이 전달된다. 이때 분비물도 같이 증가하여 공기에 습기를 더한다. 차가운 공기는 건조하기 마련인데 비강에서 분비되는 물질이 증발해 코안으로 들어온 공기에 수분을 공급하는 것이다. 그래서 추운 곳에 가면 콧물이 나온다. 비강의 온도 조절은 점막에 분포하는 풍부한 혈관 덕분에 가능한데, 마치 방열기에 뜨거운 물을 순환시켜 방을 따뜻하게 하는 원리와 같다. 체온보다 뜨거운 공기가 들어올 때는 반대 현상이 나타나 역시 비강의 공기 온도를 체온에 맞춘다. 그래서 40℃가 넘는 열대 사막의 더운 공기를 흡입할 때도 비강의 공기 온도는 30~32℃다.

코를 통해 폐로 들어가는 공기의 온도와 습도는 외부 환경의 변화에 관계없이 항상 일정하다. 비강에서 인두로 넘어가는 통로에서 측정한 공기의 온도는 35℃, 습도는 95%다. −40℃인 한대지방의 차가운 공기를 들이마셔도 인두와 후두를 지나는 동안 공기의 온도는 체온과 같아지고 습도는 높아진다. 코는 아무리 추운 날씨에도 제 기능을 하기 때문에 콧구멍 가까이의 습기가 얼어붙는 추위에도 숨을 내쉴 때마다 습기가 녹는다. 일반적으로 성인이 하루에 흡입하는 공기의 양은 휴식 중이라도 최소한 10000L라는 점과 공기가 비강을 통과하는 시간이 0.25초에 불과하다는 점을 고려하면 코의 가습加濕 능력과 가온加溫 능력은 대단한 것이다. 24시간 동안 비강에서 증발하는 수분의 양은 1000cc에

달할 정도로 많다.

인종마다 코의 모양과 크기가 다른 이유도 코의 이러한 기능과 관계된다. 코의 가습·가온 기능은 춥고 건조한 기후에서 더 필요하기 때문에 이 지역에서는 코가 커지는 방향으로 진화했고, 따뜻하고 습한 기후에서는 반대로 코가 납작하게 진화했다. 춥지는 않아도 건조한 지역에서는 코의 가습 기능이 중요하기 때문에 중동 사람들의 코는 북유럽인과 마찬가지로 크고, 덥고 습한 지역에 사는 동남아인은 우리나라 사람들보다 더 납작한 코를 가진다.

084　기도

공기의 통로

호흡기는 크게 가스교환이 일어나는 폐와 공기를 폐까지 전달하는 통로인 기도로 나눈다. 기도氣道란 공기空氣가 들어가는 길이라는 뜻으로, 영어 airway에 해당하며 코에서 시작한다. 기도는 다시 두 부분으로 나누는데, 코에서부터 후두에 이르는 곳을 상기도라고 하며 그 아래에 해당하는 기관과 기관지를 하기도라고 한다. 때로는 후두를 하기도에 포함시키기도 한다. 한편 입으로도 숨을 쉬기는 하지만 입의 주작용은 음식을 삼키고 말을 하는 것이고, 숨 쉬는 기능은 코가 막혔을 때만 하는 임시적인 역할이다.

기관은 폐 입구에 다다르면 좌우로 나뉜다. 여기서부터는 기관지라고 하며, 기관지는 폐 속으로 들어가면서 계속 가지를 쳐 폐포에서 끝난다. 기관부터 폐포까지를 따로 떼어내 본다면 마치 브로콜리를 거꾸로 뒤집은 것같이 보인다. 속이 텅 빈 중심 줄기가 있고 그로부터 멀어질수록 가는 가지들이 계속 뻗어나가다가 끝에는 주머니처럼 생긴 작은 폐포들이 붙어 있는 모습이다.

공기가 폐포에 도착하기까지 오염 물질은 여러 단계에서 걸러지는데, 지름이 10μm(마이크로미터) 이상인 것들은 대부분 코를 지나면서 걸러진다. 지름이 10μm 이하인 입자를 미세먼지라고 하는데, 5~9μm인 경우 인두를 통과하면서 걸러지고, 그보다는 작지만 2μm 이상인 경우 기관지에서 걸러지며, 더 작은 것은 폐포까지 들어간다. 아주 작은 입자는 대부분 다시 나온다.

입안을 벌려 안쪽을 보면 목젖 뒤로 보이는 곳이 인두로, 보이는 것보다는 상당히 길어서 12.5cm 정도다. 코 뒤에서부터 시작해서 식도가 시작되는 지점까지를 모두 인두라고 하기 때문이다. 입을 벌릴 때 보이는 목젖 뒤쪽 벽이 인두의 중간 부분이며, 위쪽은 코 뒤에 있어서 코인두, 입안에서 보이는 부위는 입인두, 그 아래쪽은 후두 뒤에 있어서 후두인두라고 한다. 코인두는 공기만 지나가고, 입인두는 공기와 음식 두 종류가 지나가는 공통 통로이며, 후두인두는 음식만 지나간다.

인두咽頭의 咽 자는 뜻을 나타내는 口(입 구)와 음音을 나타내는 因(인)을 합해서 만든 말이다. 그리고 후두喉頭의 喉 자도 뜻을 나타내는 口와 음을 나타내는 侯(후)로 이뤄진다. 한자가 만들어진 원리만 보면 인두와 후두는 구별되지 않는다. 《동의보감》에서도 인두와 후두를 합해서 인후咽喉라고 한다. 물론 인과 후를 구분해서 인咽은 삼킨다는 의미로 위와 통하고 후喉는 숨 쉬는 구멍으로 폐와 통해 있는 것으로 구분하기는 하지만, 두 개를 뭉뚱그려 병증을 설명한다. 서양에서도 인두와 후두를 구분하기 시작한 시기는 500~600년 전에 불과하다. 목구멍에 해당하는 영어 throat는 고대 영어로서 오래된 말이지만, 인두를 의미하는 pharynx와 후두를 의미하는 larynx는 해부학이 발달한 이후인 1500~1600년대에야 비로소 쓰이기 시작했다. 그리고 이 단어들이 일본에서 번역되면서 인두와 후두라는 말이 만들어졌다.

인두는 공기와 음식이 몸으로 진입하는 입구인데, 여기에는 이들에 섞여 들어오는 병균을 감시하는 보초병 조직인 편도가 있다. 입을 벌리고 혀를 막대기로 누른 다음 목구멍을 관찰하면 좌우 양쪽으로 보이는 울퉁불퉁한 조직이 바로 편도다. 편도는 태어날 때 이미 존재하며, 3~4세 이후 커지기 시작해서 6~7세에 최대가 되고 사춘기 이후에 점차 작아진다. 그래서 성인의 편도는 잘 보이지 않을 수 있지만, 아이들의 편도는 뚜렷하게 보인다.

편도扁桃란 '작은 복숭아'라는 의미인데, 실제로 작은 복숭아씨처럼 생겼다. 과거에는 호르몬을 분비하는 선腺조직이라고 생각하여 편도선이라고 불렀지만 그런 기능은 없다. 편도는 면역 작용을 하는 림프조직인데, 입안에서 보이는 것 말고도 세 종류가 더 있다. 그러니까 우리 몸에는 모두 네 쌍의 편도 림프조직이 있다. 혀를 잡아당겨 보면 혀뿌리 부분이 매우 울퉁불퉁하게 보이는데, 이 역시 편도다. 그래서 목구멍에서 보이는 편도를 목구멍편도, 혀뿌리에 있는 편도를 혀편도라고 부른다. 세 번째와 네 번째 편도는 코인두에 있는 아데노이드편도와 유스타키오관편도다. 아데노이드편도는 비강을 지나온 공기를 감시하며, 유스타키오관편도는 인두에서 중이로 들어가는 공기를 감시한다.

후두 입구에는 후두덮개가 있어서 음식을 삼키거나 구토할 때는 음식물이 기관으로 넘어가지 않도록 후두를 덮는다. 이 작용은 근육들의 조합에 의해서 자동적으로 이뤄지는데, 제대로 작동하지 못하면 사레가 자주 들리게 된다. 사레가 들리면 후두 점막이 자극되어 반사적으로 재채기나 기침이 나와 들어온 이물질을 후두 밖으로 내보낸다. 또한 배에 힘을 줄 때도 후두덮개가 닫혀서 숨을 모아 배에 힘을 주는 데 기여한다.

신생아는 후두가 경추의 2~3번째 높이에 위치하는데, 자랄수록 아래쪽으로 옮겨 가다가 성인이 되면 경추의 3~6번째 높이에 위치한다. 후두는 목소리를 내는 성대를 포함하기에 울림통이라고도 하며, 장난으로 목을 조를 때 가장 다치기 쉬운 부분이다. 후두는 여러 개의 연골로 이뤄진다. 이 중 눈에 잘 띄는 부분이 갑상연골로, 남성의 목에서 튀어나온 부위에 해당한다. 이렇게 튀어나온 이유는 그 안에 성대가 있기 때문인데, 여성은 성대가 짧아 남성처럼 두드러지지 않는다. 영어로는 이를 Adam's apple(아담의 사과)이라고 하는데, 성경 《창세기》에 아담이 사과를 먹다가 걸렸다는 이야기가 나온다.

085 감기
호흡기에 생기는 감염병

상기도감염은 인간이 앓는 가장 흔한 감염병인데, 이 중에서도 가장 흔한 것이 감기다. 《동의보감》에서 언급한 사시상한四時傷寒 또는 감한感寒 등이 감기를 의미하는 것으로 보이며, 갑작스러운 추위 같은 날씨 변화에 따른 풍사風邪가 침범하여 발생한다고 생각했다. 감기 感氣라는 한자어는 우리나라에서 18세기 말에 만들어졌다. 감기를 의미하는 우리말은 16세기부터 쓰여온 '고뿔'로, '코에 불이 난다'는 뜻이다. 감기를 의미하는 영어 common cold도 16세기부터 쓰이기 시작했는데, 추위에 노출되었을 때와 같은 증상이 나타난다는 뜻이다. 실제로 감기는 날씨가 추워지는 초가을부터 늦봄까지 가장 많이 걸린다.

감기는 코에 생기는 감염병이며 원인은 바이러스 때문이고, 콧물·코막힘·재채기 등이 주요 증상이다. 발병 후 2~4일 동안 증상이 가장 심하다가 5~7일째에는 자연적으로 치유되지만, 약 10%의 환자는 2주일까지 지속되기도 한다. 사실 감기는 대수롭지 않은 병이다. 그래서 "감기는 밥상머리에 내려앉는다"라는 우리 속담도 있다. 밥만 잘 먹으면 저절로 물러간다는 뜻이다. 반면 감기를 만병의 근원이라고도 한다. 폐렴이나 천식 같은 병이 감기로부터 또는 감기와 유사한 증상으로 시작하기 때문이다. 고대 서양인은 콧물이 코 바로 위에 위치한 뇌에서 나오며, 재채기는 뇌에 침입한 악귀를 내쫓는다고 생각했다. 그래서 서양에서는 재채기하는 사람한테 "God bless you!(신의 은총이 당신에게!)"라고 한다.

콧물은 코안 점막을 촉촉하게 유지시키며 병균과 먼지 등을 쓸어내는 기능을 하지만, 너무 심한 콧물은 환자를 괴롭힌다. 감기에 걸리면 코에서 줄줄 쏟아지는 분비물을 닦기 위해 하루에도 20~30장의 화장지를 쓴다. "내 코가 석 자"라는 말이 있는데, 국어학자 조항범은 이를 줄줄 흘러내리는 콧물이 성가시기 그지없는데 그마저 수습을 못 하고 있으니 몹시 다급하고 힘든 처지에 놓여 있다는 의미라고 해석했다. 내 사정이 급해서 남을 돌볼 여유가 없다는 비유적인 표현이라는 것이다. 실제로 감기든 뭐든 병에 걸리면 남을 돌볼 여유가 없다.

대체로 아이들이 성인보다 콧물을 더 많이 흘린다. 아이들이 점액을 더 많이 분비해서가 아니라 목 뒤로 넘기는 양이 적어서 대부분 앞으로 나오기 때문이다. 재채기는 코안의 염증 때문에 나타나는 일종의 반사 반응으로, 원인 물질은 감기에 걸리면 분비되는 히스타민이다. 그래서 콧물이나 재채기에 가장 많이 사용하는 약이 항히스타민제다.

감기로 인한 합병증에는 중이염이나 부비동염이 있으며, 천식 환자는 증상이 악화된다. 문제는 감기를 치료한다고 해서 이러한 합병증을 예방할 수 있는 것은 아니라는 점이다. 원인을 제공한 바이러스를 직접 공격하는 약이 아직 개발되지 않았기에 감기 치료란 단지 저절로 좋아질 때까지 증상을 좀 편하게 해주는 수준이기 때문이다. 그래서 증상이 심하지 않은 감기는 특별한 치료 없이 지켜보다가 합병증이 발생하면 그때 조치를 취하는 것이 최선책이며, 감기를 치료하는 의사의 임무는 비슷한 증상을 보이는 다른 질환인지 살피는 것이다. 특히 알레르기비염이나 부비동염 또는 세균감염 등이 아닌지를 감별해야 한다.

부비동에 염증이 생긴 병을 부비동염이라고 하는데, 과거에는 고름이 쌓인 병이라는 의미로 축농증蓄膿症이라고 불렀다. 비염이 생겨 코 점막이 부으면 부비동 입구가 막혀서 내부에 분비물이 고이게 되며, 흐르지 않는 물이 썩는 것처럼 부비동 안에 고인 점액이 감염되면 염증으로 발전한다. 감기 증상은 보통 일주일이면 회복되므로 증상이 더 오래 가거나 호전과 악화가 반복되면 부비동염인지 살펴봐야 한다. 특히 부비동이 있는 이마·뺨·콧등 등이 무겁고 아픈데, 머리를 앞으로 숙일 때 통증이 심해진다면 가능성이 높다.

감기를 포함한 상기도감염에서 항생제 치료가 필요한 경우는 세균 감염이 있을 때다. 전체 상기도감염의 5~10%가 이에 해당하는데, 바이러스에 의한 감기의 합병증으로 발생하기도 한다. 감기에 걸리면 성인의 경우 1~2%, 소아는 5~13%에서 세균성부비동염이 발생하는데, 부비동염이라고 해서 모두 세균성은 아니다. 콧물이 진하거나 녹색이라고 해서 세균에 감염된 것이라고 할 수는 없다. 바이러스에 감염되더라도 백혈구 세포들이 많이 모이면 분비물은 투명한 색에서 노란색으로 그리고 초록색으로 변한다. 이 세포들이 지닌 철을 함유한 녹색 효소 때문에 분비물이 올리브빛을 띤 녹색으로 보이는 것이다. 그래서 콧물이 진하게 나온다고 무조건 항생제를 쓰면 안 된다. 세균감염이 의심되는 상황은 증상이 10일 이상 지속되고, 3~4일간 39℃ 이상의 고열과 안면부의 심한 통증이 나타날 때다.

상기도감염 후 발생하는 중이염은 특히 소아에게 가장 흔한 합병증이다. 감기 걸린 소아의 약 5~30%에서 중이염이 발생하는데, 생후 6개월에서 2세 사이에 많이 걸린다. 이 나이에는 인두와 중이를 연결하는 유스타키오관이 짧고 수평으로 위치한 데다가 누워서 자는 시간이 많아 인두감염이 쉽게 중이까지 퍼지기 때문이다.

독감이라고도 불리는 인플루엔자는 감기와는 다른 질환이다. 감기처럼 바이러스에 의한 감염병이기는 하지만 감기는 대부분 저절로 좋아지는 반면, 인플루엔자는 단기간 동안 수많은 사람을 감염시키며 면역이 약한 사람은 사망에 이르게 한다. 우리나라에서 인플루엔자는 보통 11월에서 그다음 해 4월까지 유행하며, 특히 12월과 1월에 환자가 많이 발생한다. 평균적으로 매년 전체 인구의 5~10%가 걸리고 2000명 이상이 사망한다. 인플루엔자에 걸린 환자 1000명당 한 명꼴로 사망하는 셈인데, 사망자의 80%는 65세 이상 고령자다.

인플루엔자 바이러스는 자신을 계속 변형시키는 능력이 있어서 매년 유행하는 바이러스의 종류가 바뀐다. 그런데 과거 유행한 바이러스를 조사하면 올해는 어떤 변형이 나타날지 예측할 수 있으므로 매년 새로운 백신을 만들어 대비한다. 그러나 동물에게서 유래한 새로운 인플루엔자가 사람에게 전파되어 사람과 사람 사이에서 전염되기 시작하면 새로운 유행으로 발전한다. 이런 대유행은 예측이 어렵고 전형적인 양상을 벗어난다. 때문에 겨울이 아닌 여름에 유행할 수도 있으며, 청장년층을 비롯한 모든 연령층에서 발병하고 사망률도 높다. 이런 대유행은 언제든지 가능하며, 지난 20세기에는 네 번 발생했다. 가장 최근의 대유행은 2009~2010년에 일어났는데, 원인은 돼지에서 유래한 인플루엔자 바이러스였다. 가장 많은 사망자를 낸 대유행은 1918년 스페인독감으로, 최소 2000만 명 이상이 사망했다. 이는 당시 제1차세계대전으로 발생한 사망자보다 훨씬 많은 수치이고, 우리나라도 예외는 아니어서 당시 〈매일신보〉는 1919년 1월 조선인 독감 사망자가 14만 명이라고 보도했다. 1918년 10월 미국 해군 소장 윌리엄 카퍼톤은 인플루엔자로 사망한 동료 선원을 매장하기 위해 브라질 리우데자네이루에 상륙했는데, 당시 상황을 이렇게 묘사했다.

"공동묘지의 상황은 필설로 다 할 수 없을 정도다. 시신 800여 구가 부패한 채 여기저기 나뒹굴고, 수천 마리의 말똥가리가 머리 위를 맴돌았다. 바이러스는 부자나 가난한 사람이나 가리지 않았다. 병원에는 매장 허가를 받기 위해 대기 중인 수백 구의 시신들이 벌거벗긴 채 장작더미처럼 포개져 있었고, 이 더미 사이에서 산 사람이 질질 끌려 나오는 모습이 보였다. 해안가에서는 1000명 이상의 사람들이 매일 죽어나갔다. 우리가 알고 좋아했던 사람들이 죽어갔으며 활력이 넘치던 리우데자네이루는 버려진 죽음의 도시가 되었다."

086 코골이

직립보행과 언어활동의 대가

상기도가 좁아지면 공기가 통과할 때 상기도의 연조직이 진동하는데, 이때 나는 소리가 코 고는 소리다. 낮에 깨어 있을 때는 상기도 근육이 긴장 상태이므로 소리가 나지 않지만, 잘 때는 근육이 느슨해지므로 상기도가 좁아지면서 와류가 생겨 소리가 발생한다. 특히 점막조직이 많은 목 주변의 인두가 좁아진 경우, 즉 편도가 비대한 경우 그리고 아래턱이 너무 작거나 뒤로 밀려난 경우, 비염이나 부비동염으로 코가 막힌 경우, 비만 등일 때 자주 나타난다.

옆으로 누우면 코골이가 줄어드는데, 목젖 같은 연조직이 기도를 막는 효과가 줄어들기 때문이다. 사실 코골이는 등을 바닥에 대고 자는 인간에게 많이 나타나는 독특한 현상이다. 또한 코골이가 인간에게 유독 많은 원인은 직립보행을 하고 언어를 사용하면서 기도가 길어졌기 때문이다.

기도가 좁아지면 코를 골지만, 기도가 완전히 막히면 숨을 쉬지 못하게 된다. 보통 코를 골다가 갑자기 '꺽' 하면서 숨을 쉬지 않다가 '후–' 하고 숨을 몰아쉬는데, 이를 수면무호흡이라고 한다. 기도가 막혀 호흡을 하지 못하면 혈중 산소가 떨어지고 혈중 이산화탄소가 증가하므로 이를 감지한 중추신경이 작동해 잠을 깨운다. 그리고 이렇게 잠에서 깨어 숨을 몰아쉬면 혈중 산소와 이산화탄소가 정상화되기 때문에 다시 잠이 든다. 이때는 각성 상태가 아니라 수면의 깊이가 얕아진 수준이므로 아침에 일어날 때는 자기가 중간에 잠을 깼다는 사실을 모른다. 그래서 수면무호흡증은 자신이 인지하기 어렵다.

수면무호흡은 단순 코골이와는 달리 여러 가지 심각한 문제를 일으킨다. 수면무호흡은 질식과 동일한 상태이기 때문에 저산소혈증에 따른 문제가 발생할 뿐 아니라 수면부족으로 항상 피곤함을 느낀다. 저산소혈증으로 인한 가장 흔한 문제는 부정맥으로, 무호흡이 발생하면 맥박이 분당 30~50회로 감소했다가 호흡이 다시 시작되면 분당 90~120회로 증가한다. 또한 수면무호흡은 고혈압이나 뇌졸중을 유발하기도 하고, 수면 중 돌연사의 원인이 되기도 한다.

무호흡에 따르는 각성촉진반응은 수면 중 비정상적인 행동을 유발한다. 자주 뒤척이거나 발차기를 하는 등 몸을 많이 움직이고, 심한 잠꼬대를 하며, 땀을 많이 흘린다. 더 심하면 몽유병도 나타난다. 또한 숙면을 취하지 못하면 소변량이 증가할 뿐 아니라 방광이 예민해져 소변을 자주 보게 된다. 밤에 잠이 깊이 들지 않아 낮 동안 피곤하며, 항상 졸리다 보니 졸음운전으로 인한 교통사고나 산업 현장에서의 사고 발생률이 높아진다. 낮에 얼마나 졸리는지를 검사하는 방법이 있다. 검사

대상자에게 낮 동안 2시간 간격으로 5회의 낮잠을 편안한 장소에서 자보라고 한 후 잠이 들기까지의 시간을 측정하는 것이다. 정상적으로는 10~15분 정도 걸리는데, 수면부족으로 과도하게 졸리면 5분 안에 잠이 든다.

수면무호흡을 진단하려면 수면다원검사가 필요하다. 이는 병원에서 몸에 여러 측정 장치를 부착한 상태로 하룻밤을 자면서 하는 검사다. 코와 입에는 공기 움직임을 감지하는 장치를 달고, 가슴과 복부에는 호흡운동을 감지하는 장치를 달며, 뇌파와 안구운동을 측정하고, 혈중산소포화도·심전도·근전도 등 일곱 가지를 종합적으로 동시에 측정한다. 그러면 무호흡이 실제로 나타나는지, 그 원인이 무엇인지, 기도폐쇄가 어디에서 발생하는지를 진단할 수 있다.

기도폐쇄 때문에 발생하는 수면무호흡증을 치료하는 방법은 양압호흡기, 수술, 구강내장치 등 세 가지다. 좁아진 부위를 절제하는 수술이 가장 확실한 방법이라고 생각할지도 모르지만 그렇지는 않다. 좁아진 부위는 보통 깨어 있을 때 검사해서 진단하는데, 이 부위가 반드시 수면 중 좁아지는 부위라고 간주할 수 없고, 비록 수면다원검사에서 폐쇄되는 곳을 확인했더라도 수술로 무호흡증이 좋아진다고 확신할 순 없다.

양압호흡기는 CPAP continuous positive airway pressure라고 부르는 장치로, 양陽의 압력positive pressure을 지속적으로 넣어준다. 산소마스크처럼 생겼는데, 잘 때 코와 입에 완전히 밀착하여 코와 입으로 주입되는 공기의 압력을 대기압보다 증가시키는 것이다. 그러면 압력 덕분에 수면 중 폐쇄된 부위가 확장된다. 양압호흡기는 치료 성공률이 매우 높아 현재로서는 수면무호흡증을 치료하는 가장 좋은 방법이다. 구강내장치란 잘 때 입안에 끼우는 기구로, 아래턱을 앞으로 당겨서 인두를 확장하는 장치, 뒤로 처진 혀를 앞으로 당겨주는 장치, 연구개를 긴장시키는 장치 등이 있다.

087 음성
호흡기관이 만들어내는 공기의 진동

'목소리'나 '음성'은 모두 성대를 통해 나오는 소리를 의미하며, 영어 voice에 해당한다. 그런데 목소리란 목구멍에서 나는 모든 소리를 말하는 경우가 많아 꺽꺽거리는 소리 등도 포함하지만, 음성이란 말소리에 가까운 의미다. 음성을 만드는 발성기관은 발생기, 진동기, 공명기, 조음기 등 네 부분이다. 발생기generator는 공기를 진동기로 보내서 성대를 진동시키는 기관인 폐를 말하고, 진동기vibrator는 성대가 있는 후두를 말하며, 공명기resonator는 성대에서 코와 입까지의 통로이고, 혀·입술·입천장·턱과 치아 등은 조음기articulator에 해당한다.

호흡은 평상시에는 자동으로 이뤄지지만 말을 할 때는 의식적으로 조절해야 하는데, 보통 말을 할 때 호흡 횟수는 감소하고 한 번 들이마시는 양은 증가한다. 안정적일 때 성인의 호흡 횟수는 분당 14~16회이지만, 말할 때는 12회로 감소하고 노래할 때는 더욱 감소한다. 반면 한 번 들이마시는 공기의 양은 평상시에는 500cc 정도이지만, 말하거나 노래할 때는 이보다 서너 배 증가한다. 또한 평소에는 숨을 들이마시는 시간과 내쉬는 시간이 비슷하지만, 말할 때는 내쉬는 시간이 6~7배까지 길어지며 노래할 때는 더 길어져 50배까지 이른다. 따라서 폐 기능이 떨어진 상태에서는 이런 변화가 어렵기 때문에 좋은 목소리가 나오기 힘들다.

우리가 말을 할 때는 중간중간 숨을 들이마시는 시간이 필요한데, 거의 무의식적으로 의미 단위로 묶어서 말하고 쉰다. 이는 의사를 전달하는 의도적인 활동이 자동적인 호흡운동과 협동한다는 의미다. 그런데 파킨슨병 환자는 이런 협동 시스템에 문제가 생겨 전혀 엉뚱한 데서 말이 끊긴다. 예를 들어 손자에게 "얘야, 학교 잘 다니니?"라는 말을 할 때 "얘야, 학 교잘 다니니?"라고 하는 식이다.

바이올린이나 기타 같은 현악기가 소리를 내는 것은 줄이 진동하기 때문인데, 인체에서는 성대가 그 역할을 한다. 실제로 성대는 가느다란 줄과 같이 생겼으며, 길이는 2cm 정도다. 소리를 내면서 성대가 있는 갑상연골에 손을 대고 있으면 진동을 느낄 수 있다. 일상적인 대화에서는 성대가 초당 100~250번 움직인다. 이를 진동수라고 하며, Hz 단위로 표시한다. 남성은 100~150Hz, 여성은 200~250Hz다. 진동수 차이는 음성의 높이를 결정하는데, 진동수가 높을수록 고음을 낸다. 천둥소리는 대략 100Hz의 낮은 진동수를 가지며, 이는 바리톤이나 베이스 남성의 낮은 목소리와 유사하다. 그래서 고대 유럽인은 하늘에 있는 신이 남성이라고 생각했는지도 모른다. 반면 여성의 애교 섞인 목소리는 높은 진동수의 고음역에 속한다.

진동수는 성대의 길이와 긴장도에 의해 결정된다. 성대 길이가 짧을수록 고음을 내는데, 남성은 여성보다 성대가 40% 정도 길기 때문에 한 옥타브 낮은 목소리를 낸다. 평균적으로 소프라노의 성대 길이는 14~17mm, 베이스의 경우 24~25mm다. 성대 길이는 목에 힘을 주는 등 인위적인 노력을 해도 조절이 불가능하지만, 긴장도를 조절하면 진동수를 변화시킬 수 있다. 그러므로 훈련하면 음높이의 범위를 확장할 수 있다. 보통 사람들은 2옥타브 정도의 음역을, 매우 훈련된 성악가는 3옥타브 정도의 음역을 가진다. 평소 훈련이 안 된 사람이 갑자기 음정을 높이면 목소리가 갈라지고, 어떤 경우에는 소리가 아예 나오지 않는다. 피아노를 제외한 일반적인 악기는 3~4옥타브의 음역대인데, 베이스부터 소프라노까지 인간이 낼 수 있는 음역을 모두 더하면 4옥타브에 해당한다. 따라서 인간의 목소리만으로도 아카펠라 같은 훌륭한 오케스트라를 만들 수 있다.

사람의 귀는 1000~3000Hz의 소리에 가장 민감하게 반응하며, 오페라 가수의 공명 깊은 소리는 2000~3000Hz 수준이다. 성악가도 이 진동수의 소리를 내기 위해 노력하는데, 이 음역대가 사람의 감성을 자극하기 때문이다. 흔히 교성嬌聲이라고 불리는 소리도 이 진동수에 가까운데, 이는 암컷 고양이가 교미할 때 내는 소리와 비슷하다.

성대 길이를 조절하여 진동수를 바꾸면 목소리가 달라진다. 성대를 늘리기는 어렵지만 줄이기는 어렵지 않으므로, 남성이 여성으로 성전환수술을 할 때 성대 길이를 짧게 한다. 그러면 여성의 진동수인 200Hz의 목소리를 낼 수 있다. 그렇지만 구강 구조나 인두 구조는 바꿀 수 없기 때문에 음색은 변하지 않는다. 방송에서 인터뷰하는 사람이 누구인지 모르게 음성변조를 할 때도 진동수를 변화시키는데, 이때는 기계를 이용한다.

악기에는 대부분 공기의 진동을 증가시키는 공명기가 있는데, 바이올린이나 기타의 통이 이런 역할을 한다. 인체에서는 구강·비강·인두 등이 공명기 역할을 하며, 이들을 모두 합하면 총길이는 성인 남성의 경우 17~20cm다. 성대에서 만들어진 음성은 사실 매우 약한데, 그 소리가 공명 공간을 통과하면서 증폭되고 음색이 결정된다. 또한 성대에서 처음 소리가 생성될 때는 여러 진동수의 소리가 섞여 있어서 언어적인 기능은 아직 없고, 공명기를 통과하면서 특정 진동수의 소리가 입 밖으로 나와야 비로소 언어가 된다. 훈련받은 성악가는 이런 조절 능력이 뛰어나 오케스트라 연주에도 불구하고 마이크의 도움 없이 자신의 목소리를 청중에게 전달한다.

성대에서 만들어진 소리가 공명되는 부위는 기도만이 아니며, 사실 인체의 모든 부위가 공명기 역할을 한다. 성악을 하는 사람들은 흉성과 두성이라는 단어를 사용하는데, 발성할 때 공명된 소리의 진동이 전달되는 부위가 가슴 쪽이면 흉성이라고 하며 머리 쪽이면 두성이라고 한다. 그러나 실제로 이 부위에서 소리의 진동이 어떻게 이뤄지는지는 명확하지 않다.

공기가 폐→성대→공명기 등을 통과한 후 언어로 바뀌기 위해서는 조음기를 거쳐야 한다. 일반적으로 조음기 하면 혀만을 생각하지만 혀 단독으로는 불가능하고, 입술·치아·연구개 등이 조화롭게 같이 움직여야 한다. 한글이 과학적인 원리로 만들어졌다는 근거 중 하나는 기본 자음인 'ㄱ, ㄴ, ㅁ, ㅅ, ㅇ' 등을 발음 시 조음기의 해부학적인 위치를 본떠 만들었기 때문이다. 예를 들어 'ㄱ'은 '기역' 또는 '그'라고 발음할 때 혀뿌리가 목구멍을 막는 모습을 본떠 만든 글자이고, 'ㅇ'은 목구

명의 모습을 본뜬 것이다. 그래서 글자의 발음을 굳이 외울 필요가 없어서 외국인도 한글은 배우기가 매우 쉽다.

사람들의 목소리가 각각 다른 이유는 음색 때문이다. 오보에와 비올라를 같은 진동수로 연주해도 다른 소리가 나는 것도 같은 원리다. 음이 풍성하다, 감미롭다, 가늘다, 날카롭다, 둔탁하다, 고상하다 등은 모두 음색을 지칭하는 표현인데, 막상 음색을 정의하기는 쉽지 않다. 음색을 음의 색color이나 질quality이라고 풀이할 수도 있지만, 여전히 애매한 정의다.

흔히 목소리가 좋지 않다고 말할 때는 의사 전달 문제가 아니라 음질이 좋지 않다는 의미로, 다양한 증상이 포함된다. 예를 들어 목소리가 쉰다, 목소리가 안 나온다, 목소리가 잠긴다, 목소리가 거칠다, 높은 음을 내기가 힘들다, 목소리가 떨린다 등의 표현이 대표적이다. 이 중 가장 많은 증상은 '쉰 목소리'다.

의학에서는 쉰 목소리를 '애성'이라고 말한다. 그런데 사전을 찾아보면 '슬픔에 잠긴 음성'이라는 뜻의 애성哀聲이 나오며, 쉰 목소리를 뜻하는 한자어는 사성嗄聲이다. 이 嗄 자가 '목멜 애'로 발음되기도 하는 것이다. 이처럼 애성이란 말은 혼동을 주지만, 많은 의사들은 예전부터 사용해온 애성이란 단어를 더 좋아한다. 한의학에서는 《동의보감》에 나오는 성시聲嘶라는 단어를 쉰 목소리의 의미로 사용하기도 한다.

쉰 목소리는 많은 경우 감기에 걸릴 때 발생해서 증상이 호전되면 다시 좋아진다. 또한 야구장에서 좋아하는 팀을 응원하느라 소리를 지르거나 노래방에서 노래를 많이 한 다음에도 목소리가 잘 쉰다. 이런 경우에는 그 원인을 알기 때문에 저절로 좋아지기를 기다린다. 쉰 목소리의 대부분은 이처럼 일시적으로 나타났다가 사라진다. 60대 이후 특별한 원인 없이 점차 목소리가 작아지고 쉽게 잠기면서 목소리 내기가 힘들다면 노인성 성대 변화가 시작되었다는 신호일 수 있다.

쉰 목소리를 오히려 좋아하는 경우도 있다. 특히 판소리의 탁음은 예술적인 의미가 크다. 판소리의 창은 서양의 성악과는 달리, 다소 좁은 음역대인 2옥타브 반 정도의 범위에서 소리의 떨림과 꺾기를 어떻게 사용하느냐가 중요하다. 최고의 탁음을 얻기 위해 오랜 시간 동안 성대에 마찰을 일으키는데, 이 과정에서 성대 점막은 허물이 벗겨지고 아물기를 반복하며, 객혈을 하기도 한다. 말 그대로 피를 토하는 과정을 겪고 나서야 성대 한쪽은 두툼한 결절이 생기고 반대쪽 성대는 결절 모양으로 움푹 팬다. 그러면 성대가 완전히 닫히게 되어, 거칠고 탁한 소리가 나오면서도 바람이 새지 않아 강한 소리가 나온다. 그런데 성대 상처가 너무 심하면 목소리를 잃을 수도 있기에 판소리의 득음 과정에는 슬픔과 고통, 한이 서려 있다.

088 기관지
나뭇가지처럼 갈라지는 기도

후두의 성대 아랫부분을 기관이라고 하는데, 겉으로 볼 때는 남성의 목에서 툭 튀어나온 곳의 아랫부분에 해당한다. 기관(氣管, trachea)이란 피리 같은 관악기처럼 관管 모양으로 생겼다는 의미로, 지름 2cm가량의 원통형이고 길이는 11cm다. 우리나라 향피리와 비교하면 지름은 두 배이고 길이는 절반 정도다.

후두나 기관은 연골로 이뤄지기 때문에 일상적인 활동에서는 쉽게 찌부러지지 않는다. 그러나 뼈보다는 약하므로 압력을 많이 가하면 눌려서 좁아진다. 15kg의 압력이 가해지면 공기의 흐름이 차단되는데, 이는 보통 성인 체중의 25%에 해당한다. 목을 맬 때 발이 바닥에 닿아도 자살이 가능한 이유는 발이 지면에 닿은 상태에서 무릎을 구부리면 자신 체중의 70~80%가 끈에 작용하기 때문이다.

기관은 가슴으로 내려와 가슴뼈 윗부분에서 좌우로 나뉜다. 폐 입구에 도달한 것이다. 기관이 좌우 두 개로 나뉘면 여기부터 기관지라고 부른다. 기관지氣管支란 기관이 가지처럼 갈라졌다는 뜻이다. 기관지는 폐 안으로 들어가면서 계속 가지를 쳐, 스무 번 정도 갈라지면 지름 1mm 미만이 되고 여기서 세 번 더 가지를 치면 폐포가 된다.

일반적인 물질은 잡아당겨서 길이를 늘이면 굵기는 줄어드는데, 기관지는 길이가 늘어날 때 굵기가 더 커지는 독특한 성질이 있다. 그래서 숨을 들이마실 때는 기관지가 길어지면서 안지름이 넓어지고, 숨을 내쉴 때는 기관지가 짧아지면서 안지름이 좁아진다. 덕분에 보다 효율적인 호흡이 가능하다.

기관지 내부는 점액으로 축축하기 때문에 기관지로 들어오는 공기 중 오염 물질, 세균, 바이러스 같은 유해 물질은 끈끈한 점액층에 부착된다. 또한 기관지 내벽에는 현미경으로만 보이는 가느다란 섬모가 있어서 점액층에 부착된 물질을 끊임없이 위쪽으로 보낸다. 물건을 컨베이어 위에 올려놓고 운반하는 모습을 떠올리면 되겠다. 그리고 기도 내벽에는 세포 하나당 200개의 섬모가 있는데, 이 섬모들은 초당 13회 정도의 빠른 속도로 먼지들을 밀어낸다. 기도에서 유해 물질이 제거되는 데는 20~30분이 소요되며, 인두까지 올라온 점액은 식도로 넘어간다. 만약 점액 양이 많으면 기침을 통해 가래로 배출되기도 한다. 그런데 폐 깊숙이 위치한 작은 기관지에 있는 가래는 기침으로 배출하기가 어렵다. 그래서 이곳에 있는 분비물은 일단 조금 넓은 기관지로 올라와야 한다. 이를 위한 가장 좋은 방법은 숨을 힘껏 들이마셨다가 빨리 내쉬는 것이다. 이렇게 하면 기관지를 압박하는 효과가 있어서 분비물이 위쪽으로 올라간다. 이때 기침을 하면 수월하게 가래가 배출되며, 손바닥으로 등을 두드리면 효과가 더욱 좋다.

기침할 때 발생하는 공기의 유속은 초당 5~6L일 정도로 매우 강력하다. 기관 내의 기류는 초속 200~300m에 달하여 음파 속도에 가깝고, 입 바로 밖에서는 초속 40m에 이르는데 이는 태풍이 부는 속도와 같다. 기침의 힘이 이렇게 강력한 만큼 소모되는 칼로리도 무시하지 못할 정도여서, 기침 한 번에 2cal가 소모된다. 1분에 한 번꼴로 한 시간 동안 기침하면 120cal, 열 시간을 지속하면 1200cal가 소모되는 것이다. 이 양은 일상적으로 섭취하는 칼로리의 절반에 해당하므로 만성기침을 하는 데다가 잘 먹지 못하면 대부분 야위게 된다.

기침의 원인으로는 가벼운 감기에서부터 폐암 같은 심각한 질환까지 다양하다. 원인을 진단할 때 가장 기본적으로 사용하는 방법은 기침의 지속 시간에 따른 분류인데, 3주를 기준으로 급성과 만성으로 나눈다. 기침한 지 3주가 되지 않는 경우는 감기, 비염이나 급성기관지염 등이 대부분이며 진단과 치료가 어렵지 않다. 3주 이상 지속되는 만성기침도 원인이 이미 밝혀졌기 때문에 진단이 어렵지는 않다. 흡연자의 만성기침은 만성기관지염이나 폐암 여부를 확인해야 하며, 비흡연자의 경우는 후비루증후군·천식·역류성식도질환 중 하나일 가능성이 높다. 후비루증후군이란 코에서 나오는 분비물이 뒤로 넘어가 인후가 자극되는 병으로, 목이 간질간질하며 기침이 나오는데 누울 때 심해진다.

　기침을 심하게 하다 보면 기관지 점막이 상처받아서 가래에 실 모양의 혈액이 묻어 나오는 경우가 있다. 이를 객혈이라고 한다. 객혈咯血이나 토혈吐血이란 말 자체는 모두 피를 토한다는 뜻이다. 하지만 의학적으로는 객혈은 기도에서 나오는 피를 의미하고, 토혈은 소화기관에서 나오는 피를 의미한다. 객혈과 토혈은 모두 입에서 나오기 때문에 감별이 필요하다. 객혈은 보통 기침을 동반하고 목이 간질간질한 느낌이 들며 수차례 반복되는 것이 특징이다. 특히 한쪽 가슴에 중압감이나 물이 흐르는 느낌, 불편한 느낌이 있다면 그 부위에서 출혈했을 가능성이 높다. 객혈이 기침과 가래에 약간 동반되는 정도라면 기침·가래를 치료하면 되는데, 혈액이 반복해서 나온다면 심각한 질환일 가능성이 높아 원인 진단이 필요하다. 특히 하루에 혈액이 100cc 이상 나오는 경우 대량객혈이라고 하며, 폐결핵·기관지확장증·폐농양·만성기관지염·폐암·곰팡이감염 등이 원인이다.

　'해소천식'이라는 말이 있다. 해소는 해수咳嗽가 변형된 말인데, 《동의보감》에서 해咳는 가래는 나오지 않고 소리만 있는 것이고, 수嗽는 소리는 나지 않고 가래만 있는 것이며, 해수란 두 가지 모두 나타나는 병증이라고 설명한다. 천식은 영어 asthma의 번역어로 서양의학에서 쓰는 말이며, 한의학에서는 숨결이 가쁜 병증을 의미하는 효천哮喘이 이에 해당한다. 서양의학이 도입되면서 기침·가래가 많고 숨이 가쁜 병증을 표현하기 위해 해소천식이라는 말이 만들어진 것으로 보이는데, 이런 애매한 말보다는 정확한 개념이 드러나도록 표현해야 한다. 기침이 오래가고 숨이 가쁜 대표적인 병으로는 천식과 만성폐쇄성폐질환 등이 있다.

만성폐쇄성폐질환이란 COPDchronic obstructive pulmonary disease를 옮긴 말로, 만성적으로 기도가 폐쇄되는 폐질환을 의미한다. 이 병은 세계적으로 사망 원인의 4위를 차지하고, 우리나라에서도 45세 이상 성인의 17%—남성은 26%, 여성은 10%—가 앓지만 대중적으론 별로 알려지지 않았다.

이 병은 거의 대부분 장기간 담배를 피워온 사람들에게 발생한다. 하루 한 갑 기준으로 20년간 흡연해온 사람들한테서 나타나는데, 20세부터 담배를 피웠다면 40대에 발병한다. 처음에는 기침과 가래가 나오고 50~60대가 되면 숨이 차게 된다. 숨을 쉴 때 색색거리는 증상이 동반되는 경우가 많아 천식과 비슷해 보일 수도 있지만, 천식과는 치료 방법이 다르므로 감별이 필요하다. 천식은 알레르기가 원인이기 때문에 치료를 잘하면 완전히 정상으로 회복될 수 있는 반면, 만성폐쇄성폐질환은 치료에도 불구하고 진행되는 비가역성 질환이다. 전문 분야가 세분화된 종합병원에서는 천식은 알레르기내과에서 담당하고 만성폐쇄성폐질환은 호흡기내과에서 담당한다.

만성폐쇄성폐질환의 초기 증상은 만성기침이다. 처음에는 기침이 간간이 발생하나 점차 지속성으로 변하며, 심하면 잠자는 중에도 계속된다. 가래는 끈끈하며 양이 적고 아침에 일어날 때 기침과 함께 배출되는 경우가 많다. 밤사이에 기관지에 축적된 분비물이 배설되는 것이다. 만성폐쇄성폐질환은 일단 증상이 시작되면 점차 진행하여 나중에는 움직이지 않아도 호흡곤란이 나타난다. 이 병은 기관지 특히 매우 작은 기관지가 확장·파괴되어 탄력성을 잃고 찌부러지는 것이 문제다. 그래서 폐쇄가 일어나며, 결국 가스교환이 일어나는 폐포도 파괴된다. 기관지 내부의 압력이 낮으면 더욱 쉽게 찌부러지는데, 숨을 내쉴 때 그렇게 된다. 숨을 들이마실 때는 기관지가 열리지만 내쉴 때는 압력이 떨어지기 때문이다. 그래서 기관지 내 압력을 가능한 한 최대치로 유지하기 위해 환자는 입을 오므리고 천천히 숨을 내쉰다. 이 모습이 휘파람 불 때와 유사해서 휘파람호흡이라고 하며, 영어로는 pursed lip이라고 한다. 지갑과 같이 반쯤 닫힌 상태의 입술 모양을 유지한다는 의미다.

089 호흡
느끼면 오히려 이상한 현상

호흡은 자동으로 일어나는 동시에 자신의 의지로 조절할 수 있는 이중적인 현상이다. 사실 이런 기능을 가지는 신체 기관은 별로 없다. 병원에 입원한 환자들은 정기적으로 혈압·맥박·호흡수·체온 등 네 가지 항목을 체크하는데, 환자의 가장 기본적인 상태를 보여주기 때문에 이를 활력징후vital sign라고 한다. 즉, '살아 있음'을 알리는 항목이다. 이 중 체온이나 맥박, 혈압은 자신의 의지로 조절할 수 없다. 물론 긴장하면 맥박이 빨라지고 혈압이 올라갈 수는 있지만 이는 본인의 의지대로 되는 것은 아니다. 그러나 호흡은 자신의 의지대로 빨리 할 수도 있고 조금 천천히 할 수도 있으며 멈출 수도 있다.

인간이 숨을 참을 수 있는 이론적 한계는 최대 3분이라고 한다. 실제로 그렇게까지 참을 수 있다는 의미가 아니라, 숨을 최대한 들이쉬게 한 다음 폐에 남은 산소량을 측정해서 그것이 소비되는 속도를 계산한 수치다. 실제로 숨을 참을 수 있는 시간은 이보다 훨씬 짧다. 영국 해군에서 수중 탈출 훈련을 실시했는데, 물속에서 숨을 참을 수 있는 시간은 평균 37초였다. 이는 수온이 25℃인 수영장에서 훈련한 결과이며, 물이 차가우면 시간은 훨씬 줄어든다. 더욱이 수온이 12℃보다 낮으면 한랭쇼크가 나타나 참을 수 없이 헐떡거리게 되는데, 이때 숨을 참을 수 있는 시간은 평균 6초다. 그래서 찬물에 갑자기 뛰어들면 헐떡거리다가 금방 물을 들이마시게 되므로 잘못하면 익사한다.

호흡이 멈추면 혈중 산소는 감소하고 혈중 이산화탄소는 증가하는데, 동맥에는 혈중 산소와 혈중 이산화탄소의 압력을 감지하는 수용체가 있어서 그 정보가 뇌간에 전달된다. 그러면 뇌간 특히 연수에서는 정보를 해석해서 호흡근육의 수축과 이완을 명령한다. 이런 역할을 하는 곳을 호흡조절중추라고 한다. 혈중 이산화탄소가 증가하고 혈중 산소가 감소하면 이 조절중추가 자동적으로 개입하므로 아무리 숨을 참으려고 해도 참을 수 없다. 그래서 숨을 오랫동안 참는 방법으로는 자살할 수 없다.

숨을 무한정 참을 수 없는 것과 마찬가지로 숨을 무한정 빨리 쉴 수도 없다. 그러다간 쓰러지기 때문이다. 호흡을 아주 빠르게 해서 분당 60회까지 증가시키면 대개 1분이 채 안 된 20~30초 내에 현기증이 생기며 눈앞이 흐려진다. 이는 혈중 이산화탄소가 과도하게 낮아져 혈액이 알칼리성으로 변하기 때문이다. 결국 혈중 전해질 이상을 초래해서 근육 경직이 나타나고 감각 이상 증상이 생기며, 관상동맥경련이 일어나 심장 기능이 떨어져서 실신하기도 한다. 호흡 횟수를 증가시키지 않고 심호흡을 지속적으로 해도 이런 반응이 나타난다.

호흡조절중추는 횡격막과 갈비뼈에 붙어 있는 근육의 수축과 이완을 조절한다. 가로막이라고도 불리는 횡격막은 호흡에 가장 중요한 근육인데, 막처럼 생겨서 복부의 지붕처럼 둥근 모양으로 가슴과 복부를 구분하는 기능을 한다. 횡격막은 포유류에만 있으며, 중앙 부위는 나뭇잎 세 개를 붙여놓은 모양의 힘줄로 되어 있어 질기고 튼튼하다. 소의 안창살이나 돼지의 갈매기살이 여기에 해당한다. 복식호흡은 횡격막을 위아래로 움직이는 작용으로, 이때 배가 들어가거나 나오게 된다. 겉으로는 배근육을 움직이는 것처럼 보이지만 실제로는 횡격막근육의 활동이고, 복근은 수동적으로 움직일 뿐이다. 단 숨을 내쉴 때는 복부근육도 호흡에 참여하는데, 복부근육을 수축하여 배를 꽉 조이면 횡격막이 위로 올라가면서 폐 안의 공기가 빠져나간다.

갈비뼈 사이의 근육은 '갈비 늑肋' 자와 '사이 간間' 자를 써서 늑간근이라고도 한다. 이 근육은 근막에 싸인 얇은 근육들이 모여 있는 구조이기 때문에 약간 질기다. 소나 돼지 부위 중 갈빗살이라고 불리는 부분이다. 늑간근은 호흡운동에 횡격막 다음으로 중요하며, 숨을 들이마실 때 갈비뼈를 위로 약간 들어 올려 폐의 공간을 넓힌다. 숨을 쉴 때 어깨가 약간 올라가는 것도 이 근육의 작용이다. 횡격막을 사용하지 않고 늑간근만 사용한 호흡을 흉식호흡이라고 하는데, 복식호흡에 비해

효율이 많이 떨어진다.

일상생활에서는 자신이 숨 쉬고 있다는 사실을 느끼지 못한다. 이를 느낀다면 오히려 숨 쉬는 것이 편치 않다는 증거다. 사람들은 이럴 때 숨이 차다고 표현하며, 의학에서는 호흡곤란dyspnea이라고 한다. 호흡곤란이 있는 사람은 숨 쉬는 것 자체가 힘들고 숨을 쉬어도 시원치가 않다. 숨을 더 편하게 쉬고 싶은데 자신의 호흡 기능이 따라주지 못하는 느낌이다. 그런데 같은 호흡곤란 증상이더라도 그 심각성은 상황마다 다르다. 매일 등산하는 사람이 고지를 오를 때 숨이 차다고 느끼는 경우와 매일 집 안에만 있는 사람이 집안일을 할 때 숨이 차다고 느끼는 경우를 비교해보자. 전자는 호흡곤란을 초기에 발견한 경우이고 후자는 병이 많이 진행된 경우이지만, 역설적으로 매일 등산하는 사람이 호흡곤란을 더 심각하게 받아들인다.

호흡곤란을 유발하는 질환은 심장질환과 호흡기질환이 대부분으로, 천식·만성기관지염·폐렴·심부전·심근허혈 등이 호흡곤란의 85%를 차지한다. 그래서 호흡곤란이 있으면 먼저 호흡기질환과 심장병을 감별하는 일이 중요하다. 이들 모두 빨리 걷거나 계단을 올라갈 때 숨이 차다는 공통점이 있지만 호흡기질환이면 기침·가래를 동반하는 경우가 많고, 가래를 뱉고 나면 좋아진다. 또한 천식같이 기관지에 문제가 생기면 숨을 쉴 때 기도 마찰로 인해 색색거리는 소리가 난다. 반면 심장병인 경우에는 누우면 숨이 차고 앉으면 좋아지는 특징이 있다.

빈혈이 심해도 숨이 차다. 근육을 포함한 신체 곳곳에 산소가 정상적으로 공급되지 못하므로 폐가 산소를 더 받아들이기 위해 숨을 많이 쉬기 때문이다. 이런 경우 수혈하면 금방 호흡이 좋아진다. 오줌이 줄

호흡

면서 숨이 차다면 신장질환을 의심해야 하고, 갑상선 이상이나 신경근육질환으로 근력이 약해져도 숨이 차다. 체중이 갑자기 늘어나도 숨이 찬데, 갑자기 5kg이나 늘었다면 매일 5kg의 배낭을 메고 다니는 셈이니 숨이 차는 게 당연하다.

호흡곤란은 불안이나 정신적인 원인에서 비롯되기도 한다. 스트레스가 있는 경우에는 숨을 깊이 들이마실 수 없다는 느낌이 들어서 숨을 가쁘게 쉬는 경향이 있다. 그러나 호흡을 너무 많이 하면 혈중 전해질 장애를 일으키므로 어지럽고 손발이 저리는 증상이 생긴다. 그리고 이는 불안증을 유발하여 호흡곤란이 심해지는 악순환을 가져온다.

090 잠수
적응이 쉽지 않은 인위적인 환경

수영을 못하는 사람은 물에만 들어가면 가라앉는다고 하지만, 폐에 공기가 차 있는 한 물에 뜨는 것이 자연적인 현상이며 오히려 잠수하는 것이 더 어렵다. 그러나 7m 깊이 아래로 잠수하면 몸이 가라앉는다. 수압, 즉 주변 압력이 높아짐에 따라 몸의 조직이 압축되고 폐의 공기 부피도 줄어들어 결국 신체의 밀도가 주위 물의 밀도보다 높아지기 때문이다.

육상에서 인체는 대기의 압력을 받는데, 1cm^{2}당 1.033kg이 누르는 정도의 힘이다. 이를 1기압이라고 한다. 물속으로 10m씩 내려갈 때마다 수압은 1기압씩 증가한다. 따라서 수심 10m에서의 수압은 해수면의 대기압보다 두 배나 크다. 수심 20m에 이르면 대기압의 세 배가 되고, 수심 30m에 이르면 네 배가 된다. 만약 풍선을 크게 팽창시킨 다음 그것을 수심 10m로 가져간다면 그 부피는 절반으로 줄 것이고, 수심 20m에서는 3분의 1로 줄어들 것이다. 인체에는 기도·폐·위장관 등에 공기가 들어 있는데, 이 공기도 잠수할 때 풍선 속 공기처럼 압축된다. 물론 그 반대도 성립한다. 수심 20m에서 부풀린 풍선이 수면 위로 올라오면 그 부피가 세 배로 증가하며, 만약 풍선이 그 부피의 증가를 감당하지 못하면 터져버릴 것이다.

잠수부가 맞닥뜨리는 위험도 풍선의 변화와 같다. 잠수 깊이가 깊어질수록 폐가 찌부러지기 때문에 이를 막기 위해서 높은 압력의 공기를 흡입하는데, 일단 높은 압력에 부풀려진 폐포는 수면을 향해 올라올수록 팽창한다. 그런데 폐포는 세포 하나 정도의 두께이기 때문에 아주 쉽게 파열한다. 또한 폐포가 터지면 그 속의 공기가 혈관으로 들어갈 수 있으며, 이것이 혈관을 타고 전신을 돌아다니다가 뇌로 들어가면 작은 혈관들을 막아 뇌를 손상시키고, 관절에 스며들면 관절통을 유발한다.

압력은 인체에 있는 공기의 부피만 변화시키는 것이 아니다. 대기 중 가장 많은 성분은 질소인데, 질소는 폐를 통해 혈액으로 들어간다. 산소는 적혈구의 헤모글로빈에 붙어서 조직으로 운반되지만 질소는 혈액에 녹아든다. 육상에서 혈액에 스며든 질소는 별다른 영향을 미치지 않으나 높은 압력의 공기를 흡입하는 잠수 상태에서는 혈액에 훨씬 많이 녹아들어 위험을 초래하기도 한다. 혈중 질소의 농도가 높으면 술에 취한 것 같은 효과가 나타나는데, 수심 20~30m에서 두드러진다. 잠수

호흡

부들은 종종 이를 '마약'이라고 부를 정도로 황홀하게 느낀다. 그런데 잠수했다가 수면 위로 올라오면 과도하게 녹아든 질소가 콜라병을 딸 때 뿜어져 나오는 거품같이 기체로 변한다. 잠수부가 해수면으로 천천히 올라오면 이 거품은 폐를 통해 서서히 빠져나오지만, 급하게 상승하면 형성된 거품이 혈관을 돌아다니면서 여러 문제를 유발한다. 이를 감압병decompression sickness이라고 한다. 압력이 감소할 때 발생하는 병이라는 의미다. 이는 인간뿐 아니라 폐를 가진 포유류에서 공통으로 나타나는 현상으로, 고래도 평소보다 깊게 잠수하면 혈액 중에 공기 방울이 만들어져 조직에 손상을 입힌다. 그렇다고 질소에 의한 감압병을 예방하기 위해 질소를 모두 산소로 대체할 수는 없다. 고농도의 산소는 질소보다 훨씬 더 위험하기 때문이다.

091 비행

통상적인 비행고도는 10km 내외

해수면 높이에서 기압은 1기압이고, 이는 760torr(토르)에 해당한다. torr는 기압계의 원리를 처음 발견한 17세기 이탈리아 과학자 토리첼리E. Torricelli의 이름을 딴 단위다. 1torr는 1mmHg(수은주밀리미터)와 같다. 수은Hg 기둥 1mm를 올리는 압력이라는 의미로, 인체에서 혈압을 재는 단위이기도 하다. 평지의 기압인 1기압은 760torr인데, 공기 중 산소의 비율이 21%이므로 평지에서의 산소 압력은 약 159torr다. 고도가 올라가더라도 공기의 비율은 변화가 없지만 기압 자체가 낮아지기 때문에 산소분압도 줄어든다. 그런데 폐에 들어온 공기의 산소분압은 훨씬 더 많이 줄어든다. 왜냐하면 습도분압 때문이다. 지상의 공기를 호흡할 때 폐 안 공기의 습도는 100%로 이를 압력으로 계산하면 47torr인데, 고도가 높아질수록 수증기가 차지하는 상대적인 압력이 증가해서 산소분압이 그만큼 줄어든다. 극단적으로 기압이 47torr인 고도에서는 폐 전체가 수증기로 차버리기 때문에 100% 산소로만 호흡한다고 해도 산소가 폐혈관으로 전달될 수 없다.

일반적으로 비행기 내 공기 압력은 2000m 고도의 기압으로 유지한다. 높은 고도에서 비행기 안의 압력을 원래대로 유지하려면 비행기 몸체를 고압 탱크처럼 강하게 만들어야 하므로 비용이 엄청나게 들기 때문이다. 그래서 일반인이 활동하는 데 별다른 불편함이 없을 정도의 고도인 2400m를 상한선으로 한다. 건강한 사람은 고도 2400m까지는 별 문제가 없다. 그러나 심폐질환 환자는 이 정도 압력에서도 저산소증을 느낄 수 있으므로 추가적인 산소 공급을 대비해야 한다.

높은 지대에서 낮은 기압 때문에 생기는 병을 고산병altitude sickness이라고 하는데, 일반적으로 고도 2400m 이상에서 나타난다. 밥맛이 없고 속이 메슥거리며 잠을 이루지 못하고 어지럼과 피곤을 느끼는 것이 그 증상이다. 물론 심폐질환 등을 앓는 사람은 1500m 높이에서도 기력이 떨어지거나 어지럽다. 대부분의 사람은 고산병 증상이 나타나도 시간이 지나면서 점차 적응하므로 저절로 좋아진다. 그런데 높이 올라갈수록 적응은 어려워지기 때문에 고도 4000m 이상에서는 폐와 뇌에 부종이 생기는 심각한 합병증이 발생할 수 있다. 따라서 이보다 높은 산을 등반하려는 사람은 적응 기간을 가져야 한다. 지구에서 가장 높은 에베레스트산은 해발 8850m인데, 이 높이는 인간이 추가적인 산소 공급 없이 생존할 수 있는 고도 한계에 가깝다. 이렇게 높은 산에 올라가는 산악인은 수 주일 동안의 적응 훈련을 거쳐야 하며, 비록 그랬다고 하더라도 한 걸음 한 걸음 숨을 헐떡거리며 정상에 오른다. 적응 과정을 거치지 않은 사람이 이 같은 고도에 이르면 30초도 못 되어 활동 불능 상태에 빠진다.

민간 항공기는 비행고도를 보통 9000~12000m로 유지한다. 탑승객이 사고로 대기에 노출될 경우 순수한 산소로 호흡해서 폐포의 산소 농도가 100torr를 유지할 수 있는 고도가 10400m이기 때문이다. 만약 비행 중 창문이 파괴되면 먼저 기내의 공기가 요란한 소리를 내면서 급격히 빠져나가고, 안전벨트를 매지 않은 사람은 공기와 함께 비행기 밖으로 방출된다. 또한 기내 온도가 대기 온도로 떨어지면서 수증기가 응결되어 뿌연 안개가 생긴다. 그러면 공기 중 산소가 더욱 급감하고 폐의 산소분압이 급격히 떨어져 30초 내에 의식을 잃는다. 그러니 다행히 안전벨트를 매고 있어서 기내에 남게 된 사람도 살아남으려면 재빨리 산소마스크를 착용해야 한다. 일반적인 비행고도에서 순수한 산소로 호흡하면 생존에 필요한 산소 농도를 유지할 수 있기 때문이다. 좁은 공간에 있는 조종사는 이런 상황이 발생하면 응급조치를 위해 사용할 수 있는 시간이 30초보다 훨씬 짧다. 실제로 이런 사고를 당한 두 조종사가 있었는데, 한 명은 사고로 떨어진 안경을 주우려다가 사망했고, 다른 한 명은 산소마스크를 재빨리 착용해서 목숨을 건졌다고 한다. 아이를 동반한 부모라면 자신이 먼저 산소마스크를 한 다음에 아이를 도와줘야 한다. 아이에게 먼저 산소마스크를 씌워주려고 하다가는 아이와 부모 모두 죽을 수도 있다.

고도가 12000m를 넘으면 100% 산소만 호흡해도 생존이 어렵다. 이 고도에서는 기압이 해수면의 5분의 1로 떨어지기 때문에 비록 순수한 산소를 흡입해도 산소 압력 자체가 폐포막을 통과할 힘을 가지지 못한다. 그러므로 이렇게 높은 고도에서 생명을 유지하려면 산소 압력을 높여야 한다. 제트전투기에서 사용하는 산소마스크는 공기가 새지 않게 얼굴에 꽉 밀착하여 폐로 들어가는 산소의 압력을 높인다.

고도 18900m를 넘어서면 또 다른 문제가 발생한다. 고도가 높아질수록 물의 끓는점은 고도에 비례해서 낮아지기 때문이다. 에베레스트 정상에서의 끓는점은 70℃인데 18900m 높이에서는 물의 끓는점이 체온에 가까운 37℃여서 피가 끓는다. 이때 압력이 낮은 정맥혈이 먼저 끓기 시작해서 혈관에 수증기 거품이 발생한다. 이를 예방하려면 산소마스크를 우주복으로 대체해야 한다. 완전히 밀폐된 우주복에 몸을 넣어야 하는 것이다. 그래서 이 지점이 우주가 시작되는 고도라고 할 수 있다. 물론 우주가 시작되는 높이는 관점에 따라 다르다. 생리학자는 인간 생존에 우주복이 필요한 18900m를 지구와 우주의 경계로 생각하지만, 항공공학자는 일반적인 비행이 가능한 100km를 기준으로 하고, 물리학자는 두 기체 분자의 충돌이 거의 없는 수만km를 우주의 시작으로 생각한다.

하품

아직도 원인을 잘 모르는 현상

하품은 입이 저절로 벌어지면서 일어나는 깊은 호흡으로, 5~10초 동안 진행된다. 하품이 시작되면 다물었던 입을 크게 벌리며 숨을 들이마시는데, 입을 벌리는 4~6초 동안 목은 뒤로 젖혀지며 혀도 뒤로 간다. 보통 어깨와 팔이 약간 올라가기도 하며, 종종 기지개를 동반한다. 하품은 단순하게 입을 벌려 숨을 조금 더 들이마시는 것에 머물지 않고, 횡격막과 늑간근 같은 호흡근육을 스트레칭하며 동시에 얼굴과 목근육도 스트레칭된다.

입을 크게 벌려 하품할 때는 턱과 얼굴 근육이 일제히 긴장하는데, 이때 중이와 인두를 연결하는 유스타키오관이 압박을 받기 때문에 귀가 멍해진다. 하품할 때 눈물이 나는 이유도 얼굴근육의 수축과 관련 있다. 일상적으로 만들어진 눈물은 눈물관을 통해 비강으로 배출되는데, 하품을 하면 눈 주위 근육이 같이 수축하기에 눈물이 코안으로 들어가지 못하고 겉으로 흐르는 것이다.

하품과 기지개는 잠자기 전이나 잠에서 깨어날 때 자주 나타나며, 배고픔이나 포만감 또는 감정적 스트레스에 의해서도 발생한다. 하품에 대해 재미있는 현상은 전염성이 있다는 점이다. 한 사람이 하면 옆에 있는 사람들도 따라 한다. 하품은 인간만이 아니라 다른 포유류에서도 관찰되는 현상인데, 침팬지나 개 등에서도 전염성이 관찰된다.

왜 하품이 발생하는지에 대해선 아직 잘 모른다. 가장 그럴듯한 이론은 뇌의 산소가 부족할 때 하품이 유발된다는 주장이었다. 즉, 하품을 하면 얼굴과 목 주변뿐 아니라 가슴의 근육도 자극이 되어 혈액순환이 빨라져서 뇌로 산소가 더 많이 공급된다는 것이다. 그런데 하품을 한다고 해서 평상시 호흡에 비해 산소를 많이 흡수하지는 않는다는 사실이 알려졌다. 또한 공기 중에 산소를 공급하거나 이산화탄소를 줄인다고 해서 하품이 줄어들지는 않는다는 사실도 밝혀졌다. 그러니까 산소 부족이 하품의 원인은 아니다. 과거 산소부족이론은 하품의 전염성을 잘 설명해줬다. 산소가 부족한 공간에서 어떤 사람이 하품을 하면 산소가 더욱 부족해지고 이산화탄소가 증가하여 다른 사람들도 하품을 하게 된다는 설명이었기 때문이다.

최근 새롭게 부각되는 주장은 신경전달물질에 원인이 있다는 것이다. 이는 파킨슨병이나 우울증 환자들을 치료하면서 부수적으로 밝혀진 사실이다. 파킨슨병은 신경전달물질인 도파민의 부족으로 나타나는데, 이 환자들은 하품을 잘 하지 않는다. 그런데 이 병을 치료하기 위해 도파민을 복용하면 하품도 같이 증가한다. 또한 우울증을 치료하기 위해서는 세로토닌을 증가시키는 약을 많이 사용하는데, 이 약의 부작용으로 하품이 생긴다. 이때 졸리지 않는데도 하품이 발생했으며, 종종 클리토리스가 발기하고 성적인 오르가슴도 나타났다. 약을 끊었더니 이런 증상들이 좋아지는 것으로 봐서 약 부작용이 확실했다. 따라서 하품은 세로토닌과도 관련된다고 추측한다.

졸리면 하품을 많이 하게 된다. 수면부족이 왜 하품을 유발하는지는 아직 그 이유를 모르지만 연관이 있다는 사실은 확실하다. 그러므로 하품을 자주 하는 사람은 수면이 부족하지 않은지 점검해야 한다. 특히 본인은 충분히 잤다고 생각하는데 숙면을 취하지 못하는 수면무호흡

같은 경우에는 하품이 수면부족을 알려주는 역할을 한다. 이렇게 하품은 졸음의 신호가 되기에 운전자가 하는 하품을 감지하여 경고를 주는 장치가 개발되기도 했다.

093　한숨

생존에 필수적인 생리 현상

　　한숨이란 큰 숨이라는 뜻으로, 보통보다 크고 길게 내쉬는 숨이다. 일반적으로는 한숨을 쉬고 난 뒤에 호흡이 잠깐 멈춘다. 우리는 옆 사람이 한숨을 쉬면 보통은 무슨 일이냐고 걱정한다. 대부분은 근심이 있을 때, 스트레스나 슬픔이나 절망 등의 상황에서 한숨이 나오기 때문이다. 《동의보감》에서는 한숨을 태식太息이라고 하며, 사람이 근심이 많을 때나 담에 걸렸을 때 또는 특정 경맥에 병이 들었을 때 나타난다고 적혀 있다.

　　한숨은 불안하거나 공포에 휩싸일 때와 같이 나쁜 상황에서 주로 나타난다고 인식되지만, 즐거움·사랑·안도 같은 좋은 상황에서도 나타난다. 쥐에게 전기적인 고통을 가하다가 특정 신호를 보여준 후 전기 고통을 멈추는 실험을 했다. 그러자 나중에는 이 특정 신호를 보면 쥐의 한숨이 20배까지 증가했다. 이는 일종의 안도 표시다. 한숨은 미소와 마찬가지로 사회적인 신호의 역할을 한다. 특히 안도의 한숨은 전염성이 강해서 문제를 막 해결한 사람이 한숨을 '푸우-' 쉬면 옆 사람도 동시에 쉬게 된다.

한숨은 이처럼 감정적인 상태의 변화에 따른 호흡 변화다. 이 외에도 한숨에는 다른 생리적인 효과가 있는데, 한숨을 쉬면 폐를 최대한 팽창시키기 때문에 폐포가 찌부러지는 것을 예방한다. 그러므로 가끔씩 한숨을 쉬어서 폐포를 팽창시키면 폐포의 탄성도compliance가 증가하여 폐렴에 걸리더라도 쉽게 찌부러지지 않는다. 한숨이 생존에 필수적이라는 사실은 쥐 실험에서 증명되었다. 쥐를 유전적으로 조작하여 한숨을 쉬지 못하게 했더니 빨리 죽었는데, 그 사인은 폐의 문제였다.

사람들은 잠들려고 할 때 또는 잠에서 깨어날 때도 한숨을 쉰다. 이는 한숨이 수면-각성 신경계와 관련된다는 사실을 암시한다. 유아의 수면을 관찰한 바에 따르면 잠에서 깨는 첫 신호가 한숨이었다. 한숨을 내쉰 다음 몸을 뒤척이다가 눈을 뜨고 마지막으로 머리를 움직여 일어난다. 또한 한숨은 저산소증 상황에서도 나타난다. 잠자는 아이에게서 관찰된 현상인데, 얼굴을 바닥에 대고 자는 아이는 한숨을 쉬면서 깨어나 머리를 돌린 후 다시 잔다. 영아돌연사증후군은 아기가 특별한 이유도 없이 어느 날 자다가 갑자기 죽는 병이다. 이 아기들의 과거 수면을 조사해보니 잠자는 중에 한숨을 정상적인 아기보다 훨씬 적게 쉬었다. 엎드려 자는 상황에서 저산소증이 생기면 한숨을 쉬면서 몸을 움직여야 하는데, 이 반응이 떨어져 사망하게 된 것이다.

이처럼 한숨은 생존에 꼭 필요한 생리적인 현상이다. 그리고 힘든 일을 할 때, 말을 할 때, 심리적인 변화가 생길 때, 잠들거나 깰 때 같은 상황 변화마다 호흡 주기가 변하는데 한숨을 쉼으로써 평상시의 호흡 주기를 회복하게 된다. 그렇다고 한숨을 무한정 반복하면 문제가 발생한다. 가장 대표적인 병이 공황장애다. 공황장애란 갑자기 불안해지며 숨쉬기가 어렵고 곧 죽을 것 같은 느낌이 드는 병으로, 환자들은 호흡곤란을 호소하지만 실제로는 과다호흡을 한다. 공황장애는 불안증의 일종으로 여기는데, 최근 한숨을 연구하면서 밝혀진 사실에 따르면 호흡중추의 이상으로 과다호흡을 하면 불안증이 유발될 수도 있다.

094 폐이식
50%의 5년 생존율

폐이식은 1963년 미국 미시시피대학의 외과 의사 제임스 하디J. Hardy가 처음 성공했고, 1981년에는 심장과 폐의 동시 이식이 성공적으로 이뤄졌다. 우리나라에서는 1996년 처음으로 강남세브란스병원에서 폐이식이 시행되었다. 폐이식 후 6~8주가 지나면 정상적인 폐 기능을 회복할 수 있는데, 그 전에 약 10%는 사망한다. 5년 생존율은 절반 정도이며, 10년 생존율은 20~30% 정도다.

현재 폐이식이 늘고는 있지만 다른 장기이식에 비해 활발하지는 못하다. 인체에서 떼어낸 폐는 이식될 때까지 보존이 어려워 쉽게 손상될 뿐 아니라, 폐를 공여하는 뇌사자는 보통 인공호흡기를 장기간 유지하는 경우가 많기 때문이다. 인공호흡기를 오랫동안 부착하면 별문제 없던 폐도 손상되므로 폐를 기증하려고 해도 실제로 이식 가능한 경우는 10~20%에 불과하다.

흡연

인류 최대의 중독

남아메리카가 원산지인 담배는 16세기에 유럽으로 전해졌지만 세계적으로 보급되기 시작한 시기는 제국주의시대인 19세기 말이었다. 특히 제1·2차세계대전 이후 궐련cigarette이 만들어지면서 흡연 인구가 급격히 증가했다.

흡연자의 암 발생률은 흡연 기간과 양에 비례하는데, 보통 흡연 기간이 20~30년 정도 지나면 폐암이 발생한다. 흡연이 폐암을 유발한다는 사실은 1950년대 이후 밝혀졌다. 1964년에는 미국보건후생성이 그동안의 연구를 종합해서 흡연은 폐암 발생의 주요 원인이라고 선언했고, 이후 미국 정부는 강력한 금연 정책을 펼쳤다. 덕분에 미국에서는 흡연율이 1980년대를 기점으로 감소하기 시작했으며, 1990년대부터 폐암을 비롯한 각종 암 발생이 줄어들고 있다.

폐암의 80~90%는 담배가 원인이다. 또한 폐로 들어간 담배 성분은 혈액으로 흡수되기 때문에 담배 연기에 직접 노출되지 않는 위, 대장, 간, 췌장, 신장, 방광 등에도 암을 유발한다. 담배는 모두 18종류의 암을 일으키며, 모든 암 사망의 30%는 담배가 원인이다. 2012년 세계보건기구의 보고에 따르면 흡연은 폐암, 만성폐쇄성폐질환, 심혈관질환뿐 아니라 결핵이나 호흡기감염으로 인한 사망도 증가시킨다. 30세 이상 성인을 대상으로 사망에 이르게 한 질병의 근본적인 원인을 따져봤더니 전체 사망 원인의 12%는 흡연 때문이었다. 특히 담배가 원인이 된 심혈관질환은 30~44세의 젊은 층에서 많았는데, 이들의 심혈관질환 사망 원인의 38%는 담배였다.

2014년 미국보건후생성은 지난 50년간 담배 연구를 종합한 보고서를 발행했다. 이 보고서에 따르면 흡연은 이미 많이 알려진 암·폐질환·심혈관질환뿐 아니라 당뇨병 발병도 30~40% 증가시키고, 관절질환·류마티스질환·망막질환·치과질환·유산·태아기형·발기부전 등 거의 모든 신체에 영향을 미친다.

흡연자의 70%는 금연을 원하지만 성공률은 매우 낮다. 담배가 중독성을 가진 물질이기에 담배를 끊었을 때 나타나는 금단증상을 견디지 못하기 때문이다. 1988년 미국보건후생성은 그동안의 연구를 종합하여 담배의 니코틴은 중독을 일으키는 물질이고, 담배는 헤로인이나 코카인 같은 마약과 유사하다고 선언했다. 이후 이 선언을 지지하는 증거들이 계속 나왔고, 이제 담배의 중독성은 확실한 사실로 자리 잡았다.

흡연할 때 니코틴은 폐 점막을 통해 신속히 흡수되어 7초 이내에 뇌에 도달한다. 그래서 담배를 한두 번만 흡입해도 그 효과를 금방 느낀다. 담배를 처음 피울 때는 메스껍고 구역질이 나면서 얼굴이 창백해지지만 금방 내성이 생겨 이런 증상은 곧 없어진다. 대부분의 흡연자는 흡연이 불안, 스트레스, 분노, 우울증 등을 개선시키고 긍정적인 감정 상태를 만든다고 말한다. 그러나 이는 니코틴의 진짜 효과라기보다는 금단증상을 없애주는 효과일 가능성이 크다.

지난 40년 동안 담배는 공공의 적으로 지탄받아왔기에, 담배 회사들은 타르와 니코틴 함량을 줄인 담배를 개발하는 노력을 해왔다. 하지만 담배에 든 타르와 니코틴이 적으면 흡연자는 이 적은 양을 보충하기 위해 담배 연기를 더 깊숙이 들이마시게 된다. 때문에 타르와 니코틴 함량을 줄인 담배라고 할지라도 폐암을 감소시키는 효과는 없으며, 다만 암의 종류를 조금 바꾸는 효과를 보일 뿐이다.

최근 전자담배가 담배의 대안으로 떠오르고 있다. 전자담배는 1963년 처음 개발되었으나 상품화되지 못하다가 2003년 중국인 약사 혼릭韓力이 상용화에 성공했다. 처음에는 중국에서 시판되다가 미국 등에 수출하기 시작했으며, 2006년 영국에서 좀 더 개량된 전자담배가 개발된 이후 계속 새로운 모델들이 출시되고 있다.

전자담배는 기존 담배의 유해성을 줄일 수는 있지만 안전하다고 하기에는 연구 결과가 충분하지 않다. 전자담배의 주성분인 니코틴 자체가 중독성이 강한 유해 물질이고, 전자담배 역시 많은 물질이 함유되었을 뿐 아니라 특히 프로필렌글리콜propylene glycol 같은 물질을 지속적으로 흡입하면 어떤 영향을 미칠지 아직 연구되지 않았기 때문이다. 또 다른 문제는 전자담배가 금연을 위한 임시 단계가 아니라 담배 대용으로 담배와 번갈아 사용되거나, 담배를 피우지 않았던 여성이나 청소년이 덜 해롭다고 선전하는 전자담배를 쉽게 접한 후 점점 진짜 담배를 원하게 된다는 점이다.

096　결핵
가장 많은 생명을 앗아갔던 감염병

결핵은 기원전 7000년경 석기시대의 화석에서도 흔적이 발견될 정도로 인류 역사상 아주 오래된 병이며, 가장 많은 생명을 앗아간 감염질환이다. 푸치니G. Puccini 〈라보엠〉의 미미와 베르디G. Verdi 〈춘희〉의 비올레타도 결핵을 앓다가 죽었고, 이상·카프카F. Kafka·브론테Bronte 자매·노발리스Novalis·키츠J. Keats·로런스D. H. Lawrence 등은 결핵으로 사망한 작가들이다.

결핵을 일으키는 균은 1882년에 독일 미생물학자인 로버트 코흐R. Koch가 처음 발견했으며, 1944년에 개발된 스트렙토마이신을 필두로 결핵 항생제가 많이 개발되어 지금은 완치가 가능한 병이다. 하지만 아직까지도 전 세계 인구의 30%를 넘는 20억 명이 결핵 환자다.

우리나라에서는 1962년 이후 국가적인 차원에서 결핵 관리를 해왔다. 결핵 예방을 위해 모든 국민을 대상으로 비시지BCG 접종을 하고 있으며, 2000년에는 의사들이 결핵 환자를 의무적으로 신고하는 결핵정보감시체계를 출범했다. 대한결핵협회에서도 크리스마스실seal을 만들어 파는 등 결핵 퇴치를 위해 노력하고 있다. 그러나 현재 우리나라 인구 10만 명당 결핵 환자는 87명으로 OECD 국가의 평균인 17.7명을 훨씬 웃돌고, OECD 국가 중 결핵 발생률 및 사망률이 1위다.

결핵은 환자가 기침할 때 나오는 미세한 입자에 함유된 결핵균에 의해서 전염된다. 결핵균을 마신다고 모두 감염되지는 않고, 환자와 긴밀하게 접촉한 이의 30% 정도가 감염된다. 또한 감염되었다고 해도 90%는 별다른 문제가 없고 10%만 결핵 환자가 된다. 그런데 이들 중 절반은 자기가 결핵에 걸린 줄도 모르고 지내다가 나중에 면역력이 감소했을 때 비로소 증상이 나타난다. 특히 폐결핵 증상은 감기라든지 기관지염 등으로 취급되는 경우가 많아 진단이 쉽지 않다. 보통 흉부 엑스레이로 진단하지만 이 방법만으로는 부족하므로 2주 이상 지속되는 기침·가래가 있다면 가래에서 결핵균 검사를 해봐야 한다. 결핵을 치료할 수 있는 효과적인 약물이 없던 1950년대까지만 하더라도 환자들은 공기가 좋은 시골에서 요양하거나 감염된 폐를 절제하는 수술을 받았다. 그러나 지금은 항생제만 꾸준히 복용해도 대부분 완치된다.

097 엑스레이
방사선을 이용한 인체 영상

엑스레이를 처음 발견한 사람은 독일 물리학자 뢴트겐w. Röntgen이다. 그는 1895년 어느 날 공기가 없는 진공관에 전기를 흐르게 하자 이전에 보지 못했던 빛이 나오는 것을 발견했는데, 이 빛이 무엇인지 몰라 엑스레이x-ray라고 했다. 수학에서 미지수를 표현하듯이, 알파벳 X를 사용한 것이다. 그는 곧이어 엑스레이가 종이, 고무, 유리 등은 통과하지만 금속은 잘 통과하지 못하는 특성을 발견했다. 또한 자기 손에 엑스레이를 통과시켜 뼈도 통과하지 못한다는 사실을 발견한 후, 이 연구 결과를 논문으로 발표했다. 덕분에 그는 노벨상이 제정된 후 처음으로 주어지는 1901년에 제1회 노벨물리학상을 받았다. 그리고 그가 발견한 엑스레이에 대한 소식이 전 세계로 퍼지자 의사들은 곧바로 엑스레이를 사용하기 시작했다.

우리나라에서는 1911년 대한의원에 엑스레이 촬영기가 처음 설치되었다. 당시 병원에서 엑스레이를 담당하는 과를 뢴트겐과 또는 엑스선과라고 했는데, 1945년 해방되면서 방사선과로 명칭이 변경되었다. 방사선放射線은 영어 radiation을 번역한 말로, 사방으로 퍼지는 전자기파를 의미하는데, 전자기파가 가지는 에너지의 크기에 따라 두 종류로 나눈다. 이 중 에너지가 큰 방사선은 원자의 전자를 궤도로부터 이탈시킬 수 있어서 전리방사선ionizing radiation이라고 부르며, 그보다 에너지가 적은 방사선은 비전리방사선nonionizing radiation이라고 부른다. 태양광선이나 전자레인지의 마이크로파 등이 비전리방사선에 해당하며, 원자폭탄이나 원자력발전소 또는 환자 진단용 엑스레이는 전리방사선에 해당한다. 일반적으로 방사선이라고 하면 전리방사선을 뜻한다.

방사선은 인체의 이미지를 얻는 방법 중 하나인데, 지금은 MRI나 초음파 등 방사선이 아닌 도구를 사용해도 영상을 얻을 수 있다. 따라서 요즘에는 병원에서 진단방사선과라는 이름 대신 영상의학과라고 부른다. 엑스레이 촬영 기술에도 발전이 있었다. 엑스레이는 삼차원적인 인체에 대해서 한 장의 평면 영상을 얻는 것인데, 인체의 횡단면 영상을 얻는 방법을 1971년 영국인 하운스필드G. Hounsfield가 개발했다. 이를 컴퓨터단층촬영(CT, computed tomography)이라고 부르며, 지금은 기술이 더 발전되어 삼차원적인 영상도 얻을 수 있다. 하운스필드는 이 공로로 1979년 노벨생리의학상을 수상했다.

순

환

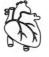

순환계는 인체의 각 부분에 영양분과 산소를 공급하고 세포 대사산물을 제거하기 위해 액체를 순환시키는 시스템이다. 순환계는 혈액이 순환하는 심혈관계와 림프가 순환하는 림프계로 구성되는데, 그 중심은 심장과 혈관으로 이뤄진 심혈관계다.

098 생물의 순환계
세포끼리의 물질교환 시스템

단세포생물은 세포가 환경과 직접 물질교환을 하기 때문에 순환계가 필요 없다. 하지만 각기 다른 기능을 하는 세포들로 이뤄진 다세포생물은 세포와 세포 사이에 물질을 교환하기 위한 시스템이 필요하다. 다세포식물에서는 관다발vascular bundle이 이런 역할을 하는데, 관다발은 물을 운반하는 물관과 양분을 운반하는 체관으로 구성된다. 반면 다세포동물의 순환 시스템에서는 물과 양분이 같은 경로로 이동한다.

순환계의 중심인 심혈관계cardiovascular system는 펌프 엔진인 심장과 순환 통로인 혈관으로 구성된다. 심혈관계는 두 종류인데, 혈액이 폐쇄된 회로 안에서 순환하면 폐쇄순환계라고 하며, 혈액이 조직에 개방되어 있으면 개방순환계라고 한다. 폐쇄순환계에서는 혈액이 심장과 혈관 안에서만 순환하지만, 개방순환계에서는 혈액이 혈관 밖으로 나와서 조직세포들 사이를 순환한 다음 심장으로 되돌아온다. 절지동물과 연체동물은 개방순환계이고, 어류에서 인간에 이르는 모든 척추동물과 일부 무척추동물은 폐쇄순환계다.

폐쇄순환계의 효율은 폐순환과 체순환의 연결 방식 그리고 심장 구조에 따라 다르다. 어류는 심장에서 나온 혈액이 일단 아가미로 가서 산소를 얻은 후 신체 다른 부위로 이동하면서 산소를 소모한 다음 심장으로 들어온다. 그러나 조류와 포유류는 심장에서 나온 혈액이 일단 폐로 가서 산소를 얻어 다시 심장으로 돌아온 후 몸 전체를 순환하며 산소를 소모한 다음 심장으로 들어온다. 즉, 조류와 포유류는 산소를 얻는 폐순환pulmonary circulation과 산소를 소모하는 체순환systemic circulation이 분리된 반면, 어류에서는 이것이 하나의 루프로 연결되어 있다. 이처럼 하나의 루프로 이뤄진 어류의 순환계를 단일순환회로라고 한다.

폐쇄순환계에서는 혈관을 순환하고 돌아온 혈액이 심장의 심방에 모인 다음 펌프 엔진인 심실로 이동한 후 다시 심장 밖으로 나간다. 그래서 가장 초보적인 폐쇄순환계를 가지는 어류의 심장은 1심방 1심실로 구성된다. 폐순환과 체순환의 분리는 양서류에서 처음 나타난다. 양서류의 심장은 2심방 1심실로, 몸과 폐를 순환한 혈액은 일단 각각의 심방으로 모인 다음 하나의 심실로 이동하여 펌핑된다. 파충류에서는 심실이 둘로 갈라지기 시작하며, 조류와 포유류에서는 심실이 완전히 두 개로 나뉘는데 이 구조를 2심방 2심실이라고 한다.

099　순환계의 발견
근대 의학의 시작점

　　인체의 혈액순환이 폐쇄된 회로를 통해 이뤄진다는 사실을 처음 밝힌 사람은 영국 의사인 윌리엄 하비W. Harvey다. 그는 영국에서 대학을 졸업한 후 당시 의학 선진국이던 이탈리아로 유학을 갔는데, 그가 공부했던 파도바대학은 근대 해부학을 창시한 베살리우스A. Vesalius가 교수로 재직했던 학교다. 물론 베살리우스는 하비가 태어나기 전에 죽었으니 하비가 그를 만나지는 못했다. 하지만 하비가 유학할 당시 그 대학의 유명한 교수로 갈릴레이G. Galilei가 재직 중이었는데, 갈릴레이는 이런 말을 했다. "측정할 수 있는 모든 것을 측정하라. 그리고 이제까지 한 번도 측정된 적 없던 것들도 측정할 수 있게 하라." 하비는 갈릴레이의 이 가르침을 실천한 사람 중 한 명이다.

　　하비는 영국으로 귀국해서 혈액순환을 연구한 끝에 1628년 《심장의 운동에 관하여》를 발간했다. 그의 이 업적은 의학사에서 중요한 의미를 갖는다. 서양의학이 고대 로마시대 갈레노스의 의학을 극복하고 비로소 근대 의학을 시작하게 되었기 때문이다. 갈레노스는 간에서 만들어진 혈액이 심장을 포함하여 인체 곳곳으로 퍼져나가 거기에서 소모된다고 생각했다. 그가 주장했던 바에 따르면 간에서는 항상 새로운 혈액이 만들어진다. 그리고 간에서 나온 혈액은 심장으로 가는데, 우심실로 온 혈액은 미세한 구멍을 통해 좌심실로 이동하고 좌심실에서는 폐에서 온 생명 영기가 합해져서 뇌로 간다. 갈레노스는 정맥과 동맥은 별개라고 생각했다. 죽은 동물을 해부해 보면 정맥은 항상 혈액으로 가득 차 있지만 동맥은 비어 있었기 때문이다. 그래서 정맥에는 영양분을 함유한 혈액이 흐르고, 동맥에는 눈에 보이지 않는 생명 영기가 흐른다고 생각한 것이다.

근대 해부학을 시작했던 베살리우스는 좌심실과 우심실 사이에서 갈레노스가 말한 미세한 구멍들을 찾으려 했지만 결국 실패했다. 이런 구멍은 애초에 없으니 당연한 결과였지만 갈레노스를 신봉하던 당시 의사들은 매우 곤혹스러웠다. 하비는 직접 눈으로 관찰하고 실험함으로써 이 어려움을 해결했다. 그는 심장은 좌심실이 한 번 수축할 때 약 57g의 혈액을 뿜어낸다는 사실을 알아냈다. 심장이 1분에 72번 박동한다면 한 시간에 약 246kg의 혈액이 심장에서 방출되는 셈인데, 이 양은 성인 체중의 서너 배에 해당한다. 하지만 한 시간 동안 이 정도 양의 피를 만든다는 것은 불가능하므로 하비는 혈액은 순환할 수밖에 없다는 결론을 얻었다. 또한 그는 심장이 수축하면 심장에 핏기가 사라지면서 딱딱해지지만 이완하면 붉어지면서 부드러워진다는 사실을 발견하고는 심장은 물을 뿜어내는 펌프와 같다고 생각했다. 이뿐 아니라 정맥을 묶으면 심장이 몇 번 박동한 다음 심장에 혈액이 없어지지만 동맥을 묶으면 심장에 피가 넘쳐난다는 사실을 발견하고는, 정맥에서 심장으로 피가 들어오고 심장에서 다시 동맥으로 피가 나간다는 결론을 얻었다. 이런 방법으로 하비는 '정맥 → 심장 → 동맥'의 순환을 밝혔다. 그러나 동맥에서 정맥으로 순환하는 모세혈관 시스템은 직접 밝히지 못하고, 그럴 것이라고 추정만 했다. 하비가 죽은 후인 1660년대에 현미경이 만들어지면서 이탈리아 생물학자 말피기M. Malpighi가 개구리 폐에서 동맥과 정맥을 연결하는 모세혈관을 발견했는데, 이때야 비로소 하비의 주장이 확인되었다.

100 심장
평생 20억 번을 뛰는 펌프 엔진

심장은 태아 때 최초로 기능을 하는 장기로, 발생 3주에 심장박동이 나타나 혈액순환이 시작된다. 여성이 임신 여부를 생각해보는 시기는 월경이 예정일보다 10일 정도 지난 때인데, 이는 이미 태아의 심장이 박동하고 있는 시기다. 태아 때 보이는 심장의 맨 처음 모양은 어류와 비슷하여 파이프 모양의 1심방 1심실이며, 심장과 혈관이 좌우대칭 직선으로 몸의 중앙에 위치한다. 그러다가 파이프의 중간 부분이 구부러져 S자 모양의 고리를 형성하고, 심장 중간에 칸막이가 생겨 좌우가 분리된다. 이때 심장이 왼쪽에 위치하게 된다. 만약 고리를 반대 방향으로 만들면 심장이 오른쪽에 위치하며, 신생아 만 명 중 한 명은 심장이 오른쪽에 위치한 채 태어난다.

성인의 심장은 평균 길이가 12cm이고 앞뒤 두께는 6cm로, 자신의 주먹만 한 크기다. 무게는 남성은 300g 정도, 여성은 250g 정도다. 대개 심장은 나이가 들면서 계속 커지며, 노인이 된 다음에도 줄어들지 않고 커진 상태를 유지한다. 일반적으로 다른 장기들은 노인이 되면 줄어드는 것과 대조적이다.

심장은 펌프 엔진의 기능을 할 수 있는 근육조직인데, 사람이 70세까지 산다면 심장이 평생 20억 번 정도 뛰어야 하기 때문에 지치지 않는 근육이 필요하다. 심장근육을 현미경으로 관찰해보면 팔다리의 골격근이나 위장관의 내장근육과는 다른 구조이기 때문에 따로 심근으로 분류한다. 건강한 성인의 심장근육이 평상시 사용하는 산소는 전체 산소 소모량의 10% 정도인데, 이는 전속력으로 달릴 때 다리근육이 사용하는 산소와 비슷하다.

심장에는 네 개의 방이 있는데, 심방이 두 개이고 심실이 두 개이기에 2심방 2심실이라고 한다. 심방은 혈액이 들어오는 곳이며, 심실은 혈액을 내보내는 곳이다. 심방心房은 심장의 방이라는 뜻으로, 영어 atrium에 해당한다. atrium은 건물에서 난로가 있는 중앙 방을 의미하는 라틴어 atrium에서 유래했다. 그리고 심실心室을 뜻하는 영어 ventricle은 작은 방을 의미하는 라틴어 ventriculus에서 유래했다. 뇌에 있는 또다른 ventricle은 우리말로 뇌실이라고 한다.

액체를 한 방향으로 흐르게 하는 밸브valve를 인체에서는 판막이라고 하는데, 심혈관계에서는 심장과 정맥에 있다. 이 중 심장에는 심방과 심실 사이, 심실과 동맥(대동맥/폐동맥) 사이에 좌우 두 개씩, 총 네 개의 판막이 있다. 심방에서 심실로 피가 이동하면 심방과 심실 사이의 판막이 닫히고 심실이 수축을 시작한다. 그리고 심실이 수축해서 심실 내 압력이 상승하면 동맥과 연결된 판막이 열리면서 피가 동맥으로 빠져나간다. 그러면 심실과 동맥 사이의 판막은 닫혀서 동맥혈이 심실로 다시 들어오는 것을 막는다.

101 혈관

동맥-모세혈관-정맥

혈관은 동맥·모세혈관·정맥 등 세 종류로, 동맥은 심장에서 나오는 혈액이 이동하는 통로이고 정맥은 혈액이 심장으로 들어가는 통로이며 모세혈관은 동맥과 정맥을 연결해준다. 동맥과 정맥은 세 개의 층으로 구성되는데, 각각 내막·중막·외막이라고 부른다. 내막의 가장 안쪽에는 혈액과 직접 접하는 내피세포가 있으며, 중막에는 혈관을 수축시키는 근육조직이 있고, 외막은 혈관을 보호하는 조직이다. 모세혈관은 세 개의 막으로 이뤄진 동맥이나 정맥과는 달리 내피세포 단일 층이다. 덕분에 혈액과 세포 간에 산소교환이 일어난다.

피부에서 푸른색으로 기다랗게 보이는 혈관은 정맥이다. 근육에 힘을 줄 때 튀어나와 보이기 때문에 흔히 힘줄이라고 부르지만, 의학에서 힘줄tendon은 근육을 뼈에 부착시키는 조직을 의미한다. 정맥혈은 동맥혈에 비해 산소가 적어서 붉은 정도가 조금 약하긴 하지만, 색깔은 붉은색이다. 병원에서 혈액검사를 위해 일반적으로 채취하는 피가 정맥혈인데, 이때 혈액의 색깔을 보면 붉은색임을 확인할 수 있다. 그렇다면 왜 정맥은 푸른색일까? 수술로 절제하여 혈액이 없는 상태에서의 정맥만을 보면 그 자체는 연한 회색이다. 그런데 피부에 있는 정맥이 푸른빛을 띠는 이유는 혈액의 검붉은 색 파장 중 에너지가 낮은 장파장(붉은 파장)은 피부 지방층에서 흡수되고 에너지가 높은 단파장(푸른 파장)만 지방층을 통과하여 밖으로 비치기 때문이다.

102　혈액순환
심장을 떠난 혈액은 1분 안에 복귀

　　심장이 한 번 박동으로 내보내는 혈액은 70mL로, 작은 요구르트 한 병 정도의 분량이다. 심장은 1분에 70번 정도 박동하므로 1분에 약 5L의 혈액을 내보내는 것이다. 이는 전체 혈액량에 해당하므로 혈액은 1분에 한 번은 심장을 거치게 된다.

　심장에는 두 개의 심실이 있으므로 한 번의 수축으로 두 군데에서 혈액을 내보낸다. 이때 우심실에서 나온 혈액은 폐순환을 거쳐 좌심방으로 들어오고, 좌심실에서 나온 혈액은 폐를 제외한 인체 곳곳을 순환하여 우심방으로 돌아온다. 좌심실에서 나온 혈액이 분포하는 양상을 보면 육체적인 활동이 없는 상태에서는 뇌에 15%, 소화기관에 25%, 골격근에 20%, 콩팥에 20%, 심근에 10%, 나머지 부분에 10%의 혈액이 공급된다. 심한 운동을 하는 중에는 골격근에 80%, 뇌·소화기관·콩팥 등에는 각각 5% 정도가 배당된다. 그러나 운동을 심하게 할수록 심장박동이 평상시의 다섯 배까지 증가하기 때문에 뇌·소화기관·콩팥 등으로 가는 혈액량 자체가 심하게 줄어들지는 않는다.

좌심실은 대동맥과 연결되고 대동맥은 복부 아래에 와서 좌우 두 개로 갈라지는데, 그동안 여러 작은 동맥가지를 만들어 혈액을 배분한다. 혈액은 모세혈관에 와서야 그 본연의 역할을 한다. 즉, 모든 세포는 모세혈관에서 산소와 영양분을 공급받고 모세혈관으로 노폐물을 배출해야 하므로, 모세혈관과 대부분 0.02mm 이내에 인접한다. 이처럼 모세혈관은 인체의 거의 모든 조직에 조밀하게 분포하므로 총면적이 5000m^{2}에 달하여 모든 혈관을 합한 면적의 90% 이상을 차지한다.

모세혈관에서는 동맥의 혈액 성분이 혈관 밖으로 나갔다가 다시 정맥으로 돌아온다. 정맥으로 돌아오지 못한 혈액도 일단 림프관으로 이동한 다음 정맥으로 연결되므로, 동맥으로 나간 모든 혈액은 정맥을 통해 심장으로 되돌아온다. 손등이나 팔뚝에 있는 정맥의 양쪽 끝을 눌렀다가 한쪽을 놓아보면 혈액은 손에서 어깨 방향으로 흐른다는 사실을 확인할 수 있다. 정맥에서 피가 심장 쪽으로만 흐르는 이유는 정맥에 판막이 있기 때문이다. 이 판막을 처음 발견한 사람은 하비가 파도바대학에서 유학할 때 스승이었던 파브리시우스H. Fabricius로, 그 덕분에 하비는 혈액순환의 원리를 발견할 수 있었다. 동맥에는 압력이 있어서 혈액이 모세혈관 방향으로 흐르지만 정맥에는 이런 압력이 없다. 대신 정맥 주변에 있는 근육이 수축할 때 이 압력으로 혈액이 이동하는데, 판막이 일정한 간격으로 있어서 일단 심장 방향으로 이동한 혈액이 거꾸로 역류되지 않도록 한다.

정맥혈은 모두 우심방에 모여 다시 순환을 시작한다. 이처럼 혈액은

'정맥→우심방→우심실→폐동맥→폐모세혈관→폐정맥→좌심방→좌심실→동맥→모세혈관→정맥'으로 폐쇄된 관을 따라 순환한다. 좌심실을 출발한 혈액이 우심방으로 되돌아오는 데 걸리는 시간은 1분이 채 되지 않는다. 전체 혈관을 합하면 10만km에 달한다고 하는데, 사실 이 길이의 대부분을 차지하는 것은 모세혈관이다. 그런데 동맥과 정맥의 중간을 잇는 각각의 모세혈관은 매우 짧아 혈액이 모세혈관에 머무는 시간도 매우 짧다. 또한 동맥에서 혈액은 순간적으로 이동하기 때문에 혈액이 순환하는 시간의 대부분을 차지하는 것은 정맥이다. 그래서 총 혈액 5L 중 60~70%가 정맥에 있다.

103 림프계

제2의 순환계

모세혈관에서 혈액과 세포 사이의 물질교환은 직접 이뤄지기보다는 간질액에 의해 매개된다. 인체의 수분(액체)은 세포내액과 세포외액으로 나누고, 세포외액은 다시 간질액과 혈액으로 나눈다. 조직액tissue fluid이란 단어가 간질액interstitial fluid과 같은 의미로 종종 사용되지만, 조직이란 세포를 포함하는 개념이므로 세포 밖을 의미하는 간질액이란 단어를 사용하는 것이 바람직하다.

체중이 70kg인 성인의 경우 간질액은 11L가량 되는데, 인체의 거의 모든 세포들이 간질액에 잠겨 있다고 보면 된다. 간질액은 세포 사이사이에 있는 액체로, 세포들의 환경인 셈이다. 즉, 인체의 모든 세포는 간질액에서 산소와 영양분을 얻고 간질액으로 노폐물을 배출하며, 간질액은 다시 모세혈관 내 혈액과 물질을 교환한다. 이러한 물질교환은 농도가 높은 곳에서 낮은 곳으로 이동하는 확산에 의해 이뤄진다. 이때 적혈구, 백혈구, 혈소판 등 크기가 상대적으로 큰 혈액세포들은 세포 사이의 작은 공간을 통과할 수 없어서 모세혈관에서 간질액으로 빠져나오지 않는다.

하루 동안 모세혈관 밖으로 나와 간질액에 일단 합해진 액체는 20L 정도인데, 이 중 90%는 정맥으로 재흡수된다. 정맥으로 들어가지 못한 나머지 10%는 림프관으로 이동하며, 림프관으로 들어온 이 액체를 림프액이라고 부른다. 림프lymph라는 말은 물water이라는 의미인데, 실제 림프액은 꿀이나 시럽처럼 걸쭉하고 색깔은 없으며 물·죽은 세포·지방·단백질·포도당·백혈구 등으로 구성된다.

림프관은 대부분 근육과 피부 사이에 분포하고, 종종 근육 밑에도 분포한다. 림프관 중간에는 림프절이 있다. 림프절은 대개는 잘 보이지 않으나 팔다리에서 몸통으로 들어가는 부위인 목, 겨드랑이, 사타구니 등에서는 피부에서 만져지기도 한다. 림프관—림프절은 다시 골반·배·가슴에 있는 더 큰 림프관으로 연결되고, 결국 두 개의 큰 림프관에 모여 정맥과 연결된다. 정상적으로는 하루에 수 리터의 림프액이 혈액순환계로 들어간다.

심장박동

분당 50~100회까지는 정상

심장은 몸에서 분리되더라도 영양 공급만 제대로 되면 스스로 규칙적인 수축 활동을 한다. 이를 '자동능'이라고 한다. 심장에 전기 신호를 발생시키는 부위가 있고, 이 신호를 심장 각 부위에 전달할 수 있는 전깃줄과 같은 전달 체계가 있기 때문이다. 이 과정을 보면 우심방에 있는 동결절에서 전기자극이 자동적으로 발생하여 심방으로 전달되면 심방이 수축하고 그러면 심방 혈액이 심실로 이동하여 심실이 수축한다. 심방과 심실 사이에는 방실결절이라는 조직이 있어서 심방과 심실의 수축 간격을 조절한다.

심장은 평균적으로 1분에 60~80회 정도 수축하지만, 심장에 연결된 신경이나 호르몬의 영향을 받기 때문에 그 횟수는 수시로 변한다. 몸이 편안하고 이완되면 심장박동이 느려지고, 흥분하거나 힘든 활동을 하면 심장박동이 빨라진다. 보통 분당 50~100회까지는 정상으로 간주한다.

심장에 귀를 대보면 '둥당- 둥당-' 하며 두 종류의 소리가 연이어 들린다. 이 소리를 심장이 박동하는 소리라고 생각하기 쉽지만, 실은 심장의 판막이 닫힐 때 나는 소리다. 그래서 판막에 병이 생겨 두꺼워지면 그 움직임이 부드럽지 못하므로 소리가 커지고 잡음이 들린다. 인공판막으로 대체한 경우에는 이 소리를 아주 잘 들을 수 있는데, 굳이 심장에 귀를 대지 않아도 예민한 사람에게는 딸각딸각 쇳소리가 들린다.

심장에서 발생하는 첫 번째 소리는 심방과 심실 사이의 판막이 닫힐 때 나는데, 좌우 판막 두 개가 같은 시간에 닫히기 때문에 하나의 소리로 들린다. 두 번째 소리는 심실과 동맥 사이의 판막이 닫힐 때 나며, 역시 좌우 판막이 동시에 닫히므로 하나의 소리로 들린다. 첫 번째 소리는 심실이 수축하여 혈액이 동맥으로 나가는 수축기를 알리며, 두 번째 소리는 심실에 혈액이 들어오는 이완기를 알린다. 그런데 심실의 수축 시간이 이완 시간보다 훨씬 짧기 때문에 '둥당- 둥당-'처럼 두 소리가 짝을 이뤄 들린다.

팔다리의 동맥을 만져보면 심장박동을 느낄 수 있다. 이를 맥박이라고 하는데, 심장의 박동이 혈관 벽을 타고 내려오는 파동이다. 좌심실이 수축하는 순간과 거의 동시에 맥박이 뛰며, 심장박동을 그대로 반영하기 때문에 맥박 횟수와 심장박동 수는 같다.

우리가 맥박을 진찰하기 위해 가장 흔히 짚는 곳은 손목인데, 팔꿈치나 발목 등에서도 맥박을 확인할 수 있다. 그러나 혈압이 심하게 낮으면 손목 같은 작은 동맥에서는 맥박이 잡히지 않으므로 이런 경우에는 목이나 허벅지에 있는 큰 동맥을 짚어야 한다. 평상시 활동적인 사람이 손목 맥박이 잡히지 않는다고 해서 저혈압이거나 혈관 이상이라고 판단할 수는 없다. 대부분은 혈관을 못 찾아서 느껴지지 않는 것이다. 진맥이란 맥박을 확인하여 심장 상태를 추정하는 일인데, 맥박이 불규칙하여 자가 진단 목적으로 만져보는 경우가 아니면 실제 병원에서는 거의 진맥을 하지 않는다. 심전도검사로 바로 진단할 수 있기 때문이다.

순환

불규칙하게 또는 너무 느리거나 너무 빠르게

평상시에는 심장이 뛰고 있다는 사실을 느끼지 못한다. 오히려 가만히 있는데도 심장박동을 느낀다면 비정상적인 상태로, 이렇게 느껴지는 이유는 대부분 부정맥 때문이다. 부정맥不整脈이란 가지런하지 않은 맥이라는 뜻이다. 의학에서 부정맥이란 맥박이 고르지 않아 불규칙하거나, 규칙적이더라도 너무 느리거나 너무 빠른 경우를 말한다.

부정맥은 보통 심전도검사로 진단한다. 심전도心電圖란 심장의 전기적인 현상을 나타낸 그래프로, 심근세포는 세포 안팎으로 존재하는 전위가 순간적으로 오르내리는 흥분세포이기 때문에 심근의 수축 작용을 피부에서 기록할 수 있다. 심전도검사는 1903년 네덜란드 생리학자 에인트호번W. Einthoven이 처음 발명했으며, 그는 이 공로로 1924년 노벨 생리의학상을 수상했다. 1969년에는 심장 안으로 전극을 넣어 심장의 전기적인 현상을 기록할 수 있게 되었으며, 삽입된 전극으로 전기 이동 통로를 절단하여 부정맥을 수술하는 방법도 개발되었다.

부정맥으로 나타나는 증상은 매우 다양하다. 심각한 부정맥이지만 증상이 없는 경우도 있고, 본인은 심각하다고 느끼지만 별문제가 되지 않는 경우도 있다. 실제로는 무해한 대표적인 부정맥은 심실조기박동이다. 정상적으로는 심방이 박동하고 이어서 심실이 박동해야 하지만 심실이 너무 일찍 박동하는 경우를 말한다. 조기박동이 한 번 있고 나면 그다음 박동이 있기까지 심장이 잠깐 쉬기 때문에 맥박이 하나씩 건너뛴다. 그래서 가슴을 툭툭 치는 느낌이나 심장이 덜커덩 내려앉는 느낌이 들 수 있다.

심장박동이 느려지는 서맥徐脈도 흔한 부정맥이다. 분당 60회 미만의 심장박동을 서맥이라고 하는데, 대부분은 문제 되지 않는다. 평소에 운동을 많이 하는 사람은 맥박이 1분에 50~60회인 경우가 많고, 특히 운동선수는 더 느려져 분당 40회까지 떨어지기도 한다. 이들은 일상생활에 전혀 문제가 없기 때문에 건강검진이나 수술이 필요해서 심전도 검사를 할 때에야 이상이 발견된다. 당사자는 증상도 없이 잘 지내고 심장이 튼튼하지만 검사 결과를 본 의사는 깜짝 놀란다.

마라톤선수, 장거리 육상선수, 수영선수 들은 맥박이 느려 평상시 심장박동이 분당 40회 정도밖에 되지 않는다. 이들은 심장 수축력이 좋아 심장이 뛸 때 내보내는 혈액량이 많기 때문에 맥박이 느리더라도 혈액순환을 충분히 유지할 수 있다. 뿐만 아니라 이들은 운동할 때도 심장박동 수가 서서히 증가한다. 심장 수축력이 좋아서 심장을 조금만 뛰게 해도 혈액순환을 유지할 수 있기 때문이다. 반대로 평소 운동을 안 하던 사람은 운동을 하면 금방 심장박동이 빨라진다. 이러면 지구력이 떨어져서 운동을 오래 하기 힘들다.

문제가 되는 서맥은 동기능부전과 방실차단이다. 동기능부전이란 심장박동의 자동능을 담당하는 동결절에 이상이 생긴 경우이고, 방실차단이란 심방과 심실 사이의 전기신호 전달이 끊긴 경우다. 두 질환 모두 60대 이후에 잘 생기는데, 박동수가 분당 40회 미만으로 떨어지면 어지럼·실신·무기력증 등이 발생한다. 또한 운동할 때 심장이 빨라지지 않으므로 조금만 걸어도 숨이 찬다. 이런 서맥은 약물로는 고칠 수 없어 인공심장박동기 시술을 받아야 한다. 인공심장박동기는 조그마한 성냥갑 크기로, 가슴 피부 밑에 심어놓고 전깃줄로 심근과 연결하여 심장근육을 직접 자극하는 장치다.

빈맥頻脈이란 심장이 빠르게 뛰는 현상을 말하는데, 불규칙하게 뛴다면 심방세동일 가능성이 높다. 심방세동細動이란 심방이 미세하게 움직인다는 의미로, 동결절이 정상 기능을 못 하여 심방 여러 곳에서 전기자극이 무질서하게 발생하기 때문에 나타난다. 심방이 정상적으로 수축하지 못하므로 심방에서 심실로 혈액이 펌핑되듯 이동하지 않고 수동적으로 흘러든다. 그래서 심장 펌프 기능이 정상 맥박일 때보다 30% 정도 감소한다.

심방세동은 심방이 비정상적으로 커질 때 발생한다. 고혈압·관상동맥질환·갑상선항진증 등인 경우 자주 나타나고, 과음에 의해서도 생긴다. 특별한 심장 이상은 없는데 노화 현상으로 발생하기도 한다. 과거에는 승모판협착이나 승모판폐쇄부전 같은 판막질환에 의해 발생하는 경우가 많았지만, 요즘 우리나라에서는 판막질환이 급격히 감소하는 추세다. 판막질환은 감염병의 후유증으로 발생하는 경우가 대부분인데, 감염병에 대한 항생제 치료가 보편화되면서 합병증이 줄어들었기 때문이다. 심방세동이 처음 발생하면 가슴이 두근거리면서 답답하고, 숨쉬기가 불편해지면서 어지럽고 기운이 빠진다. 그러나 심방세동이 오래되면 이미 감소된 심장 기능에 적응하기 때문에 불편감이 훨씬 줄어든다. 문제는 뇌졸중 특히 뇌경색이다. 심방이 정상적으로 수축하지 않고 미세하게 떨고 있는 상태이므로 심방에서 피가 응고되어 혈전이 잘 생기고, 이 혈전이 좌심실과 동맥을 거쳐 뇌로 가서 혈관을 막으면 뇌경색이 발생한다.

심장에서 머리까지, 피를 뿜어 올리는 힘

혈압이란 혈관의 압력으로, 보통은 동맥압을 말한다. 혈압은 수은주의 높이로 표시한다. 혈압이 120/80mmHg라는 말은 수축기혈압이 120mmHg, 이완기혈압이 80mmHg라는 의미다. 이완기란 좌심실이 이완되는 시기로, 심장에서 혈액이 펌핑되지는 않지만 동맥에서는 혈액이 여전히 순환하고 있기 때문에 그에 따른 압력이 존재한다. 이때 혈압은 동맥의 탄력성에 의해 유지되며 수축기에 비해서는 많이 낮다. 120mmHg의 압력은 수은을 120mm 높이로 올리는 압력인데, 이는 물을 160cm 높이로 올리는 압력과 같다. 키가 160cm인 사람의 심장이 발바닥에 있다면 물을 머리끝까지 올릴 수 있는 압력이라는 의미다. 실제로는 심장에서 머리까지의 높이가 50cm 정도이므로 혈압이 38mmHg 정도이면 충분하겠지만, 혈액은 물보다 점도가 높고 가느다란 모세혈관까지 보내야 하기 때문에 더 높은 압력이 필요하다. 혈압이 가장 높은 곳은 좌심실에서 이어지는 대동맥이고, 심장에서 멀어질수록 낮아져서 모세혈관에 가서는 15mmHg 정도로 감소한다.

혈압이란 신체의 각 부분에 혈액이 공급되기 위한 압력으로, 수도관으로 비유하면 수도관의 압력이라고 할 수 있다. 이 압력이 충분한지는 수축기와 이완기 혈압의 평균인 평균동맥압으로 판단한다. 시간적으로 이완기가 수축기보다 두 배 길기 때문에 평균동맥압 = [수축기혈압＋(이완기혈압×2)]÷3으로 계산한다. 이렇게 계산한 평균동맥압이 최소한 60mmHg 이상은 되어야 인체의 각 조직이 산소를 공급받을 수 있다.

혈압은 심장에서 혈액을 펌핑하는 압력이기 때문에 목이 긴 동물은 당연히 혈압이 높아야 머리에 혈액을 보낼 수 있다. 기린이 대표적인데, 같은 기린이라도 목이 길면 혈압도 높다. 기린이 목을 55° 정도 기울이고 서 있을 때의 평균동맥압은 208mmHg로, 사람의 정상적인 혈압 110/70mmHg의 평균동맥압 83mmHg보다 2.5배나 높다. 혈압은 머리의 위치에 따라서도 변동한다. 머리의 각도가 직각으로 될수록 머리가 높아져 혈압이 증가하고, 각도가 작아지면 혈압도 감소한다.

107 고혈압

증상이 없는 질환

혈압은 적당히 유지되어야 한다. 너무 낮으면 인체에 혈액이 공급되지 못하고 너무 높으면 혈관이 손상되기 때문이다. 특히 동맥의 내막과 중막이 손상된다. 매일 드릴을 가지고 일하는 사람은 드릴과 접촉하는 손바닥이 두꺼워지고 딱딱해지는 것처럼, 높은 압력을 지속적으로 받는 동맥벽은 탄력을 잃어 동맥경화증이 발생하고 심하면 내막이 찢어지기도 한다. 내막이 파열되면 혈전이 생기고 혈관이 막힌다. 그 결과가 뇌경색이나 심근경색이다. 또한 혈압이 높으면 동맥으로 혈액을 내보내는 좌심실의 심근이 두꺼워진다. 근육은 힘든 근력운동을 할수록 커지기 때문인데, 심근이 두꺼워지면 심근에 필요한 산소량이 증가하여 장기적으로 심근 기능이 떨어진다.

혈압이 높을수록 심혈관질환이 잘 생기는 기준점은 115/75mmHg 다. 이 수치의 혈압에서 수축기혈압이 20mmHg, 이완기혈압이 10mmHg 증가할 때마다 심혈관질환은 두 배 증가한다. 그렇다고 115/75mmHg 이상이면 무조건 약을 먹어서 혈압을 떨어뜨려야 하는 것은 아니다. 약에는 항상 '효과-부작용'이라는 야누스적인 양면이 있기 때문이다. 고혈압을 약으로 치료해서 심혈관질환을 낮추는 효과가 확실히 입증된 기준은, 즉 혈압약을 복용해야 하는 시기는 혈압이 140/90mmHg 이상일 때다. 이것이 현재 고혈압의 진단 기준이다.

병원에서 두 번 측정한 혈압의 평균이 140/90mmHg 이상이면 고혈압으로 진단된다. 그런데 평상시 혈압은 정상인데, 병원에만 가면 혈압이 올라가는 사람이 있다. 이를 백의성고혈압white coat hypertension이라고 한다. 의사의 흰색 가운을 보면 혈압이 올라간다고 해서 붙여진 이름이다. 병원에서 진단된 고혈압 환자의 25% 정도가 여기에 해당한다. 백의성고혈압이 처음 알려졌을 때는 이를 치료해야 하는지 논란이 있었는데, 병원을 방문해서 생기는 스트레스에 의한 반응이므로 치료가 필요 없다는 주장과 심혈관질환의 조기 신호이므로 치료가 필요하다는 주장이 대립했다. 그러나 진짜 고혈압에 비해 위험성은 낮지만 백의성 고혈압도 심혈관질환의 위험 요인이기 때문에 고혈압학회에서는 다른 심혈관계 위험 요인들을 고려해서 필요하면 치료하라고 권고한다.

백의성고혈압과 반대되는 현상을 '숨겨진 고혈압masked hypertension' 이라고 한다. 병원에서 잰 혈압은 정상이지만 집에서 잰 혈압이 높은 경우다. 병원에서 잰 혈압을 기준으로 잘 조절하고 있는 고혈압 환자의 35%가 이에 해당한다. 당뇨병 환자나 어떤 이유건 약을 많이 복용하는

순환

사람에게 이런 현상이 자주 나타난다.

우리나라에서 1998년부터 2015년까지 여섯 차례에 걸쳐 진행된 국민건강영양조사의 결과에 따르면 30세 이상 성인 중 30%는 고혈압이다. 남녀를 구분해보면 남성은 3명 중 1명, 여성은 4명 중 1명으로 남성에서 고혈압이 많았다. 고혈압은 나이가 들수록 많아져서 평균적으로 열 살 증가할 때마다 10%씩 증가하여 65세 이상이 되면 60~70%에서 고혈압이 발생한다.

고혈압은 왜 생기는 것일까? 100년 전 혈압을 측정하는 기구가 생긴 이후 고혈압에 대한 연구가 많이 진행되었지만 아직은 정확한 발병 원인을 모른다. 그러나 일부 고혈압은 원인 질환이 밝혀졌는데, 이를 이차성고혈압이라고 한다. 이차적으로 고혈압이 발생했다는 의미로, 전체 고혈압의 5%를 차지한다. 신장질환과 혈압 상승 호르몬 과다 등이 그 원인인데, 고혈압을 처음 진단하는 의사는 이런 질환이 있는지 잘 살펴야 한다. 고혈압 발병 나이가 20세 이전이거나 50세 이후인 경우, 혈압이 180/110mmHg 이상인 경우, 발견 당시 신장·심장·망막 등에 고혈압에 의한 손상이 이미 와 있는 경우, 저칼륨혈증·복부 잡음·빈맥 등이 동반된 경우, 변동이 심한 고혈압이나 혈압약에 대한 효과가 없는 경우 등의 상황에서는 이차성고혈압의 원인에 대한 검사가 필요하다.

이러한 이차성고혈압이 아닌 고혈압은 본태성고혈압이라고 한다. 본태성本態性이란 본질을 의미하는 essential의 번역어로, 본래적인 모습이라는 뜻이다. 의학에서는 질병의 원인을 잘 모를 때 본태성이라는 단어를 사용하는데, 고혈압의 95%가 여기에 해당하므로 실제로 대부분의 고혈압은 원인을 모르는 셈이다.

혈압약이 본격적으로 사용되기 전인 1960년대 이전에는 고혈압을 치료하지 못하고 관찰할 수밖에 없었는데, 이 과정에서 고혈압의 자연 경과가 알려졌다. 이때 연구된 바에 따르면 고혈압 환자의 경우 혈압은 보통 30대 초반부터 올라가기 시작하며, 40대 초반까지는 어떤 때는 정상이고 어떤 때는 상승하는 양상이 반복된다. 그러다가 40대 초반을 넘어가면 언제 측정해도 항상 혈압이 높은 상태이고, 50대가 되면 합병증이 생겨 사망하게 된다. 물론 지금은 고혈압 치료가 보편화되어서 고혈압으로 50대에 사망하는 경우는 드물다.

과거에는 두통, 목뒤가 뻣뻣함, 코피 등이 고혈압의 증상으로 알려졌으나 이는 혈압이 매우 높을 때 나타난다. 혈압 측정과 치료가 보편화된 요즘에는 이런 증상을 일으킬 정도로 혈압이 높이 올라가는 경우는 드물다. 사실 고혈압은 일반적으로 증상이 없으며, 고혈압에 의한 증상은 뇌졸중이나 협심증 등 합병증이 발생했을 때 나타난다. 그래서 고혈압을 '침묵의 살인자'라고 하며, 평상시에는 증상이 없다가 뇌졸중이나 심근경색으로 갑자기 사망할 수 있다.

미국에서 고혈압에 대한 약물요법이 보편화된 시기는 1960년대 이후인데, 1950년대부터 2000년대까지의 추이를 보면 심혈관질환에 의한 사망이 60% 감소했다. 고혈압 치료 효과는 혈압이 약간만 감소해도 나타나기 때문에 심혈관질환으로 인한 사망률 감소는 고혈압 치료 덕분이라고 할 수 있다. 의학계에서는 이를 예방의학의 승리라고 한다. 아무런 증상이 없는 고혈압을 치료해서 질병과 사망을 감소시켰기 때문이다. 이는 나중에 고혈압뿐 아니라 다른 질환에 있어서도 예방적 검사와 치료가 보편화되는 계기가 되었다.

우리나라에서도 국민건강영양조사에서 밝혀진 고혈압 치료율을 보면 1998년 19%에서 2015년 60%로 많이 좋아졌다. 하지만 60%라는 수치가 결코 높은 것은 아니다. 고혈압 환자의 40%는 아직도 고혈압이 치료되지 않는다는 의미이기 때문이다.

고혈압을 치료하는 주된 방법은 약 복용이지만, 생활습관을 개선해도 혈압을 떨어뜨릴 수 있다. 미국고혈압학회에서 제시한 방법은 체중 감량, 식사 개선, 저염식, 운동, 절주 등이다. 과체중은 혈압을 상승시키므로 체중을 1kg 감량하면 혈압이 1.6/1.3mmHg 감소한다. 체중 감량에 따른 효과는 사람마다 다르지만 10kg을 감량하면 최대 20mmHg까지 혈압이 떨어진다. 또한 지속적인 운동은 체중 감소와 무관하게 혈압을 줄인다. 일반적으로 운동을 하고 나면 혈압이 떨어지는데, 규칙적으로 운동하면 이런 효과가 지속되며 하루 30분씩 매일 속보를 하면 5~7mmHg 정도 떨어진다.

우리나라 사람들의 평균 염분 섭취량은 하루 20g 정도이며, 이는 서양이나 일본의 두 배에 해당한다. 염분 섭취를 하루 6g 이하로 줄이면 혈압이 2~8mmHg 떨어지는데, 이 정도까지 줄이려면 요리 시 소금이나 간장을 따로 넣지 않아야 한다. 채식 위주의 식사도 혈압을 떨어뜨린다. 포화지방산과 지방 섭취를 줄이고, 대신 채소나 저지방 유제품 등을 섭취하면 혈압이 8~14mmHg 떨어진다.

과도한 음주는 혈압을 상승시키고 심혈관질환을 증가시키지만, 소량의 음주는 오히려 심혈관질환을 감소시킨다. 이는 프렌치 패러독스 French Paradox라는 현상이다. 프랑스인이 육류를 즐기는데도 심장병이 낮은 이유가 식사할 때 와인을 곁들이기 때문이라는 것이다. 이런 효과를 보이는 와인의 양은 하루 한두 잔으로, 알코올 양으로 계산하면 남성은 30g, 여성은 15g 미만에 해당한다. 다른 술의 경우 소주는 두세 잔, 위스키는 한두 잔, 맥주는 한 병 정도다. 그러나 이 이상의 음주는 심혈관질환을 증가시킨다. 술을 마시는 초기에는 혈관이 확장되어 혈압이 감소하나, 과음한 다음 날 깨어날 때는 교감신경이 항진되어 혈압이 상승하고 맥박이 증가한다. 이러한 현상은 아침에 잘 나타나는데, 그렇지 않아도 아침은 자연적으로 혈압이 상승하는 시기여서 이때 심혈관 사고가 많이 발생한다.

흡연은 혈압을 상승시키는데, 보통 흡연 후 15~30분간 혈압이 올라간다. 장기적으로는 흡연이 혈압 자체에 큰 영향을 미치지는 않지만, 이와 관계없이 흡연은 심혈관질환의 위험 인자이기 때문에 금연이 필요하다. 카페인을 함유한 기호식품은 처음에는 혈압을 약간 상승시키나 곧바로 혈압이 되돌아온다. 따라서 커피나 차 등을 제한할 필요는 없다. 한편 여러 가지 건강식품이나 명상, 요가 등이 혈압을 떨어뜨릴 것 같지만 실제 연구에서는 입증된 바가 없다.

그동안 굳어진 습관을 바꾼다는 것은 어려운 일이기에 생활습관을 개선하여 혈압을 떨어뜨리기는 쉽지 않다. 따라서 고혈압 환자는 약을 복용하는 경우가 대부분이다. 그런데 처음에는 보통 한 가지 약물로도 조절되지만, 나이가 들수록 약 용량이 늘게 된다. 이는 오래 복용한 약에 내성이 생겨서는 아니고, 나이가 들수록 혈압 자체가 상승하기 때문이다. 물론 고혈압이 잘 조절되면 복용하던 약의 용량을 줄여도 된다. 약을 줄이는 시기는 혈압이 120/80mmHg 이하로 안정될 때다. 약을 줄여서 결국은 끊을 수도 있는데, 보통은 비만 환자가 체중 감량에 성공한 경우이거나 식사요법과 운동요법을 철저히 한 경우다. 또는 스트레스 때문에 혈압이 일시적으로 올라가 고혈압으로 진단되었다가 스트레스 상황이 없어져 혈압이 정상으로 되는 경우에도 약을 끊게 된다. 그런데 약을 중단한 후 6개월이나 1년이 지나서 혈압이 다시 상승하기도 하므로 혈압을 자주 측정해야 한다.

108 저혈압
쇼크와 기립성저혈압을 주의

고혈압은 140/90mmHg 이상인 경우를 말하지만, 저혈압에 대한 기준은 없다. 종종 90/60mmHg 미만을 저혈압이라고 하지만 이 정의는 의미가 없다. 혈압이 이 미만으로 낮다고 해도 신체 조직 곳곳에 혈액이 공급되어 일상생활에 지장이 없다면 문제 되지 않기 때문이다. 또한 평소 혈압이 높던 사람이 일시적으로 혈압이 조금 떨어져 증상이 나타난다면 저혈압이라고도 할 수 있기에 혈압 수치만을 기준으로 저혈압을 진단하진 않는다. 따라서 일상생활을 잘하고 있는 사람이 혈압을 재봤는데 80/50mmHg가 나왔다고 해도 다른 문제가 없다면 정상으로 판단한다.

저혈압이 문제 되는 상황은 갑자기 쇼크가 발생할 때다. 쇼크shock라는 말에는 다음과 같은 일화가 전해지는데, 1737년에 프랑스 외과 의사인 앙리 드랑H. Dran이 총상으로 받은 심한 충격을 choc라고 표현한 것을 영국 의사들이 환자의 외상 후 급격한 상태 악화를 표현하기 위해 shock라고 오역하면서 사용되기 시작했다는 것이다. 현재는 쇼크를 '조직 혈류의 심한 감소로 발생하는 세포 손상'으로 정의한다. 혈압이 떨어져도 마지막까지 버티는 장기는 뇌와 심장인데, 평균동맥압이 50~60mmHg 이하로 떨어지면 뇌와 심장도 손상을 받게 되고 곧바로 회복되지 않으면 사망한다. 그래서 쇼크에서 가장 중요한 치료는 평균동맥압을 60~65mmHg 이상으로 유지하는 것이다. 이는 대략 80/50mmHg에 해당한다.

쇼크가 발생하는 원인은 크게 두 가지다. 하나는 혈액량 자체가 감소하는 경우이고, 다른 하나는 심장 펌프 기능이 나빠지는 경우다. 과거에는 심한 설사와 구토로 인한 탈수 현상으로 쇼크가 오기도 했으나 요즘에는 쇼크가 오기 전에 병원에서 수액을 주사 맞기 때문에 이런 경우는 거의 없다. 그러나 사고로 혈관을 크게 다쳐서 출혈이 일어나거나 과다한 위장출혈 등이 있을 때 혈액량 감소에 따른 쇼크가 발생한다. 쇼크의 두 번째 원인인 심장펌프기능장애로는 급성심근경색이 대표적이다.

일상생활에서 문제가 되는 저혈압은 기립성저혈압이다. 이는 앉거나 누운 자세에서 일어날 때 혈압이 20/10mmHg 이상 낮아지는 경우로, 일어설 때 머리가 순간적으로 빙 돈다든지 어지럽거나 눈이 침침해지고 온몸에서 기운이 쭉 빠지는 듯한 증상이 생긴다. 심하면 잠깐 의식을 잃을 수도 있다. 이런 증상은 아침에 일어날 때 많이 나타나며, 식사 후나 심한 운동 후에도 나타날 수 있다. 기립성저혈압은 자율신경 반응이 저하되는 노인들에게 자주 나타난다. 오랜 당뇨병으로 신경 합병증이 생기거나 혈압약을 과다 복용할 때도 나타난다. 기립성저혈압이 자주 발생하면 일단 복용하는 혈압약이 적절한지 확인해야 하며, 수분을 충분히 섭취해야 한다. 새벽이나 이른 아침에 갑자기 일어나는 것을 조심해야 하고, 장시간 앉아 있다가 일어설 때도 조심해야 한다. 평소 건강하던 사람도 과도하게 땀을 흘리거나 설사를 많이 하면 기립성저혈압이 발생할 수 있는데, 이때는 대개 수분을 충분히 섭취하는 것만으로도 좋아진다.

109 실신

일시적인 뇌 혈류 감소

실신失神이란 정신을 잃는다는 의미로, 의학적으로는 일시적인 의식소실을 말한다. 의식소실은 급작스럽게 발생하여 잠시 지속되다가 저절로 회복된다. 가장 흔한 실신은 승객이 가득 찬 찜통 지하철 안에 오래 서 있다가 나오면서 갑자기 픽 쓰러지는 경우인데, 대부분은 금방 회복되어 일어난다. 때로는 의식을 잃기 직전의 증상인 속이 울렁거리거나 어지럽다는 느낌만 경험하기도 한다.

건강한 성인의 3%는 실신을 경험하며, 이 중 30%에서는 반복적으로 나타난다. 실신은 대개 예기치 않게 발생하기 때문에 실신하면서 넘어져 크게 다칠 수도 있다. 이러한 신체적 손상은 실신의 20~30%에서 나타나는데, 머리를 다쳐 심각한 후유증을 남기기도 한다. 다치지만 않는다면 대부분은 실신 직후 회복되어 의식이 금방 돌아온다. 만일 실신이 몇 분 이상 지속되고 회복된 뒤에도 의식이 혼탁하다면 간질발작 같은 질환이 아닌가 살펴봐야 한다.

실신은 뇌 혈류가 일시적으로 감소하기 때문에 발생하며, 원인은 반사매개실신·기립성저혈압·심장병 등 세 가지다. 심장병으로는 부정맥이 있거나 심장 펌프 기능이 일시적으로 저하될 때 발생하는데, 이 경우에는 원인 치료가 필요하다. 그러나 사실 실신의 가장 흔한 원인은 반사매개실신이다. 이는 자율신경의 반사 작용으로 나타나는 실신인데, 장시간 서 있는 경우 잘 발생한다. 오랫동안 서 있으면 다리의 정맥에 혈액이 축적되어 심장으로 되돌아오는 혈액이 일시적으로 감소한다. 그러면 교감신경이 활성화되는데, 이때 너무 활성화되면 심실이 과도하게 수축하며, 이렇게 되면 자율신경중추가 과도한 흥분을 억제하는 부교감신경을 활성화한다. 그 결과 혈압이 떨어져서 뇌 혈류가 갑자기 감소하기 때문에 의식을 잃는다. 의식을 잃으면 자동적으로 바닥에 눕게 되는데, 그러면 다리에 정체되었던 혈액이 심장으로 되돌아오면서 혈압이 정상화되어 의식을 되찾게 된다.

이런 실신은 역겨운 냄새를 맡거나 끔찍한 광경을 볼 때, 또는 더운 날 땀을 많이 흘려 탈수가 일어날 때도 나타난다. 소변을 보다가 실신하는 경우도 마찬가지다. 남성들이 참았던 오줌을 눌 때 방광에 가득 차 있던 소변이 나오면서 복부의 압력이 갑자기 떨어지는데, 이때 복부 혈관이 이완되어 심장으로 가는 혈액이 갑자기 감소한다. 그 결과 혈압이 떨어지면서 얼굴이 창백해지고 어지럼을 느끼며 심하면 실신한다. 소변을 보는 순간 아랫배가 당기는 느낌이 싹 가시면서 몸을 부르르 떠는 것도 이와 같은 원리다. 여성은 앉아서 소변을 보기 때문에 옷을 벗으면서 준비운동을 하게 되고 복부 혈관이 이완되는 정도가 약하므로 소변을 보다가 실신하는 경우는 드물다.

실신의 다른 원인은 기립성저혈압이다. 누워 있다가 갑자기 일어나는 경우 다리와 복부에서 심장으로 되돌아오는 혈액량이 감소한다. 이때 정상적으로는 교감신경이 활성화되어 혈압을 유지하는데, 자율신경 반사 작용이 떨어진 노인은 그렇지 못해 혈압이 급격히 떨어져 실신을 하게 된다. 앉았다가 일어설 때도 혈압이 떨어져 핑 도는 느낌이 생기는데, 이때 계속 버티고 서 있다가 정신을 잃으면 쓰러져서 다칠 수 있다. 따라서 이런 경우 버티지 말고 얼른 다시 앉아서 몸을 꼼지락거린 다음에 천천히 일어나야 한다.

잠깐 의식을 잃는 실신이라면 대부분 이런 상황을 피하는 것만으로도 재발을 막을 수 있다. 의식을 잃기 전에 발생하는 증상을 평소 인지하다가 이런 증상이 나타날 때 누워버림으로써 실신을 방지하는 것이다. 이때 증상이 좋아졌다고 금방 일어나면 증상이 다시 나타날 수 있으므로 충분히 휴식을 취한 후 일어나야 한다. 누워 있을 때는 주먹을 꽉 쥐고 팔에 힘을 주거나 다리를 서로 교차하여 힘을 주어 근육 수축을 촉진한다. 이럼으로써 정맥의 혈액순환을 증가시켜 혈압을 올리면 실신을 막을 수 있다. 소변을 보다가 실신하는 남성은 대개 음주 후 이런 증상이 잘 나타나므로, 소변을 참았다가 보는 것을 피하고 음주 후에는 앉아서 소변을 봐야 한다.

동맥경화증

죽상경화증의 옛 표현

중풍이나 심근경색 같은 심혈관질환의 대부분은 동맥경화증 때문에 발생한다. 동맥경화증이란 동맥에 지방이 축적되어 동맥이 좁아지는 병을 말하는데, 경화硬化라는 말은 딱딱하게 굳어진다는 의미이므로 정확한 명칭은 '죽상경화증'이다. 동맥 내막을 현미경으로 보면 죽粥처럼 생긴 부분과 딱딱한 부분이 있는데 이것들이 같이 혈관을 좁아지게 한다는 말이다. 죽처럼 보이는 부분에는 지방세포들이 모여 있으며, 이를 딱딱한 섬유조직들이 둘러싸고 있다. 그래서 혈관을 좁아지게 하는 병은 죽상경화증이라고 말해야 하지만, 동맥경화증이란 말이 워낙 보편적으로 사용되고 있어서 의학 교과서에서도 이렇게 표현한다.

우리나라에서는 1960~1970년대만 해도 심근경색이 매우 드물었지만 1980년대 이후 동맥경화증이 계속 증가하고 있다. 콜레스테롤을 포함한 지방 섭취가 많아졌기 때문이다. 성별이나 나이, 인종에 관계없이 혈중 콜레스테롤이 높으면 동맥경화증이 심해지는데, 혈중 콜레스테롤이 10% 증가할 때마다 관상동맥질환으로 인한 사망률이 15% 증가한다.

사람들은 하루 평균 0.3~0.5g의 콜레스테롤을 섭취한다. 이는 큰 달걀 2~3개에 함유된 콜레스테롤의 양이다. 그런데 몸 안에서는 이보다 훨씬 많은 0.7~0.9g 정도가 자체적으로 매일 만들어진다. 따라서 음식보다는 체질적인 이유가 혈중 콜레스테롤 농도에 미치는 영향이 더 크다. 물론 식사로 섭취하는 콜레스테롤의 40% 정도는 흡수되기 때문에 섭취량도 중요하기는 하다. 그렇다고 섭취하는 콜레스테롤 양에 비례해서 혈중 콜레스테롤 농도가 무한정 상승하지는 않는다. 혈중 콜레스테롤 합성에는 간이 중요한 역할을 하는데, 섭취하는 양이 많을수록 간에서의 합성 양이 감소한다. 평균적으로는 콜레스테롤 섭취가 100mg 증가하면 혈중 콜레스테롤은 5mg 증가한다.

인체에 있는 콜레스테롤을 전부 모아보면 100g 정도이며, 뇌를 비롯한 신경조직에 주로 분포한다. 성인의 혈중 콜레스테롤 농도는 200mg/dL인데 혈액량이 5L이므로 혈액에는 10g 정도가 들어 있다. 콜레스테롤은 지방이기 때문에 기름과 마찬가지로 물에 용해되지 않고 물 위에 뜬다. 하지만 피를 뽑아 튜브에 담아놓으면 혈액에 떠 있는 기름을 발견할 수 없다. 혈액 속 단백질 입자가 지방을 감싸서 혈액에 녹아 있기 때문이다. 이렇게 지질과 단백질이 결합되어 있는 물질을 지질단백(지단백)이라고 한다.

지단백은 크기와 밀도에 따라 다섯 가지로 나누는데, 동맥경화증에 가장 큰 영향을 미치는 것은 저밀도지단백(LDL, low density lipoprotein)에 함유된 콜레스테롤이다. 이 LDL 콜레스테롤은 동맥의 내피세포층을 관통하여 안으로 들어간다. LDL 콜레스테롤이 동맥벽에 많이 침착되면 동맥은 탄력을 잃고 좁아지게 된다. 동맥경화증은 몇 년 동안 서서히 일어나기 때문에 보통은 좁아지는 혈관 주변에는 보상 작용으로 새로운 혈관들이 만들어진다. 그런데 좁아진 동맥에 어느 순간 혈전이 생겨 혈관이 막히면 동맥경화증 증상이 갑자기 나타난다. 이는 혈소판의 응고 작용 때문이다. 혈소판은 정상적인 상황에서는 상처 난 곳의 피를 응고시켜 출혈을 멈추게 하는데, 동맥경화증이 진행되어 내막이 손상되었을 때도 피부가 손상되었을 때처럼 응고 과정을 촉진한다.

혈중 콜레스테롤의 3분의 2 이상은 LDL 콜레스테롤이기 때문에 혈중 콜레스테롤이 높으면 LDL 콜레스테롤이 높다고 간주한다. 하지만 반대로 동맥경화증을 막는 혈중 콜레스테롤도 있다. 고밀도지단백(HDL, high density lipoprotein)에 함유된 콜레스테롤이 이런 역할을 한다. 같은 콜레스테롤이 서로 정반대 역할을 하는 이유는 콜레스테롤을 운반하는 지단백의 역할이 다르기 때문이다. LDL은 콜레스테롤을 혈관과 같은 조직으로 운반하므로 혈관에 콜레스테롤이 침착되도록 하는 반면, HDL은 콜레스테롤을 조직에서 간으로 운반하므로 혈관에서 콜레스테롤을 떼어낸다. 그래서 LDL 콜레스테롤은 나쁜 콜레스테롤, HDL 콜레스테롤은 좋은 콜레스테롤이라고 말한다. 과거에는 단순히 콜레스테롤 농도만을 가지고 치료 방법을 결정했지만, 요즘에는 LDL 콜레스테롤과 HDL 콜레스테롤을 따로 측정하여 치료한다.

이처럼 동맥경화증에는 콜레스테롤이 핵심적인 역할을 한다. 하지만 혈중 콜레스테롤이 높아도 동맥경화증이 없는 경우나, 콜레스테롤 수치는 정상이지만 동맥경화증이 발생하는 경우도 상당수다. 동맥경화증은 콜레스테롤뿐 아니라 여러 복합적인 요인이 작용해서 생기기 때문이다. 역학조사에서 밝혀진 동맥경화증의 위험 원인은 콜레스테롤 외에도 흡연, 고혈압, 당뇨병, 비만, 남성, 고령, 유전성 등이다. 이런 원인들이 많을수록 동맥경화증이 증가한다.

협심증狹心症이란 심장이 좁아졌다는 의미로, 정확하게는 심장의 관상동맥이 좁아져서 생긴 질환이다. 심장의 펌프 기능은 심근의 작용으로 일어나는데, 심근에 혈액을 공급하는 혈관이 관상동맥이다. 관상동맥은 심장 겉면에 세 가닥이 있으며, 동그란 심장을 둘러싼 그 배열이 왕관 모양 같다고 해서 영어로는 coronary artery라고 한다. 이를 번역한 단어가 '갓 관冠' 자와 '형상 상狀' 자를 조합하여 만든 관상동맥이다.

관상동맥에 동맥경화증이 와서 혈관이 막히면 심근에 혈액이 공급되지 못하여 심근이 괴사하는데, 이 병이 심근경색이다. 한편 관상동맥이 좁아졌더라도 가만히 있을 때는 문제가 없지만 운동할 때처럼 추가적인 심장 펌프 작용이 요구될 경우 관상동맥이 확장되지 못해서 흉통이나 숨이 차는 증상이 발생하면 협심증이라고 한다. 그리고 협심증과 심근경색을 합해서 허혈성심질환이라고 한다. 허혈虛血이란 피가 부족하다는 의미다. 심장질환의 패턴은 시대에 따라 변해왔는데, 과거에는 판막질환이 많았지만 요즘에는 허혈성심질환이 훨씬 많다.

허혈성심질환은 동맥경화증에 의해 발병하기 때문에 치료 역시 동맥경화증의 위험 인자를 제거하면 된다. 그런데 이 원인에는 노력이나 약물로 교정이 가능한 것이 있는 반면, 연령·남성·유전 등 교정이 불가능한 것도 있다. 남성은 40세 이상이, 여성은 50세 이상 또는 나이에 관계없이 폐경 여성이 위험 그룹에 속한다. 폐경 전 여성은 같은 연령의 남성에 비해 허혈성심질환이 적지만, 일단 폐경이 되면 에스트로겐이 감소하여 동맥경화증 예방 효과가 사라지기 때문이다.

유전적인 요인은 가족력을 보고 판단하는데, 남성의 경우는 55세 이전에, 여성의 경우는 65세 이전에 허혈성심질환이 발병한 경우다. 즉, 아버지가 54세에 심근경색이 발생했다면 자신에게 유전적 위험 인자가 있다고 간주하지만, 아버지가 60세에 발병했다면 유전성이 있다고 간주하지는 않는다. 나이가 들면 유전적인 요인과 관계없이 동맥경화증이 진행되기 때문이다. 마찬가지로 어머니가 66세에 심근경색이나 중풍이 왔다면 자신의 유전적 위험 인자가 되지는 않는다. 교정 가능한 위험 인자는 흡연·고혈압·당뇨병·고지혈증·비만 등인데, 흡연은 그 양에 비례해서 심혈관질환이 증가하지만 금연하면 즉시 위험도가 감소하여 2~3년이 지나면 비흡연자와 발병률이 같아진다.

111 심혈관조영술
심혈관을 관찰하는 방법

심혈관조영술이란 조영제를 주사해서 심혈관질환을 진단하는 방법으로, 혈관에 카테터catheter를 삽입해서 조영제를 주사하고 엑스레이를 찍는다. 의학에서 카테터란 인체에 넣어 처치를 하는 가늘고 휘어지는 관을 통틀어 이르는 말이다. 소변이 잘 나오지 않을 때 요도에 끼우는 관도 카테터이고, 검사를 위해 혈관에 넣는 관도 카테터라고 한다. 조영제造影劑란 영상을 만드는 약제라는 뜻으로, 일반적인 엑스레이로 잘 찍히지 않는 곳을 뚜렷이 나타내고자 할 때 주입하는 물질이다. 원소의 X선 흡수능은 거의 원자번호의 4제곱에 비례하므로, 비교적 원자번호가 크고 독성이 적은 요오드와 바륨이 조영제로 사용된다.

심장에 카테터를 처음 삽입한 사람은 독일 의사인 베르너 포스만w. Forssmann이다. 그는 1929년 자신의 팔에 국소마취를 한 후 정맥에 카테터를 넣어 우심실까지 진입시켜서 엑스레이를 찍었다. 당시에는 심장에 관을 삽입해 건드리면 매우 위험하다고 여겼는데, 그는 이 방법이 안전하다는 사실을 보여줬고 나중에는 카테터에 조영제를 주사해서 심혈관을 촬영하기도 했다. 그가 개발한 심혈관조영술은 현재 매우 광범위하게 이용되며, 그는 이 공로로 1956년 노벨생리의학상을 수상했다.

1958년에는 미국 의사인 메이슨 손스F. M. Sones가 대동맥에 조영제를 주사하여 검사하던 중 우연히 관상동맥도 조영제를 주사하여 검사할 수 있다는 사실을 발견했다. 이후 관상동맥질환을 진단하는 기술이 급격히 발전하여 1977년에는 좁아진 혈관을 풍선으로 부풀려 확장하는 시술이 처음 시행되었으며, 1986년에는 스텐트stent가 처음 시술되었다. 스텐트는 철사 망 같은 물질로, 볼펜에 들어 있는 스프링과 유사하게 생겼다. 좁아진 부위에 스텐트를 삽입하면 막혔던 부분이 시원스레 뚫린다. 지금은 관상동맥뿐 아니라 뇌혈관이나 말초동맥이 좁아진 경우에도 카테터를 이용하여 스텐트를 넣는 시술이 이뤄진다.

112 돌연사
심장마비에 대한 의학 용어

보통 심장이 갑자기 뛰지 않을 때 심장마비라고 하지만 의학에서는 사용하지 않는 표현이고, 심장사cardiac death 또는 돌연사가 이에 해당하는 의학 용어다. 돌연사란 자살이나 사고가 아니면서 갑자기 사망하는 경우인데, 의학적인 정의로는 사망을 전혀 예측하지 못하는 상태에서 어떤 증상이 발생하고 한 시간 이내에 사망한 경우를 말한다. 흉통이 시작된 지 30분 내에 사망하는 경우나 갑작스러운 호흡곤란에

이어 매우 어지러워하다가 정신을 잃고 수분 후에 사망하는 경우가 대표적인 예다. 목격자가 없는 경우 24시간 이내에 발생한 갑작스러운 죽음도 돌연사에 포함한다.

우리나라에서 돌연사는 매년 2만 건 이상으로 추정된다. 돌연사는 주로 성인에게 발생하지만, 출생 후 6개월 이내의 영아에게도 종종 발생한다. 건강하던 아기가 전혀 예상하지 못한 상황에서 사망하는 경우를 영아돌연사라고 하는데, 생후 1개월에서 1세 사이 발생하는 영아 사망의 40%가량을 차지한다. 원인은 심폐 기능을 조절하는 뇌의 기능 이상으로 생각되며, 주로 깊은 밤부터 아침 9시 사이에 일어난다. 우리나라에서는 머리 모양을 위해 아이를 엎어 재우는 경우가 있는데, 엎드려 자면 돌연사의 위험이 3배 이상 증가한다. 그래서 소아과학회에서는 특별한 이유가 없는 한 엎어 재우지 않도록 권장한다.

소아는 영아기를 제외하면 사춘기까지는 돌연사가 거의 없다. 갑작스러운 사망이 발생한다면 사고에 의한 것이 많으나 이는 돌연사의 범주에 해당하지 않는다. 돌연사는 30세부터 증가하기 시작해서 45~75세에 가장 많다. 돌연사는 정의상 멀쩡한 사람한테서 발생하기 때문에 원인은 사후 부검을 통해서 밝혀졌는데 대부분은 심장병 때문이었다. 이들은 단지 자신에게 심장질환이 있다는 사실을 몰랐을 뿐이다. 영국에서는 2003년에 전 국가적인 조사 결과를 발표했는데, 이에 따르면 16~64세 사이에 발생한 돌연사의 81%가 심장병이 원인이었다. 1988년에도 비슷한 연구 결과가 발표되었는데, 이때는 심장병이 59%를 차지했다. 과거보다 심장병이 실제 증가해서라기보다는 응급의료 체계가 발달해서 몇 시간만 버티면 살아날 수 있는 뇌출혈 같은 질환에 의한 사망은 줄어든 반면, 심장병 환자는 응급실에 도착하기 전에 사망하기 때문이다. 그래서 요즘에는 돌연사의 대부분이 심장질환 환자에게 발생하므로 돌연심장사라고도 한다.

심장사가 발생하는 가장 직접적인 원인은 부정맥 특히 심실세동이다. 심실세동이란 심실의 펌프 기능이 상실되고 미세하게 바르르 떨리는 상태다. 심방에 발생한 세동은 펌프 기능이 30%가량 떨어지는 정도에 불과하지만, 심실세동은 심실에서 혈액을 전혀 내보내지 못하는 상황이므로 심정지와 같다. 다만 아직 심장의 전기적 활동이 남아 있기 때문에 즉각 심폐소생술을 시행하고 제세동기를 사용한다면 정상으로 돌릴 수 있는 가능성이 조금 더 높다.

심정지를 유발하는 직접적인 원인은 부정맥인데, 이 부정맥을 유발하는 원인 질환의 80%는 관상동맥질환이다. 30~40대에 관상동맥질환이 생기면 돌연사 위험이 더욱 증가한다. 젊은 나이여서 자신에게 병이 생겼으리라고 생각조차 못 하는 경우가 많고, 혈관이 좁아졌지만 아직 우회 동맥이 발달하기 전이어서 혈관이 한번 막히면 그 영향이 크기 때문이다.

심정지를 유발하는 원인의 나머지 20%는 드문 병들인데, 이 중 젊은 나이에 많은 질환이 심근병증 특히 비후성심근병증이다. 비후성심근병증이란 심근이 비정상적으로 두꺼워지는 병이다. 평상시에는 아무런 증상이 없지만 운동경기처럼 전력을 다해야 하는 상황이나 군대에서 혹독한 훈련을 받을 때 종종 증상이 나타나고 심하면 사망한다.

돌연사 중에 복상사라는 것이 있다. 복상사腹上死란 배 위에서 죽는다는 말인데, 보통 남성이 여성과 성교를 하다가 발생하는 죽음을 의미한다. 이 경우도 다른 돌연사와 마찬가지로 대부분 심장병이 원인이다. 성교 시에는 심한 운동을 할 때와 마찬가지로 심장박동이 증가하고 혈압이 상승해서 심혈관에 부담을 준다.

전기에 감전되거나 벼락을 맞아도 심정지가 발생할 수 있다. 특히 전압이 높을수록, 전류가 강할수록 위험하다. 사실 이는 사고에 의한 경우로, 죽음을 예상할 수 있는 상황이기 때문에 돌연사 범주에는 해당하지 않는다. 그런데 감전과 심정지 사이에는 흥미로운 관계가 있다. 감전이 되었다고 하더라도 그 전기 흐름이 심장을 통하지 않으면 심정지는 발생하지 않는다. 또한 전기가 심장을 통과하더라도 그 순간 심장이 어떤 상태였는가에 따라 어떤 사람은 그 자리에서 죽고, 어떤 사람은 감전에 의한 손상만 입는다. 심장의 수축기가 끝나고 이완기가 시작하려는 바로 그 순간에 전기충격이 가해지면 심실세동이 발생해서 심장이 정지하지만, 그 시기가 아니라면 전류가 통과하더라도 심장이 멈추지 않아 급사하지는 않는다. 미국의 사형 제도는 전통적으로 교수형이었는데, 에디슨이 전기를 발명한 이후인 1890년부터 교수형 대안으로 전기의자가 사용되었다. 전기의자의 첫 희생자인 윌리엄 켐머w. Kemmler는 처음에 1000V를 17초 동안 받았지만 죽지 않았고, 두 번째 2000V를 받아 사망했다고 한다. 이는 현재 우리나라 전기 전압의 약 10배에 해당한다.

심장의 펌프 기능이 정지하면 뇌가 가장 먼저 영향을 받는다. 뇌로 혈액이 3분 이상 공급되지 못하면 뇌 손상이 일어나고, 5분 이상 중단되면 사망한다. 따라서 심정지가 발생하고 5분 이내에 조치가 취해져야 생존이 가능하며, 8분이 지나면 거의 모두 사망한다. 심정지가 발생하고 1분이 늦어질 때마다 생존 가능성은 10%씩 감소한다. 우리나라에서 심정지 환자가 응급실로 이송되기까지의 평균 시간은 24~27분으로, 아주 중요한 시기인 5분을 훨씬 넘겨버린다. 따라서 심정지에 대한 처치는 의사가 아닌 사람이 담당할 수밖에 없다.

심정지가 발생했을 때의 대처가 심폐소생술이다. CPRcardiopulmonary resuscitation라고 불리는 대처법으로 심장과 폐의 기능을 소생시킨다는 의미인데, 심정지가 발생하면 호흡도 멈추기 때문에 두 가지를 동시에 소생시켜야 한다. 엄밀하게는 심정지가 발생한 후 몇 초 동안은 호흡 운동이 지속된다. 양을 대상으로 한 실험에서는 심장이 정지한 후 3초까지는 정상적인 호흡이었고, 이후에도 헐떡거리는 호흡은 남아 있었다고 한다. 사람의 경우도 심실세동이 발생하고 나서 12~15초 정도는 호흡이 관찰되었다. 그러나 이 시간 동안의 호흡은 폐로 혈액이 순환되지 않은 상태의 호흡이므로 산소 전달이 이뤄지지 않기 때문에 의미가 없다.

심정지가 의심되는 환자를 발견하면 우선 진짜 심폐소생술이 필요한 상황인지 판단해야 한다. 잠깐 의식을 잃었다고 해서 모두 심정지는 아니기 때문이다. 심폐소생술을 실시할 때는 먼저 양쪽 어깨를 세게 흔들면서 "괜찮으세요?"라고 크게 물어본다. 반응이 없는 경우 윗옷을 벗긴 다음 가슴과 상복부의 움직임이 있는지 확인한다. 숨을 쉬는지 확인하기 위함인데, 5초 이상 관찰하되 10초 이내에 마쳐야 한다. 이 반응도 없다는 것이 확인되면 "여기 심정지 환자입니다. CPR팀 불러주고 제세동기 가져오세요!"라고 크게 도움을 요청한다.

도움 요청 후 경동맥(목동맥)을 만져봐서 맥박이 없으면 이때 가슴 압박(심장 압박)을 시작한다. 경동맥의 맥박이 불확실해도 가슴 압박을 해야 한다. 심정지가 의심될 때 맥박 여부를 판단하기 위해서는 경동맥을 확인해야 한다. 대퇴동맥은 혈압이 70mmHg 이상, 팔목의 요골동맥은 80mmHg 이상일 때 만져지는데, 경동맥은 60mmHg가 되어도 만져지기 때문이다. 가슴 압박은 젖꼭지 사이의 흉골 아랫부분을 손바닥으로 빠르고 강하게 해야 한다. 분당 100회 이상을 실시하며, 한 번 압박할 때 흉골이 5cm 정도 눌릴 만큼 세게 한다. 이때 갈비뼈가 부러지기도 하는데, 목숨을 살리기 위해서는 어쩔 수 없다.

제세동기가 도착하면 심전도를 붙이고, 심장의 리듬이 있는지 10초 이내로 확인해서 심실세동이 확인되면 제세동기로 전기충격을 가한다. 제세동 후에는 정상 리듬으로 돌아왔는지 모니터를 확인하지 말고, 바로 2분간 가슴 압박을 더 한 다음에 리듬을 확인한다.

과거에는 심폐소생술을 할 때 기도 유지를 먼저 했다. 그래서 과거 지침을 보면 A-B-C(airway-breathing-compression, 기도 유지-인공호흡-심장 압박)라고 되어 있다. 하지만 최근에는 심폐소생술 초기 4분 정도의 중요한 시기에 기도 삽관을 하려고 소비된 몇 초가 혈액순환에 악영향을 미친다는 사실이 밝혀졌다. 즉, 산소보다는 혈액순환이 더 중요하다. 그래서 2010년에 새로 발표된 지침에는 C-A-B(심장 압박-기도 유지-인공호흡) 순서로 하라고 바뀌었다. 심폐소생술에서 가슴 압박이 가장 중요해진 것이다. 그렇다고 기도 유지가 중요하지 않다는 말은 아니다. 가슴 압박을 충분히 하면서 기도를 유지해야 한다. 기도를 확보하기 위해서는 머리를 젖히고 턱을 들고, 필요하면 입-입mouth to mouth 인공호흡을 시행한다. 사람이 내쉬는 공기에는 산소가 15% 들어 있는데, 공기 중 산소보다는 적은 양이지만 이 정도로도 환자의 동맥혈 산소포화도를 90% 이상으로 유지할 수 있다.

우리나라의 경우 병원 밖에서 발생하는 심정지가 매년 2만 건이 넘는데, 통계에 누락되는 상황을 포함하여 통계청의 연간 사망률을 근거로 추정하면 매년 4만 명 정도 심정지가 발생한다. 심정지는 목격자가 있는 경우가 90% 이상이지만 목격자가 심폐소생술을 시도하는 경우는 10% 미만이며, 119에 구조 요청을 하기까지 소요되는 시간은 평균 5분이고, 병원에 도착해서 치료를 받고 퇴원하는 경우는 3~5% 정도다. 세계적으로 응급 심폐소생술이 체계적으로 시행되는 미국 시애틀에서는 심정지 환자의 20%가 생존하는 것에 비하면 매우 적은 생존율이다.

113 심장이식
마음은 이식되지 않는다

세계 최초의 심장이식은 1967년에 남아프리카공화국 심장외과 의사인 크리스티안 버나드C. Barnard가 성공했다. 이 환자는 비록 18일밖에 생존하지 못했지만 이를 계기로 심장이식은 눈부시게 발달했으며, 우리나라에서는 1992년에 시작되었다. 초기에는 이식 환자의 30~40%만이 1년 이상 생존했으나, 현재는 85%가량이 1년 이상 생존한다. 이식 수술 후 사망 원인을 살펴보면 1년 이내에는 이식 거부반응이나 감염으로 사망하고, 1년 이후에는 면역억제에 따른 부작용으로 사망한다. 현재 의학 수준으로 5년 생존율은 70%, 10년 생존율은 50%

정도이며 평균적으로 9년을 산다.

심장은 구조적으로 우심방-우심실, 좌심방-좌심실로 나눈다. 하지만 오른쪽 심장은 폐순환을 담당하고 왼쪽 심장은 체순환을 담당하는 서로 다른 역할을 하며, 서로 분리할 수 없는 장기다. 그래서 심장을 이식할 때는 통째로 떼어내야 한다. 심장이식이 고도의 기술을 요하기는 하지만 수술 원리는 간단하다. 정맥과 심방 사이, 심실과 동맥(대동맥/폐동맥) 사이의 경계를 잘라 심장을 들어낸 다음 이식받을 환자의 심장 자리에 넣고 봉합하면 된다.

심장은 몸에서 분리되어도 자동적으로 박동한다. 그렇더라도 심장은 자율신경계인 교감신경과 부교감신경의 영향을 받으며, 평상시에는 부교감신경의 영향이 더 크다. 부교감신경은 맥박을 진정시키는 기능을 하는데, 심장을 이식할 때 이 신경은 절단된다. 그래서 이식된 심장의 박동은 분당 90~110회로 빨라진다. 정상적으로는 몸이 움직일 때 박동이 빨라지고 가만히 있을 때 박동이 느려져야 한다. 그런데 이식된 심장은 가만히 있어도 빨리 뛰고, 바삐 걷는다고 빨라지는 것도 아니어서 피곤하거나 어지러운 증상이 자주 생긴다. 하지만 이식 수술을 받은 대부분의 사람들은 일상적인 활동을 할 수 있게 된 것만으로도 만족한다.

심장을 이식한다고 해서 그 사람의 성격이나 취향이 달라지지는 않는다. 간혹 드라마에서 운동선수의 심장을 이식받은 사람이 스포츠에 관심을 보인다는 등의 이야기가 나오지만 근거는 없다. 심장에는 성격이나 취향을 담당하는 뇌에 해당하는 조직이 없다. 물론 수술 자체 또는 사용하는 약물 때문에 성격이나 체질이 달라질 수는 있다.

미완의 희망

　　심장이식은 뇌사자가 있어야만 가능하기 때문에 공급이 항상 부족하다. 미국에서는 심장이식 대상자의 10%만이 실제 심장이식을 받고 있으며 우리나라에서는 이보다 훨씬 적다. 이때 마지막으로 기댈 수 있는 것이 인공심장으로, 원래의 심장을 제거한 후 그 위치에 인공심장을 넣고 외부에 축전지를 연결하는 방법이다. 2001년 미국 FDAFood and Drug Administration는 예상 수명이 30일도 안 되는 환자를 대상으로 인공심장(AbioCor)의 임상실험을 허가했는데, 수술 당일 사망한 사례도 있었으나 평균 100일에서 300일까지 생존했다. 현재 개량되어 출시되는 AbioCor Ⅱ는 5년까지 작동이 가능하다.

　　우리나라에서는 2012년 처음으로 삼성서울병원에서 인공심장을 시술했다. 하트메이트Heartmate라고 불리는 이 인공심장은 좌심실의 혈액을 대동맥으로 내보내는 일종의 펌프 장치다. 이를 심실보조장치(VAD, ventricular assist device)라고 하는데, 순환보조장치의 일종이다. 현재 가장 많이 쓰이는 순환보조기구는 에크모다. 에크모(ECMO, extracorporeal membrane oxygenation)란 문자 그대로 해석하면 몸 밖에서 막을 통해 산소를 공급하는 장치를 의미한다. 이는 우심방으로 들어가는 혈액을 빼서 산소를 주입한 다음 다시 대동맥에 넣어준다. 즉, 폐와 심장의 기능 두 가지를 모두 대체하는 인공심폐기다. 그래서 폐질환이나 심장질환 모두에서 사용하는데, 1972년에 세계 최초로 시술이 이뤄졌다. 우리나라에서는 2014년 급성심근경색이 발병한 이건희 삼성 회장이 서울순천

향병원에서 에크모 시술을 받은 후 심장 기능이 회복되면서 대중적인 관심이 높아졌다.

심실보조장치나 에크모 외에도 순환보조장치로 대동맥내풍선IABP 이 있다. 대동맥에 풍선을 넣어 심장 이완기에는 풍선을 부풀려서 혈압을 유지하여 관상동맥에 혈류를 공급하고, 수축기에는 풍선을 찌부러 뜨려 대동맥에 혈류가 흐르도록 한다. 이는 심장이 펌프 기능을 할 수 있을 때 보조하는 방법이다. 좌심실의 펌프 능력이 완전히 상실된 경우에는 앞에서 언급한 심실보조장치나 에크모를 달아야 한다.

115　심

심장에서 뇌로 자리를 옮긴 마음

심心이라는 한자는 심장의 형태를 본뜬 글자다. 《동의보감》에서는 심장이 피어나지 않은 연꽃같이 생겼고 7~9개의 구멍이 있다고 했다. 일곱 개의 구멍은 북두칠성에 상응하는데, 지혜로운 사람은 구멍이 일곱 개이고 보통 사람은 두 개이며, 어리석은 사람은 구멍이 하나만 있고, 구멍이 없는 것은 정신이 드나드는 문이 없다는 뜻이라고 했다. 동양에서 心은 심장을 뜻하는 동시에 마음을 뜻했기 때문에 구멍의 숫자에 따라 지혜의 깊이가 다르다고 생각했던 것이다. 은나라 주왕은 사사건건 직언하는 비간比干이 미워서, 성인의 심장에는 일곱 개의 구멍이 있다고 하니 비간의 충성이 진짜인지 확인하겠다며 그를 해부해서 심장을 꺼내도록 했다고 한다.

유럽 전통에서도 마음을 심장과 동일시했는데, 영어의 heart, 독일어의 Herz, 프랑스어의 cœur 등이 모두 마음과 심장을 의미한다. 아리스토텔레스도 영혼은 심장에 자리하면서 육체를 통제하고, 뇌는 단순히 혈액을 시원하게 해준다고 생각했다. 그러나 르네상스시대 이후 심장은 정신 작용을 하는 기관이 아니라는 인식이 보편화되었고, 중세시대까지는 '기억'이라는 의미로 사용되었던 mind가 심장을 대신하여 '마음'이라는 의미로 사용되었다.

우리나라에서는 조선 후기 청나라에서 실학이 들어온 이후로 마음이 심장에 있다는 믿음이 흔들리게 되었다. 물론 당시에도 심장이 마음을 주관한다는 심주설心主設이 완전히 사라지진 않았고, 뇌가 마음을 주관한다는 뇌주설腦主設과 대립했다. 20세기 초반에 심리학과 서양의학이 도입되면서 비로소 心과 마음은 별개로 인식되었고, 오장육부의 心은 심장으로 불리게 되었다. 그러나 여전히 '마음 심心'의 개념은 마음의 학문인 심리학心理學이라는 용어에 남아 있다. 1906년 11월에 출간된 《소년한반도少年韓半島》 제1호 〈심리문답〉에는 다음과 같은 내용이 나온다. "심리는 (중략) 인간의 정신현상을 연구하는 과학이니 심은 즉 정신이요 이는 즉 이론이라."《소년한반도》는 청소년에게 새로운 시대의 문화와 사상을 보급하기 위해 1906년 11월 1일 자로 창간된 월간지인데, 언이은 제2호 〈심리문답〉에는 다음과 같은 내용도 나온다. "심리학은 물질계에서 물리학에 상대되는 개념으로, 인간 정신은 형태도 자취도 없어서 명확히 말하기 어려우니 구학문에서는 마음속에 있다고 말하고 신학문에서는 뇌에 존재한다고 말하여 그 논의가 서로 다르지만, 정신의 있는 곳은 편의상 바로 '심'이라. (중략) 그러나 만약 두뇌를 장애물에 닿으면 이 정신이 흐트러지므로 마음이 뇌수에 존재한다는 것의 증거가 명확하니 (하략)"

이처럼 20세기 초반에 우리나라 지식인들은 인간의 정신 작용이 심장이 아닌 뇌에서 일어난다고 생각하게 되었다.

116 맥

기와 혈이 도는 통로

동맥에 해당하는 영어는 artery인데, 공기 파이프를 의미하는 그리스어 arteria에서 유래했다. 고대 그리스인은 살아 있을 때는 매우 중요한 기능을 하는 동맥이지만 죽은 이를 해부해서 동맥 안쪽을 살펴봤더니 아무것도 없어서, 동맥은 생명을 유지하는 공기가 지나다니는 통로라고 생각했다. 실제로 사후 해부를 해보면 동맥에는 혈액이 없고 정맥에만 혈액이 차 있다. 그래서 로마시대 의사 갈레노스도 혈액은 정맥을 통해서만 이동한다고 생각했다.

정맥을 의미하는 vein은 혈관blood vessel을 의미하는 라틴어 vena에서 유래했다. 중세시대만 해도 혈관은 vein이라고 불렸으며, 혈관을 의미하는 vessel도 vein과 어원은 같다. 반면 공기가 지나는 통로인 기관trachea이나 동맥은 모두 artery라고 불렀다. 17세기에 이르러서야 윌리엄 하비가 처음으로 동맥과 정맥의 기능을 밝혔는데, 이후 오늘날의 artery와 vein의 개념이 정착되었다.

동맥과 정맥이란 말은 artery와 vein의 기능이 밝혀진 이후의 서양의학이 전래되면서 만들어졌기 때문에 훨씬 과학적이다. 동맥動脈은 움직이는 맥이라는 뜻이고, 정맥靜脈은 고요한 맥이라는 뜻이다. 한의사가 진맥하는 곳이 동맥인데, 서양의학이 전래되기 전까지 동양에서 맥이라고 하면 동맥을 의미했다. 《동의보감》은 '맥脈'을 세 가지 의미로 해석한다. 첫째로 그 속자俗字인 脉은 月 자와 永 자가 결합한 글자로, 이것이 있어야 오래 살 수 있다는 의미를 지닌다. 둘째로 脈의 옛 글자는 '血+波'의 모습을 보이는데, 이는 기혈氣血이 각자 자기 길을 따라 경락을 돌아다닌다는 의미다. 셋째로 脈은 원래 막幕이란 뜻도 가지는데, 이는 막 밖에 있는 사람이 막 안의 일을 알려고 하는 것을 의미한다. 이 세 가지를 함께 고려하면 맥이란 생명에 가장 긴요하며, 경락에 흐르는 기혈을 뜻하는 동시에 그를 통해 몸의 상태를 알아낼 수 있는 존재라고 인식한 것으로 보인다. 즉, 맥이란 기氣와 혈血이 돌며 병을 진찰하여 알아내는 곳이다.

117　말초혈관
심장과 뇌 이외의 부위로 가는 혈관

　　말초末梢란 나무줄기에서 갈라져 나온 가지를 의미하며, 말초혈관이란 심장과 뇌 이외의 부위로 가는 혈관을 말한다. 일반적으로 팔다리로 가는 동맥이 말초동맥에 해당한다. 말초동맥에 생기는 병은 대부분 동맥경화증 때문이므로 관상동맥질환과 원인은 같다. 또한 말초동맥질환 환자의 45%는 관상동맥질환도 있다.

말초동맥질환은 팔보다는 다리 혈관에 더 자주 발생하기에 가장 흔한 증상은 걸을 때 다리가 아픈 것이다. 걸을 때는 다리근육에 혈액이 더 공급되어야 하는데, 혈관이 좁아져서 혈류가 늘어날 수 없으면 산소가 부족하여 근육 통증이 나타난다. 따라서 통증 없이 걸을 수 있는 거리를 보면 혈관 협착이 얼마나 심한지 알 수 있다. 혈관이 완전히 막히면 가만히 있을 때도 증상이 나타난다. 주로 밤에 다리가 수평 위치에 있을 때 증상이 나타나고, 발을 심장보다 낮게 하면 혈류가 좋아지므로 다소 증상이 좋아지기 때문에 앉아서 밤을 새우는 경우도 많다. 이때 다리를 올리면 혈류가 끊겨 창백해진다.

말초동맥순환장애로 나타나는 증상은 근육 통증 외에도 경련, 저림, 피로감 등이다. 물론 팔다리가 저리다고 해서 모두 혈액순환 문제는 아니다. 실제로는 손이 저리는 증상이 있을 때 혈액순환 문제보다는 신경질환인 경우가 훨씬 많다. 저린 증상이란 내 살이 아닌 것 같은 느낌, 쥐가 나는 듯한 느낌, 바늘로 콕콕 쑤시거나 찌릿찌릿한 느낌 등이 나는 경우를 말한다. 영어로는 numbness에 해당한다. numbness는 신체 어떤 부분의 감각이 둔해진다는 느낌을 의미하지만, 우리말 '저리다'는 감각이 둔할 뿐 아니라 아린 느낌까지 포함한다. 그래서 우리나라 사람들이 저리다고 할 때는 통증까지 포함하는 광범위한 증상을 의미한다. 그런데 신경질환에 대한 개념이 도입된 역사가 짧아 저림과 같은 애매한 증상에 병명을 붙일 때 신경질환은 아예 생각조차 못 하고, 이미 알려진 개념인 혈액순환 문제라고 생각하는 경향이 있었다. 실제로 우리나라에서 신경과는 1972년 서울대 의대에서 최초로 설립될 정도로 그 역사가 짧아서 신경질환도 최근에야 제대로 알려졌다.

우리나라에는 손발이 차갑다고 호소하는 사람들이 많다. 뿐만 아니라 무릎이나 허리 또는 배가 시리다는 사람들도 많고, 몸에서 찬바람이 나온다는 사람들도 있다. 이를 흔히 냉증이라고 한다. 두산백과사전은 냉증冷症을 추위를 느끼지 않을 만한 온도에서 손발, 허리 같은 신체의 특정 부위만 냉기를 느끼는 경우라고 정의한다. 영어로는 'feeling of cold'라고 할 수 있는데, 국제의학논문 포털사이트인 펍메드PubMed에서는 이에 대한 연구를 찾아보기 힘들다. 검색어를 cold hands 또는 cold intolerance 등으로 바꿔도 마찬가지다. 다만 레이노현상Raynaud's phenomenon이 그나마 냉증 특히 수족냉증에 가장 가까운 병으로 검색된다.

서양의학에서 냉증에 대한 연구가 거의 없는 이유는 이렇게 분류되는 증상이나 특정 질환이 없기 때문이다. 사실 냉증은 한의학에서 많이 사용하는 용어로, 한국이나 일본에 많고 중국도 유사하리라 짐작된다. 한의학에서는 신체에 질병을 일으키는 외부 원인으로 여섯 가지 사기를 중요하게 생각한다. 이 여섯 가지는 풍風·한寒·서暑·습濕·조燥·화火인데, 이 중 중요한 것이 풍과 한이다. 풍으로 인한 병이 중풍이며 한으로 인한 병은 상한인데, 한寒에 대한 의학은 상한론傷寒論이라고 따로 분류한다. 이런 전통은 환자가 증상을 표현하는 데 영향을 미쳐서 신경통 증상도 추위를 느낄 때처럼 시리다고 말하며 한의사가 냉증이라고 진단하면 수긍한다.

사람들이 호소하는 냉증에 대한 연구가 가정의학회지에 발표된 적이 있는데, 2003년 의정부성모병원을 방문한 환자들 중 팔다리 감각 이상을 호소했던 986명을 설문조사한 결과였다. 이들 중 실제로 추위에 민감한 냉증 환자는 절반 정도인 510명이었고, 그 43%가 레이노현상, 즉 혈액순환 문제가 원인이었으며 나머지 57%는 혈액순환 문제는 아닌 것으로 밝혀졌다.

레이노현상이란 1862년에 프랑스 의사인 모리스 레이노M. Raynaud가 추운 곳에 노출되거나 감정이 격해진 사람들에게서 손 색깔이 변하는 현상을 발견한 후 자신의 이름을 붙인 것이다. 레이노현상은 손가락이나 발가락 소동맥의 경련 수축에 의해 발생하며, 추위나 심리적 스트레스에 노출되었을 때 손가락이나 발가락 끝이 창백하게 변하고 따뜻하게 해주면 벌겋게 되면서 회복된다. 서양에서 조사한 바에 따르면 이 현상은 전체 인구의 3~20%에서 나타나는데 20세 이전의 젊은 여성에게 잘 생기고, 혈관이 막혀 조직 손상까지 진행되지는 않는다. 이를 일차성레이노현상이라고 한다. 레이노현상이 류마티스 때문에 나타나면 이차성레이노현상이라고 하는데, 이때는 조직 손상이 일어난다. 2003년 의정부성모병원 연구에서도 레이노현상의 대다수인 73%는 일차성이었고, 치료가 필요한 이차성은 27%였다.

따라서 레이노현상이 있다면 이차성인지 검사가 필요하다. 대표적인 질환이 전신경화증 같은 류마티스질환이며, 이 외에도 혈관질환·갑상선질환·빈혈·당뇨병·심폐질환 등이 있다. 이러한 질환이 없는 일차성레이노현상은 비록 동맥경련으로 발생하지만 혈관이 막히거나 좁아지는 경우는 없기 때문에 특별한 치료가 필요 없다. 그런데 의정부성모병원에서 레이노현상으로 진단된 많은 환자가 혈액순환개선제, 한약, 침술 같은 치료를 받고 있었다.

레이노현상이 있다면 일상생활에서 몇 가지를 주의해야 한다. 우선 손발이 파랗게 차가워졌을 때는 빨리 따뜻하게 해야 하며, 찬 바깥에 있을 때는 얼른 실내로 들어가 몸을 따뜻하게 한다. 평소에도 겨울에는 얇은 옷을 여러 벌 겹쳐 입고, 양말이나 장갑 등을 꼭 챙기고, 손발이 물이나 땀으로 젖으면 잘 말려야 한다. 모자도 중요한데, 머리로 열을 많이 빼앗기기 때문이다. 여름에는 에어컨 온도를 너무 낮추지 말고, 외출할 때는 여분의 긴팔 옷을 준비한다.

담배의 니코틴은 혈관을 수축시켜 피부 온도를 낮추므로 금연해야 하며, 카페인도 유사한 효과가 있기 때문에 줄여야 한다. 그리고 정신적인 스트레스만으로도 교감신경이 자극되어 피부 혈관이 수축하기에 스트레스를 잘 조절해야 한다. 규칙적인 운동도 도움이 많이 된다. 운동은 전반적으로 기분을 좋게 하여 스트레스를 줄여줄 뿐 아니라 혈액 순환을 원활하게 해주기 때문이다. 또한 평소 복용하던 약에 혈관 수축을 유발하는 부작용이 있는지 점검한다. 이러한 조치를 모두 했는데도 증상이 심하면 혈관확장제를 복용할 수도 있는데 부작용 때문에 장기간 복용하기는 어렵다.

정맥은 동맥에 비해 근육층이 얇아 혈액을 밀어내는 힘이 약하고 탄력성이 떨어진다. 그래서 정맥에서는 혈류가 정상적으로 흐르지 못하고 정체되는 일이 자주 발생한다. 혈액이 정체되면 응고 과정이 진행되어 혈전이 잘 생긴다. 특히 다리를 움직이지 못한 채 장시간 가만히 있을 때 문제가 된다. 수술 환자나 중환자실에 입원한 환자에게 이런 증상이 나타나는데, 다리 수술을 한 정형외과 환자의 50% 이상에서 정맥 혈전이 발생한다. 그러면 다리가 붓고 통증이 생긴다. 뿐만 아니라 떨어져 나간 혈전이 우심방-우심실을 거쳐 폐동맥으로 가 폐동맥을 막으면 폐순환이 정상적으로 이뤄지지 않아 저산소혈증이 생기며, 이로부터 연쇄적으로 여러 문제가 발생한다.

이코노미클래스증후군은 정맥 혈전 특히 심부정맥혈전증 때문에 발생하는 질환이다. 이 증후군은 비행기 안에서 특히 이코노미클래스의 좁은 공간에서 움직이지 못하고 장시간 앉아 있을 때 나타난다. 다리를 펴지 못하고 구부리고 있으면 더 자주 발생하고, 비행시간에도 비례하여 2시간마다 위험도는 20%씩 증가한다. 물론 다른 요인들이 추가적으로 존재한다면 더 잘 발생한다. 중요 위험 인자는 혈전 과거력·만성 질환·암·에스트로겐 복용·다리 상처 등이며, 객실의 낮은 습도·알코올 섭취·수분 섭취 부족 등도 위험성을 높인다. 이를 예방하려면 수분을 충분히 섭취하고 술을 금하며, 가끔 자리에서 일어나 복도를 걷거나 앉았다가 서는 장딴지근운동을 해야 한다.

정맥에 혈전이 한번 생겨서 늘어나면 탄력성을 완전히 잃기 때문에 다시 회복되기 힘들다. 더욱이 정맥에는 판막이 있는데, 정맥이 늘어나면 판막이 닫히질 못해서 혈액이 심장으로 돌아가지 못하고 중력 때문에 밑으로 정체된다.

다리 정맥이 늘어나면 마치 지렁이처럼 보이는데, 이를 정맥류라고 한다. 정맥류는 정맥 혈전이 있었던 경우 잘 생기지만 이런 과거 병력이 없는 사람에게도 생길 수 있다. 특히 골반과 허벅지를 강하게 압박하는 스키니진을 입고 오래 서 있거나 앉아 있으면 종아리 정맥이 늘어난다. 한번 생긴 정맥류는 계속 진행하므로 주의해야 한다. 이를 위해 오랫동안 서 있는 것을 피하고, 자주 다리를 올려 정맥혈이 심장으로 가도록 한다. 낮 동안에는 다리 전체를 골고루 압박하는 스타킹을 신으

순환

면 좋은데, 이런 압박스타킹은 발목부터 다리 전체를 꽉 조이므로 착용하고 있기가 쉽지는 않다. 이런 노력에도 정맥류가 심해진다면 늘어난 정맥을 절제하는 수술을 해야 한다.

혈

액

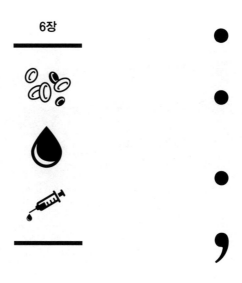

6장

혈액은 혈관을 순환하면서 조직에 산소와 영양분을 공급하고 노폐물을 처리하는 등 운송 시스템의 자동차와 같은 기능을 하며, 혈액의 백혈구는 면역계에서 중심적인 역할을 한다. 그리고 림프계는 혈액순환과 평행으로 주행하면서 조직에 남아 있는 여분의 체액을 모아 혈액으로 되돌려주는 보조 기능과 면역계 기능을 한다.

인체의 혈액을 모두 합하면 체중의 8%에 해당한다. 비중은 물보다 약간 높아 1.06이니까 체중이 70kg인 사람은 보통 5L 정도의 혈액을 가진다. 혈액량은 일정하게 유지되는데, 피를 조금 흘린다고 해도 금방 보충되기 때문이다. 이때 먼저 물 성분이 보충된 뒤 시차를 두고 혈액 세포가 서서히 보충된다.

성경 《레위기》에는 육신의 생명은 피에 깃든다는 말이 나오며, 서양 의학 전통에서는 혈액이 영성을 운반한다고 믿었다. 출혈이 많으면 죽는다는 사실에서 당연히 그렇게 생각할 수 있는데, 동양 전통에서도 마찬가지다. 《동의보감》에서는 혈을 오장육부를 관통하여 맥을 따라 움직이는 기운으로 생각했다. 기운이 넘치는 청년을 보고 피가 끓는다고 표현하는 것도 이런 전통에서 비롯되었다.

118   혈액

혈관 안에서 흐르는 액체

피 또는 혈액은 영어 blood에 해당하는 말이다. 혈액血液은 血 자체가 '피'의 의미를 가지므로 굳이 풀어 쓰면 '핏물'이라고 할 수 있다. 피를 뽑아 시험관에 가만히 두면 위아래 두 층으로 분리되는데, 아래층에 가라앉는 것은 세포 성분이고 위층은 물 성분이다. 그러니 혈액이라는 말은 정확한 표현이며, 대략적으로 혈액의 절반은 세포이고 절반은 물이다.

혈액세포란 혈액에 있는 세포로, 혈구血球라고도 하며 영어로는 blood cell이라고 한다. 혈구는 현미경으로 관찰하면 球라는 표현에 맞게 둥근 공처럼 보인다. 혈액의 40% 정도는 혈구가 차지하며, 혈액에서 혈구를 제외한 나머지는 혈장血漿이라고 한다. 혈장에 해당하는 영어 plasma는 1845년 이후 사용된 말이다. 漿은 일반적으로 점액질도 아니고 맑은 물도 아닌 상태를 의미한다. 액체를 담은 통에 줄을 매달고 통을 빙빙 돌리면 비중에 따라 무거운 물질부터 가라앉는다. 이런 특성을 이용하여 액체에 담긴 성분들을 분리하는 방법을 원심분리라고 하는데, 혈액을 원심분리기에 넣으면 혈장과 혈구가 분리된다.

혈액을 굳이 원심분리기에 넣지 않고 시험관에 그냥 두어도 위아래 층이 분리된다. 그러나 이 경우 아래층에는 원심분리할 때와 동일하게 혈구가 모이지만, 위층은 맑은 물처럼 보이며 이 물을 혈청이라고 한다. 혈청血淸이란 혈액의 맑은 부분이라는 뜻으로, 영어 serum을 번역한 말이다. serum은 동물에서 물과 같이 보이는 액체를 의미하다가 1893년 이후 오늘날의 의학 용어로 사용되기 시작했다. 혈청은 혈액이 응고되고 남은 부분이므로, 혈장에서 혈액응고인자만 빠진 것이다. 그런데 혈장과 혈청은 겉으로는 구분하기 어렵고, 실제 성분에서도 혈액응고인자 존재 여부 외에는 차이가 없다.

혈액세포는 적혈구·백혈구·혈소판 등 세 종류이며, 이 중 적혈구가 가장 많다. 혈액검사 결과지를 보면 적혈구는 리터당 5×10^{12}개인데, 1L의 혈액에 5조 개가 들어 있다는 의미다. 인체에 들어 있는 총 혈액이 5L이니까 적혈구는 25조 개인 셈이다. 이는 인체를 구성하는 총 세포 100조 개의 25%에 해당한다.

적혈구赤血球란 붉은 혈구라는 뜻으로, 혈액을 슬라이드에 올려놓고 현미경으로 관찰했을 때 붉게 보인다고 해서 붙여진 이름이다. 영어로도 red blood cell(erythrocyte)이다. 적혈구의 주요 기능은 폐에서 산소를 공급받아 조직에 전달하는 것이다. 산소와 결합하는 헤모글로빈이 들어 있기 때문인데, 적혈구 한 개에 100만 개의 헤모글로빈이 있고, 한 개의 헤모글로빈은 네 개의 산소 분자와 결합한다.

세포 안에서 산소가 대사되는 곳은 미토콘드리아인데, 적혈구는 미토콘드리아가 없어서 산소를 운반할 뿐 정작 자신은 산소를 이용하지 않는다. 이런 이유로 적혈구는 산소가 없는 환경에서도 오래 살 수 있으므로 산소가 없는 플라스틱 백에서 35일 동안 생존이 가능하다. 그래서 적혈구 성분은 헌혈과 수혈이 상대적으로 쉽다. 환자가 수혈을 받는다고 할 때 실제로는 혈액 전체를 수혈받는 경우는 드물고 대부분은 적혈구 성분만을 수혈받는다.

백혈구白血球는 영어로 white blood cell(leukocyte)이라고 한다. 혈액을 원심분리하면 아래층의 혈구와 위층의 혈장으로 나뉘면서 혈구 층 윗부분에 하얗고 얇은 층이 보이는데, 백혈구라는 이름은 이 하얀 층에 있는 세포라고 해서 붙은 것이다. leukocyte는 흰색을 의미하는 그리스어 'leuko-'와 세포를 의미하는 '-cyte'가 합해진 말이다. 백혈구는 외부 침입자로부터 인체를 방어하는 면역 기능을 담당하는데, 정상적인 숫자는 리터당 약 5×10^9개다. 이는 1L의 혈액에 50억 개가 들어 있다는 의미로, 적혈구 개수의 1000분의 1에 해당한다.

혈소판은 적혈구와 마찬가지로 핵이 없으며, 적혈구보다 더 작아 적혈구의 20% 크기다. 또한 현미경으로 보면 매우 작은 접시 모양으로 생겼는데, 출혈을 멈추는 혈액응고과정을 담당한다. 그래서 혈소판을 처음 관찰한 학자들은 접시를 의미하는 plate와 작다는 뜻의 '-let'를 붙여서 platelet란 말을 만들었고, 한자로는 혈血, 소小, 판板을 조합한 것이다. 혈소판의 숫자는 리터당 $150 \sim 450 \times 10^9$개로 적혈구보다는 적고 백혈구보다는 많다.

혈구는 골수에서 만들어진다. 골수骨髓란 뼈 안쪽에 있는 조직을 말하는데, 인체의 골수조직을 모두 합하면 체중의 4%에 해당한다. 태아 시기 초반에는 간과 비장에서도 혈구를 만들지만, 태아가 성장하면서 혈구를 생산하는 장소가 점차 골수로 이동하여 태어날 때 즈음에는 골수에서만 혈구가 생산된다. 유아기에는 거의 모든 뼈의 골수에서 혈구가 만들어지다가 소아기를 지나면서 길쭉하게 생긴 뼈의 골수는 점차 지방으로 채워지기 때문에 혈구를 만들지 못한다. 그래서 20세 이후에는 척추, 골반, 갈비뼈, 가슴뼈 등 몸통에 있는 뼈에서만 혈구가 만들어진다. 골수가 지방으로 채워지면 노란색으로 보이므로 노란색 골수는 혈구를 생산하지 못하는 곳이라고 할 수 있으며, 팔다리뼈의 골수가 이에 해당한다. 반면 혈구를 만드는 골수는 붉은색을 띤다.

골수에서 만들어진 적혈구는 혈관을 순환하다가 시간이 지나 노화되면 세포막이 쭈글쭈글해진다. 그러면 면역 시스템이 이를 인식하고 항체를 만들어 적혈구에 붙인다. 적혈구가 만들어진 지 120일이 지나면 이렇게 낙인이 찍혀 비장, 간, 림프절 등에 있는 포식세포에게 잡아먹힌다. 그러면 적혈구의 헤모글로빈은 간에서 빌리루빈으로 대사된 다음 담즙으로 배설되고 결국 소장과 대장을 거쳐 대변으로 나온다. 대변이 노란색인 것은 이 빌리루빈 때문이다. 그런데 일부 빌리루빈은 소장에서 다시 흡수되어 혈액을 순환하다가 소변으로 나오게 된다. 그래서 소변도 노랗게 보인다. 결국 대소변이 노란색인 이유는 노화된 적혈구가 파괴되어 배설되는 대사산물 때문이다.

적혈구의 수명은 120일인 반면 혈소판은 7~10일로 조금 짧고, 백혈구는 더 짧아 평균 1~2일이다. 사실 백혈구는 종류에 따라 생존 기간이 다양하다. 백혈구는 과립구·림프구·단핵포식세포 등 세 종류이고, 다시 과립구에는 호중구·호염구·호산구 등 세 종류가 있다. 혈액에 있는 백혈구의 50~60%는 호중구인데, 골수에서 만들어져 혈관에 들어온 호중구는 혈액에서 6~12시간 정도 돌아다니다가 혈관 밖으로 빠져나가 자신의 임무와 수명을 마친다. 세균이나 바이러스 감염이 있는 경우 그 속도는 더욱 빨라지는데, 골수에는 혈액에 있는 호중구의 100배가 비축되기 때문에 감염이 발생하면 골수에서 혈액으로 호중구가 급속히 유입되고 이 호중구는 곧바로 혈관 밖으로 나가 세균과 전투를 벌인 후 수명을 마친다. 그래서 감염병 환자가 피검사를 받은 결과 백혈구 특히 호중구가 증가되었다면 인체가 감염에 잘 대처하고 있다는 의미다.

백혈구의 30~40%는 림프구인데, 이들의 일생은 독특하다. 골수에서 생성된 림프구는 일단 혈액을 타고 돌아다니다가 다른 조직에 가서 성숙 과정을 거친 다음 기능을 한다. 인체에 있는 전체 림프구의 2% 정도만이 순환 혈액에 존재하고 대부분은 림프절이나 비장 등 면역조직에 자리하면서 기능하는데, 이들은 며칠 이상 생존하며 이 중에는 몇 년 동안 기능하는 경우도 있다. 덕분에 과거에 감염을 일으켰던 세균을 기억하는 림프구들이 많아 같은 세균이 또 들어오면 그에 대한 항체를 아주 빠르게 만든다.

혈소판도 골수에서 만들어지는데, 만들어지자마자 바로 혈관에 투입되어 활동하는 것이 아니라 24~36시간 정도 비장에서 머물다가 혈액으로 나온다. 혈액을 순환하는 혈소판은 혈관이 손상되었을 때 그곳으로 가 자신의 몸으로 손상을 메우고 수명을 마친다. 그렇지 않고 별다른 일 없이 혈액을 순환하는 혈소판은 7~10일 정도 지나면 노화 세포로 인식되어 비장과 간에서 제거된다.

혈액에서 혈구를 뺀 혈장은 혈액의 60%를 차지하는데, 혈장의 95%

는 물이다. 혈장에는 알부민·혈액응고인자·항체 같은 단백질 성분과 포도당·아미노산·지방산 같은 영양소가 녹아 있으며 전해질과 호르몬 등도 있는데, 물에 녹지 않는 지방은 단백질에 둘러싸여서 혈장에 녹아 있다.

혈장 단백질의 농도는 7g/dL다. 100cc의 혈장에 단백질이 7g 들어 있다는 의미인데, 전체 혈액이 5L(혈장은 3L) 정도이니까 혈액에 있는 모든 단백질을 모아보면 200g 남짓 된다. 혈장 단백질에는 알부민과 글로불린 두 종류가 있는데, 알부민이 60%를 차지하고 40%는 글로불린이다.

글로불린globulin이란 현미경으로 봤을 때 둥그렇게 생겼다고 해서 붙여진 이름이다. 사실 알부민도 모양은 둥그렇지만 기능이 달라 따로 분류한다. 알부민은 세포에 단백질 성분을 공급하고 다양한 호르몬을 운반한다. 알부민은 간에서 만들어지며, 반감기가 17일로 다른 혈장 단백질에 비해 길기 때문에 혈중 알부민 농도를 보고 영양결핍 상태를 평가하기도 한다. 글로불린에는 다양한 효소, 혈액응고인자, 항체 등이 포함된다. 글로불린 중에서 면역 기능이 있는 성분을 면역글로불린immunoglobulin이라고 하는데, 글로불린의 절반이 이에 해당한다.

119 헤모글로빈
산소를 운반하는 단백질

포유류의 피가 붉은 것은 적혈구의 헤모글로빈 때문이다.

헤모글로빈hemoglobin은 혈액을 의미하는 heme과 단백질을 의미하는 globin이 합해진 말인데, 우리말로 혈색소라고 한다. 혈액의 색소라는 뜻이다.

적혈구의 주요 기능인 산소 전달은 헤모글로빈이 담당하는데, 사실 적혈구란 헤모글로빈 덩어리라고 봐도 된다. 실제로 병원에서 실시하는 혈액검사에서는 헤모글로빈 농도로 적혈구 농도를 추정하고 빈혈도 진단한다.

헤모글로빈에는 철Fe 성분이 있어서 여기에 산소가 결합하는데, 하나의 헤모글로빈에는 네 개의 철 분자가 있으므로 최대 네 개의 산소 분자가 붙는다. 인체의 적혈구를 모두 합하면 헤모글로빈의 무게는 600g 정도이며, 이는 산소 800cc를 운반할 수 있는 용량이다.

철에 산소가 결합하면 철이 산화되는데, 철이 녹슬었다고 표현하기도 한다. 결국 녹슨 철이 붉게 보이는 것과 적혈구가 붉게 보이는 것은 같은 현상이다. 그리고 혈액에서 가장 많은 세포가 적혈구이기 때문에 피도 붉게 보이는 것이다. 피를 맛보면 쇠 맛이 약간 나는 이유도 헤모글로빈의 철 때문이다. 인체에는 철이 약 4g 정도 들어 있는데, 이 중 60%가 헤모글로빈에 함유된다. 그래서 철분결핍성빈혈의 주된 원인은 출혈이다.

적혈구는 모세혈관에서 산소를 조직으로 전달하기 때문에 일단 모세혈관을 지난 정맥혈은 동맥혈에 비해 산소가 매우 적다. 그래서 동맥혈은 선홍색인 반면 정맥혈은 약간 검붉은 색을 띤다. 일상생활에서 생긴 피부 상처에서 흘러나오는 피는 대부분 정맥혈이므로 검붉은 색이다. 영화에서는 피 흘리는 장면을 찍을 때 출혈의 선명한 이미지를 위해서 토마토케첩을 사용하기도 하는데, 이런 선홍색은 동맥 출혈에서 보인다.

새우, 가재, 조개, 오징어, 문어 등의 피에는 헤모글로빈 대신 헤모시아닌이 있다. 헤모시아닌에는 철 대신 구리가 함유되는데, 여기에 산소가 붙으면 파란색을 띤다. 그래서 이들의 피는 파란색이다. 낙지의 눈이 파란 이유는 사람의 눈에 핏발이 서면 벌게지는 것처럼 낙지의 눈에 핏발이 섰기 때문이다. 한편 대부분의 곤충은 헤모글로빈이나 헤모시아닌이 없다. 혈액이 산소 공급을 담당하지 않으므로 헤모글로빈이나 헤모시아닌 같은 혈색소가 필요 없기 때문이다. 그래서 곤충의 피는 대부분 무색이다. 곤충은 흉부와 복부에 있는 수많은 작은 구멍을 통해 신체 각 조직에 산소를 공급한다. 즉, 호흡이 순환계와 별도로 이뤄지기 때문에 혈액은 산소를 공급하는 기능을 하지 않는다. 그렇다고 모든 곤충의 혈액에 색소가 아예 없는 것은 아니어서 곤충에 따라 노란색, 녹색, 푸른색 등 혈액이 여러 색을 띤다. 모기를 잡을 때 빨간 피가 나는 것은 아직 소화가 덜 된 인간의 혈액이지만, 파리 같은 일부 곤충은 혈액에 헤모글로빈이 존재하기도 한다.

빈혈貧血이란 혈액이 빈약하다는 말인데, 혈액이 인체 조직의 대사에 필요한 산소를 충분히 공급하지 못하는 상황이다. 산소를 공급하는 일은 적혈구의 헤모글로빈이 담당하므로 혈중 헤모글로빈 농도를 기준으로 성인 남성은 13g/dL 미만, 성인 여성은 12g/dL 미만이면 빈혈로 진단한다. 우리는 어지럼증이 있을 때 흔히 빈혈을 의심하는데, 출혈로 헤모글로빈 수치가 급격히 낮아진 경우에는 어지럼증이 주요 증상이지만, 만성적으로 서서히 진행된 빈혈인 경우에는 어지럼증이 나타나는 사례가 드물다. 이때는 조직으로 산소가 정상적으로 전달되지 못하므로 피로와 무기력증을 느끼며, 가슴이 두근거리거나 두통·식욕 부진·의욕 상실·성욕 감퇴 같은 증상이 나타난다.

120 　말라리아
헤모글로빈을 먹고 사는 기생충

말라리아는 헤모글로빈을 먹고 사는 기생충에 의해 발생하는 전염병이다. 즉, 말라리아 병원충은 적혈구에 기생하는 벌레다. 말라리아malaria라는 말은 1829년에 처음 등장했는데, 나쁜 공기(mala+aria)를 의미하는 이탈리아어에서 유래했다. 당시 유럽은 북아프리카와 함께 말라리아 유행지였는데 이때만 해도 이 병이 나쁜 공기 때문에 생긴다고 믿었기에 이런 이름이 붙었다.

말라리아는 《황제내경》이나 《동의보감》에 나오는 학질瘧疾에 해당한다. 여름 더위에 몸이 상하면 가을에 발생하는 병으로 인식되었는데, 한번 걸리면 고열이 나서 사람을 빈사 상태로 만들었다. "학을 떼다"라는 표현은 학질에 걸렸다가 고칠 만큼 지독한 경험을 했다는 뜻이다. 제중원의 1885년 진료 기록을 보면 말라리아 환자가 가장 많았다고 할 정도로 예전에는 흔한 병이었고, 한국전쟁 때도 미군이 말라리아로 고생을 많이 했다고 한다. 그렇지만 이후 환경이 깨끗해지면서 말라리아를 옮기는 모기가 없어지자 말라리아도 줄어들어, 1984년에는 세계보건기구가 우리나라를 말라리아가 없는 나라로 선언하기도 했다. 그러나 1993년 해외여행을 간 적이 없는 20대 군인에게서 말라리아가 다시 보고되었다. 그 군인이 휴전선 근처에서 근무했고 북한에서는 아직도 말라리아가 있는 정황으로 보아 말라리아를 옮기는 모기가 북한에서 넘어온 것으로 추정되었는데, 지금은 군인과 민간인 가리지 않고 매년 1000명 이상 말라리아 환자가 발생한다.

말라리아는 모기에 물린 다음에 발병하는데, 인체에 들어온 말라리아 병원충은 14일 정도 증식 기간을 가진 다음 그 숫자가 많이 증가했을 때 증상이 나타난다. 이 기간을 잠복기라고 하는데, 말라리아 잠복기는 보통 14일 정도이지만 우리나라에서 유행하는 말라리아는 길게는 1년이 넘는다.

말라리아 병원충은 모기의 침샘에 있다가 모기가 사람을 물 때 사람의 혈액으로 들어온다. 일단 간에 들어가 증식을 한 병원충은 혈액의 적혈구로 들어가 헤모글로빈을 먹으며 자란 후 다 자라면 적혈구를 터뜨리고 밖으로 나온다. 그런데 이때 모기가 그 환자의 피를 빨아 먹으면 말라리아 병원충은 다시 모기의 장으로 들어가 성장한 다음 침샘에 있다가 다른 사람을 물 때 옮겨 간다. 말라리아는 단일 질환으로 노벨상을 네 명이나 배출하는 진기록을 가지는데, 처음 받은 사람은 영국 의사인 로널드 로스R. Ross다. 그는 인도에서 근무하던 중 말라리아 환자를 물었던 모기에서 말라리아 병원충을 발견함으로써 사람과 모기를 옮겨 다니는 말라리아의 생활사를 증명했다. 그리고 이 공로로 1902년 노벨생리의학상을 받았다. 이후 프랑스 의사 샤를 라베랑C. Laveran은 환자의 혈액에서 말라리아를 증명한 공로로 1907년 노벨생리의학상을 받았고, 1948년에는 말라리아를 옮기는 모기를 박멸시키는 살충제

DDTdichloro-diphenyl-trichloroethane를 개발한 스위스 화학자 파울 뮐러P. Müller가 받았으며, 2015년에는 치료약을 개발한 중국전통의학연구원 교수 투유유屠呦呦가 받았다.

말라리아에 대한 첫 치료제는 1820년 키나나무에서 추출한 성분으로 만들어졌다. 이는 17세기에 페루로 간 선교사들이 그곳 원주민이 열이 날 때 키나나무를 먹는 모습을 관찰했다는 기록에서 힌트를 얻은 것이었다. 이 성분은 퀴닌quinine이라는 약제로 보급되었는데, 우리나라에서는 1885년 처음으로 제중원에서 금계랍金鷄蠟이란 이름으로 판매했다. 이는 우리나라에 최초로 들어온 양약이라고 할 수 있다. 사실 퀴닌은 부작용이 많아 복용이 불편했는데, 1940년대에는 부작용을 개선한 클로로퀸이 출시되었다. 클로로퀸은 지금도 사용되지만, 1980년대부터는 내성 문제 때문에 다른 약으로 대체하고 있다. 현재 말라리아 치료에 기본이 되는 약은 개똥쑥에서 추출한 아르테미시닌이다.

1967년 중국 정부는 과학자들에게 말라리아 치료약을 개발하도록 독려했다. 당시 미국과 전쟁 중이던 북베트남은 말라리아로 엄청난 사망자가 발생하자 중국에 치료제 개발을 부탁했고, 중국에서도 감염자가 급증했기 때문이다. 이 프로젝트에 참여했던 투유유는 4세기에 갈홍葛洪이 펴낸《주후비급방肘後備急方》에서 언급된 학질에 대한 개똥쑥 효능에 주목했다. 그녀는 많은 시행착오를 거쳐 개똥쑥에서 유효 성분을 추출하는 데 성공했고, 그 결과를 1972년 '마오쩌둥 사상 지도가 발굴해낸 항학질 중약 공작'이라는 제목으로 발표했다. 이 약은 개똥쑥의 학명에서 아르테미시닌Artemisinin이라고 명명했는데, 말라리아 치료에 아주 효과적이라는 사실이 밝혀졌다. 투유유는 이 공로로 2015년 노벨생리의학상을 수상했다.

지금도 전 세계적으로 해마다 100만~300만 명이 말라리아로 사망하며, 현재 밝혀진 말라리아는 네 종류다. 우리나라에서 유행하는 말라리아는 사망에 이르는 병이 아니지만, 아프리카에서 유행하는 말라리아는 사망률이 높아서 우리나라 사람들도 아프리카나 동남아시아를 여행하다가 말라리아에 걸려 사망하는 사례가 종종 있다. 지금은 치료약 중 일부가 예방 목적으로도 사용이 가능하므로 위험 지역을 여행할 때는 반드시 예방약을 먹어야 한다. 그런데 2010년 남아프리카공화국 월드컵 때 국립국악단원들이 한국을 알리는 차원에서 아프리카 순방에 나섰다가 이 중 두 명이 말라리아에 걸려 사망하는 일이 발생했다. 이들은 말라리아 예방 목적으로 클로로퀸을 처방받아 복용했지만 불행히도 순방국 중 하나였던 나이지리아가 클로로퀸 내성 지역이었다. 유족들은 클로로퀸을 처방한 의사를 상대로 소송을 제기했고, 판사는 의사에게 각각 1억 7000만 원과 1억 2000만 원을 배상하라고 판결했다.

121 수혈

현대 의학적인 혈액 보충 방법

혈액이 건강에 매우 중요하다는 사실은 직관적으로 알 수 있기에 오래전부터 혈액을 치료 목적으로 이용해왔다. 구약성서 《레위기》 17장에 나오는 다음 문구를 보면 당시 사람들이 피를 많이 마셨다고 판단된다. "내가 이스라엘 자손에게 말하기를 너희 중에 아무도 피를 먹지 말며 너희 중에 거류하는 거류민이라도 피를 먹지 말라 하였나니." 로마 귀족은 콜로세움에서 창에 찔려 죽어가는 검투사의 피를 받아 마셨다고 하며, 15세기에는 사경을 헤매던 교황 이노센트 8세가 돈을 주고 남자아이 세 명의 피를 마셨다는 기록도 있다. 《동의보감》에도 태반이나 월경 때 나오는 피를 치료 목적으로 처방했으며, 처녀의 첫 월경 때 나온 피는 기혈이 쇠약할 때 좋다고 적혀 있다. 지금도 우리나라에서는 사슴뿔을 잘라 피를 마시는 사람들이 있다.

수혈輸血을 의미하는 영어는 transfusion인데, 1570년대까지만 해도 한 통에서 다른 통으로 액체를 붓는 행위를 뜻했다. 이 단어가 혈관에 혈액을 주사한다는 의미로 쓰이기 시작한 것은 400년 전으로, 1628년 하비가 혈액은 순환한다는 사실을 밝힌 이후다. 1667년에는 프랑스 왕의 주치의인 장 데니스J. Denis가 34세 남성에게 송아지 피를 수혈했다. 그 남성은 이뤄지지 못한 사랑에 미쳐서 알몸으로 길거리를 돌아다녔는데, 데니스는 순한 송아지의 피가 광증을 치료한다고 믿었기에 환자의 혈관에서 300cc의 피를 빼내고 대신 송아지 피 170cc를 수혈했다. 이틀 뒤에 한 번 더 수혈을 했는데, 이번에는 더 많이 했다. 데니스는 수혈 결과를 다음과 같이 기록했다.

"피가 환자의 정맥을 통해 주입되자 환자는 팔에 통증을 느꼈다. 그의 맥박은 빨라지기 시작했고, 얼굴에서는 많은 땀이 나기 시작했다. 이후 맥박이 뛰는 속도가 크게 변했고, 옆구리와 배가 무척 아프다고 호소했다. 질식할 것 같다고 해서 눕혔더니 잠이 들었고 다음 날 아침까지 곤히 잠을 잤다. 환자는 아침에 깨어나서 소변을 보았는데, 검댕이 섞인 것처럼 검은색이었다."

데니스는 나쁜 물질이 검은 소변으로 빠져나왔다고 생각하며 치료는 성공적이었다고 평가했다. 사람의 피가 수혈된 시술은 조금 나중의 일로, 영국 산부인과 의사인 블런델J. Blundell이 시행했다. 그는 1818년 말기 위암 환자에게 사람의 혈액 400cc를 수혈했는데 결과는 성공적이어서 환자의 병세가 호전되었다고 하며, 나중에는 분만 중 출혈이 심한 산모에게도 수혈을 했다. 당시에는 피를 주는 사람과 피를 받는 사람의 혈관을 직접 연결해서 수혈했다. 수혈하는 사람은 팔을 높이 쳐들고 수혈받는 사람은 아래에 누워 있으면 중력으로 도관을 통해 피가 이동하는 것이다.

블런델의 영향으로 많은 산부인과 의사가 분만 후 출혈이 심한 환자에게 수혈을 했다. 그러나 부작용이 뒤따랐다. 당시 시행된 48차례의 수혈 효과를 분석한 바에 따르면 수혈을 받자마자 좋아지는 경우도 있었지만, 18차례에서는 치명적인 부작용이 나타났다. 수혈 부작용을 예방하게 된 시기는 1901년에 오스트리아 병리학자 란트슈타이너 K. Landsteiner가 혈액형을 발견한 이후다. 사실 그 전까지는 수혈은 매우 위험한 치료법이었다.

122 혈액형

가장 중요한 ABO식과 Rh식

우리는 혈액형을 이야기할 때 "나는 A⁺야" 또는 "나는 B⁻야"라고 말한다. 혈액형을 A형, B형, AB형, O형 네 가지로 분류한 방식을

ABO식 혈액형이라고 하는데, 이 분류는 적혈구 세포막의 차이 때문에 나타난다. A형 적혈구의 세포막은 A형 항원을 가지고, B형 적혈구는 B형 항원을 가지고, AB형은 A형과 B형 항원을 가지며, O형은 A형과 B형 항원을 모두 가지지 않는다. 또한 인체는 자기가 아닌 외부 항원을 인식하여 공격하는 면역 시스템을 갖추고 있어서, A형인 사람의 혈장에는 자신의 적혈구가 아닌 B형 적혈구가 들어오면 이를 공격해서 파괴하는 안티B anti-B 항체가 있다. B형은 안티A 항체를 가지고, O형은 안티A 항체와 안티B 항체를 모두 가지고, AB형은 안티A 항체도 없고 안티B 항체도 없다.

수혈할 때는 일반적으로 적혈구만 분리해서 시행하는데, A형의 적혈구를 B형인 사람에게 수혈한다면 B형 혈액에 있는 안티A 항체가 수혈된 A형 적혈구를 파괴한다. 이를 용혈溶血반응이라고 한다. 용혈은 적혈구가 깨진다는 의미인데, 그러면 적혈구 성분들이 대량 혈장에 방출되어 여러 부작용을 일으키고 그 결과 검은 소변을 보게 된다. 마찬가지로 A형인 사람이 B형이나 AB형의 혈액을 수혈받으면 안 된다. 그래서 수혈은 같은 혈액형끼리 이뤄져야 한다. 그런데 급한 경우에는 O형 적혈구는 A형 항원도 없고 B형 항원도 없어서 누구에게나 혈액을 줄 수 있다.

면역 시스템은 최소 한 번은 그 항원에 노출되어야 형성되는데, A형인 사람은 어떻게 안티B 항체를 가지게 되었을까? 1959년 펜실베이니아대학과 월터리드연구소의 연구팀은 ABO식 혈액형에 대한 항체가 어떻게 만들어지는지를 연구했다. 닭을 대상으로 한 실험이었는데, 세균이 전혀 들어갈 수 없는 무균실에서 무균 사료를 먹여 키웠더니 나중에 이 닭들에게는 혈액형 항체가 생기지 않는다는 사실을 발견했다. 일 반적인 환경에서 자란 닭들은 혈액형 항체가 생긴 것과는 대조적인 결과였다. 그렇다면 세균들에도 A형 또는 B형 혈액형 항원이 존재한다는 뜻인데, 이는 나중에 사실로 밝혀졌다. 인체 대장에 정상적으로 존재하는 대장균의 세포막에도 ABO식 혈액형 항원이 존재한다. 신생아는 3~6개월째에 외부 세균들이나 자기 대장에 존재하는 세균들에 대한 항체를 만들기 시작하는데, 이때 자신의 적혈구가 B형이라면 A형 항원에 대한 안티A 항체를 만든다.

혈액형이 A⁺라고 말할 때 뒤의 + 표기는 Rh식 혈액형을 의미한다. 1901년에 ABO식 혈액형을 처음 발견한 란트슈타이너는 이 공로로 1930년 노벨생리의학상을 받았는데, 75세가 되던 1943년 어느 날 록펠러연구소의 실험실에서 피펫을 손에 쥔 채 죽었다고 한다. 그가 죽기 3년 전, 그와 미국 혈청학자인 알렉산더 위너A. Wiener는 붉은털원숭이 Rhesus의 적혈구를 다른 동물에 주사하면 어떤 반응이 일어나는가를 연구했다. 원숭이 적혈구를 토끼에 주사하고 토끼 혈액에서 혈청을 분리했는데, 혈청에 함유된 항체는 원숭이뿐 아니라 사람의 적혈구도 응집시킨다는 사실을 발견했다. 란트슈타이너는 사람 적혈구에 원숭이 적혈구와 똑같은 항원이 있으리라 생각하고 이를 Rhesus의 첫 두 글자를 따서 Rh인자라고 명명했다.

현재까지 ABO식과 Rh식 말고도 300여 가지 이상의 혈액형이 발견되었는데 이 중 가장 중요한 것이 ABO식 혈액형과 Rh식 혈액형이다. 수혈할 때는 이 두 가지를 꼭 맞춰줘야 하기 때문이다.

인종마다 혈액형 분포는 조금씩 다르다. 우리나라에서는 Rh⁻형이

0.1~0.3%로 매우 드물지만, 백인에서는 15~20% 정도다. 세계적으로는 유럽과 북아프리카에 많고, 동쪽으로 갈수록 줄어들어 중국·동남아·일본·우리나라에서는 전인구의 1% 미만으로 나타난다. Rh⁻형은 게르만족 특히 바이킹의 주거 지역이나 정복 지역에서 많이 나타나기 때문에 바이킹의 혈액형이 아닐까 추정한다.

ABO식 혈액형 중 우리나라에서 가장 많은 혈액형은 A형이다. A형은 전체 인구의 34%이며, 그다음으로 많은 혈액형은 O형과 B형으로 각각 28%와 27%이고, AB형은 11%를 차지한다. 일본은 우리나라와 거의 동일하고 중국인은 조금 달라 O형이 42%로 가장 많다.

300여 가지 이상의 혈액형 중 적혈구 이외의 다른 조직에도 흔한 항원은 ABO 항원이다. ABO 항원은 타액이나 정액에도 있을 정도로 인체 조직에 많이 퍼져 있다. 그래서 신장이나 심장을 이식할 때 Rh식 혈액형은 달라도 되지만 ABO식 혈액형은 잘 맞춰야 한다.

ABO 항원은 인체 거의 모든 세포에 있기 때문에 ABO식 혈액형에 따라서 질병이나 성격이 다르게 나타날 수도 있다. 특히 혈액형과 성격의 관계는 일본과 우리나라에서 대중적인 관심을 받는다. 서양에서는 이에 대한 연구가 별로 없고, 이를 믿는 사람도 거의 없다. 1931년에 일본 심리학자 후루카와 다케지古川竹二는 혈액형과 성격의 관계를 처음 연구해서 발표했는데, 유행하게 된 시기는 1970~1980년대 노미 마사히코能見正比古와 그의 아들 노미 도시타카能見俊賢가 혈액형과 성격에 관련된 책을 출간한 후 이 책이 베스트셀러가 되면서부터다. 이 주장을 신봉한 사람들은 인생 설계나 배우자 선택에까지 적용했고 일본의 일부 기업에서는 직원 채용에 참고했다는 이야기도 전해진다.

1983년 과학 전문지 《네이처》에 만 명의 영국 헌혈자를 대상으로 혈액형과 사회적·경제적 수준의 관련성을 연구한 결과가 발표되었는데, 상류층에는 A형이 상대적으로 많았고 O형은 상대적으로 적었으며 하류층은 반대의 분포를 보였다. 이 논문은 많은 논란을 불러일으켰고, 통계 처리에 문제가 있다는 비판도 일었다. 사실 이런 연구는 사회적인 논란을 초래하기 때문에 후속적인 연구 결과가 나오기 어렵다. 반면 혈액형과 질병 관련성에 대한 연구는 진행되고 있다. 그 결과를 보면 O형은 A형보다 위궤양과 결핵 등에 걸릴 가능성이 높고, A형은 O형보다 위암·자궁암·대장암·류마티스질환에 걸릴 위험성이 높으며, B형은 다른 혈액형에 비해 폐렴이나 대장균감염에 걸릴 위험성이 높다. 그러나 이러한 통계 결과가 질병을 진단하거나 질병의 경과를 예측하는 데 도움이 될 정도의 큰 차이는 아니어서 질병 진단이나 치료 목적으로 혈액형을 검사하지는 않는다.

혈액형은 유전에 의해 결정되며, A·B·O 유전자는 9번 염색체에 위치한다. A 유전자와 B 유전자는 O 유전자에 우성이며, A 유전자와 B 유전자는 서로 우성이나 열성 없이 동시에 표현된다. 따라서 A 유전자가 있으면 A형이 되고 B 유전자가 있으면 B형이 되며, A와 B 유전자를 모두 가지면 AB형이고 둘 다 없으면 O형이 된다.

인간은 총 23쌍의 염색체를 가지며, 한 쌍을 이루는 두 염색체 각각은 어머니와 아버지에게서 하나씩 물려받았다. 그러니까 염색체의 특정 유전자 위치에는 항상 두 개의 유전자가 있는 것이다. 이 둘을 대립유전자allele라고 하며, 보통 이 중 하나가 우성유전자이고 다른 하나는 열성유전자다. ABO식 혈액형에는 대립유전자가 A, B, O 세 가지다.

이 대립유전자는 부모 각각으로부터 하나씩 물려받으므로 A/A, A/O, B/B, B/O, O/O, A/B 등의 조합이 가능하다. 그런데 A와 B 유전자가 O 유전자에 우성이므로 혈액형이 A형인 경우 유전자형은 AA이거나 AO다. 부모 모두 혈액형이 A형인데 이들의 유전자형이 모두 AO라면 어머니의 O 유전자와 아버지의 O 유전자가 만나 O형의 자녀를 낳을 수도 있다. 만약 부모 모두 혈액형이 O형이라면 O형의 유전자형은 OO뿐이므로 자녀는 모두 O형이다. 그리고 AB형과 O형 부모 사이에서는 A형이나 B형 자녀만 태어난다. AB형의 유전자형은 AB이고 O형의 유전자형은 OO이므로 자녀의 유전자형은 AO 또는 BO이기 때문이다.

그러나 방금 언급한 혈액형의 유전 방식은 일반적인 경우일 뿐 예외도 의외로 많다. 예를 들어 혈액형 AB형 중에는 시스-AB형cis-AB이 있다. 정상적으로는 한 쌍의 염색체 중 하나에 A 또는 B 유전자가 따로 위치하는데 시스-AB형 유전자는 한 염색체에 같이 붙어 있어서 두 유전자가 자녀에게 통째로 유전된다. 그래서 부모 한쪽이 시스-AB형이고 다른 쪽이 O형이라면 자녀는 AB형 또는 O형이 될 수 있다. 더욱 복잡한 예로는 시스-AB형은 약한 Aweak A와 약한 Bweak B로 이뤄진 경우가 많은데, A형보다 B형이 약하게 표현되면 검사에서 A형으로 판정될 수도 있다. 시스-AB형은 우리나라 광주와 일본 시코쿠 지역에서 상대적으로 흔하기 때문에 이 혈액형을 처음 연구할 때는 백제인의 유전자일지도 모른다는 주장이 나왔다. 하지만 지금은 유럽에서도 발견된다.

적혈구에는 혈액형에 따라 A형 항원이나 B형 항원이 100만 개 정도 들어 있는데, 이보다 적으면 항원이 약하게 표현되므로 약한 A 또는 약한 B라고 한다. 그 정도가 아주 약하면 일반적인 혈액형검사에서는 O형으로 판정되기도 한다. 따라서 검사할 때마다 혈액형이 다르게 나온다면 약한 A나 약한 B의 혈액형일 수 있다.

혈액형이 과거와 다르게 나온다면 대부분은 검사 중 하나가 잘못된 경우다. 두 번 모두 병원에서 정확하게 한 검사였는데도 혈액형이 다르다면 혈액형 항원이 약한 경우이므로 정밀검사를 해봐야 한다. 때로는 유전자검사를 통해서만 정확한 혈액형을 판정하기도 한다. 이런 경우가 아니라면 나이가 들었다고 혈액형이 달라지거나 하지는 않는다. 혈액형이 바뀌는 경우는 골수이식이 유일하다. 일반적으로 장기이식은 혈액형이 일치해야 가능하지만, 골수를 이식한다면 혈액 공장을 교체하는 셈이므로 ABO식 혈액형이 다르더라도 가능하며 이때 혈액형이 바뀌기도 한다.

123 출혈
전체 혈액의 40% 이상이면 사망

피부나 점막 등이 손상될 때 피가 나기도 하는데, 혈액은 폐쇄된 혈관을 따라 전신을 순환하므로 혈관이 다치지 않는다면 출혈은 일어나지 않는다. 즉, 출혈이 발생했다면 겉으로는 보이지 않아도 혈관이 손상되었다는 신호다. 출혈량은 혈관이 손상된 정도에 따라 다르다. 모세혈관만 손상되면 피가 조금 나오다가 말지만, 동맥이 손상된 경우

지혈을 제대로 하지 않으면 대량 출혈이 일어난다.

혈관은 인체 어디에나 있으므로 출혈은 어디에서든지 발생할 수 있다. 출혈에는 크게 두 종류가 있는데, 하나는 신체 내부의 출혈이고 다른 하나는 신체 외부로 나는 출혈이다. 신체 내부 출혈의 대표적인 예가 뇌출혈이고, 피부 상처로 인한 출혈은 신체 밖으로 나온다. 신체 밖으로 나는 출혈 중 가장 문제가 되는 것은 위장출혈인데, 처음에는 눈에 보이지 않지만 결국에는 입으로 토하든지 항문으로 나오기 때문에 신체 외부 출혈에 속한다.

체중이 60kg인 사람의 혈액량은 약 4.5L, 70kg인 사람은 약 5L인데, 출혈이 조금 있다고 해도 혈액량은 거의 일정하게 유지된다. 인체는 출혈을 금방 보충하는 시스템을 가지는데, 먼저 혈관 밖에 있는 수분 성분이 혈관 안으로 들어가기에 혈액량은 변하지 않는다. 여성이 월경할 때 나오는 혈액량은 우리가 생각하는 것보다 훨씬 적은 35cc 정도다. 월경에는 다른 분비물이 많이 섞여 있으며 피가 조금만 섞여도 벌겋게 보이기 때문이다. 헌혈 시에는 한 번에 320cc 또는 400cc 정도를 뽑는데, 이 역시 전혀 문제 되지 않는다. 물론 한계는 있지만 건강한 사람 기준으로 전체 혈액량의 10~15% 정도, 그러니까 500cc 정도는 출혈이 있어도 당장 별다른 문제가 나타나지는 않는다. 출혈량이 이보다 많아지면 위험한데, 출혈량에 비례하여 위험도가 증가하며 출혈량이 전체 혈액의 40%를 넘으면 사망한다.

코를 얻어맞았을 때 나는 코피는 붉은색이다. 혈관에서 바로 나온 피이기에 그렇다. 피부가 시퍼렇게 멍이 드는 증상도 코피와 같은 출혈이다. 다만 붉은 혈액이 퍼렇게 보이는 이유는 피하지방 같은 피부 성분이 간섭 현상을 일으키기 때문이다. 한편 피부를 비틀면 생기는 빨간 반점은 피부의 맨 바깥층에서 생기는 출혈이라 피부에 의한 간섭 현상이 적어 붉은색으로 보인다.

《동의보감》에서는 출혈을 어혈이라고 말한다. 그러면서 어혈은 축적된 비정상적인 혈액인 동시에 질병을 유발하는 요인이라고 설명한다. 동양의학에서 어혈瘀血은 혈액 운행이 원활하지 않아 경맥에 정체되는 것도 포괄하는 개념으로, 출혈이나 혈전 등에 의한 증상을 의미하는 것으로 보인다. 이에 대한 한방 치료로는 대소변이 잘 통하게 하는 통리通利, 땀을 나게 하는 발한發汗, 소변을 잘 보게 하는 이뇨利尿, 구토를 하게 하는 최토催吐 등이 있다.

출혈은 유전병에 의해 일어나기도 한다. 혈액응고인자가 없어서 출혈이 발생하는 혈우병이 대표적인 예다. 혈우병血友病은 영어 'love of blood'를 의미하는 hemophilia(hemo=blood, phil=love)를 번역한 말인데, 피를 좋아하는 병이라는 뜻이다. 이 병은 1800년대에는 출혈을 자주 한다는 의미로 hemorrhaphilia라고 했던 것을 나중에 줄여서 hemophilia라고 했으며, 한자로 번역하면서 사랑이라는 말 대신 친구라는 의미의 友를 사용하여 혈우병이라고 부르게 되었다.

혈우병을 유발하는 유전자는 X염색체에 존재하고, 열성으로 유전된다. 남성은 X염색체가 하나뿐이기 때문에 혈우병 X염색체를 물려받으면 혈우병에 걸리지만, 여성은 X염색체가 두 개이므로 혈우병 X염색체가 있더라도 혈우병은 나타나지 않는다. 그래서 혈우병은 남성만 걸리는 병이고, 여성은 다음 세대로 유전자를 전달하는 보인자保因者가 된다. 보인자는 전달자를 의미하는 영어 carrier의 번역어로, 인자를 가지고 있다는 의미다.

정상 남성과 보인자 여성이 결혼해서 낳은 아들 중 일부는 혈우병을 앓을 확률이 있고, 딸은 혈우병을 앓지는 않지만 어머니와 같은 보인자가 태어나기도 한다. 역사적으로 가장 유명한 보인자는 19세기 영국 빅토리아 여왕이다. 그녀는 아홉 명의 자녀를 낳았는데, 아들 레오폴드는 혈우병으로 31세에 사망했고 딸 베아트리체와 앨리스는 보인자였다. 그리고 이들과 결혼했던 프러시아 왕가, 스페인 왕가, 러시아 왕가의 왕자들은 혈우병으로 사망했다. 빅토리아 집안에는 혈우병이 없었는데 어떻게 여왕이 보인자가 되었는지는 의문이다. 아마도 빅토리아 집안의 밝혀지지 않은 가족력이 있으리라 추측한다. 과거에는 혈우병에 걸리면 절반이 다섯 살을 넘기지 못하고 사망했고, 21세까지 살아남는 경우는 11%에 불과했다. 빅토리아 여왕의 아들 레오폴드처럼 30세를 넘기는 경우는 상당히 예외적이었다. 1970년대에 혈액응고인자가 치료제로 사용되기 시작하면서 지금은 출혈로 사망하는 경우는 거의 없다.

124 지혈
상처 치유의 첫 단계

팔을 다쳐 피가 날 때 상처가 크지 않다면 꽉 누르지 않더라도 몇 분 안에 저절로 멈춘다. 병원에서는 실제 이런 방법으로 지혈이 될 때까지 시간을 측정하기도 하며, 이를 출혈시간bleeding time이라고 한다. 신체 부위마다 혈관 분포가 다르므로 출혈시간도 조금씩 다른

데, 팔에서 측정하면 3~10분이고 혈관이 별로 없는 귓불에서 측정하면 3~4분 정도다. 물론 실제 상황에서는 이보다 훨씬 짧다. 보통은 상처가 나면 지혈될 때까지 그냥 기다리지 않고 그 부위를 꽉 누르기 때문이다.

지혈止血은 출혈出血의 반대 현상으로, 출혈은 혈관이 손상될 때 나타나고 지혈은 손상된 상처를 치유하는 과정이다. 사실 상처 치유의 첫 단계는 지혈이다. 혈관을 구성하는 내막·중막·외막 중 중막은 근육층인데, 근육세포는 자극을 받으면 자동적으로 수축한다. 근육세포가 수축하는 이유는 세포 안에 있는 단백질 성분 때문으로, 자극에 대한 수축 반응은 단백질의 기본 성향이다. 밀가루 반죽을 치대면 쫄깃해지는 것도 글루텐이라는 단백질 때문이다. 이런 이유로 혈관은 손상되면 자동적으로 수축한다. 혈관 수축은 작은 혈관에서 매우 효과적인 지혈 방법이다. 비타민 C가 부족해서 생기는 괴혈병壞血病은 혈관 성분에 필요한 콜라겐이라는 단백질이 만들어지지 않는 질환이다. 그래서 괴혈병에 걸리면 출혈이 잘 생기며, 병명 역시 이 증상을 표현한 것이다.

지혈 작용은 혈관 수축만으로 이뤄지지는 않으며, 더욱 효과적인 지혈을 위해서는 혈액이 응고되어야 한다. 혈관 내막의 내피세포는 평상시에는 혈액이 응고되지 않는 물질을 분비하여 혈액의 유동성을 유지하지만, 일단 혈관이 손상되면 혈소판이 손상된 부분에 달라붙도록 하는 물질과 혈액응고인자를 활성화하는 물질을 분비한다. 그럼으로써 실제적인 지혈이 시작된다. 지혈은 1차과정과 2차과정으로 나눈다. 1차지혈은 혈소판이 엉겨 붙어 마치 마개처럼 구멍을 메우는 과정이다. 혈소판이 하나둘씩 모이면 가속도가 붙어 더 많은 혈소판이 모여드는데, 이런 혈소판 응집은 혈관이 손상되자마자 수 초 안에 일어난다.

그런데 혈소판이 혈관의 구멍을 메운다고 하더라도 이는 세포들의 응집이기 때문에 세포와 세포 사이에 미세한 공간이 존재한다. 이 공간을 완전히 메우기 위해 혈액에 있는 단백질 성분이 응고되는데, 이 과정이 2차지혈이다. 이때 핵심적인 역할을 하는 단백질이 섬유소다. 혈소판이 응집된 곳에 섬유소가 응고되면 마치 글루건glue gun으로 파이프의 구멍을 꽉 막은 것처럼 된다. 섬유소纖維素란 섬유성 물질이란 의미인데, 영어 fibrin을 옮긴 말이다. fibrin은 혈액 응고에 대한 연구가 막 시작되던 1800년대에 fiber(섬유)에 화학물질을 뜻하는 '-in'을 합성한 단어로, 섬유소를 현미경으로 보면 섬유 옷감의 망사처럼 가느다란 줄들이 수없이 엉켜 있다. 그런데 혈액응고인자의 일종인 섬유소는 사실은 2차지혈의 맨 마지막 단계에서 작용하며, 그 이전에 다른 응고인자가 작용한다.

혈액응고인자는 모두 12종류이며, 로마 숫자로 I인자부터 XIII인자까지 표기한다. 12종류인데 숫자가 13번까지인 이유는 과거 VI인자라고 알려졌던 물질이 사실은 V인자가 활성화된 것이라는 사실이 밝혀지면서 중간에 VI인자가 삭제되었기 때문이다. 현재까지 밝혀진 응고인자 12종류 중 IV인자는 유일하게 단백질이 아니라 칼슘이온인데, 이 사실이 밝혀진 시기는 이미 IV인자라고 명명된 다음이었다.

피부는 항상 외부와 마찰한다. 예를 들어 위장도 음식과의 지속적인 마찰로 항상 손상된다. 그러므로 혈관의 손상과 복구, 즉 출혈과 지혈은 일상적으로 일어난다. 지혈 작용으로 혈관이 원상으로 복구되면 응고되었던 혈액은 다시 녹는데, 이 과정을 섬유소 용해라고 한다. 혈액이 응고되면서 만들어졌던 섬유소가 녹는다는 의미다. 만약 이런 과정이 없다면 혈관은 금방 막히고 말 것이다.

가느다란 망사처럼 생긴 섬유소는 용해 과정에 들어가면 중간중간 끊긴다. 그러면 혈관에 붙어 있는 응고물이 없어져 혈관은 다시 뚫리고 용해 과정에서 나오는 부산물은 간이나 콩팥으로 배설된다. 사실 섬유소 용해는 혈액 응고가 시작됨과 동시에 시작된다. 다만 혈액 응고는 몇 분 안에 순간적으로 일어나는 과정이지만, 섬유소 용해는 며칠 동안 서서히 장기적으로 이뤄진다는 점이 다르다.

혈액 응고를 담당하는 혈소판과 응고단백질은 혈액에 항상 존재하기 때문에 혈관이 손상되면 즉각 응고가 일어난다. 일단 응고 과정이 시작되면 여기에 관여하는 응고 물질들이 서로 상승 작용을 하여 효과를 극대화한다. 그런데 응고 과정이 필요 이상으로 과다하게 일어나면 혈전이라는 문제가 생긴다. 혈전血栓의 栓 자는 구멍에 끼워 넣는 나무라는 의미다. 혈전을 피떡이라고도 말하는데, 흔히 떡이란 단어는 가지런해야 할 것들이 뭉쳐서 잘 펴지지 않는 상황에서 비유적으로 많이 쓰인다. 피떡 역시 피가 떡처럼 뭉쳤다는 의미로, 혈액이 응고되어 뭉치는 현상을 말한다.

혈전은 혈관이면 어디든지 생길 수 있다. 동맥에 혈전이 발생한 위협적인 상황은 뇌경색과 심근경색 두 가지다. "정국이 경색되었다"라는 표현에서 알 수 있듯이 경색梗塞이란 소통되지 못하고 막혔다는 뜻이다. 마찬가지로 뇌경색이란 혈관이 막혀 뇌 기능이 상실된 상태를 의미하고, 심근경색이란 심근에 혈액을 공급하는 혈관이 막혀 심장근육이 기능을 하지 못하는 상태를 의미한다. 정맥에도 혈전이 발생할 수 있으며, 특히 다리 정맥에 잘 생긴다. 정맥에 생긴 혈전은 정맥을 따라 우심방–우심실을 지나 폐동맥에 가서 경색증을 유발할 수 있는데, 이를 폐경색이라고 한다.

혈전은 여러 문제를 유발하므로 인체는 혈액 응고가 손상된 부위에서만 국소적으로 일어나도록 하는 시스템을 가진다. 항혈전작용이 이런 역할을 한다. 궁극적으로 혈관 안에서는 섬유소가 만들어지지 않도록 하는 것이다. 그래야 혈액 응고가 필요한 곳에서만 일어난다. 뇌경색이나 심근경색을 예방하고 치료하는 방법 중 하나가 혈전이 생기지 않도록 하는 것이다. 혈관이 좁아지는 원인 질환인 동맥경화증의 치료에서도 혈관이 막히는 최종 단계인 혈전을 예방하는 일이 중요하다. 혈전을 예방하기 위해서는 혈액 응고 과정을 차단하면 되며, 그 방법은 두 가지다. 하나는 혈소판 응집을 차단하는 방법이고, 다른 하나는 혈액 응고를 차단하는 방법이다. 전자의 기능을 하는 약들을 항혈소판제라고 하며, 후자의 기능을 하는 약들을 항응고제라고 한다.

항혈소판제의 대표는 아스피린aspirin이다. 심근경색 같은 심혈관질환이나 뇌경색을 앓았던 환자들은 재발을 예방하기 위해 아스피린을 복용한다. 이를 2차예방이라고 한다. 이러한 범주에 속하는 질환은 급성관상동맥증후군, 협심증, 허혈성뇌졸중, 일시적 허혈성발작, 경동맥협착, 말초동맥질환 등이다. 반면 이런 병이 없지만 미리 예방하는 것을 1차예방이라고 한다. 그런데 동맥경화증의 2차예방을 위해서는 아스피린 복용이 필수지만, 1차예방을 위해서 아스피린을 복용해야 하는지는 논란이 있다. 아스피린이 장출혈이나 뇌출혈 같은 합병증을 초래할 수 있기 때문이다.

아스피린을 복용할지 말지 결정할 때는 복용할 경우 얻을 수 있는 효과와 그로 인한 출혈 합병증 간의 균형을 고려해야 한다. 그러나 현재 우리나라에서는 예방 효과만이 강조되어 과다하게 사용하는 경향이 있다. 이는 의사들의 책임이 크다. 어지럼증이나 손발저림 같은 애매모호한 증상의 원인을 정확하게 판단하지 않은 채 혈액순환장애로 진단하여 아스피린을 처방하기 때문이다. 아스피린을 비롯한 항혈소판제는 출혈 합병증을 초래할 수 있으므로 안전한 약이 아니며, 특히 우리나라 사람들의 경우 서양인에 비해 뇌출혈 위험성이 높다.

혈전을 예방하는 두 번째 약인 항응고제로는 와파린warfarin이 대표적이다. 혈액응고단백이 제대로 기능하기 위해서는 비타민 K의 작용이 필요한데, 와파린은 이 과정을 억제한다. 와파린을 복용해야 하는 경우는 심방세동, 인공심장판막, 심부정맥혈전, 폐색전증 등이다.

125 사혈
미국 초대 대통령을 죽음으로 몰았던 과거 치료법

히포크라테스는 병이란 신이 내린 벌이 아니라 인체의 균형이 무너져서 발생하는 것이라는 서양 최초의 의학 이론을 정립했다. 그래서 히포크라테스를 '의학의 아버지'라고 한다. 그는 모든 질병에는 원인과 치료 방법이 있다고 생각했는데, 그가 정립한 이론이 체액이론이다. 인체는 네 가지 액체로 구성되며, 이 체액의 균형이 깨졌을 때 병이 생긴다는 것이다. 이는 치료에 있어서 매우 중요한 변화였다. 만약 병이 신이 내린 벌이라면 치료를 위해 신에게 기도를 해야 하지만, 체액의 불균형 때문에 생긴다면 체액의 균형을 맞춰주면 된다.

고대 그리스의 철학자는 세상 모든 사물이 네 가지 기본적인 원소인 공기, 불, 흙, 물 등으로 구성된다고 생각했다. 그리고 히포크라테스는 우주가 네 원소로 구성되는 것처럼 인체도 네 가지 체액으로 구성된다고 생각했다. 그가 주장한 네 가지 체액은 혈액, 점액, 황담즙, 흑담즙이었다. 그는 혈액은 공기에 대응하고, 황담즙은 불에 대응하고, 흑담즙은 흙에 대응하고, 점액은 물에 대응한다고 했다. 그러자 병이란 이런 체액의 불균형 때문에 발생한다는 주장에 따라 구토시키거나, 땀을 많이 흘리게 하거나, 대소변을 많이 보게 하거나, 과다한 혈액을 빼내는 등의 치료법이 등장했다.

서양 중세시대의 의사들은 부족한 체액을 보충하는 방법은 알지 못했지만, 과다한 체액을 배출하는 구토·발한·설사·사혈 등은 어렵지 않게 시행했다. 특히 피를 쏟아내는 사혈瀉血은 정맥을 절개하는 기술이 필요했기 때문에 의사만이 할 수 있는 고유한 영역이었다. 히포크라테스는 환자에게 해를 끼칠 수 있는 치료보다는 회복을 도와주는 치료를 중요시했기 때문에 사혈은 별로 하지 않았지만, 중세시대에는 사혈이 아주 중요한 치료법이었다. 또한 건강한 수도사가 질병을 예방할 목적으로 정기적으로 사혈하는 경우도 많았다. 다음은 사혈에 대한 당시 기록이다. "마음이 깨끗해지고 기억력이 좋아지며, 장이 깨끗해지고 청력이 좋아진다. 또한 눈물이 흐르지 않게 하고 소화가 잘되게 해주며, 아름다운 목소리를 내게 하고 졸음이 사라지게 한다."

1823년에 창간되어 가장 오래된 의학 잡지 중 하나이며 지금도 영향력이 강한 《란셋》의 이름은 사혈하는 기구인 칼을 지칭할 정도로, 19세기까지도 사혈이 많이 행해졌다. 사실 사혈은 의사가 환자에게 끼친 대표적인 해악이었다. 사혈로 사망했던 최근의 유명한 사례는 미국 초대 대통령 워싱턴G. Washington이다. 대통령직에서 물러나고 67세가 되던 1799년 어느 날, 그는 감기에 걸려 음식을 먹지 못할 정도로 건강이 나빠졌다. 그러자 주치의는 란셋으로 워싱턴 팔의 혈관을 절개하여 사혈 치료를 했다. 다음 날에도 호전이 없자 재차 사혈을 했고, 상태가 나빠질 때마다 계속했다. 결국 워싱턴은 자신의 혈액을 절반 가까이 사혈한 후 죽었다. 워싱턴이 사망한 당시에도 사혈이 과연 치료 효과가 있는지 논란이 일었지만, 그의 죽음 이후에도 반세기 이상이나 의학적 사혈이 시행되었다. 1850년대 나이팅게일에 의해 의학에 통계학이 도입된 후 사혈요법은 근거가 없다는 사실이 통계학적으로 밝혀졌고, 이때야 비로소 이 해악은 폐기되었다. 현재 사혈요법이 도움되는 질병이 몇 가지 있기는 하지만, 아주 드물게 예외적인 상황에서 이뤄진다.

126 　 진액

인체 내에 존재하는 수분

　　동양의학에서 생각하는 순환 시스템으로는 기氣, 혈血, 진액津液 등이 있다. 이 중 진액에 대해 《동의보감》에서는 津은 땀구멍이 열렸을 때 밖으로 축축하게 나오는 것을 말하며, 液은 뼛속으로 스며들어 뼈의 굴신屈伸이 잘되도록 하고 뇌수를 좋게 하고 피부를 윤택하게 한다고 설명한다. 일반적으로 한의학에서 진액이란 인체 내에 존재하는 수분을 통칭하며, 눈물〔泣〕·땀〔汗〕·콧물〔涕〕·침〔唾〕 등이 모두 포함된다. 《동의보감》에서는 진액이 피부에서는 땀이 되고, 살에서는 혈액이 되고, 신腎에서는 정액이 되고, 입에서는 침이 되고, 비脾에서는 담痰이 되고, 눈에서는 눈물이 된다고 한다. 그러면서 땀, 혈액, 눈물, 정액 등은 한번 나와 버리면 다시 들어가게 할 수 없으나 오직 침만은 되돌릴 수 있다고 한다. 따라서 침을 뱉지 않고 입안에 머금고 있다가 다시 삼키면 정기가 보존된다는 것이다. 또한 《동의보감》에서는 인체에 존재하는 비생리적인 액체를 담痰, 연涎, 음飮 등으로 나누는데, 담은 기혈의 통로에 숨었다가 기를 따라 폐로 들어가서 기침할 때 나오고, 연은 비脾에 뭉쳐 있다가 기를 따라 위쪽으로 넘쳐서 입가로 흘러나오며, 음은 위胃에서 생겨 토할 때 나온다고 설명한다. 이 세 가지는 모두 가래의 모양을 띠지만 유래하는 장소에 따라 구분하는 것이다.

면

역

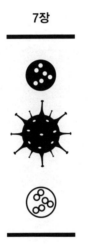

7장

나뭇가지를 잘라 다른 나무에 붙인 다음 몇 주일만 지나면 연결되어 잘 자란다. 일종의 장기이식인데, 식물에서 접목이 쉬운 이유는 식물은 이식된 외부 세포를 구분하지 않기 때문이다. 반면 동물세포는 이식된 세포를 구분하여 공격하기 때문에 종이 다르면 이식이 불가능하다. 이처럼 자기와 자기가 아닌 것을 구분하는 일은 면역계가 담당하며, 고등동물일수록 잘 발달되어 있다.

면역계는 심혈관계, 신경계, 내분비계와 더불어 인체의 통합적인 기능을 유지하는 4대 체계 중 하나다. 면역이라는 말은 영어 immunity에 해당한다. immunity는 의무로부터 면제된다는 의미로 쓰이다가 1879년부터 질병으로부터 보호된다는 의학적인 의미로 사용되기 시작했다. 중국에서는 서양의학보다 훨씬 이전에 이미 면역이라는 개념이 있었다. 역疫으로부터 면제받는다는 의미로 면역免疫이라는 말이 있었고,

천연두 환자의 병변에서 얻은 추출물을 이용하여 천연두를 치료하거나 예방하는 방법은 명나라 이전부터 있었으며, 《면역류방免疫類方》이라는 명나라 의서가 출간되기도 했다.

127 전염
병원체(病原體)의 이동

역질疫疾이나 역려疫癘에서처럼 역疫이란 말은 널리 유행하는 전염병이라는 의미로 사용되어왔다. 전염병 가운데 삽시간에 높은 열을 일으키고 설사를 하다 죽게 만드는 병은 뜨겁다는 뜻의 온溫 자를 써서 온역溫疫이라고 했는데, 이 병은 마을에서 한 사람만 걸려도 걷잡을 수 없이 퍼져서 순식간에 온 마을 사람들이 죽었다. 지금은 이 질병을 장티푸스라고 생각하는데, 이런 전염병은 당시에는 피하는 것 외에 다른 방법이 없었다. 그래서 '염병할 놈'이라고 하면 아주 심한 욕이었다. 이때의 염병이 역병 특히 장티푸스다.

전염傳染이란 염병을 전달한다는 의미로, 감염과 같은 말이다. 한자어 감염感染은 물들인다는 뜻이며, infection을 옮긴 말이다. infection은 '망치다'라는 뜻의 라틴어 inficere에서 유래한, 오염이나 독성을 의미하는 단어다. 16세기에는 신체의 직접적인 접촉에 의해서 전염되는 contagion과 구별하여 공기나 물을 통해 전염되는 병만을 의미했는데, 지금은 어떤 경로를 거치건 병원체가 인체에 들어오는 현상을 모두 infection이라고 한다. 즉, 감염이란 병원체가 인체에 침입하여 정착하는 현상을 말한다.

　감염과 전염을 말 그대로 해석하면 감염은 병원체의 침입을 의미하고, 전염은 사람과 사람 사이에서의 병원체 이동을 의미한다. 하지만 어차피 병원체는 숙주를 옮겨 다니기 때문에 전염과 감염을 구별하는 것은 의미가 없다. 인체에 들어온 병원체는 바로 제거되는 경우도 있고, 제거되지 않아 인체에 해를 입히기도 한다. 후자의 경우를 감염질환 또는 감염병이라고 한다.

128　미생물
체중의 2%를 차지

　　미생물微生物은 미세한 생물이란 뜻으로, microbe의 번역어다. 이 단어는 네덜란드 과학자 레이우엔훅A. Leeuwenhoek이 1675년에 현미경을 사용해서 처음으로 눈에 보이지 않는 생명체를 관찰하기 시작하면서 쓰이기 시작했는데, 생물을 엄밀히 분류할 때는 잘 사용하지 않는다. 세균이나 진균, 바이러스, 작은 원생생물 등 매우 다양한 집단을 의미하기 때문이다. 현재 생물 분류는 세포를 기준으로 한다.

　세포핵이 막으로 둘러싸여 세포질로부터 독립된 공간을 가지면 진짜 핵을 가진 세포라는 의미에서 진핵세포라고 하며 뚜렷한 핵이 없으면 원핵세포라고 하는데, 진핵세포, 원핵세포로 구성된 생물을 각각 진핵생물, 원핵생물이라고 한다. 진핵생물은 다시 원생생물, 균류, 식물, 동물 등 네 종류로 나눈다. 원핵생물은 세균이라고 불리는 단세포생물이다. 한자어 세균細菌은 '버섯 균菌' 자에 '가늘 세細' 자가 붙어서 만들어진 말로 bacteria(박테리아)의 번역어다. bacteria는 막대를 의미하는 그리스어 baktron에서 유래했는데, 처음으로 관찰된 세균이 막대기처럼 길쭉하게 생겨서 붙여진 이름이다.

바이러스는 세포보다 훨씬 작아서 일반 현미경으로는 보이지 않는다. 전자현미경이 개발된 1930년대 이후 비로소 관찰이 가능했는데, 세균이 럭비공처럼 보인다고 하면, 바이러스는 정이십면체 다각형 모양이거나 화성탐사선 같은 모양도 있으며 순수하게 정제하면 결정結晶으로도 보인다. 결정은 원자들이 규칙적으로 배열되는 고체 상태의 물질에서 보이는 구조다. 이런 구조는 물이 꼭 필요한 세포에서는 상상할 수 없다. 이는 바이러스가 핵산과 이를 둘러싼 단백질로 이뤄졌기 때문인데, 이런 점에서 보면 바이러스는 생물이라기보다는 무생물인 광물과 유사하다.

우주에 존재하는 것을 생명 유무를 기준으로 두 가지로 나눈다면 생물과 무생물로 분류할 수 있다. 이는 아리스토텔레스가 자연계를 생물과 무생물로 나눈 것에서 시작되었는데, 지금도 여전히 유효한 분류 체계이지만 생물과 무생물을 항상 딱 구분할 수 있는 것은 아니다. 바이러스가 이런 경우다. 생물의 기본 단위를 세포라고 하는데, 바이러스는 세포가 아니어서 독자적으로 에너지를 생산하거나 자신과 같은 개체를 재생산할 수 없다. 이런 점에서는 무생물이다. 그러나 바이러스는 유전코드 역할을 하는 핵산이라는 물질을 가지기 때문에 남의 세포 안으로 들어가면 자신과 똑같은 개체를 재생산한다. 이런 점에서는 생물이라고 할 수 있다.

인체에 침입해서 증식하는 생물, 즉 감염을 유발하는 본체를 병원체 pathogen라고 한다. 병원체의 종류는 바이러스, 세균, 진균, 기생충 등이다. 이 중 기생충만 맨눈으로 볼 수 있고, 나머지는 현미경으로만 관찰할 수 있는 미생물에 해당한다. 반면 니코틴이나 수은 같은 물질이 몸속에 쌓이는 현상은 감염이 아니라 중독이라고 한다.

식물을 제외하면 지구상에 존재하는 모든 생물이 인간에게 감염을 일으키는 병원체가 될 수 있다. 자연계에 기생식물이 있기는 하지만 인간에 기생하는 식물은 없다. 그러나 생명현상에는 항상 예외가 있는 법이라, 인체에서 증식하는 식물이 보고된 적은 있다. 2010년 8월 11일 BBC 뉴스는 폐에서 싹 튼 완두콩을 제거하는 수술 사례를 보도했다. 폐기종을 앓던 한 남성이 폐암이 의심되어 수술을 받았는데, 폐에서 싹이 터 잎사귀가 난 1.25cm 크기의 완두콩이 발견되었다는 것이다.

미국국립보건원은 2007년부터 5년 동안 건강한 성인이 어떤 종류의 미생물을 얼마나 가지고 있는지 연구하는 미생물군집 프로젝트Human Microbiome Project를 진행했다. '미생물군집microbiome'이란 말은 박테리아의 유전자 교환을 발견한 공로로 노벨생리의학상을 받은 미국 분자생물학자 리더버그J. Lederberg가 만들었으며, 인체라는 공간을 공유하는 미생물 세계를 표현한 것이다. 2012년에 발표된 결과를 보면 인체 안팎에 살고 있는 미생물은 기존에 알려졌던 몇백 종이 아니라 만여 종이 넘고, 숫자로 계산해보면 1000조 개가 넘는다. 이는 인체의 세포 숫자 100조 개의 열 배에 이르지만, 미생물 세포의 크기는 인체 세포보다 훨씬 작기 때문에 무게로 따지면 0.9~2.3kg 정도다. 그러니까 우리 체중의 2% 정도는 사실 인체가 보유한 미생물의 무게인 셈이다.

인체에 존재하는 미생물의 유전자 정보를 해독한 지도에 의하면 전체 미생물 유전자는 800만 개에 이른다. 이는 인간이 가진 유전자의 숫자 2만 3000개의 350배에 해당한다. 또한 인간 유전자라고 알던 것 중 200개가 넘는 유전자가 미생물에서 기인한다는 사실이 밝혀졌다. 이 중에는 바이러스도 포함된다. 이는 인류가 진화해온 과거 어느 시점에서 미생물 유전자가 인간의 세포로 들어왔다는 의미다.

자궁에 있는 태아는 무균 상태이지만 태어난 순간부터 미생물이 상주하기 시작한다. 그래서 이 순간이 중요하다. 여성이 임신하면 질에 사는 미생물이 락토바실러스 위주로 개편되기 때문에 아기가 질을 통과하면서 락토바실러스와 접촉하게 된다. 이 균은 신생아의 피부뿐 아니라 입 주변에도 많이 묻어 있기에 아기가 어머니의 젖꼭지를 빨면 모유와 함께 락토바실러스가 아기의 장으로 들어간다. 그래서 제왕절개로 태어난 아기는 질식분만으로 나온 아기와는 장의 미생물 분포가 다르다. 출산 15분 이내 아기와 출산 24시간 이후 아기의 피부와 대변 미생물을 조사한 결과, 질식분만으로 나온 아기는 락토바실러스를 비롯한 어머니 질에 사는 미생물이 많았던 반면 제왕절개로 태어난 아기의 피부와 대변에는 의사나 간호사의 피부에 있는 미생물이 많았다. 제왕절개와 질식분만의 이런 차이는 시간이 지나면서 감소하여 일곱 살이 되면 차이가 없어진다.

인체에 상주하는 만여 종의 미생물 중에는 감염병을 일으키는 병원체 1400여 종도 포함된다. 혈액은 무균 상태라고 알고 있지만 여기에도 미생물이 존재한다. 우리는 병을 일으키는 박테리아를 이미 보유하고 있다는 말인데, 실제로 병으로 되는지 아닌지는 어디에 존재하는가와 면역 상태에 따라 결정된다. 인체의 특정한 곳에서 별문제 없이 살던 미생물이 다른 곳으로 옮겨 가면 질병을 일으키기도 한다. 예를 들어 대장에 정상적으로 존재하는 대장균이 요도로 들어가면 방광염을 일으킨다. 방광염 대부분이 이런 경로로 발생한다. 피부에 정상적으로 존재하는 포도구균은 평상시에는 다른 병원체가 피부에 서식하지 못하도록 하는 긍정적 역할을 하지만 면역력이 떨어졌을 때는 병을 일으킨다.

피부에 상주하는 어떤 박테리아는 피부세포의 분비물을 먹고 수분을 피부에 공급한다. 이 박테리아가 피부 타입에 영향을 미친다는 의미다. 인체에서 분비되는 땀에는 냄새가 없는데, 미생물이 땀을 대사시키면 냄새를 유발하는 물질이 만들어진다. 체취는 미생물이 결정하는 셈이다. 피부에 사는 박테리아는 얼굴처럼 기름기가 많은 부위, 겨드랑이처럼 축축한 부위, 팔뚝처럼 건조한 부위 등 피부 조건에 따라 종류가 달라진다.

미생물이 가장 많이 존재하는 곳은 소화기관 특히 대장으로, 체외로 배출된 대변에서 물을 뺀 무게의 60%가 미생물일 정도다. 맹장에 붙어 있는 충수는 필요 없는 퇴화 기관이라고 여겨왔지만 이곳은 박테리아의 저장고 기능을 한다. 설사병이 나서 장의 박테리아가 모두 비워질 때, 충수에 있던 박테리아가 대장을 다시 채운다.

대장 미생물은 사람 혼자서는 소화할 수 없는 영양소가 소화되도록 돕는다. 사람이 음식을 먹어서 얻는 에너지의 10~15%는 장내 박테리아가 소화시켜준 것인데, 세균은 사람이 먹은 영양소를 섭취해 증식하고 세균이 내놓는 배설물을 대장에서 흡수하는 것이다. 비타민 K를 비롯한 일부 비타민이 이런 과정을 거쳐 우리 몸에 흡수된다. 개를 포함한 몇몇 동물은 자기의 변을 먹음으로써 비타민을 보충하며, 토끼 똥에도 식물 섬유질을 분해하는 유용한 세균이 많기 때문에 어미 토끼는 자신의 똥을 새끼에게 먹인다.

이처럼 인체가 얻는 에너지의 상당 부분은 박테리아에서 유래하므로 비만인 사람과 정상 체중인 사람의 장내 박테리아는 구성 성분이 다르다. 가축 산업에서는 이미 이 특징을 활용해왔다. 1940년대 중반 제약업계에서 항생제가 포함된 사료를 먹인 가축이 더 빨리 자란다는 사실을 발견한 후 가축 농장에서는 항생제를 먹이는 일이 일반화되었다. 이때 사용하는 항생제의 용량은 세균감염을 치료할 때보다 훨씬 적기 때문에 세균감염을 줄여서 체중을 늘리는 것이 아니라 장내 세균을 변화시켜 체중을 늘리는 것이다.

인체에 상주하는 미생물은 비만뿐 아니라 우울증, 불안증, 자폐증 같은 정신 영역에도 영향을 미친다. 그래서 내 몸의 주인이 내가 아니라 미생물일 수 있다는 주장도 등장했다. 2012년에 개봉된 영화 〈연가시〉를 보면 연가시라는 기생충이 인간의 뇌를 조종한다. 영화는 가상이지만, 곤충에 실제 기생하는 연가시는 물에서 짝짓기를 하기 때문에 숙주인 곤충이 물가로 가서 자살하게끔 유도한다. 이런 기생충은 사람에게도 있다. 메디나충은 숙주인 사람으로 하여금 물가에 가도록 한다. 메디나충의 유충은 물에 사는 물벼룩의 몸에 있다가 사람이 물을 마시면 위장으로 들어간다. 이후 물벼룩은 사람의 위산 때문에 죽지만 메디나충 유충은 살아남아 소장으로 간 다음 장을 뚫고 나와 성충으로 성장한다. 암수로 자란 성충은 사람 몸 안에서 짝짓기를 하는데, 수컷은 바로 죽고 암컷은 유충을 잉태한다. 유충이 성숙하면 암컷은 사람의 피부 근처로 이동한다. 이때 물과 접촉할 확률이 높은 곳을 선택하는데, 인체에서 발이 가장 좋다. 실제로 암컷 메디나충은 복사뼈 근처에 수포를 만든다. 그러면 사람은 그 부위가 뜨겁고 통증이 심해지는데, 물속에 담그면 뜨거움과 통증이 사라진다. 이때 메디나충은 잉태하고 있던 유충을 물속으로 내보낸 뒤 죽음을 맞이한다. 사실 이런 사례는 많다. 해안가의 바다나 소금기가 있는 강어귀에 사는 비브리오균도 마찬가지다. 이 박테리아는 사람의 입으로 들어오는데, 위산의 공격을 이겨내고 장내에 생존하면 독소를 생산해 설사를 일으킨다. 그러면 이 설사를 타고 비브리오균은 다시 자신이 살기에 좋은 환경으로 흘러갈 수 있다. 사람 입장에서는 설사를 통해 세균을 배설하는 것이지만 비브리오균 입장에서는 인체를 이용해서 생존을 도모한다고 할 수 있다.

129 공생
더불어 사는 생명

지구상의 모든 생명체는 상호의존적이며 공생 관계다. 공생 共生이란 같이 산다는 의미인데, 흔히 좋게 같이 사는 것을 뜻하지만 넓은 의미로는 감염질환도 포함하는 가치중립적인 단어다.

생물의 공생symbiosis, 즉 상호관계는 서로의 이해관계에 따라 적대관계·상리공생·경쟁·편리공생·편해공생 등 다섯 범주로 나눈다. 적대 관계는 한쪽은 이익을 주지만 한쪽은 피해를 끼치는 관계다. 음식을 먹는 행위는 우리의 생존을 위해 상대방의 생존을 뺏는 적대 관계에 해당한다. 사람과 기생충의 관계도 마찬가지다. 기생충을 의미하는 parasite는 '다른 사람의 식탁에서 먹는 사람'이라는 뜻의 그리스어 parasitos에서 유래했는데, 인체에 사는 기생충은 원충protozoa과 연충worm 두 종류다. 원충은 눈에는 보이지 않는 미생물이며, 말라리아 병원충이 그 예다. 연충은 흔히 벌레라고 부르는 것으로, 회충이나 요충 같이 맨눈으로 관찰이 가능하다.

상리공생mutualism은 서로 이익을 얻는 관계다. 벌과 꽃의 관계가 대표적인 예로, 꽃은 벌에게 꿀을 제공하는 대신 벌을 통해 수정을 할 수 있다. 인간과 장내 세균의 관계도 마찬가지다. 장내 세균은 장에 들어온 음식을 분해해서 에너지를 얻고 덕분에 인체는 자신이 분해하지 못하는 영양분을 섭취할 수 있다.

경쟁은 일차적으로는 같은 종 내에서 일어나지만 종 간 경쟁도 보편적인 현상이다. 그런데 인간과 경쟁할 수 있는 생물은 없기 때문에 경쟁은 인간을 제외한 다른 생명체 사이에서 일어난다.

편리공생은 한쪽은 이익을 얻지만 한쪽은 영향을 받지 않는 관계다. 편리片利란 한쪽만 이득을 얻는다는 뜻으로 영어 commensalism을 옮긴 말이며, commensalism은 '같은 탁자에서 함께 먹다'라는 의미다. 세균에 감염되었으나 증상은 없는 무증상 감염이 그 예인데, 이때 세균은 몸에서 증식한 후 배설되어 다른 숙주로 옮겨 간다.

편해공생은 한쪽은 피해를 보지만 다른 쪽은 영향을 받지 않는 관계를 말한다. 편해片害란 한쪽만 피해를 본다는 뜻으로 영어 amensalism을 옮긴 말이다. 우리가 길을 걷다가 무심코 밟은 개미가 죽는 상황 등이 여기에 속한다.

130 　면역세포

과립구, 림프구, 단핵포식세포

　　인체가 병원체로부터 자신을 방어할 수 있는 면역 시스템에 대한 연구는 1796년에 영국 의사 제너E. Jenner가 개발한 예방접종에서 부터 시작되었다. 초기에는 감염에 대한 방어 시스템으로 연구되었지만, 장기이식이 발달하면서 자기self와 비자기nonself를 구분하는 체계를 연구하는 분야까지 폭이 넓어졌다. 면역 시스템은 외부에서 침입한 병원체나 이식된 장기를 자기인지 비자기인지 구별하는 것으로 작동을 시작한다. 비자기라고 인식되면 면역 체계를 활성화하고 비자기를 공격하여 파괴한다.

　면역반응의 중심에는 백혈구가 있다. 백혈구는 과립구·림프구·단핵포식세포 등 세 종류인데, 각기 다른 기능을 한다. 세포 안에 아주 작은 알갱이(과립)들을 가지는 백혈구를 과립구라고 하는데, 백혈구의 60~70%를 차지한다. 과립에는 병원체를 공격하는 물질이 들어 있으며, 과립구에는 호중구·호염구·호산구 등 세 종류가 있다. 이는 백혈구를 산과 염기로 염색했을 때 나타나는 차이에 따른 분류인데, 과립이 산에 염색이 잘되면 산을 좋아한다는 의미로 호산구라고 하며, 염기에 염색이 잘되면 호염구, 산이나 염기에 모두 반응을 안 하면 호중구라고 한다. 이 중 호중구가 과립구의 대부분을 차지한다.

골수에서 만들어져 혈관에 들어온 호중구는 혈액에서 6~12시간 정도 돌아다니다가 병원체를 발견하면 혈관 밖으로 나와 병균을 집어삼킨다. 그러면 과립에서 세균을 파괴하는 효소를 분비하여 세균을 죽인다. 이처럼 감염된 곳으로 호중구가 결집되기 때문에 그곳이 부어오른다. 이를 염증반응이라고 하며, 부은 곳에는 병균을 삼키고 죽은 호중구가 쌓여 노란 고름이 생긴다. 고름은 왜장을 안고 죽은 수많은 논개의 무덤인 셈이다. 즉, 염증이란 감염 부위에서 백혈구가 혈관 밖으로 나와 병균을 퇴치하는 과정이며, 호중구가 초기 반응을 담당한다.

호산구는 백혈구의 2~5%를 차지한다. 호산구의 과립에서 방출되는 물질은 백혈구가 잡아먹을 수 없을 정도로 큰 기생충을 사멸시킬 수 있다. 호염구는 백혈구의 0.2% 미만에 불과한데, 주로 항체 IgE로 매개되어서 히스타민 같은 물질을 분비하여 알레르기 반응에 관여한다.

혈액에는 호중구 말고도 병균을 잡아먹는 포식세포가 있다. 핵이 하나만 있어서 단핵포식세포라고 하는데, 혈액 안을 순환할 때는 단핵구 monocyte라고 하며 별다른 기능을 하지 않지만, 혈관 밖으로 나오면 대식세포로 변한다. 대식세포는 모든 조직에서 발견되며 장소에 따라 다른 이름으로 불린다. 단핵포식세포는 계통발생학적으로 가장 오래된 면역 체계로, 하등동물에서도 흔히 볼 수 있으며 활동 방식은 25억 년 전 지구에 처음 나타난 짚신벌레나 아메바와 똑같다. 인간의 대식세포가 박테리아를 처리하는 방식은 짚신벌레가 섬모를 이용하여 먹이 옆에 바짝 붙은 다음 먹이를 집어삼키는 것이나, 아메바가 돌기를 뻗어 먹이를 감싸 삼키는 것과 동일하다.

대식세포大食細胞란 말은 '큰 포식세포'라는 뜻인데, 또 다른 포식세포인 호중구보다 훨씬 크기 때문에 이런 이름이 붙었다. 조직에 병균이 침입하면 호중구가 먼저 가지만 곧 대식세포도 합세한다. 그런데 호중구는 거기서 생명을 마감하는 반면 대식세포는 세포분열을 통해 자신의 숫자를 늘리면서 활약한다. 그러므로 12시간이 지나면 대식세포가 호중구의 숫자를 능가하고, 장시간 남아 면역 작용을 한다.

포식捕食이란 '잡을 포捕'에 '먹을 식食' 자가 합해진 말로, 배부르게 먹는다는 의미의 포식飽食이 아니라 잡아먹는다는 뜻이다. 영어로는 phagocytosis인데, 탐식세포라고 번역하기도 한다. 포식세포를 처음 발견한 사람은 요구르트로 유명한 생물학자 메치니코프E. Metchnikoff다. 그는 1845년 러시아에서 태어났는데, 이탈리아 시칠리아에서 비교발생학을 연구하던 중 불가사리의 유충에서 방어 기능을 하는 세포들이 움직이는 모습을 발견했다. 그는 마침 옆에 있던 크리스마스트리에서 작은 가시를 떼어내 불가사리 유충 안으로 푹 찔러 넣었는데, 다음 날 가시 주변으로 무수히 많은 세포들이 몰려든 모습을 현미경으로 발견하고 이를 phagocyte(식세포)라고 불렀다. 메치니코프는 이 공로로 1908년 노벨생리의학상을 받았다.

백혈구의 세 번째 종류는 림프구인데, 무척추동물에는 없고 척추동물에만 있으며, 인체 면역 시스템에서 가장 중심적인 역할을 한다. 림프구를 의미하는 영어 lymphocyte는 19세기 후반 림프에서 발견된 세포라는 의미로 사용되기 시작했다. 그러다가 20세기 중반이 되면서 림프구는 하나의 세포가 아니라 여러 종류의 세포들로 구성된다는 사실을 알게 되었고, 지금은 B림프구·T림프구·NK세포 등 세 종류로 구분한다.

B림프구의 B는 닭과 관련한다. 닭을 비롯한 조류의 소화기관 끝에는 조그마한 주머니가 달려 있는데, 이 주머니는 16세기에 이탈리아 해부학자 파브리시우스가 발견한 이후 파브리시우스낭Bursa of Fabricius이라는 이름이 붙었다. 하지만 그 기능은 수백 년 동안 알려지지 않다가 1950년대 미국 생물학자인 글릭B. Glick이 알아냈다.

글릭은 닭의 배를 갈라 파브리시우스낭을 제거하고 다시 배를 꿰맨 후 어떤 일이 벌어지는지 관찰했다. 그런데 며칠을 지켜봐도 아무런 변화가 없었다. 성숙한 닭뿐 아니라 병아리를 대상으로 한 실험에서도 모두 멀쩡했다. 결국 그는 실험을 포기하고 실험에 사용했던 병아리와 닭을 모두 닭장에 다시 넣었고, 몇 주가 지난 후 병아리들은 자라서 닭이 되었다. 그때 토니 장Tony Chang이라는 연구원이 항체 형성 실험에 사용하려고 그 닭들을 꺼내 항원을 주사했다. 닭을 대상으로 실험하면 항원에 대한 항체를 쉽게 얻을 수 있기 때문에 당시에는 자주 사용하던 방법이었다. 그런데 이번에는 항체가 전혀 나오지 않자 토니는 당황했다. 그는 무엇이 잘못되었는지 글릭과 상의했고, 글릭은 문득 예전에 실패했던 실험을 생각해냈다. 그렇다면 파브리시우스낭이 항체 형성에 관련된 것이 아닐까! 두 사람은 다시 실험을 재개해서 파브리시우스낭을 제거하면 겉으로는 멀쩡해 보여도 항체를 만들 수 없다는 사실을 발견했다.

파브리시우스낭에서 생산되는 림프구는 bursa(낭)의 첫 글자를 따서 B림프구라고 부르며, 항체를 만드는 기능을 한다. 포유류는 파브리시우스낭이 없는 대신 골수에서 B림프구를 만드는데, 골수를 의미하는 bone marrow에서 첫 글자를 따서 역시 B림프구라고 부른다. 그런데 면역계에서 중요한 역할을 하는 항체가 만들어지지 않는데도 어떻게 닭들은 멀쩡하게 살 수 있었을까? 이들은 여전히 바이러스감염을 잘 견뎌냈으며, 피부이식수술을 했을 때도 정상적인 거부반응을 보였다. 즉, 자기와 비자기를 구별하는 면역 작용은 정상적으로 작동했다. 면역계에는 항체 말고도 뭔가 다른 것이 있다는 증거다.

B림프구의 발견 이후 10년이 지난 1960년대에 또 다른 림프구가 발견되었다. 이 림프구는 골수에서 만들어진 후 흉선thymus으로 가서 성숙하기 때문에 thymus의 첫 글자를 따서 T림프구라고 이름을 붙였다. 현재 T림프구는 도움T세포, 세포독성T세포, 조절T세포 등과 같이 서로 다른 기능을 하는 몇 가지 종류로 구분된다는 사실이 밝혀졌다. 도움T세포helper T cell란 도움helper이라는 이름처럼 B림프구가 형질세포로 전환하여 항체를 생산할 수 있도록 도우며, 대식세포와 세포독성T세포의 활성화를 돕는다. 세포독성T세포는 바이러스나 세균에 감염된 세포를 파괴하는 기능을 한다. 조절T세포는 억제성T세포suppressor T cell라고도 부르는데, 면역반응을 억제한다.

세 번째 림프구는 NK세포로, 자연살해natural killer세포다. 세포 이름에 자연이라는 말이 붙은 이유는 항원에 노출된 적이 없는 상태에서 그 항원을 공격하는 능력이 있기 때문이다. 이 세포가 바이러스에 감염된 세포를 살해하는 방법은 감염된 세포 가까이 가서 그 세포막에 구멍을 내는 물질을 분비하여 감염 세포가 스스로 자살하도록 하는 것이다.

항원-항체

현재 밝혀진 항체는 다섯 종류

노벨상이 제정된 후 1901년 첫 생리의학상을 받은 사람은 독일 생리학자 베링E. Behring인데, 디프테리아를 치료할 수 있는 항독소를 발견한 덕분이다. 그가 발견한 항독소는 지금은 항체라고 하며, 때문에 베링은 현대 면역학을 시작한 사람으로 인정받는다. 항체anti-body라는 말은 1891년 베링과 같이 독일 코흐연구소에서 일하던 에를리히P. Ehrlich가 만들었는데, 정작 항체를 이용하여 질병 치료에 성공한 사람은 베링이었다.

디프테리아는 독소를 만드는 세균에 의한 전염병으로, 주로 아이들의 상기도를 막아 숨을 쉬지 못하게 한다. 베링이 살던 당시 유럽에서는 아이들의 목을 조르는 병이라고 알려졌다. 코흐연구소에서 일하던 베링은 디프테리아균을 기르던 배양액만 주사해도 균 자체를 주사할 때와 똑같은 병을 유발한다는 사실을 발견했다. 즉, 박테리아가 분비한 물질에 의해 병이 생기는 것이다. 이를 독소toxin라고 한다. 그는 디프테리아균이 분비하는 독소를 토끼에게 소량 주사해서 면역이 생기게 했다. 그러자 나중에는 많은 양의 독소를 주사해도 토끼는 디프테리아에 감염되지 않았다. 이어서 면역이 생긴 토끼의 혈액에서 독소를 중화시키는 물질인 항독소를 분리하는 데 성공했다.

베링은 1890년 이 결과를 학계에 발표했고, 이듬해인 1891년에는 디프테리아에 감염된 아이를 대상으로 항독소 주사 치료에 성공했다. 이를 혈청요법이라고 하는데, 면역이 생긴 동물에게서 채취한 혈청을 환자에게 주사하여 치료하는 방법이다. 베링이 처음 혈청요법을 시행했던 때는 독일에서만 해도 매년 5만 명 이상의 아이들이 디프테리아로 사망했고 우리나라에서도 환자가 많았지만, 지금은 예방접종으로 거의 사라진 병이 되었다.

다발골수종이란 여러 골수에 다발적으로 발생하는 종양인데, 이 병에 걸리면 한 종류의 면역글로불린(항체)만을 비정상적으로 많이 생산한다. 덕분에 1960년대 이 환자들에게서 대량의 순수한 면역글로불린을 얻게 되면서 면역글로불린에 대한 많은 새로운 지식이 밝혀졌으며, 이즈음 면역글로불린의 종류가 여러 가지라는 사실도 알려졌다.

포유류의 혈청에는 IgM·IgG·IgA·IgE·IgD 등 다섯 종류의 면역글로불린, 즉 항체가 있다. 앞의 Ig는 면역글로불린의 영어명 immunoglobulin을 의미하고, 그 뒤에 붙는 M·G·A·E·D 등은 그 항체를 처음 발견한 사람들이 연구했던 정황에 따라 붙인 표기로 일정한 규칙은 없다.

1939년에 가장 처음 밝혀진 항체는 IgG인데, 혈장단백질을 전기이동했을 때 감마(γ, gamma) 영역에서 발견되었다고 해서 이런 이름이 붙었다. IgM은 macroglobulin(큰 글로불린)의 M을 딴 것이고, IgA는 처음에는 말의 항체를 의미해서 animal(동물)의 A로 표기한 것이며, IgE는 erythema(홍반)의 E에서 만들어진 말이다. IgD라는 이름은 이것이 1964년 처음 분리되었을 때 IgA는 발견된 상태였고 IgB는 이미 존재한다고 생각했기 때문에 IgC라고 명명해야 했지만 영어 C에 해당하는 그리스어 알파벳이 없어서 다음 알파벳인 D(δ, delta)를 골랐다고 한다. 하지만 IgB는 아직도 발견되지 않았기에 현재까지 발견된 면역글로불린은 다섯 가지다.

항체는 모두 기본적으로 같은 구조적 특성을 가지나 항원과 결합하는 부위는 종류마다 다르다. 또한 같은 종류의 항체끼리도 항원과 결합하는 부위가 달라 항체의 다양성은 수십억 종류에 달한다.

면역반응에서는 병균이라는 말 대신 항원antigen이라는 단어를 더 많이 쓴다. 항원은 항체가 연구된 후에 사용되기 시작한 말로, 영어에서 'anti-'는 '~에 반대되는'이라는 뜻이고, '-gen'은 '무엇을 만들어내다'라는 뜻이다. 즉, 항원이라는 말은 면역반응을 유발하는 모든 물질을 의미한다. 여기에는 바이러스, 박테리아, 곰팡이 같은 병균뿐 아니라 암세포 등도 포함된다. 면역 시스템에서 보면 암세포도 자기가 아닌 비자기에 해당한다.

생소한 병균이 처음 몸에 들어오면 B림프구가 IgM을 생산한다. IgM은 분자가 크기 때문에 한 개의 분자가 열 개의 균을 상대한다. 그러나 반감기가 10일 정도이며 분비되는 양이 많지 않으므로 많은 병균을 한꺼번에 상대할 순 없다. 이 틈에 공격권에서 벗어난 병균이 증식하면 면역 시스템은 좀 더 효과적인 IgG를 생산한다. 한 개의 IgG는 두 개의 병균밖에 상대할 수 없지만, 생산량이 많고 항원과의 결합력도 강하며 반감기도 IgM의 두 배로 오랫동안 생존하기 때문에 병균을 효과적으로 퇴치할 수 있다. 만약 같은 병균이 또다시 들어오면 이미 형성된 기억세포에서 처음부터 IgG를 대량 생산해서 병균을 공격한다.

인체가 처음 접하는 항원에 대한 항체 생산을 1차면역반응이라고 하는데, 보통 1주 이내에 일어난다. 그리고 동일한 항원이 또 들어오면 1차반응 때보다 훨씬 빠르게 더 많은 항체가 형성되는데, 이때의 반응을 2차면역반응 또는 기억반응이라고 한다. 2차면역반응에서 형성된 IgG는 크기가 작아 태반을 통해 태아에게도 전달된다. 반면 1차면역반응에서 형성된 IgM은 크기가 커서 태반을 통과하지 못한다.

미생물과 지속적으로 접촉하는 점막인 호흡기·소화기·비뇨생식기의 점막 분비물에는 IgA가 있는데, 이 항체는 병균과 결합하여 이를 파괴한다. IgA는 다른 어떤 항체보다 많이 생산되지만 혈중 농도는 높지 않다. 대부분 분비물로 배출되기 때문이며, 아이를 낳고 분비되는 초유에도 많다. IgE는 보통 혈중에 낮은 농도로 존재하지만, 기생충에 감염되었을 때는 많이 분비되므로 기생충에 대한 면역반응으로 진화되었으리라 추정한다. 그런데 IgE는 알레르기를 유발하는 항원에 대한 반응으로도 증가하므로 기생충질환이 거의 없어진 선진국에서는 IgE가 많은 사람은 알레르기질환이 있을 가능성이 높다. 마지막으로 IgD 항체의 역할은 아직도 수수께끼로 남아 있다.

132 면역반응
비자기(nonself)에 대한 반응

면역반응은 항원을 인식하면서 시작된다. 항원을 처음 감지하는 세포는 수지상세포와 B림프구인데, 인체에 처음 들어오는 항원은 주로 수지상세포가 감지하고 두 번 이상 들어온 항원은 B림프구가 담당한다. B림프구의 표면에는 이미 노출된 항원에 대한 항체가 장착되어 있기 때문이다.

수지상세포dendritic cell란 현미경으로 봤을 때 마치 여러 개의 손가락이 달린 것처럼 생겼기 때문에 붙여진 이름으로, 단핵포식세포가 변한 것이다. 수지상세포도 본래 포식하는 세포답게 항원을 감지하면 일단 잡아먹는다. 그리고 세포 안에서 항원을 적당하게 가공하여 T림프구에게 가져다준다. 이를 항원제시antigen presentation라고 하는데, 수지상세포가 가장 효율적으로 작동하고 B림프구와 대식세포도 이런 기능을 한다. 항원제시 세포에 의해 항원이 T림프구에게 전달되면 T림프구가 활성화된다. 활성화된 T림프구 중 도움T세포는 B림프구를 더욱 활성화시키고 형질세포로 변화시켜 항체를 대량 생산하게 하며, 세포독성T세포는 병균에 감염된 세포를 파괴한다.

B림프구와 T림프구에 의한 면역반응으로 병균이 없어지면 활성화된 림프구들은 일부만 제외하고 대부분 스스로 죽는다. 하지만 일부는 오랫동안 살아남는데, 길게는 40년까지 생존하는 세포가 보고되기도 했다. 이를 기억세포라고 한다. 이 기억세포 덕분에 인체는 한 번 감염된 병균이 다시 들어오면 효과적으로 퇴치할 수 있다. 이처럼 인체는 특정 미생물에 계속 노출되면 그에 대한 면역성이 강화된다. 이런 형태의 면역은 감염에 잘 적응하므로 적응면역이라고 한다.

반면 미생물에 노출되기 전부터 존재하여 처음 들어오는 침입자에게도 빠르게 반응하는 시스템이 있다. 자연면역 또는 선천면역이라고 부르는 이 반응은 곤충을 비롯한 거의 모든 동물에서 일어나며, 인체에서는 외부 환경과의 경계가 되는 피부와 점막에서 대표적으로 나타난다. 덕분에 더러운 물이나 미생물이 피부에 접촉하더라도 보통은 감염되지 않는다. 피부가 얼마나 중요한지는 피부가 파괴된 화상 환자를 보면 알 수 있다. 화상으로 피부가 손상되면 세균이 피부를 쉽게 통과하기 때문에 감염증이 잘 생긴다. 실제로도 화상이 심해 병원에 입원하는 환자의 가장 흔한 사망 원인은 바로 피부를 통한 세균감염이다.

피부세포는 맨 바깥층이 끊임없이 벗겨지는데 이때 붙어 있던 오염원이나 미생물도 같이 떨어져 나간다. 그래서 대중목욕탕이 미생물을 옮기는 장소가 되기도 한다. 뿐만 아니라 피부는 땀이나 피지를 배출해서 미생물의 오염을 막는다. 귀에서 분비물, 벗겨진 피부, 먼지 등이 귀지로 배출되는 것도 일종의 자연면역이다. 점막도 피부 못지않은 면적으로 외부 환경과 접한다. 입에서 항문에 이르는 소화기관 전체가 점막으로 되어 있고, 코에서 폐에 이르는 호흡기도 마찬가지이며, 소변이 나오는 요로·여성의 질과 자궁·눈 등도 점막으로 덮여 있다. 피부에서 때가 벗겨져 나가듯이, 점막은 끈적거리는 점액을 분비하여 미생물이 이 점액에 붙어 배출되도록 한다. 점액은 단순히 끈적거릴 뿐만 아니라 라이소자임 같은 강력한 살균 물질을 분비하여 미생물을 파괴하고, 점막세포는 세포분열이 매우 빨라 표면에 있는 세포가 죽으면서 미생물과 같이 떨어져 나간다.

눈물이나 타액도 자연면역의 구성 요소로, 이 분비물에도 라이소자임이 들어 있다. 알렉산더 플레밍A. Fleming은 페니실린을 발견한 영국 세균학자로, 하루는 그가 실험을 하다가 세균 배양 중인 유리그릇 안에 실수로 콧물을 떨어뜨렸다. 그런데 2~3일 뒤 배양기를 살펴보니 세균이 없어진 것을 보고 발견한 성분이 라이소자임이다. 라이소자임lysozyme은 녹인다는 의미의 lysis와 효소라는 의미의 enzyme을 합성하여 만든 단어인데, 말 그대로 세균의 세포막을 녹여버린다. 따라서 눈물이나 타액의 분비량이 줄어들면 결막염이나 충치가 잘 생긴다.

피부와 점막을 뚫고 들어오는 미생물은 포식세포가 잡아먹는다. 호중구와 대식세포가 이런 역할을 하는데, 이는 림프구의 활성화 없이도 가능하기 때문에 림프구가 없는 무척추동물에게는 매우 중요한 면역 시스템이다. 체내로 들어온 미생물은 보체에 의해서도 파괴된다. 보체 complement는 1890년대에 에를리히가 면역세포를 보조하는 물질이라는 의미로 만든 말이다. 현재까지 밝혀진 보체는 16가지이며, 이들은 서로 협동해서 면역세포의 도움 없이도 미생물을 파괴한다.

미생물에 감염되면 인체는 발열반응을 일으키는데, 이 역시 면역반응의 일종이다. 열이 나면 괴롭기는 하지만, 발열반응 자체는 미생물을 퇴치하는 역할을 한다. 체온이 상승하면 항체 생산이 증가하며, 림프구나 포식세포의 기능이 좋아지기 때문이다.

133 림프기관
림프구 결집 장소

항원이 들어왔을 때 면역반응과 관련된 세포들이 일정한 부위에 집중적으로 모이게 되는데, 이를 림프기관lymphoid organ이라고 한다. 림프기관은 림프구가 만들어지고 성숙되는 1차림프기관과 림프구가 항원에 대해 면역반응을 작동하는 2차림프기관으로 구분된다.

포유류의 1차림프기관으로는 골수와 흉선이 있다. 골수는 백혈구를 비롯한 모든 혈액세포가 만들어지는 곳이며, B림프구가 성숙하는 곳이기도 하다. 그리고 흉선은 골수에서 만들어진 T림프구가 성숙하는 곳이다. 흉선은 심장 윗부분에 있는데, 허브 타임thyme의 잎처럼 생겼다고 해서 thymus라고 부르며 이를 가슴에 있는 조직이라는 의미로 흉선胸腺이라고 번역했다. 흉선은 태어나서부터 사춘기까지 계속 자라 35g까지 커지다가 청년기 이후에는 줄어든다. 선천적인 유전자 이상으로 흉선 없이 태어나는 아이가 드물게 있는데, T림프구 활동이 없어서 세균이나 바이러스, 곰팡이 감염 등에 시달리기 때문에 생존 자체가 어렵다.

1차림프기관인 골수와 흉선이 림프구를 만들고 단련시키는 곳이라면 2차림프기관은 림프구가 침입자와 전투하는 곳이다. 대개 2차림프기관은 감염이 시작되는 곳에 있으므로 말초림프기관이라고도 한다. 림프절, 점막면역조직, 비장 등이 이에 해당한다. 소화기·호흡기·비뇨생식기의 점막에는 림프구가 많이 모여 있는 조직이 존재하는데, 이를 영어로 MALTmucosa-associated lymphoid tissue라고 하며, 우리말로는 말트 또는 점막면역조직이라고 한다. 감기에 걸렸을 때 많이 붓는 편도가 대표적인 점막면역조직이다.

혈액순환 과정에서 혈장은 모세혈관 밖으로 나와 간질액과 섞이는데, 염증이 생긴 경우에는 백혈구도 함께 나오기 때문에 간질액이 증가한다. 간질액은 다시 모세혈관으로 들어가 정맥을 통해 순환하거나 림프관으로 이동하는데, 미생물과 전투하고 죽은 호중구는 혈관으로 다시 못 들어가고 림프관으로 유입된다. 간질액으로 나온 호중구는 대부분 죽지만 림프구와 대식세포는 침입자를 삼키거나 붙들고 림프절까지 간다. 그러면 림프절에서 대기하던 림프구들이 활성화되어 본격적인 면역반응을 시작한다.

림프절은 림프관 사이사이에 있는데, 림프관이 몸통으로 들어가는 부위인 목·겨드랑이·사타구니 등에 많다. 림프절이 가장 밀집한 곳은 목으로, 좌우 150개씩 총 300개다. 코와 입을 통해 외부 물질과의 접촉이 많이 일어나기 때문이다. 림프절은 크기가 0.2~1cm 정도라서 유심히 관찰하지 않으면 보이지도 만져지지도 않는다. 그런데 침입자에 대한 면역반응이 시작되면 림프절이 커진다. 사타구니에 생기는 가래톳이라는 멍울도 다리 염증이나 성병 때문에 림프절이 부은 것이다. 면역반응이란 병원체뿐 아니라 암세포에 대해서도 나타나기 때문에 암세포가 많아져도 이를 잡아먹은 백혈구들이 림프절에 모여 림프절이 붓는다.

비장은 왼쪽 옆구리 부근 횡격막과 신장 사이에 있는 기관으로, 무게는 150g 정도이며 혈관이 많아 자주색으로 보인다. 비장은 혈액에 있는 항원-항체 결합체를 제거하는데, 혈류로 유입되는 미생물도 여기서 처리된다. 또한 비장은 노화된 혈소판과 적혈구를 제거한다. 비장脾臟은 지라라고도 한다. 지라의 '지'는 피(血)를 의미한다. 소의 피를 선지라고 부르는 것도 이런 이유다. 《동의보감》에 따르면 비脾는 원래 도와준다(俾)는 의미로, 위胃 아래에 있으면서 위를 도와 음식이 잘 소화되게 한다. 위가 음식을 받아들이는 곳이라면 비는 음식을 소화시키는 곳이며, 소화된 음식물로 기와 혈을 만드는 곳이라고 이해했던 것이다. 하지만 실제로 비장에서 피가 만들어지는 시기는 태아기와 출생 직후뿐이다.

면역결핍

병원균을 인식하지 못하는 병

선천적으로 면역 기능이 없었던 유명한 사례는 미국 소년 데이비드David Vetter다. 그의 형이 같은 질환으로 생후 7개월째에 사망했기 때문에 데이비드의 부모와 의사는 아이가 태어나기 전부터 준비를 했다. 데이비드는 1971년 제왕절개로 태어난 직후부터 무균 보육기에서 키워졌고, 나중에는 무균 방으로 옮겨 갔다가 통 모양의 무균 텐트에서 살았다. 그 텐트가 풍선 모양이어서 그는 '풍선 소년bubble boy'으로 세상에 알려졌다.

데이비드는 T림프구가 전혀 없었고, B림프구도 거의 없었다. 이 때문에 그는 바이러스나 세균으로부터 자신을 지킬 수 없었으므로 모든 접촉이 불가능했다. 1984년 그가 열두 살이 되었을 때 유일한 희망이었던 골수이식을 그의 누이한테서 받았는데, 몇 개월 뒤 B림프구에 바이러스가 감염된 것이 암으로 발전하여 사망하고 말았다. 부모가 데이비드를 처음 안아본 것은 그가 사망하기 직전이었다고 한다. 이처럼 태어날 때부터 면역 기능이 없는 질환을 선천성면역결핍증이라고 한다. 반면 후천적으로 생기는 면역결핍의 대표적인 예는 에이즈다. 에이즈 AIDS란 acquired immunodeficiency syndrome의 첫 글자를 딴 것으로, 번역하면 후천성면역결핍증이다.

아이 만 명 중 한 명은 태어날 때부터 면역 기능에 이상이 나타난다. 면역 작용이 없으면 몸은 어떻게 될까? 어떤 면역 기능이 문제인가에 따라 다르다. 가장 흔한 경우는 항체가 형성되지 않는 것인데, 항체는 주로 박테리아 퇴치를 담당하기 때문에 세균감염이 잘 생긴다. 신생아는 태아 때 어머니한테 받은 항체로 버티지만 그것이 소실되는 생후 6~9개월부터 본격적인 증상이 나타난다. 두 번째로 흔한 경우는 T림프구의 기능이 저하되는 것인데, 바이러스에 감염된 세포를 처리하지 못하기 때문에 바이러스감염에 잘 걸린다. 그런데 B림프구의 기능은 T림프구에 의존적이어서 이때는 B림프구가 있다고 해도 기능이 약해서 세균감염도 잘 생긴다. 세 번째 경우는 호중구의 결함인데, 박테리아 포식 기능이 떨어져 세균감염에 취약하고 곰팡이감염도 잘 생긴다. 즉, 어느 경우이건 감염이 잘 일어난다. 또한 암도 잘 발병하여 암 발생률이 건강한 사람의 100배 이상이나 된다. 암세포가 만들어지면 면역세포가 이를 처리해야 하는데 면역 기능이 떨어져 있고, 잦은 바이러스감염으로 세포 DNA 손상이 잘 오기 때문이다.

135　알레르기

과도한 면역반응

알레르기allergy는 100년 전 오스트리아 의사 피르케C. Pirquet가 변화를 의미하는 그리스어 allos와 활동을 의미하는 그리스어 ergos를 조합하여 만든 말로 '변화된 반응'이라는 뜻이며, 면역반응이 너무 과해서 인체에 해를 입히는 병을 의미한다. 인체에서 면역반응이 필요 이상으로 나타나는 경우를 과민반응hypersensitivity reaction이라고 한다. 과민반응은 두 가지인데, 항원이 어디에서 유래하느냐에 따라서 외부 물질에 대한 과민반응이면 알레르기라고 하며, 인체 내부 물질에 대한 과민반응이면 자가면역질환이라고 한다.

과민반응은 면역학 연구 초기부터 알려졌다. 베링이 1891년 최초로 항체를 이용해서 질병을 치료했을 때 일이다. 처음에는 아무런 문제가 없어 보였으나 동물 혈청을 두 번 이상 주사 맞았던 환자들 중 일부에서 발진과 발열 등의 부작용이 나타났다. 최초로 관찰된 과민반응인데, 이에 대한 연구는 프랑스 생리학자 리셰C. Richet가 시작했다. 당시에는 선원들이 해파리의 독침에 쏘여 사망하는 사고가 종종 발생했기에 리셰는 베링의 혈청요법이나 예방접종을 통해 해파리 독소를 예방하는 연구를 했다. 그는 먼저 개를 대상으로 실험했는데, 개에게 해파리의 독소를 주입해서 면역을 유도한 다음에 다시 같은 독소를 주입하면 독소에 대해 안전할 것이라고 생각했다. 그런데 3주 뒤에 같은 용량의 독소를 주입하자 첫 주사에서는 보이지 않았던 생명을 위협하는 아주 심한 증상들이 나타났다. 베링의 발견과는 정반대 현상이었다. 그래서 리셰는 반대를 의미하는 그리스어 'ana-'와 보호를 의미하는 그리스어 phylaxis를 조합해서 아나필락시스anaphylaxis라는 말을 만들어 이 현상을 설명했다. 당시는 예방접종이라는 개념이 도입되던 시기여서 예방을 의미하는 prophylaxis의 반대말로 anaphylaxis를 만든 것이다. 사실이 현상은 오래전부터 알려졌지만 리셰가 처음 그 기전을 밝히고 명명했으며, 그는 이 공로로 1913년 노벨생리의학상을 수상했다.

1906년 피르케는 면역반응과 과민반응은 둘 다 외부 자극에 대한 면역반응이므로 근본적으로는 동일하다고 밝히면서 과민반응을 알레르기라고 부르자는 제안을 했다. 또한 알레르기를 일으키는 물질을 알레르겐allergen이라고 했다. 한편 아토피atopy라는 말은 1923년에 미국 면역학자 코카A. Coca가 자신이 관찰했던 과민반응을 기술하기 위해 장소라는 의미의 그리스어 topia와 부정의 의미인 접두사 'a-'를 조합하여 만들었으며 이는 '특이한unusual'이란 뜻이다. 그러다가 1966년 일본인 면역학자 이시자카 기미시게石坂公成가 발견한 IgE의 작용이 알려진 후 아토피는 주로 IgE 항체로 유발되는 알레르기를 의미한다. 통상적으로는 아토피피부염이라고 말한다.

1960년대에는 새로운 항체들이 발견되면서 B림프구 외에 T림프구가 존재한다는 사실도 밝혀졌다. 또한 외부에서 들어온 물질뿐 아니라 인체에 본래 있는 물질에 대해서도 알레르기 반응이 나타난다는 사실이 밝혀지면서 면역 시스템에 대한 인식의 폭이 넓어졌다. 그래서 1963년 영국 면역학자 쿰스R. Cooms와 젤P. Gell은 기존에 알려진 과민반응을 다음 네 종류로 분류했다.

① 급성(1형) 과민반응: 아토피, 아나필락시스, 천식
② 항체매개형(2형) 과민반응: 그레이브스병
③ 면역복합질환(3형) 과민반응: 류마티스관절염
④ 세포매개형(4형) 과민반응: 접촉피부염, 장기이식 거부반응

이 중 아토피·아나필락시스·천식·접촉피부염 등은 알레르기에 해당하며, 그레이브스병과 류마티스관절염은 자가면역질환에 해당한다.

알레르기질환은 인구의 20% 정도에서 나타나며 인체 어느 부분에 발병하느냐에 따라 병명을 붙인다. 호흡기에서 발생하는 알레르기는

비염과 천식이 대표적이고, 눈에서는 알레르기결막염, 피부에서는 두드러기·아토피피부염·접촉피부염, 위장에서는 알레르기장염이 발생하며, 전신에 발생하는 아나필락시스도 있다.

알레르기질환은 그에 대한 유전적 소인이 있는 사람에게서 주로 발병하는데, 이런 경우 영유아 시기부터 증상이 나타난다. 그러나 나이가 들수록 질병의 양상은 변해가며, 특히 발병하는 장기가 달라진다. 이를 알레르기행진allergic march이라고 한다. 여러 알레르기질환이 나이에 따라 발현과 호전을 이어가는 현상을 말한다. 최초에는 영유아기에 식품에 대한 설사·구토·복통 등의 위장관 증상이 나타나고, 생후 3개월에서 1년 사이에는 아토피피부염이 나타나며, 생후 6개월쯤에는 쌕쌕거리는 소리를 동반한 천식 증상이 발병한다. 이후 아토피피부염은 2~3세에 80% 정도 좋아지며, 천식 증상은 호흡기관이 성장하고 환경이 변하면서 일부는 6~7세 정도에 좋아지기도 하고 어떤 경우에는 호전과 악화를 반복하면서 사춘기에 이른다. 또한 일부는 천식 증상은 호전되지만 알레르기비염이 발생한다.

전체적으로 소아 알레르기질환의 약 70%는 사춘기를 지나면서 치유되지만 20~30%는 성인이 되어서도 지속된다. 알레르기질환 중에서 평생 계속되면서 흔한 병은 알레르기비염과 천식인데, 비염은 전체 인구의 10~15%, 천식은 5~10%에서 나타난다.

알레르기질환 치료에서 가장 중요한 점은 알레르기를 유발하는 알레르겐을 피하는 것이다. 그런데 실제로는 원인 항원을 알아내더라도 완전히 없애기 어려운 경우가 많다. 가장 중요한 알레르겐인 집먼지진드기는 1년 내내 증상을 유발하는데, 집 안 관리를 잘해서 진드기 숫자를 줄일 수는 있지만 완전히 박멸하는 것은 거의 불가능하다. 다음으로 흔한 알레르겐은 꽃가루다. 꽃가루의 종류나 날리는 양상은 계절에 따라 다르므로 이에 따른 알레르기 증상도 계절에 따라 악화와 호전을 반복한다. 봄에는 주로 나무 꽃가루가 많고 여름에는 풀 꽃가루, 가을에는 잡초 꽃가루 등이 많다. 바람에 날리는 꽃가루는 먼 거리를 이동하므로 주위에 나무나 풀이 없더라도 얼마든지 꽃가루 알레르기가 생길 수 있다. 그런데 희한하게도 알레르기를 유발하는 꽃가루는 깊은 산속보다는 인간에 의해 자연이 파괴된 토양에서 많으며, 주택가 주변이나 길가의 공터·하천 주변에 많다.

알레르겐에 한번 노출되면 IgE 항체가 형성되는데, 만일 똑같은 알레르겐에 다시 노출되면 알레르겐은 이미 만들어진 IgE에 결합된다. 그러면 세포 표면에 IgE를 가진 비만세포와 호염구에서는 히스타민을 비롯한 화학물질을 대량 분비한다. 비만세포는 호염구와 같은 백혈구인데, 혈중에 있으면 호염구라고 하며 혈관 밖 조직에 있으면 비만세포라고 한다. 비만세포란 mast cell을 의미하는데, mast cell은 1878년에 를리히가 처음 발견했다. 그는 이 세포를 발견하면서 주위 조직에 영양을 공급하는 기능이 있으리라 추정하여 독일어로 '살찌우다'를 의미하는 mast란 이름을 붙였고, 우리나라에서는 이를 한자어인 '비만'으로 번역한 것이다. 하지만 지방조직이 비대한 비만과는 전혀 관계가 없다.

아나필락시스의 경우 알레르겐에 노출된 후 매우 짧은 시간 안에 ― 대부분은 30분 이내에 ― 피부나 점막에 두드러기가 생기고 혈관부종과 기관지경련이 나타난다. 혈관부종이란 말 그대로 혈관이 붓는 현상인데, 후두에 혈관부종이 발생하면 기도가 막혀 질식으로 사망하며, 심장의 관상동맥에 부종이 나타나면 혈관경련으로 심근경색이나 부정맥을 초래해서 사망하기도 한다. 이렇게 아나필락시스는 매우 빠른 속도로 진행하기 때문에 순간적으로 생명을 위협하는 병이다.

아나필락시스에 대한 최초의 기록은 기원전 1640년 이집트의 메네스 왕이 벌에 쏘여 급사했다는 내용인데, 아나필락시스를 일으키는 알레르겐은 시대에 따라 변해왔다. 1920~1930년대에는 말에서 추출한 혈청을 치료제로 많이 사용했는데 이것이 아나필락시스를 잘 일으켰고, 1960~1970년대에는 페니실린에 의한 아나필락시스가 많이 보고되었다. 페니실린은 1950~1960년대에는 인류가 감염병을 모두 정복했다는 자신감을 갖게 해준 항생제이고, 지금도 매독이나 심내막염 치료에 꼭 필요하지만 아나필락시스의 위험성 때문에 의사들이 기피하는 약이 되었다.

병원에서 발생하는 의료사고의 많은 원인이 아나필락시스다. 모든 약물이 그런 위험성을 가지기 때문이다. 가장 흔한 원인 약물은 페니실린 계열의 항생제와 소염진통제 등이며, CT 검사를 위해 사용하는 조영제도 아나필락시스와 유사한 부작용을 잘 일으킨다. 아나필락시스는 수혈 부작용으로도 나타나며, 투석하는 환자에게도 투석막에 의해 나타날 수 있다. 병원 밖에서는 음식과 곤충에 의한 아나필락시스가 흔하다. 곤충은 벌에 쏘이거나 개미한테 물리는 예가 대표적이다. 가을 성묘 때 제초 작업을 하다가 벌에 쏘여 사망자가 발생했다는 뉴스는 추석이 다가오면 자주 접하는 보도다. 이 사망자들의 절반 이상은 벌에 쏘인 후 한 시간 이내에 사망하는데, 증상이 빨리 나타날수록 예후가 좋지 않다.

음식 알레르기

음식으로 인한 부작용이 모두 알레르기는 아니다

음식 알레르기는 음식에 의해 나타나는 과민반응이다. 음식 알레르기라고 하면 복통 같은 위장 증상을 생각하기 쉽지만 실제로 이런 증상은 별로 없고, 발진·두드러기·아토피피부염 같은 피부 증상과 알레르기비염·천식·아나필락시스 등을 유발한다.

음식 알레르기는 아동에게 많고 나이가 증가하면서 감소한다. 정상적인 성인은 음식이 장 점막에서 흡수될 때 장 점막면역조직이 몸에 적합한지 가려내는 기능을 하지만, 점막면역조직이 미숙한 2세 이전의 영아는 이런 기능이 완전하지 못하다. 또한 신생아는 위에서 산 분비가 아직 적절하게 이뤄지지 못하므로 음식과 함께 들어온 알레르겐을 위산이 파괴하지 못한다. 소장에서도 단백질을 분해하는 효소 활동이 미숙하므로 많은 알레르겐이 흡수되어 전신 증상을 유발한다.

우리나라에서 음식 알레르기의 빈도는 영아의 경우 5.3%, 6~12세는 4.7%로 나타났으며, 이는 서양에서의 보고와 비슷하다. 알레르기를 잘 유발하는 음식으로는 우유·달걀·어류·견과류·콩류 등 다섯 가지가 있는데, 이를 '빅big 5'라고 한다. 2014년 서울 지역 0~6세 아동 1만 6749명을 조사한 바에 따르면 달걀이 가장 흔한 알레르겐이었고 다음으로 우유, 땅콩, 콩, 밀 등의 순이었다.

음식 알레르기는 성장하면서 장 점막 면역 기능이 성숙하기 때문에 자연적으로 없어진다. 일반적으로 식물성보다는 동물성 식품에 대한 알레르기가 빨리 좋아진다. 우리나라 아이들의 가장 흔한 알레르기 원인인 달걀의 경우는 다섯 살이 되면 60%에서 알레르기가 없어지고 학교에 갈 나이가 되면 대부분 좋아지며, 우유 알레르기는 다섯 살까지 80%에서 없어지지만 견과류나 어패류에 대한 알레르기는 없어지지 않는다. 한편 성인기에는 생선이나 갑각류에 대한 알레르기가 새로 발생하기도 한다.

우리나라 사람들은 음식 알레르기가 있으면 돼지고기나 닭고기를 피해야 한다고 생각한다. 그러나 실제로 육류 자체에 의한 알레르기는 세계적으로 매우 드물다. 다만 육류를 사육할 때 항생제 같은 예상치 못하는 물질이 함유될 수 있고 가공 과정이나 음식을 만들 때 들어가는 첨가물이 알레르기를 일으킬 수는 있지만, 이도 흔한 일은 아니다.

음식 알레르기는 음식 때문에 나타나는 부작용의 일종이다. 부작용 adverse reaction이란 원치 않는 작용을 의미하는데, 일반적으로 두 가지로 나눈다. 이 중 면역반응으로 인한 것이면 알레르기라고 하며, 그렇지 않으면 불내성이라고 한다. 불내성intolerance이란 감내할 수 없다는 의미로, 의학에서는 알레르기가 아닌 부작용을 의미한다. 알레르기가 아니라 불내성에 속하는 범주인데도 알레르기로 오해하는 대표적인 예는 식중독과 소화효소 결핍이다. 식중독은 세균이나 세균의 독소에 오염된 음식을 섭취했을 때 나타나며, 동일한 음식을 같이 섭취한 사람들 사이에서 동시에 집단적으로 발병하지만 재발하지는 않는다.

우리나라 사람들에게 결핍된 가장 흔한 소화효소는 유당분해효소(락타아제)다. 이는 동양인의 80~100%에서 나타나는 결핍으로, 사실 병이라고 하기는 어렵고 오히려 정상적인 증상이다. 유당분해효소는 우유의 주성분인 유당을 소장에서 분해하는 역할을 하는 것으로, 포유류에서 신생아기에 잠깐 활성을 보이다가 이유식 기간부터는 점차 감소하기 때문에 아이 때는 유제품을 잘 먹다가도 성인이 되어서 유제품을 먹으면 배가 아프고 설사를 하게 된다. 이때는 소화기 증상만 생기고 두드러기 같은 알레르기 증상은 발생하지 않는다.

137 예방접종
일부러 유도된 면역반응

현재는 없어졌지만 천연두는 인간을 괴롭혀온 대표적인 전염병이었다. 사망률이 매우 높은 병이어서 15~16세기에는 유럽인이 천연두가 원래 없었던 아메리카 원주민에게 천연두를 전파하여 원주민의 대다수를 사망하게 했고, 이 나라들이 멸망하는 원인을 제공하기도 했다. 17~18세기 유럽에서는 천연두로 사망한 사람이 매년 40만 명이나 되었다고 하며, 우리나라에서도 문제가 되는 병이었다. 우리나라에서는 천연두를 두창·손님·마마 등으로 불렀는데, 이 병에 걸리면 고열이 나고 얼굴에 수많은 발진이 돋았다. 많은 사람들이 죽었으며 살아남더라도 보기 흉한 얽은 자국을 남겼고, 이 자국을 가진 사람을 낮잡아 '곰보'라고 부르기도 했다. 두창痘瘡이란 명칭도 피부가 콩알처럼 부푼다고 해서 붙은 이름으로, '역질 두痘'는 '콩 두豆'에서 나온 글자다.

오래전부터 중국인은 한번 두창(천연두)에 걸리면 다시는 이 병에 걸리지 않는다는 사실을 알았다. 그래서 아이들을 일부러 두창에 살짝 노출시키기도 했고, 환자의 피부 딱지를 떼어 말린 후 가루로 만들어 피부에 문지르기도 했으며, 코에 흡입시키기도 했다. 물론 부작용으로 실제 두창에 걸린 사람들도 있었으나 예방 효과도 꽤 있었다. 일종의 예방접종인 셈이다.

천연두와 비슷한 병으로 우두가 있다. 우두牛痘는 소가 걸리는 병인데, 소젖을 짜는 사람에게도 종종 전염된다. 영국에서 소를 키우던 사람들은 우두에 걸리면 천연두를 앓지 않는다는 사실을 경험적으로 알았다. 영국 의사 제너는 시골 목장을 돌아다니면서 우두를 앓았던 사람들을 조사한 후 실제로 이들이 천연두를 앓지 않는다는 통계를 얻었는데, 이를 입증하려고 1796년 자신이 치료했던 우두에 걸린 환자로부터 고름을 추출해서 여덟 살짜리 소년의 팔에 상처를 내고 주사했다. 일주일 뒤에 그 소년은 겨드랑이가 아팠고, 이틀이 더 지나자 머리가 아프면서 오한이 들고 잠을 자지 못할 정도로 몸이 아팠는데, 다음 날 완전히 회복되었다. 그리고 한 달이 지난 뒤 제너는 그 소년의 팔에 천연두 환자의 고름을 접종했다. 며칠 후 주사 맞은 자리에 물집이 생기기는 했지만 그 소년은 건강했고 천연두에 걸리지 않았다.

제너의 접종법은 곧 세계 각지로 퍼졌고, 제너의 최초 접종으로부터 83년 후에는 우리나라 조선에서도 지석영에 의해 처음 시행되었다. 조선은 1876년 강화도조약으로 일본에 수신사를 파견했는데, 이때 한의사 박영선은 통역관으로 일본에 갔다가 천연두를 예방하는 종두법을 배우고 《종두귀감種痘龜鑑》이라는 책을 가져와서 제자였던 지석영에게 전해줬다. 당시 종두법은 우두를 사용했기 때문에 우두법이라고도 했다. 지석영은 《종두귀감》을 읽어봤지만 실제로 1879년 전국에 천연두가 창궐해서 조카를 비롯한 많은 어린이가 죽는 상황이 벌어졌을 때 안타깝게도 어떻게 해야 할지 알 수가 없었다. 그래서 그는 당시 일본이 부산에 세운 제생의원에 가서 종두법을 직접 배웠다. 일본인 의사는 지석영에게 종두법을 가르쳐주고, 두묘와 접종 기구를 나눠줬다. 두묘痘苗는 우두를 앓는 소에게서 추출한 물질로, 천연두 예방에 쓰였다. 지석영은 한양으로 올라오는 길에 충청도 충주의 처가에 들러 두 살 된 처남과 그 마을 아이들에게 우두를 접종했다. 우리나라 최초의 우두접종을 시행한 것이다. 1880년 지석영은 2차 수신사로 일본을 방문해서 두묘를 만드는 방법을 배웠다. 이제 자신이 직접 두묘를 만들 수 있게 되자 그는 우두접종사업을 본격적으로 시행했고, 1885년에는《우두신설牛痘新說》이라는 책을 간행해서 의사들을 교육했다.

영국에서 처음 이 접종이 시행되었을 때 이를 반대하는 사람들은 소의 우두에서 채취한 고름을 접종하면 머리에 소뿔이 난다고 비난했고, 지석영은 일본으로부터 종두법을 들여왔다는 이유로 친일파로 몰려 유배를 가기도 했다. 이처럼 예방접종이 처음부터 일반인에게 쉽게 받아들여진 것은 아니지만 예방접종이 일반화되기까지 많은 시간이 걸리지는 않았다. 19세기 말에 프랑스 미생물학자 파스퇴르L. Pasteur는 제너의 방식을 더욱 발전시켜 예방법의 일반적 원리를 확립했고, 병을 예방하기 위해 투여하는 약화된 균을 백신이라고 명명했다. 제너가 이용했던 소가 라틴어로 바카vacca이므로 백신vaccine이라고 한 것이다. 1908년에는 파스퇴르의 제자인 칼메트A. Calmette과 게랭C. Guérin이 독성을 약화시킨 결핵균을 만들었고, 13년 뒤에는 자신들의 이름을 딴 BCGBacillus Calmette-Guérin라는 백신을 만들어 결핵 예방접종을 시작했다.

백신은 살아 있는 균을 약화시켜 만들거나 살균해서 만드는데, 전자를 생백신이라고 하며 후자를 사백신이라고 한다. 일반적으로 생백신은 접종하면 실제 감염되었을 때와 비슷한 반응이 나타나기 때문에 한 번 접종으로 장기간 또는 일생 동안 지속되는 면역반응을 유발한다. 하지만 사백신은 면역반응이 약하기 때문에 반복 투여가 필요하다. 이처럼 백신을 투여해서 인체의 면역반응을 능동적으로 유발하는 것을 능동면역이라고 하는데, 예방접종과 같은 의미다.

20세기에 보편화된 예방접종 덕분에 1980년 세계보건기구는 천연두가 지구상에서 박멸되었음을 선언했다. 이제 천연두에 대해서는 예방접종도 필요 없다. 한편 소아마비는 척수에 생긴 바이러스 염증 때문에 발생하는 병인데, 우리나라에서 1960년대까지는 연간 1000건 이상 발병했으나 예방접종에 힘입어 1980년대 후반 이후에는 발병 보고가 없다. 소아마비도 전 세계적으로 감소하고 있기 때문에 천연두에 이어 곧 박멸되리라 예상한다.

138 암
무한한 생명력을 가진 세포들의 집합

암癌은 바위로 된 산벼랑을 뜻하는 암(岩, 嵒)에서 근대에 새로이 만들어진 한자이고, 암을 의미하는 영어 cancer는 게crab를 뜻하는 그리스어 karkinos에서 유래했다. 한번 발생하면 마치 게가 집게발로 먹이를 움켜잡는 것처럼 결코 떨어지지 않고 결국 그 개체가 죽어야 끝나는 암의 속성을 나타낸 것이다. 암조직의 겉모양이 게의 겉껍질처럼 단단하고 울퉁불퉁하기 때문에 이런 이름이 붙었다고도 한다. 암은 인류 역사와 함께해 온 병으로 이집트 미라에서도 발견되며, 히포크라테스도 기술한 바 있다. 하지만 암을 이해하기 시작한 시기는 19세기 후반에 암세포를 현미경으로 관찰할 수 있게 되면서부터다.

정상 세포는 세포분열을 몇 번 반복하면 저절로 자살하도록 프로그래밍되어 있다. 그래야 조직이 새로운 세포로 개편된다. 성인의 몸에서는 매일 600억 개의 세포가 세포자살로 없어진다. 암이란 자살 프로그램이 작동하지 못해 세포가 계속 증식하는 현상인데, 암세포는 영양만 잘 공급된다면 영원히 죽지 않는다. 미국인 헨리에타 랙스Henrietta Lacks는 1951년에 자궁경부암으로 사망했는데, 그녀의 암조직에서 추출된 암세포는 그녀의 이름을 따 헬라세포HeLa cell라고 부르며 지금까지도 살아 증식하고 있고, 세계 각지의 연구실에 보내져 세포 실험에 사용되고 있다.

암은 세포분열을 담당하는 유전자의 돌연변이 때문에 발병한다. 조직세포가 세포분열을 통해 새로운 세포로 치환될 때 유전자가 복제되는데, 이때 똑같이 복제되지 못하는 돌연변이가 발생한다. 한 번의 세포분열에서 돌연변이가 생길 확률은 10억분의 1 정도에 불과하지만 발암물질에 노출될 경우 그 확률이 올라간다. 인체의 2만 3000여 개 유전자 중 350개 이상의 유전자가 돌연변이에 의해 암을 유발할 수 있다고 밝혀졌는데, 정상 유전자가 돌연변이를 일으켜 암세포로 되기까지는 20~30년의 오랜 기간에 걸쳐 5~7개 이상의 유전자 돌연변이가 연이어 나타나야 한다. 그런데 암이 유전자 돌연변이에 의해 발생한다고 해서 부모로부터 자식에게 유전된다는 뜻은 아니다. 실제로 유전되는 암은 전체 암의 10~20%에 불과하고, 대부분의 암은 유전이 아닌 후천적인 돌연변이에 의해 발생한다.

암은 모든 동물에게 발생하지만 인간에 상대적으로 더 많다. 인간과 같이 생식 기간 이후의 추가 생존 기간이 긴 동물일수록 암을 유발하는 유전자 돌연변이가 축적되는 양이 많기 때문이다. 또한 피임약을 먹인 고양이나 지속적으로 광선에 노출된 암탉 등에서 암이 증가하는 현상에서 알 수 있듯이 인간이 만든 인위적인 조건도 암을 증가시키는 요인이다.

암 발생이 가장 많은 인구 집단은 미국 흑인 남성이다. 이들이 74세까지 산다고 했을 때 누적 발생률, 즉 한 번이라도 암에 걸릴 확률은 60~65%다. 여성의 경우 암 발생이 가장 많은 집단은 유럽 백인으로, 74세까지의 누적 발생률이 41~43%다. 반대로 암이 가장 적게 발생하는 집단은 인도인으로, 남녀 모두 74세까지의 누적 발생률이 10%에 불과하다. 우리나라의 경우 암 누적 발생률이 남성은 31~37%, 여성은 15~20%다. 즉, 우리나라 남성은 세 명 중 한 명, 여성은 다섯 명 중 한 명꼴로 평생에 한 번 암을 경험한다. 남성은 30세 이후부터, 여성은 25세 이후부터 암 발생이 증가하는데, 다섯 살 많아질 때마다 두 배씩 증가한다. 그래서 여성은 50세 폐경기 이후, 남성은 60세 이후 발생하는 암이 전체 암의 50~65%를 차지한다. 그런데 암 외의 원인으로 사망한 사람을 부검했을 때 암이 발견되는 경우가 흔한 것을 보면, 인간에게 암은 우리가 실제 알고 있는 것보다 훨씬 많이 발생한다.

유전자 돌연변이를 일으켜 암을 유발하는 원인을 발암원이라고 하는데, 화학발암원·물리발암원·생물발암원·유전적 요인 등 네 가지로 분류할 수 있다. 화학발암원 중 암을 유발한다는 증거가 확실한 물질은 담배, 벤젠, 비소 등을 포함하여 15종이 있다. 이 중 담배가 가장 위험하며 전체 암의 30%는 담배가 원인이다. 특히 폐암의 90%는 담배가 원인이다. 또한 담배 성분은 폐에서 혈액으로 흡수되기 때문에 위, 대장, 간, 췌장, 신장, 방광 등에도 암을 유발한다. 알코올도 암을 유발하는 발암원이며, 전체 암의 3%는 알코올 때문에 발생한다. 만성적인 음주는 간암뿐 아니라 식도암, 대장암, 유방암 등의 위험성을 증가시킨다. 이 외에도 현재 200종류 이상의 화학물질이 발암원으로 확인되었으며 이들은 고무 생산 공장, 도색 공장, 철공장 등에 많다.

두 번째 발암원인 물리발암원으로는 방사선이 대표적이다. 최초로 방사성물질을 분리하는 데 성공했던 퀴리 부인M. Curie이 1934년 백혈병으로 사망하자 방사선이 암을 유발한다고 의심하고 있던 중 제2차세계대전 후 일본 원폭 피해자들에게서 백혈병, 갑상선암, 폐암, 유방암 등이 많이 확인되면서 방사선이 암을 유발한다는 사실이 확실해졌다. 환자 진단용으로 이용하는 엑스레이와 자외선도 발암원이다.

생물발암원은 생물, 즉 세균·바이러스·기생충 등인데, 11종류가 확실한 발암원으로 밝혀졌다. 이런 암은 전체 암의 10~25% 정도로 추정되며 가장 대표적인 것이 사람유두종 바이러스HPV와 B형간염 바이러스다. 사람유두종 바이러스는 자궁경부암을 유발하고 B형간염 바이러스는 간암을 일으키는데, 바이러스 유전자가 인간 세포의 유전자에 삽입되어 암 유전자를 발현시킨다. 지금은 바이러스감염을 예방하는 백신이 사용되기 때문에 이런 암은 줄어들 것으로 예상된다.

네 번째 발암원인 유전적 요인이란 부모에게서 물려받은 암 유전자다. 2013년 배우 앤젤리나 졸리는 암세포가 없는데도 37세의 나이에 예방 차원에서 양쪽 유방을 모두 절제했다. 그녀가 가지고 있던 유전 자 BRCA1이 부모 자식 간에 유전되는 발암원의 대표적인 예다. 이 외에도 암 유전자를 물려받아 암 발생이 증가하는 증후군이 50여 가지나 알려졌는데, 유방암과 대장암이 대표적이다.

흔히 사람들은 암의 원인으로 음식을 많이 언급한다. 그러나 음식과 암의 인과관계가 명확하지는 않고, 현재 암을 증가시킨다고 인정되는 음식은 붉은 고기, 소금 및 염장 음식 등뿐이다.

한편 비만과 운동 부족은 암과의 원인 관계가 아직 불명확하다. 미 국의 경우 전체 암 사망의 14~20%가 비만으로 추정되고, 하루에 45~60분 정도 걸으면 암을 20% 감소시킨다는 연구 결과가 나오긴 했 지만 추가적인 연구가 더 필요하다.

몸에서 전에는 없었던 것이 만져지면 혹 또는 멍울이라고 하는데, 대개 겉에서 보이면 혹이라고 하며 손으로 만져지면 멍울이라고 한다. 이에 해당하는 영어는 lump, swelling, mass, tumor다. 사실 이 외에 polyp, nodule 등 다른 단어도 많다. 이런 말들은 의학계에서도 혼용하 고 번역할 때도 통일성이 없어서 상황에 따라 다양하게 사용한다. 혹 이나 멍울은 세포 증식 여부에 따라 두 가지로 나누는데, 만질 때 단단 한 느낌이 있으면 세포 증식을 동반한 것이고 물렁물렁하면 단순한 부 피의 증가 때문이다. 부피 증가란 수분 증가를 의미하며, 이를 영어로 는 swelling, 우리말로는 부기浮氣라고 한다. 종창腫脹도 같은 의미이 며, 혹처럼 생겼다면 물혹cyst이라고 한다. 단순한 수분 증가가 아닌 세 포 증식에 의한 것은 덩이lump나 종괴mass 등으로 부르는데, 염증에 의한 것과 염증이 없는 세포 증식으로 나눈다. 염증 없이 조직세포 자체가 분열 증식하여 형성된 혹을 종양tumor 또는 신생물neoplasm이라고 한다. 종양은 어느 정도 커지면 세포 증식이 멈추는 양성종양benign tumor과 세포분열이 무한정 일어나고 다른 곳으로까지 퍼져서 결국 숙주를 사망에 이르게 하는 악성종양malignant tumor으로 나눈다. 이 악성종양을 암이라고 한다. 양성종양에서 한자 양良은 '좋다'라는 뜻으로, 음陰의 반대말인 양陽이 아니다. 이때의 '좋다'는 그것으로 인해 사람이 죽지 않는다는 의미다.

소

화

8장

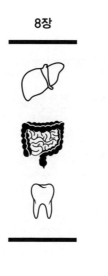

말미잘 같은 무척추동물의 소화관은 음식 섭취와 배설이 하나의 통로로 방향만 다르게 이뤄진다. 반면 척추동물은 한쪽으로 들어간 음식이 소화되어 다른 쪽으로 배설되는 소화관을 가진다. 이렇게 음식의 입구와 출구가 다른 경우를 '완전한 소화관'이라고 한다.

사람의 소화관은 입에서 시작하여 인두→식도→위→소장→대장 등을 거쳐 항문에서 끝나는데, 이를 모두 합하면 9m에 달하며 위와 장이 주이기 때문에 위장관이라고도 한다. 여기에 28개의 치아, 세 쌍의 침샘, 간, 췌장 등의 부속기관이 연결되어 소화관을 이룬다.

오장육부五臟六腑에서 臟은 내부가 꽉 차 있음을 의미하고 腑는 속이 비어 있음을 의미한다. 《동의보감》에서는 육부를 담膽, 위胃, 소장小腸, 대장大腸, 방광膀胱, 삼초三焦의 순서로 기술하는데 앞의 네 개가 소화계통에 해당한다. 《동의보감》은 나머지 소화관인 입, 혀, 인후 등에 대해서도 설명하는데 여기서 인咽은 위胃까지의 길이가 한 자 여섯 치라고 하므로 인두와 식도를 합해서 말하는 것으로 보인다. 한 자 여섯 치란 현재의 단위로 계산하면 48cm에 해당한다. 앞니로부터 위가 시작되는 곳까지의 실제 길이가 40cm 정도이니 조금 과대평가된 셈이다.

139 소화관의 형성
긴 관에서 다양한 소화기관으로

태아의 소화관은 처음에는 긴 관 모양으로 만들어지기 시작해서 발생 4주 때 입이 뚫리고 7주째 항문이 뚫리면서 양수와 연결된다. 발생 3주 때는 소화관 중간 부위에서 간과 췌장이 만들어지기 시작하고 4주 때는 상부에서 기관지가 만들어져 폐를 만들기 시작한다. 기관지는 나중에 소화관과 완전히 분리되지만 간과 췌장은 소화관과 계속 연결되어 그 일부가 된다. 그래서 간이나 췌장은 모두 위장내시경으로 접근이 가능하다.

태아는 빠르면 3개월째부터 양수를 삼킬 수 있다. 하지만 실제적인 삼킴 활동은 8개월째에 나타나며, 이때는 맛을 느낄 수 있어서 양수에 달콤한 물을 주입하면 삼키는 횟수가 증가한다. 태아는 12주 정도가 되면 장에 변과 같은 물질이 생기고, 5개월째가 되면 직장에 쌓이기 시작한다.

태아의 직장에 있는 물질을 태변이라고 하는데, 주로 점액질이고 이

외에 장점막세포·장액·담즙·양수 등으로 이뤄진다. 태변은 담즙에 의해 녹색을 띠며 생후 1~2일 사이에 배출된다. 모체 안에 있을 때는 태변이 보통 항문 밖으로 나오지 않지만, 태아의 혈중 산소가 부족해지는 스트레스를 받으면 항문괄약근이 느슨해져 양수로 배출된다. 태아의 10%에서 이런 일이 발생하는데, 주로 분만이 42주 이상으로 지연되는 경우 나타난다. 이 중 일부는 태변을 폐로 흡입하여 호흡곤란이 발생하기도 한다.

140 소화
식후 4~7시간에 울리는 배꼽시계

소화란 음식을 잘게 잘라 장에서 흡수되기 쉽게 하는 과정을 말한다. 소화消化는 '사라질 소消' 자에 '될 화化' 자를 합해서 만든 말이며, 변화에 초점을 둔 표현으로 음식이 변해서 기氣가 된다는 생각을 반영한다. 소화에 해당하는 영어 digest는 '나누다'라는 의미의 라틴어 'dis-'와 '운반하다'라는 의미의 '-gest'가 합해진 말로, 14세기부터 사용하기 시작했으며 분해된다는 뜻이 담겨 있다.

입에서 삼킨 음식은 식도로 넘어가는데, 식도는 순간적으로 통과하기 때문에 바로 위로 들어간다. 위에 들어온 음식은 1~3시간 정도 머물다가 소장으로 넘어가며, 소장에서는 2~4시간 머물며 영양소와 물이 흡수되고, 대장으로 넘어가 12~16시간 정도 머문 다음 직장으로 간다. 직장에 대변이 어느 정도 쌓여 압력이 높아지면 변의를 느끼고 화장실에 가게 된다. 그래서 음식을 먹은 뒤 빠르면 16시간 후, 평균적으로는 24~48시간이 되면 대변이 배설되기 시작하며 대부분 3일 이내에 배설된다.

법의학에서는 위장 내용물의 종류와 소화된 정도를 보고 사망 시간을 추정한다. 음식이 위장에서 이동하는 속도와 소화 정도는 음식의 종류와 상태, 섭취자의 육체적·정신적 상태에 따라 달라지기 때문에 여러 가지를 고려해야 하는데, 동물성 음식보다는 식물성 음식이 더 정확한 정보를 준다. 위에 식물이 가득한데 전혀 소화되지 않은 상태라면 식사 직후 사망한 것이고, 위와 십이지장에 식물이 있는데 소화가 어느 정도 되었다면 식후 두세 시간 정도에 사망한 것이다. 위는 비어 있고 십이지장에만 식물의 형태가 남아 있다면 식후 네다섯 시간이 지나서, 위와 십이지장 모두 비어 있다면 식후 여섯 시간은 지나서 사망했다고 추정한다.

배가 고프면 속에서 꼬르륵 소리가 나면서 장이 약간 꿈틀거리며, 종종 통증을 느끼기도 한다. 이는 위장이 비어 있을 때 나타나는데, 음식이 위와 소장을 이미 지나 대장으로 넘어가는 시간, 즉 식후 4~7시간 정도에 난다. 소화가 빠른 죽을 먹었다면 빨리 작동하고, 소화가 잘 안 되는 지방 위주의 식사를 했다면 늦게 작동한다. 이는 공복에 따른 호르몬 변화 때문에 나타나는 현상으로, 대략 100분 정도 간격으로 규칙적으로 발생한다. 이를 이동복합운동migrating motor complex이라고 한다. 위에서부터 소장까지 순차적으로 수축하는 것인데, 다음 식사를 위해서 장을 비우는 역할을 하고 배고픔을 알리는 배꼽시계 역할도 한다.

이와 어금니

우리말 '이'는 삼국시대 이전부터 사용되어왔고, 치아齒牙는 '이'를 의미하는 치齒와 어금니를 의미하는 아牙가 합해진 말이다. 사실 齒와 牙는 모두 '이'를 의미하며, 중국에서는 치과를 아과牙科라고 한다. '이빨'은 사전을 보면 '이'를 낮잡아 부르는 말 또는 동물의 '이'를 이르는 말이라고 설명하지만, 일상적으로도 많이 사용하는 표현이다.

소화관으로서의 입은 단순한 입구 이상의 역할을 한다. 소화를 기계적인 과정과 화학적인 과정으로 나눈다면 입은 주로 기계적인 소화를 담당한다. 입안에서 음식은 이와 혀에 의해 잘라지고 유연하게 반죽된다. 앞니는 위아래 각각 네 개씩 모두 여덟 개인데 주로 음식을 자르는 기능을 하고, 어금니는 위아래 한쪽 다섯 개씩 모두 20개인데 음식을 부수고 가는 기능을 한다. 어금니 중에서도 뒤쪽의 큰 어금니가 주기능을 하고 작은 어금니는 보조적인 역할을 한다.

맨 뒤쪽의 어금니인 사랑니는 퇴화 단계에 있어서 아예 없는 사람도 많다. 오래된 턱뼈 화석의 사랑니는 대부분 정상적인 것으로 보아 사랑니의 퇴화는 인류가 신석기 농업혁명으로 곡물을 주식으로 섭취하면서 턱뼈가 점점 작아진 결과로 보인다. 재미있는 사실은 사람들이 기르는 동물에서도 비슷한 변화가 나타난다는 것이다.

앞니와 어금니 사이에 있는 송곳니는 음식을 잘게 찢는 역할을 하는데, 육식동물에서는 창처럼 날카로워 고기를 꿰뚫는 데 사용된다. 사람에서 송곳니는 치열에 중요한 역할을 하기 때문에 송곳니가 너무 일찍 빠지면 치열이 비뚤어진다.

이가 없는 신생아에게는 빠는 행위가 중요하다. 입술과 혀의 근육을 움직여 어머니의 젖꼭지를 파도 모양으로 압박해서 젖을 짜내고 빤다. 아기가 어머니의 젖을 빠는 것은 본능적인 반응이어서 생후 4개월까지는 입술이나 혀를 가볍게 건드리기만 해도 뭔가를 빨려는 행동을 한다. 신생아의 구강 구조는 성인과 달라, 혀가 입안 대부분을 차지하기 때문에 혀가 입 밖으로 나와 있는 경우가 많으며 후두가 높고 앞쪽에 위치한다. 덕분에 누워서도 사레 들리지 않고 젖이나 우유병을 빨 수 있다. 성장하면서 머리와 목이 커져 입안이 넓어지므로 생후 4~6개월에는 이유식을 시작할 수 있고, 1년이 지나면 음식을 씹어서 먹을 수 있다.

이가 나는 시기는 아기마다 상당히 다르다. 드물긴 하지만 태어날 때부터 이미 이가 난 경우도 있고, 어떤 아이는 돌이 지나서 처음으로 이가 나기도 한다. 하지만 대개는 생후 6~12개월에 이가 나기 시작하며, 생후 2년 반이 되면 유치乳齒가 모두 나온다. 유치는 앞니부터 나오기 시작해서 어금니를 마지막으로 모두 20개인데, 나이로 계산한 정상적인 유치의 숫자는 다음과 같다.

· 유치의 수=월령(月齡, 개월 수로 계산한 아이의 나이)−6

영구치는 6~8세에 앞니부터 나기 시작해서 10~14세에 큰 어금니까지 28개가 나오고, 마지막으로 사랑니가 16~30세 때 나온다. 나이에 따라 이의 개수가 다르기 때문에 고대에는 이의 숫자를 가지고 나이를 판단하기도 했다. 이러한 전통은 글자에도 남아 있는데, 나이를 뜻하는 한자어 연령年齡의 齡 자는 齒에 음을 나타내는 令이 합해진 말이다. 한글에서도 마찬가지다. 신라 초기에 왕을 이사금이라고 부른 이유는 치아의 숫자와 관계가 있다. 《삼국사기三國史記》에 따르면 유리왕과 탈해왕이 서로 왕위를 사양하다가 나이가 많은 사람이 왕이 되기로 결정했다. 그러고는 떡을 깨물어 이의 개수를 세었고 그 결과 숫자가 많은 유리왕이 왕위에 올랐다고 한다. 이 기록으로 비춰 보면 이의 자국을 의미하는 '잇금'이 '이사금'이 된 것이다. 이는 나중에 또 '니은금'으로 변하고 '임금'이라는 말로도 변했다는 주장도 있다.

16세 이후에 나는 사랑니는 어금니 맨 뒤쪽에 있는데, 사랑을 알게되는 나이에 나타나며 이빨이 나올 때 첫사랑을 앓듯이 아프다고 하여붙여진 이름이다. 《동의보감》에서는 진아眞牙라고 하는데, 진짜 치아라는 의미다. 영어로는 wisdom tooth, 한자어로는 지치智齒라고 하는 등세계적으로 '지혜의 이빨'이라는 표현이 많다. 일본어로는 親不知(오야시라즈おやしらず)라고 하는데, 부모를 모르는 치아라는 의미다. 옛날에는수명이 짧았기 때문에 사랑니가 나오는 나이에는 이미 부모가 사망한경우가 많아서 이런 이름이 붙었다.

영구치는 한번 빠지면 다시 나지는 않는다. 그런데 우리말 낙치부생落齒復生은 늙어서 빠진 이가 다시 난다는 의미다. 《동의보감》에는 낙치부생방落齒復生方이라는 처방도 있다. 그러나 한번 빠진 이빨을 다시 나오게 하는 방법은 아직 없다. 다만 최근에는 임플란트implant로 인공치아를 만들어줄 수는 있다.

타액

구강 건강에 필수적

타액唾液은 입에서 나오는 액체라는 의미이고, 우리말로는 침이라고 한다. 이에 해당하는 영어 saliva는 삼키는 것을 의미하는 라틴어 saliva에서 유래했다.

침은 무색이고 끈적끈적하며, 뱉어서 보면 거품이 많다. 거품은 액체와 공기 방울이 섞일 때 만들어지며 순수한 물에서는 생기지 않는데, 입안에는 공기가 있어서 침과 섞이기 때문에 항상 거품이 만들어지며 뱉고 나서도 오래 유지된다. 식품에 거품을 잘 내기 위해서는 단백질을 첨가하기도 하는데, 거품을 만드는 효과가 무기물보다 더 좋고 오래 지속된다. 침에도 소화효소를 비롯해서 단백질 성분이 많다. 침의 99.5%는 수분이고 나머지 0.5%에 단백질 성분이 들어 있다. 또한 침에는 나트륨이나 칼륨 같은 무기물도 소량 있으며, 침의 산도pH는 5.8~7.1 정도다.

보통 경멸을 표현할 때는 침을 탁 뱉는다. 이는 아마 입에 더러운 물질이 들어갔을 때 침을 뱉는 습관에서 나온 표현일 것이다. 그리고 인체 분비물 가운데 원하는 시간에 의도적으로 뱉을 수 있는 물질은 소변 외에 침밖에 없다. 흥분해서 말할 때는 입에서 거품이 나는데, 게가 거품 내는 모습에 비유해서 게거품을 문다고 한다. 말을 하는 동안 입안으로 공기가 들락날락하면서 침과 잘 섞이면 거품이 계속 만들어지는데 말을 하느라 침을 삼킬 틈이 없기 때문에 거품이 밖으로 나오는 것이다.

침은 침샘에서 분비되는데, 침샘에는 큰침샘과 작은침샘이 있다. 큰침샘은 귀밑에 있는 이하선, 턱 밑에 있는 악하선, 혀 밑에 있는 설하선 등 세 종류이고, 작은침샘은 입안 여기저기에 분포한다. 침은 평상시 분당 1cc 정도 분비되고 음식을 먹을 때는 분비량이 증가하며, 하루 총 1000~1500cc를 분비한다. 이렇게 많은 양의 침은 대부분 자기도 모르게 식도로 넘어간다.

침은 음식이 치아에 의해 부서질 때 반죽이 부드럽게 되도록 하며, 음식이 식도로 잘 넘어가도록 한다. 건빵을 먹을 때 침의 중요성을 알 수 있는데, 일반적으로는 건빵 일곱 개를 1분 안에 삼킬 수 없다. 건빵은 수분을 최대한 줄인 음식으로, 침과 적당히 섞일 시간적인 여유가 필요하기 때문이다. 침은 음식을 부드럽게 할 뿐 아니라 음식을 화학적으로도 분해하므로 미각에도 중요하다. 침은 혀의 미뢰를 세척함으로써 입에서 분해된 음식 성분이 미각수용체를 자극하도록 한다. 밥을 오래 씹으면 단맛이 나는 이유는 침에 들어 있는 소화효소인 아밀라아제 amylase가 전분을 분해하여 당분을 만들기 때문이다. 그래서 침이 없으면 음식을 먹을 때 모래알을 씹는 것처럼 느껴진다.

침에는 면역글로불린 A, 락토페린, 라이소자임, 페록시다아제 같은 항균 물질이 있어서 구강 건강을 유지하고 충치를 예방한다. 그러나 침에 항균 물질이 많다고 해서 상처에 침을 바르는 것은 좋지 않다. 입안에는 세균들도 같이 있기 때문이다. 상처에 지저분한 물질이 묻었을 때 침으로 씻는 것은 도움이 될 수도 있겠지만 깨끗한 상처에는 오히려 해가 되기도 한다. 사실은 상처가 났을 때 침을 바르는 방법이 좋은지에 대한 연구 결과는 없다. 개나 고양이 등 동물에게 물리면 보통 항생제 치료를 하는데, 사람에게 물린 상처 역시 조금이라도 깊으면 항생제 치료를 해야 한다. 치아 주변에 있는 세균들이 피부 깊숙이 들어가기 때문이다.

사람은 손을 대고 있기 어려운 뜨거운 음식도 먹을 수 있다. 입안 점막의 감각이 피부보다 둔하고 침이 음식에 섞임으로써 온도를 낮추는 기능을 하기 때문이다. 그러나 비록 뜨거움을 느끼지는 못해도 화상은 피할 수 없기에 입천장이 잘 벗겨진다. 반면 입술은 매우 예민하므로 뜨거운 음식을 먹을 때는 먼저 입술로 온도를 확인해보는 것이 좋다.

아침에 일어나면 누구나 입안이 건조함을 느낀다. 자는 동안에는 침이 적게 분비되기 때문이다. 만약 입을 벌리고 잔다면 적은 침마저 증발하기 때문에 바짝 마른 느낌이 더 심해진다. 불안하거나 탈수 상태이거나 말을 많이 할 때도 입안이 건조해진다. 이런 상황이 아닌데도 입안이 건조하다면 침 분비가 실제로 줄어들었는지 측정해봐야 한다. 입안이 건조하다고 생각하는 사람들 중 많은 사람이 실은 정상이기 때문이다. 침 분비가 줄어들었다고 진단하는 경우는 분비량이 분당 0.1cc 미만이거나 자극을 했는데도 분비량이 분당 0.3~0.4cc 미만일 때다. 이렇게까지 침이 줄면 음식을 씹거나 삼키기가 불편하며 입안이 화끈거리고, 음식 맛도 느끼지 못하며 말하는 데도 지장을 초래한다. 충치나 치주염도 잘 생기고 입안에 곰팡이감염도 잘 생긴다. 입안이 건조할 때는 물을 자주 마시고 무설탕 껌을 씹으면 좋으며, 신 음식은 침 분비를 촉진한다.

침 분비는 25세부터 줄어들기 시작하고, 이때부터 침 분비를 감소시키는 여러 질환에도 걸리게 된다. 흡연은 입안을 건조하게 할 뿐 아니라 입안의 산소분압을 떨어뜨려 혐기성세균의 성장을 돕는다. 술에 포함된 알코올 성분도 입안을 건조시키고 구강청결액에 포함된 알코올 역시 입안을 건조하게 하며 카페인도 마찬가지다. 비염으로 코가 막혀 입으로 숨을 쉴 때도 침이 증발해서 입안이 건조해지며, 잘 때 코를 고는 경우에도 입으로 숨을 쉬기 때문에 입안이 건조해진다. 입안을 건조하게 하는 질환으로는 당뇨병, 파킨슨병, 신부전, 쇼그렌증후군 등이 있다. 쇼그렌증후군은 류마티스질환의 일종으로 안구건조증이 동반된다. 사실 입안이 마르는 가장 흔한 원인은 약 부작용이다. 자주 처방되는 상위 200가지 약물 가운데 63%는 구강 건조의 부작용을 초래하며, 특히 고혈압이나 우울증에 사용하는 많은 약이 이런 부작용을 일으킨다.

143   입 냄새

입 냄새의 주원인은 위장이 아니라 입안

사람마다 개인차가 있기는 하지만 누구에게나 약간의 입 냄새는 난다. 이를 문제라고 생각하는 사람은 인구의 25% 정도인데, 대인 관계가 많을수록 자신의 입 냄새에 신경을 쓴다. 입 냄새는 도시 사람들이 예민하게 느끼며, 일본 도쿄에서 조사한 바에 따르면 비즈니스맨의 70%가 자신의 입 냄새를 느낀다고 한다.

입 냄새의 85%는 입안에 원인이 있고 주범은 황화합물이다. 황sulfur은 금속 원소와 결합해 있을 때는 고체 상태이지만 수소나 탄소와 결합하면 휘발성이 강해 잘 퍼지는데, 입안에 있는 혐기성세균은 아미노산을 분해하여 황화수소 같은 휘발성 물질을 만든다. 마늘을 먹으면 입 냄새가 더욱 심해지는 이유도 마늘에 있는 황화합물 때문이다. 황화합물 이외에 냄새를 풍기는 물질은 인돌이나 스카톨 같은 아민 종류다. 그런데 황화합물, 인돌, 스카톨 등은 모두 대변 냄새의 원인 물질이기도 하다.

입 냄새에는 혀와 잇몸의 상태가 중요한데, 이 중에서도 혀의 상태가 중요하다. 혀의 표면을 자세히 보면 매우 우둘투둘해서 사이사이에 빈 공간이 많다. 혀의 전체 면적은 25cm² 정도인데, 이러한 빈틈은 박테리아가 살기에 좋은 곳이다. 세균의 먹이가 되는 점막탈락세포와 음식 찌꺼기가 있기 때문이다. 세균이 이것을 먹고 배설하는 과정은 부패 과정과 동일하다. 혀 표면에 살고 있는 세균을 없애기는 어렵지만 혀 표면의 미세한 빈 공간에 있는 음식 찌꺼기나 죽은 세포들을 없애면 세균 증식을 줄일 수는 있다.

치아와 잇몸 사이에는 V자 모양의 틈이 있는데 여기에 플라크가 잘 생기고 세균이 번식한다. 치주질환이 심해지면 이 공간이 더 벌어지며 그 깊이에 비례해서 입 냄새가 심해진다. 치주질환은 20대 이상 성인의 50%에서 나타나고 40세 이상인 경우는 80~90%에서 발생하므로 사실상 거의 대부분의 사람들에게 나타난다. 또한 구강건조증이 있는 경우에는 혀 건강과 치주질환을 악화시키기 때문에 입안 건조를 유발하는 모든 원인은 입 냄새를 악화시킨다.

입 냄새의 10% 정도는 코와 목에 생기는 질환 때문인데, 축농증·비염·편도선염 등이 대표적이다. 비염이 있으면 콧물이 코 뒤로 넘어가 입안으로 흘러들며, 코가 막히면 입을 벌리기 때문에 입안이 건조해지고 혀나 잇몸에 세균이 잘 자란다. 그래서 만성축농증 환자의 50~70%는 입 냄새가 난다. 편도에 염증이 생겼을 때도 입 냄새가 나는데, 편도염이 없다고 해도 편도에는 작은 빈 공간이 많아 음식 찌꺼기가 끼어 있기에 세균이 자라는 서식지가 된다. 기관지염이나 폐질환이 있는 경우에도 숨 쉬는 공기를 통해 염증에서 비롯된 냄새가 난다.

전신 질환이 있는 경우에도 입 냄새가 난다. 간경화, 신부전, 당뇨병 등이 대표적이다. 사람들은 입 냄새가 나면 흔히 위장 문제로 생각하지만, 실제로 위장질환은 입 냄새 원인의 0.5% 미만에 불과하다. 그런데 《동의보감》에도 위에 열이 있을 때 구취口臭가 난다고 적혀 있다. 우리나라뿐 아니라 서양 사람들도 이렇게 믿는다. 이는 입이 위장과 연결된다는 사실에서 자연스럽게 유추된 생각이다. 그러나 입과 위 사이에 있는 식도에는 역류를 막는 괄약근이 있고 식도는 입에서 위 방향으로 연동운동을 하기 때문에 가끔 트림하는 경우 말고는 위에 있는 공기가 입으로 나오는 일은 쉽지 않다.

144   식도

음식의 통로

코를 막고 음식을 삼키기는 어렵다. 음식을 삼킬 때 코와 이어지는 인두의 공기 압력이 변해야 하는데 코가 열려 있지 않으면 그것이 안 되기 때문이다. 말을 할 때도 음식을 삼킬 수 없다. 음식을 삼킬 때는 후두 입구가 막히기 때문인데, 만약 음식을 삼키는 순간 말을 하게 되면 음식이 후두로 들어간다. 이를 사레들렸다고 표현한다. 인두의 연하 작용, 즉 음식 삼키기는 30쌍의 근육이 순차적으로 조화롭게 움직임으로써 가능한데 여기에 문제가 생기면 사레가 잘 들린다.

음식이 일단 목젖을 넘어가면 그 이후 과정은 의지와는 관계없이 자동으로 진행된다. 음식이 목을 자극하면 연하반사가 자동으로 일어나기 때문이다. 음식이 입으로 다시 넘어오지 않게 입천장이 내려와 앞을 막고, 목젖이 있는 입천장 뒷부분은 코 쪽의 인두를 막고, 후두개가 후두 입구를 닫으면, 인두가 수축하여 음식은 아래의 식도로 내려간다. 이 과정은 1초 안에 일어난다.

식도를 의미하는 영어 esophagus는 음식의 통로라는 의미의 그리스어 oisophagos에서 유래했다. 이를 한자로 번역한 말이 식도食道이고, 《동의보감》에서는 인두와 식도를 합해서 인咽이라고 한다. 앞니로부터 15cm를 지나면 식도가 시작되는데, 음식을 꿀꺽 하고 삼키는 순간이 식도 입구를 통과하는 순간이다. 식도는 25cm 길이의 약간 납작한 근육질 관으로, 음식을 삼킬 때는 전후 2cm, 좌우 3cm로 확장된다. 그래서 음식 덩어리는 입에서 2cm×3cm보다 작게 만들어져야 한다. 이보다 더 크면 한 번에 삼킬 수 없다.

음식이 식도를 통과하는 속도는 아주 빨라서 음식 덩어리를 한 번 삼키는 것만으로도 곧바로 위로 간다. 식도는 말 그대로 음식의 통로이며, 소화효소가 분비되거나 영양소가 흡수되는 기능은 없다. 음식은 인두에서 식도까지는 1초 안에, 식도는 10초 안에 통과한다. 음식이 식도에 도달하면 식도는 1초에 2~4cm 단위로 수축하여 음식을 밑으로 내려보낸다. 식도가 수축하는 방향은 입에서 위장을 향하는 일방적인 방향이므로 물구나무를 선 자세에서 음식을 삼킨다고 해도 위로 들어간다. 식도의 입구에서 출구까지는 25cm이므로 물구나무를 서면 그 사이에 걸리는 중력이 18mmHg 정도인데, 식도근육이 수축할 때 발생하는 압력은 60~120mmHg이므로 그 중력은 쉽게 극복된다. 물론 앉아서 먹을 때보다는 음식이 내려가는 속도가 느리다.

식도의 시작과 끝부분에는 괄약근이 있어서 항문처럼 꽉 조여 있다. 식도 입구의 2cm 정도가 괄약근인데, 평소에는 20~80mmHg의 내부 압력으로 닫혀 있기 때문에 인두에 들어온 공기가 식도로 가지 않고 후두로 가게 된다. 그러나 껌을 씹을 때나 담배를 피울 때는 괄약근이 조금 느슨해지므로 공기가 식도로도 들어간다. 위와 연결되는 식도 출구에는 3cm 정도의 괄약근이 있다. 이 근육은 일단 위로 들어간 음식이 식도로 역류되지 않게 하는데 내부 압력이 20mmHg 정도로 별로 높지 않아 종종 역류가 발생한다.

위와 식도 사이의 괄약근이 느슨해지면 위액이 식도로 역류하는 병이 발생한다. 특징적인 증상은 신트림이나 가슴앓이지만 속이 쓰리거나 상복부 통증으로도 나타나기 때문에 위궤양이나 위염으로 오인하기도 한다. 위에 있는 강산이 역류하면 가슴이 쓰리고 아프며, 심하면 목까지 올라와 목에서도 통증을 느끼며, 후두에까지 가면 목소리를 쉬게 하고 기침을 유발한다. 위산은 입까지도 올라오기 때문에 입이 쓰고 신맛을 느끼기도 한다. 간혹 발생하는 역류는 별다른 문제가 아니지만, 역류가 지속적으로 진행되면 위산이 식도를 손상시키기 때문에 식도염이 생긴다. 식도염이 심해지면 식도에 궤양과 출혈이 생기며, 더욱 심해지면 협착이 생겨 음식을 삼키지 못하게 된다.

145 위

음식을 잘게 부수는 임시 저장소

위를 의미하는 영어 stomach는 입을 의미하는 고대 그리스어 stoma에서 유래했으며, 역시 위를 의미하는 'gastro-'라는 말은 복부를 의미하는 그리스어 gaster에서 유래했다. 위胃라는 글자는 '밭 전田'에 月(=肉)을 더한 것인데 田은 위 모양을 본뜬 글자의 변형이다. 《동의보감》에서는 위는 명치와 배꼽 사이에 있으며 곡식 두 말과 물 한 말 다섯 되가 들어갈 수 있다고 하면서, 위는 음식을 받아들이는 곳이고 비장은 음식을 소화시키는 곳이며, 육부에 속한 위는 오장에 속한 비脾와 짝을 이룬다고 설명한다. 비위가 좋다는 표현이나 비위를 맞춘다는 표현은 비장과 위가 짝을 이룬다는 이러한 전통적인 생각에서 비롯되었다.

위는 섭취한 음식이 일차적으로 모이는 장소인데, 직접 영양소를 흡수하는 기능보다는 소장에서 영양소가 잘 흡수되도록 잘게 부수어 보내는 임시 저장소와 같은 역할을 한다. 때문에 위는 밥통이라고도 할 수 있다. 닭과 같은 조류는 위가 두 부분으로 나뉘고 소와 같은 반추동물은 네 개로 나뉜다. 닭의 두 위 중 하나가 모래주머니인데, 흔히 닭똥집이라고 부른다. 닭을 잡아 손질하기 전의 모양을 보면 안쪽 벽에 노란색 막이 있고 진한 노란색 모래와 음식이 혼합된 것이 마치 똥 같아서 붙여진 별칭이다. 모래주머니는 두꺼운 각질로 싸여 있는 근육주머니다. 닭은 이가 없기 때문에 모래와 작은 돌조각을 이 주머니에 담아 음식이 넘어오면 소화효소를 분비하여 음식을 죽처럼 분쇄한다. 포유류가 입에서 하는 작용을 닭은 모래주머니가 담당하는 셈이다.

사람의 위 모양은 J자와 비슷하게 생겼지만 사람마다 약간씩 다르고 위 안에 든 음식의 양에 따라서도 달라진다. 위가 비어 있을 때 그 내부 공간은 200cc 정도이지만 음식을 최대한 먹으면 1500cc까지 팽창할 수 있다. 비만하다고 해서 위가 큰 것은 아니지만 한꺼번에 폭식하는 사람의 위는 크다.

위에 음식이 절반 정도 차 있을 때 위는 왼쪽으로 약간 치우쳐 있고 끝부분만 오른쪽에 있다. 야윈 사람은 복부에 지방이 별로 없어 위가 아래로 처지는 경향이 있고, 비만인 사람은 복부지방이 많아 위가 위쪽에 위치한다. 위가 명치에서 하복부까지 축 처져 있는 증상을 과거에는 '위하수'라고 했는데, 위의 모양이나 위치는 기능과 아무런 관계가 없다는 사실이 밝혀진 후부터 의학에서는 이 용어를 쓰지 않는다.

위는 분문부, 기저부, 체부, 전정부, 유문부 등 다섯 부분으로 나눈다. 이 중 체부는 가운데 몸통에 해당하는 곳으로 위에서 가장 큰 부분이며, 위의 주기능인 음식을 잘게 부수는 작용은 출구에 위치한 전정부에서 이뤄진다. 음식이 위에 들어오면 기저부와 체부에 일단 저장되고, 이곳에서 전정부로 조금씩 음식을 나누어 보내면 전정부에서는 강한 근육으로 음식을 잘게 부순다. 1mm 정도까지 잘게 부서진 음식은 십이지장으로 내려가고, 아직 덩어리가 큰 음식은 다시 위쪽으로 보내진다. 이렇게 음식은 위 안에서 위아래를 오르락내리락하면서 잘게 부서진다. 따라서 음식을 잘 씹을수록 위의 부담을 덜어주게 된다. 위에서 음식이 소화되는 시간은 죽의 경우 한 시간, 단백질은 두 시간, 지방질은 서너 시간 걸리며, 물은 위를 바로 통과한다. 물만 마시는 경우 빠른 속도로 내려가면 배 속에서 꼬르륵 하는 물이 흐르는 소리가 나기도 한다.

위액은 고농도의 염산을 포함하므로 강한 산성(pH 0.8~1.5)인데, 덕분에 음식에 포함된 병균을 살균한다. 가래를 삼키더라도 마찬가지여서 가래의 세균은 대부분 죽는다. 또한 염산은 위에서 분비되는 단백질 분해효소인 펩시노겐을 펩신으로 활성화시켜 단백질을 분해하도록 한다. 알부민이나 인슐린처럼 단백질 성분으로 된 약은 먹으면 위산과 펩신에 의해 모두 파괴되므로 이런 약은 주사를 맞아야 한다.

위는 웬만한 고기나 생선은 쉽게 소화한다. 그런데 사람의 위 자체도 고기와 같은 근육인데 왜 음식으로 먹는 소의 양이나 천엽은 소화시키면서 자신의 위는 소화하지 않는 것일까? 염산 테러를 당한 사람을 보면 피부가 아주 심하게 손상되는데 그런 강력한 염산을 보유한 위는 왜 멀쩡한 것일까? 위에는 자신을 보호하기 위한 장치가 있기 때문이다. 이 장치가 작동하지 않으면 실제로 위산은 자신의 위를 소화시킨다. 이를 소화성궤양이라고 한다.

위의 단면을 보면 안쪽부터 점막, 점막하층, 근육, 장막의 순서로 네 개의 층으로 이뤄진다. 위산이나 펩시노겐은 점막세포에서 분비되는데, 점막세포는 끈끈한 점액으로 덮여 있다. 이 점막세포는 염산을 분비할 뿐 아니라 중탄산이온도 같이 분비하여 점막 내에서는 염산을 중화시킨다. 그래서 점막의 맨 바깥, 그러니까 위의 안쪽은 pH가 1~2로 강산이어서 점막이 위산에 의해 계속 분해되지만, 점막세포에 이르면 pH가 6~7 정도다. 또한 점막은 점막세포에서 계속 만들어져 보충되기 때문에 항상 0.2mm 두께를 유지하면서 점막세포와 근육층을 보호한다.

내시경으로 위를 검사하면 붉게 보인다. 위 점막세포에 혈류가 풍부하게 흐르기 때문인데, 덕분에 위산에 의해 파괴되는 점막이 계속 새롭게 만들어질 수 있다. 그런데 사람이 죽으면 혈류가 끊기므로 이미 분비되어 있던 위산에 의해 위에 구멍이 나고 주위 식도나 폐가 손상된다.

위산이 과다하게 분비되면 위와 십이지장이 손상되는 소화성궤양이 잘 생긴다. 하지만 궤양 환자의 위산 분비 자체는 정상인 경우가 많다. 실제로 궤양은 위산 과다 분비가 아니라 점막 방어 기전에 문제가 생겼을 때 주로 발생한다. 점막 방어 기전은 헬리코박터균 감염, 진통소염제 복용, 흡연 시 쉽게 손상되므로 궤양이 생기면 이 손상 원인을 제거해야 한다. 그런데 실제 소화성궤양에 대한 기본적인 치료는 산 분비를 억제하는 것이다. 어떤 원인으로든 점막이 손상된 다음에는 산이 작용하여 궤양을 일으키기 때문이다.

한때 우리나라 텔레비전에 자주 등장했던 노벨상 수상자는 2005년 노벨생리의학상 수상자인 오스트레일리아의 배리 마셜B. Marshall이었다. 노벨상 수상 이전에 스승인 로빈 워런R. Warren과 함께 국내 광고 모델로 출연했으나 계약 기간이 끝나고 한동안 나오지 않다가 마셜과 워런이 노벨상 수상자로 결정된 후 다시 광고 출연을 요청받았다. 워런은 자신의 연구 결과를 상업적인 이윤 추구에 이용하기 싫다는 이유로 출연을 거절했지만 마셜은 광고 출연료를 모두 연구비로 쓴다는 조건으로 재방송에 응했다고 한다. 이 두 노벨상 수상자의 업적은 헬리코박터 파일로리Helicobacter pylori를 발견한 것이다.

워런은 1979년 위에 존재하는 세균을 처음 발견했다. 위는 강력한 위산 때문에 세균이 살기 어려운 악조건인데도 세균이 존재한다는 사실은 그것이 병을 유발할지도 모른다는 생각을 가지게 했다. 당시 같이 근무하던 마셜은 여러 실험을 통해 헬리코박터균이 위궤양의 원인임을 확신했으나 직접적인 증거를 찾아야 했다. 결국 그는 헬리코박터균을 직접 먹은 다음 이 균이 위에 정착해서 궤양을 발생시킨다는 사실을 보여줬다. 그리고 항생제로 이 균을 없애면 위궤양이 치료된다고 확인함으로써 위궤양과 헬리코박터균의 관계를 증명했다.

헬리코박터 파일로리는 편모를 가지는 나선형 세균으로, 증식 속도가 느리고 움직임이 빠른 것이 특징이다. 위 점막의 표면이나 점액에서 발견되며, 점막세포를 뚫고 안쪽으로 감염되는 예는 매우 드물다. 헬리코박터균은 위궤양뿐 아니라 십이지장궤양도 유발하며, 위염이나 위암 등의 원인이 되기도 한다. 헬리코박터균이 증명되기 전에는 궤양이 잘 치료되지 않았고 치료가 되더라도 재발하는 경우가 흔했는데, 헬리코박터균을 치료하면 재발률이 현저히 떨어졌다. 그러므로 소화성궤양일 때 헬리코박터균 감염이 같이 있다면 이에 대한 치료가 필수적이다.

146 위액
강력한 염산이 들어 있는 소화액

위액의 소화 작용을 처음 연구한 사람은 미국 의사인 윌리엄 보몬트W. Beaumont다. 그는 1822년 어느 날 마르탱이라는 20세 캐나다인의 복부 총상을 치료하게 되었다. 마르탱은 총에 맞아 위에 구멍이 생겼는데, 지금이야 구멍 난 곳을 봉합하면 되지만 그런 수술이 불가능했던 당시에는 구멍 난 상태를 지켜볼 수밖에 없었다. 마르탱이 먹은 음식은 구멍을 통해 밖으로 나왔고, 사람들은 그가 곧 죽을 것이라고 포기했다. 그런데 보몬트의 치료 덕분에 17일이 지나면서 위에서 음식이 소화되어 소장으로 넘어갔다.

당시에는 위에서 음식이 어떻게 소화되는지 알려지지 않았는데, 보몬트는 고기를 비롯한 각종 음식을 실에 매달아 구멍을 통해 마르탱의 위 속에 넣었다가 시간이 지난 후 꺼내서 관찰했다. 그랬더니 고기가 흐물흐물해졌다. 또한 마르탱의 위에서 분비되는 액체를 모아서 그 속에 음식을 넣어두었더니 음식이 위에서처럼 흐물흐물 소화되었다. 이로써 음식은 기계가 부수는 과정처럼 소화되는 것이 아니라 화학물질에 녹으면서 소화된다는 사실이 밝혀졌다. 보몬트는 위액에 강력한 염산이 들어 있음을 밝히기도 했다. 그가 마르탱을 10년간 자기 집에 자주 머물게 하면서 관찰한 결과는 1833년에 《위액에 관한 소화생리학》이라는 보고서로 출간되었다.

위에서는 하루 2~3L의 위액이 분비되는데, 약간 젖빛을 띤다. 위액은 식사할 때 많이 분비되며, 음식을 눈으로 보거나 생각만 해도 침이 나오는 것처럼 음식 생각만으로도 위액이 분비된다. 식당에서 음식을 기다리는 동안 종종 속이 쓰린 이유는 이 때문이다. 이를 처음으로 밝힌 사람은 러시아 생리학자 파블로프I. P. Pavlov다. 그는 종소리를 들으면 침을 흘리는 개의 조건반사 실험으로 유명한데, 그가 조건반사를 연구하게 된 계기는 소화생리학을 연구했기 때문이다. 파블로프는 조건반사로 노벨상 후보에 오르긴 했으나 이 연구로 노벨상을 받지는 않았다. 그는 조건반사를 연구하기 전에 위액의 분비는 음식이 위에 들어오기 전에 시작된다는 사실을 밝혔는데, 이 공로로 1904년 노벨생리의학상을 받았다.

현재까지 밝혀진 바에 따르면 위에서의 소화 과정은 '뇌상cephalic phase → 위상gastric phase → 장상intestinal phase' 세 단계로 이뤄지는데, 파블로프는 뇌상 단계를 밝힌 것이고 보몬트는 위상 단계를 밝힌 것이다.

파블로프는 개가 먹는 음식이 위로 들어가지 않고 식도로 다시 배출되게 하는 수술을 한 다음, 개에게 음식을 먹이고 위액이 얼마나 배출되는지를 측정했다. 그는 이 실험을 통해 위로 음식이 들어가지 않는데도 위액이 분비된다는 사실을 밝혔다. 뿐만 아니라 이 과정이 미주신경을 통해서 이뤄진다는 사실도 알아냈다. 즉, 음식을 보거나 냄새를 맡거나 생각하는 것만으로도 위액이 분비되는 이유는 대뇌가 자극되어 미주신경을 통해 위에 신호가 전달되기 때문이다.

위에 음식이 들어와서 위를 팽창시키면 두 번째 단계인 위상 소화가 시작된다. 위에 있는 신경이 자극되어 소화액을 분비하기 때문이다. 위에서 음식이 십이지장으로 내려가면 세 번째 단계인 장상 소화가 시작되는데, 초기에는 위액 분비를 촉진하지만 나중에는 위액 분비를 억제하는 방향으로 진행된다.

파블로프가 소화 작용을 연구하던 시기는 이미 위액의 성분 중 위산과 펩신이 밝혀진 때였다. 펩신pepsin은 1836년 처음 발견되었고 19세기 말에는 소화를 촉진하는 약으로 인식되었는데, 상업적으로 가장 성공한 것이 펩시콜라다. 펩시콜라Pepsi-Cola라는 상표는 1898년에 펩신과 콜라나무 열매cola nut를 섞어서 제조했다는 점을 강조하기 위해 만들어졌으며, 당시에는 소화를 촉진시키고 에너지를 제공한다고 광고했다. 파블로프도 개에게 먹인 음식이 식도로 배출되는 동안 위에서 분비되는 위액을 모아 식욕주스appetite juice라는 이름으로 팔았고, 이렇게 해서 모은 많은 돈을 연구소를 확장하는 데 썼다고 한다.

147 구토

신체 방어 체계

메스꺼움이란 신체가 불편함을 느껴서 토하게 될 것 같은 불쾌한 느낌을 말하는데, 욕지기라고도 한다. 메스꺼운 느낌은 보통 구토가 생기기 전에 발생한다. 하지만 메스꺼움만 느끼고 구토는 하지 않거나 메스꺼움 없이 바로 구토하기도 한다. 예를 들어 잠자면서 몸을 계속 움직이면 깨어나는 순간 메스꺼움 없이 바로 토하는 경우도 있다.

구토는 위에 있는 음식을 아주 빨리 배출하는 현상으로, 일종의 신체 방어 체계로서 해로운 음식을 섭취할 때 나타난다. 구토는 위의 신호가 뇌로 전달되어 발생하며 뇌간에서 구토 과정을 총괄한다. 1950년대까지만 해도 특정 구토유발중추가 있을 것으로 생각했으나 그렇지는 않고 뇌간 여러 곳에 흩어져 있다고 판단된다. 메스꺼움을 느끼는 부위는 아직 정확히 알려지지 않았지만, 구토를 일으키는 뇌간과는 전혀 다른 전두엽에 있을 것으로 추정된다. 위에 독성 물질이 없는데도 항암제를 투여받으면 흔히 구토가 나타나는데, 항암제가 뇌간의 구토유발중추를 직접 자극하기 때문이다. 전정신경 이상으로 어지럼증이 생길 때도 메스꺼움과 구토를 곧잘 동반한다. 위 자극이나 전정신경의 자극 없이 감정적인 변화만으로도 구토가 나타날 수 있다. 감정적으로 불안정할 때 토하는 사람이 이런 경우로, 구토에 뇌의 고위 중추가 관여하기 때문이다.

구토는 복부 압력이 증가하면서 위-식도 운동이 거꾸로 진행되는 작용으로, '소화관의 비정상 운동→구역질→배출' 세 단계를 거쳐 이뤄진다. 먼저 위가 이완되면서 소장 입구가 정상과는 반대 방향으로 강하게 수축한다. 그러면 소장의 내용물이 거꾸로 위로 올라오고 식도를 거쳐 입 밖으로 나오게 된다. 소장이 반대 방향으로 수축하는 작용은 독성 물질이 더 흡수되는 것을 막을 뿐만 아니라 장액으로 위산을 중화시켜 구토물이 식도를 통과할 때 강산에 의해 점막이 손상되는 것을 막아준다.

구토는 소화관의 비정상적인 운동이지만, 소화관의 운동을 담당하는 신경을 제거한다고 해도 없어지지 않는다. 그런데 호흡근육을 마비시키면 나타나지 않는다. 이는 구토가 위나 창자 자체의 운동이 아니라, 배와 가슴 안쪽의 압력 변화에 의해서 발생한다는 것을 의미한다. 구역질과 배출이 일어나는 동안에는 지속적으로 복부근육이 수축하고, 식도 하부를 둘러싸는 횡격막이 느슨해지면서 식도근육이 반대 방향으로 수축하며, 상부 식도 괄약근이 열린다. 또한 후두가 수축하여 기관지 입구가 닫히고 입이 열린다. 평소 호흡에서는 복근과 횡격막이 교대로 수축하여 숨을 들이마시고 내쉬는 작용을 하지만, 구토할 때는 이들이 동시에 수축하여 높은 압력을 만들어낸다. 구토 중에는 항문이나 요도를 조이는 음부신경도 활성화되어 이 괄약근들을 수축시키므로 배안의 압력이 증가할 때 나올 수 있는 똥이나 오줌이 찔끔 새는 것을 예방한다.

148 창자

소화가 완료되고 영양분을 흡수하는 곳

창자는 장腸을 의미하는 장자腸子에서 유래한 말이고, 여기에 해당하는 영어 intestine은 내부를 의미하는 라틴어 intestina에서 유래했다. 창자 중에 굵기가 작은 것은 소장小腸이라고 하며 굵은 것은 대장大腸이라고 하는데, 이는 각각 영어 small intestine과 large intestine에 해당한다. 소장과 대장은 오장육부 중 육부에 속한다.《동의보감》에 따르면 소장은 길이가 32자이고 배꼽에서 왼쪽으로 첩첩이 16바퀴 굽어져 있으며, 소장에서는 음식을 분류하여 맑은 것은 방광으로 보내고 흐린 찌꺼기는 대장으로 보낸다. 대장은 길이가 21자이고 항문으로 끝난다고 나와 있다. 실제 소장은 복부에 있는 상태로 측정하면 길이가 2.8m 정도인데, 꺼내서 쭉 늘여보면 7m에 달한다. 대장의 길이는 그대로 측정하나 꺼내서 측정하나 비슷하게 1.5m 정도다. 소장은 복막 주름에 겹쳐서 매달려 있는 반면 대장은 복부에서도 쭉 펼쳐져 있기 때문이다.

창자는 소화가 완료되고 영양분을 흡수하는 곳으로, 동물에 따라 다양한 모양이다. 동물성 음식을 많이 섭취할수록 소화 효율이 높기 때문에 창자의 길이가 짧고, 식물성 음식을 많이 섭취할수록 분해하는 부위가 따로 필요해서 길이가 길다. 대표적인 초식동물인 소는 창자의 길이가 60m로 자기 몸길이의 20배 정도인 데 비해 잡식동물인 개와 사람의 창자 길이는 자기 몸길이의 5배쯤 된다. 또한 초식동물은 소화관에서 미생물 발효를 하는데, 발효를 담당하는 곳은 동물마다 달라 소는 위에서 발효가 일어나며 말과 토끼는 대장에서 일어난다.

위에서 음식물이 잘게 분쇄되어 소장으로 들어오면 미즙(靡汁, chyme)이라고 부르며, 소장과 대장에서 영양분이 모두 흡수되고 항문 가까이 위치하면 대변feces이라고 부른다. 창자의 순우리말은 '애'인데, '애끓다, 애가 타다, 애가 마르다, 애가 녹다' 등은 지극한 슬픔과 안타까움을 나타낼 때 자주 쓰는 표현이다. 이와 관련하여 다음과 같은 이야기가 전해진다. 중국 진晉나라 환온桓溫이 삼협三峽을 지날 때 한 병사가 장난삼아 새끼 원숭이 한 마리를 잡아 왔다. 어미 원숭이는 슬피 울며 환온이 탄 배를 쫓아 천 리를 따라왔다. 배가 강가에 다다르자 어미 원숭이는 배 위로 뛰어올랐지만 지친 나머지 그만 죽고 말았다. 배에 있던 사람들이 원숭이의 배를 갈라 보니 창자가 마디마디 끊어져 있었다고 한다. 단장斷腸이란 말은 여기에서 나왔다. 1956년 발표된 〈단장의 미아리 고개〉라는 유행가는 한국전쟁 때 인민군에게 끌려간 남편을 애타게 그리워하는 내용이다.

제정신이 아닌 듯한 행동을 두고 환장換腸했다고 표현한다. 환장은 창자가 뒤집힌(換) 상태를 말한다. 환장으로 배가 아프면 눈에 보이는 것이 없어진다. 창자는 배안에 있으므로 배알이라고도 한다. 그러니까 환장했다는 것은 배알이 뒤틀리거나 꼬인다는 뜻이며, 무엇인가 문제가 생겨 불편할 때도 이렇게 말한다. 창자, 특히 큰창자를 낮잡아 '똥줄'

이라고 부르기도 하는데, 몹시 초조하거나 불안하면 똥줄이 탄다고 표현한다. 똥줄이 빠져라 도망친다는 말은 창자가 튀어나올 정도로 다급하게 달아난다는 뜻이다.

149 소장

7m 길이, 200m²(60평) 면적

음식물은 위에서 위액과 혼합되어 액체 속에 건더기가 들어 있는 미즙 상태로 소장으로 들어간다. 소장은 지름이 3~4cm인 기다란 관 같은 모양인데, 끝으로 갈수록 지름은 줄어들며 십이지장·공장·회장 등 세 부분으로 나눈다. 십이지장은 영어 duodenum을 번역한 말이며, duodenum은 손가락 12개를 나란히 붙여놓은 넓이를 의미하는 라틴어 duodenum digitorium에서 유래했다. 십이지장＋二指腸이라는 말은 원어의 의미를 살린 것으로 열두 손가락의 장이라는 뜻이다. 그러나 십이지장의 길이는 30cm 정도로 이보다 훨씬 길다. 십이지장은 샘창자라고도 하는데, 이곳으로 소화샘인 쓸개와 췌장에서 소화액이 흘러나오기 때문이다.

십이지장은 공장으로 이어진다. 공장空腸이란 비어 있는 장이라는 뜻으로, 빈창자라고도 한다. 공장은 영어 jejunum을 번역한 말이며, jejunum은 '비다'라는 의미의 라틴어 ieiunum에서 유래했다. 이는 시체를 해부했더니 이곳에 아무것도 없었기 때문에 붙여진 말이다. 공장은 두껍고 혈류량이 많은 부위여서 영양소 흡수가 활발히 이뤄지고, 연동

운동이 활발해서 음식물이 들어오면 바로바로 밑으로 내려보낸다.

십이지장과 공장의 사이에는 인대가 있어서 소장을 위쪽으로 잡아당기기 때문에 경계가 예각으로 꺾여 있다. 이를 트라이츠인대Treitz's ligament라고 하는데, 위장관을 상부와 하부로 나누는 경계가 된다. 위장관에 출혈이 있을 때 트라이츠인대 위쪽에서 나는 출혈은 입으로 뿜는 토혈이 된다. 토하지 않으면 대변으로 나오는데 장에 있는 시간이 길기 때문에 혈액이 산화되어 검은색으로 변한다. 반면 트라이츠인대보다 하부에서 나는 출혈은 토혈하는 경우는 거의 없으며, 장에 머무는 시간도 짧기 때문에 혈액 색깔 그대로의 선홍색인 경우가 많다. 그래서 토혈이 있거나 검은색 변이 나오면 위내시경으로 검사하고, 항문으로 선홍색 피가 나오면 대장내시경으로 대장을 먼저 검사한다.

공장은 회장으로 이어지는데, 둘 사이의 뚜렷한 경계는 없다. 회장은 주로 배꼽 주변과 오른쪽 아래에 있다. 회장은 영어 ileum을 번역한 말이며, ileum은 옆구리를 의미하는 라틴어 ileum에서 유래했다. 그런데 이 라틴어에는 '구불구불한'이라는 의미도 있고, 실제로 ileum의 모양이 굴곡이 심하여 일본에서 번역할 때 '돌아올 회回' 자를 써서 회장回腸이라고 이름 지었다. 우리말로는 돌창자라고 부르기도 한다.

소장 안에 들어온 음식물은 소화효소에 의해 분해되어 흡수되고 나머지는 대장을 향해 내려간다. 이를 연동운동蠕動運動이라고 한다. '연동'은 마치 벌레가 꿈틀거리며 기어가듯이 움직인다는 의미다. 연동운동은 항상 입 쪽에서 항문 쪽으로 진행하는데 소장을 잘라 위아래를 거꾸로 연결해도 방향성은 여전히 입 쪽에서 항문 쪽이다.

소장에서 음식이 소화되고 흡수되는 것은 융모 덕분이다. 융모絨毛

라는 말은 솜털이라는 뜻인데, 소장의 융모는 1mm 길이로 겨우 볼 수 있을 정도의 크기다. 모양은 손가락을 닮았고, 소장 모든 점막에 마치 융단처럼 깔려 있다. 소장을 매끈한 표면의 원통으로 생각하고 안쪽의 전체 표면적을 계산하면 $0.33m^2$이지만 주름과 융모를 완전히 펼쳐서 계산하면 600배로 증가하여 $200m^2$가 된다. 이런 구조 덕분에 소장에서는 영양분과 수분이 효과적으로 흡수된다.

소장에 분비되는 소화액으로는 쓸개에서 분비되는 담즙, 췌장에서 분비되는 췌장액, 소장 자체에서 분비되는 장액 등이 있는데 단백질 · 지방 · 탄수화물을 분해하여 융모에서 흡수되도록 한다. 췌장에서 분비되는 소화액은 하루에 1.5~2L이며, pH 8~8.5 정도의 알칼리성이어서 위에서 넘어오는 산성의 미즙을 중성 상태로 바꾸어 여러 효소가 효율적으로 작용하게 한다. 소장 점막에서도 췌장액과 동일한 양의 소화액이 분비되는데, 이를 장액이라고 한다. 장액도 췌장액에 버금가는 다양한 소화효소를 포함한다. 담즙은 하루 0.5L 정도 생산되어 십이지장으로 분비되는데, 지방 흡수에 중요한 역할을 한다.

성인이 평균적으로 하루 동안 섭취하는 음식은 1kg이고 물은 대략 1L를 마신다. 음식과 물을 합하면 2kg 정도를 섭취하는 셈이다. 그런데 음식을 씹는 동안 음식의 양만큼 침이 분비되고 위에서는 위액이 분비되며, 간 · 췌장 · 소장 등에서도 상당히 많은 액체가 분비된다. 침과 장에서 분비되는 양을 모두 합하면 7L(침 1.5L+위액 2L+담즙 0.5L+췌장액 1.5L+장액 1.5L)에 달한다. 그러니까 음식까지 합해서 총 9L가 소장에 들어오는데, 이 중 7.5L 정도는 소장에서 흡수되고 1.35L는 대장에서 흡수되며 나머지 150mL는 대변으로 나온다.

소화

탄수화물은 입에서 일부 소화되고, 소장에서는 췌장액과 장액의 효소에 의해 분해되어 십이지장·공장·회장 상부에서 흡수된다. 단백질은 위산과 펩신 그리고 췌장효소에 의해 분해되어 십이지장과 공장에서 흡수된다. 지방은 췌장에서 분비되는 지방분해효소에 의해 분해된 다음 담즙산과 결합하여 공장에서 흡수된다. 한편 소장의 점막세포는 피부세포가 떨어져 나가듯이 3일을 주기로 떨어져 나온다. 이 양은 하루 25g씩이며, 단백질 소화효소에 의해 분해된 후 우리 몸에 흡수된다. 세포 단위에서 보면 식인종의 활동과도 같다.

150 유당 분해
아이가 성인이 되면서 상실되는 능력

모든 탄수화물은 소장에서 포도당, 과당, 갈락토오스 등으로 분해되어 흡수된다. 탄수화물의 대부분은 식물성이지만 10~20% 정도는 동물성 식품에서 얻는다. 동물성 탄수화물의 대표적인 예가 우유에 있는 유당乳糖이다. 젖에 있는 당이라는 의미로, 젖당이라고도 한다. 신생아의 소장에는 유당lactose을 분해하는 효소인 락타아제(lactase, 유당분해효소)가 있기 때문에 어머니의 젖이나 우유에 있는 유당을 포도당과 갈락토오스로 분해하여 흡수한다.

유당분해효소는 사람을 포함한 포유류에서 신생아기에 잠깐 활성을 보이다가 젖을 떼면서 점차 감소한다. 따라서 유당을 소화시키지 못하는 유당불내성이 나타난다. 2002년에 서울대 소아과에서 서울 지역 어린이의 유당불내성 빈도를 조사해서 발표한 적이 있었다. 결과는 아이의 연령에 따라 달랐는데, 1~2세 아이는 0%, 3세는 9%, 4세는 17%, 5세는 22%, 6세는 41%, 7세는 70%로 나타났다. 즉, 나이가 들면서 유당불내성이 급속히 증가한다는 사실을 확인할 수 있다. 이는 우리나라뿐 아니라 동양인의 80~100%에서 나타나는 결과다.

유럽인의 후손들, 특히 북부와 중부 유럽 출신은 성인이 되어서도 유당분해효소를 가지고 있어서 우유로 만든 음식을 먹어도 별 탈이 없다. 하지만 유럽 후손을 제외한 지구상의 거의 대부분 사람들은 아이 때는 괜찮다가도 성인이 되어 유제품을 먹으면 배가 아프다. 그런데 성인도 우유를 조금씩 먹기 시작해서 양을 점차 늘려가면 배탈이 나는 일은 별로 없다. 소장에서 유당을 분해하는 효소가 없더라도 대장의 장내세균 변화를 초래해 이들이 유당을 분해하기 때문이다.

151 소장이식
높은 감염률과 거부반응

소화계 중에서 입, 식도, 위 그리고 대장은 모두 잘라내더라도 생명 유지는 가능하지만 소장을 모두 잘라내면 생존이 어렵다. 그만큼 소화관에서 일어나는 영양 섭취 중 소장에서의 과정이 가장 중요하다. 소장은 길이가 7m나 되기 때문에 40% 정도는 잘라내도 별다른 문제가 없지만 50% 이상 잘라내면 영양흡수장애가 발생하고 70% 이상 자르면 생명을 유지하기 어렵다. 그런데 십이지장과 회장의 끝부분은 중요해서 소장의 25%만 잘라내더라도 이 부위를 포함해서 자르면 심한 영양흡수장애가 발생한다. 십이지장은 철과 칼슘 섭취에 중요하고, 회장 말단은 비타민 B_{12}와 담즙의 재흡수에 꼭 필요하기 때문이다. 그래서 십이지장과 회장 말단이 없는 사람은 정맥으로 영양 공급을 받아야 한다. 이를 장부전intestinal failure이라고 한다.

정맥으로만 영양을 공급해서 생명을 유지하는 일은 1960년대부터 가능해졌는데, 지금은 영양주사제의 발전으로 아무것도 먹지 않고도 수년간 생존이 가능하다. 그런데 혈관으로 주사하는 영양제에는 필수 지방산이 포함되기 때문에 지방 성분을 장기간 혈관으로 주사하다 보면 지방간이 생기고 결국 간부전으로 발전한다. 따라서 영구적인 정맥 영양공급은 불가능하다. 이때 마지막 방법이 소장을 이식하는 것이다.

소장이식은 1988년 독일에서 처음 성공했고, 우리나라에서는 2004년에 서울성모병원에서 처음 시행되었다. 첫 이식 환자는 59세 여성이었는데 2년 전 장혈관이 막혀 소장과 대장 대부분을 잘라내고 정맥영양주사로 연명해오다가 딸에게서 소장 1.5m를 이식받았다. 그런데 소장이식은 신장이식이나 간이식, 심장이식과는 달리 소아 환자가 많다. 선천적으로 소장질환이 있으면 태어나면서부터 정맥영양공급을 받아야 하는데 대부분 간질환이 생기기 때문에 소장이식을 해야 한다.

이처럼 소장이식이 필요한 환자는 간질환을 동반한 경우가 많아 소장 단독 이식이 아닌 간-소장 병합 이식이 필요할 수 있다. 태어나서 입으로 먹어본 경험이 전혀 없던 소아는 수술 후에도 입으로 먹을 수 없는 경우가 종종 발생하여 복부에서 소장으로 관을 삽입하기도 한다. 오랫동안 입으로 식사를 못 했던 성인 역시 비록 소장이식을 받아도 입으로 먹기 어려울 수 있다. 이런 문제 외에도 소장이식은 합병증과 부작용이 많다. 소장은 항상 세균에 노출되어 있어서 감염률이 높고, 소장에는 면역조직이 발달해서 거부반응이 많기 때문이다.

152　소화불량
대부분은 실제 소화 능력과는 관계없는 주관적 불편감

　　체滯란 말은 몸 안에 무엇인가가 막혀서 생기는 병을 의미한다. 《동의보감》에서는 체滯를 기氣가 막혔다(氣滯)고 해석하는데, 요즘에는 체했다고 하면 대부분 소화관에서의 증상을 뜻한다. 보통 음식을 먹고 나서 갑자기 배가 아프거나 거북하거나 답답한 증상이 나타나면 체했다고 말한다. 설사를 하거나 아랫배가 아플 때는 체했다고 하지 않기에 체했다는 말은 소화불량과 거의 같은 의미다.

　　위장에는 신경이 있어서 위장의 소화 과정을 조절하지만 뇌는 그것을 느끼지 못한다. 우리가 입고 있는 옷에서 비롯되는 감촉을 느끼지 못하는 것과 마찬가지로 일상적이고 반복적인 자극들은 뇌가 무시하기 때문에 과식 등 예외적인 경우에만 불편함을 느낀다. 그러나 위장에 어떤 문제가 있으면 위가 조금만 팽창해도 또는 전혀 음식을 먹지 않았는데도 윗배가 더부룩하다고 느낀다. 이를 소화불량이라고 한다.

　　일반적으로 소화불량은 아주 다양한 상황에서 나타나며, 복부 불편은 물론이고 설사에 이르기까지 다양한 증상을 가리키기도 한다. 소화불량(dyspepsia, indigestion)에 대한 의학적인 정의는 식사 여부와는 관계없이 윗배 중앙에 통증이나 불편감이 있는 경우를 말한다. 불편감이란 통증이 아닌 조기포만감, 만복감, 팽만감, 구역 등의 증상이다. 조기포만감은 먹은 음식의 양에 비해 지나치게 빨리 위가 가득 찬 느낌으로, 이런 상태에서는 식사를 계속하지 못한다. 만복감fullness이란 공복임에도 위장에 음식이 계속 남아 있는 느낌이며, 팽만감이란 배가 팽팽하게 부푼 느낌, 구역은 토할 것 같은 느낌이다. 소화불량이라는 말 자체는 소화가 안 된다는 의미이지만, 실제로 음식이 소화·흡수되지 않는 것은 아니다. 소화불량으로 표현되는 많은 증상은 사실 소화와 흡수에는 별다른 문제가 없다.

소화불량을 호소하는 환자들을 검사해보면 특정 질환을 발견하지 못하는 경우가 많다. 전체 소화불량증의 30~60%가 이에 해당한다. 그래서 소화불량증은 두 부류로 나눈다. 하나는 기질적 질환에 의한 경우로, 소화성궤양·위식도역류질환·위암·간질환·췌담도질환·아스피린과 항생제 같은 약물 부작용 등이 여기에 속한다. 둘째는 여러 검사를 해도 특정한 기질적 질환이 없는 경우다. 이를 기능성소화불량증이라고 한다. 기능성functional이라는 말은 특정 질환이 없다는 것을 표현하기 위해 기질적organic이라는 말에 대조되는 개념으로 사용하는 단어로, 인체의 실제 '기능'과는 관련이 없다. 그러니까 기능성소화불량증이라는 진단을 받은 경우에도 위장의 소화·흡수 기능에는 문제가 없다. 우리나라에서는 기능성소화불량증을 신경성소화불량, 신경성위염, 만성위염, 위하수증 등으로 말해왔다. 오랫동안 이런 단어들을 사용한 결과 의사와 환자 간에 의사소통되는 측면이 있기는 하지만 의학적인 면에서 보면 모두 적절한 표현은 아니다.

그러면 기질적 질환이 없는데 왜 소화불량이 생기는 것일까? 이에 대한 많은 연구가 실시되었고 많은 이론이 제안되었지만 아직도 정확한 원인은 모른다. 위산 분비가 지나치게 많기 때문이라는 생각에 제산제가 처방되기도 했으나 위산 과다는 원인이 아니라고 밝혀졌으며 제산제도 별다른 도움을 주지 못한다. 또한 만성위염 때문이라는 주장도 많았지만 관련은 없는 것으로 밝혀졌다. 위장 운동이 약해져서 이런 증상이 발생할 수는 있다. 실제로도 소화불량 환자에게 위장운동촉진제가 많이 처방된다.

기능성소화불량증은 원인을 잘 모르기에 결국은 스트레스 때문이라고 진단한다. 그러나 스트레스가 소화운동과 위산 분비에 영향을 미치기는 하지만, 객관적으로 스트레스를 정의하고 연구하기는 쉽지 않다. 만약 스트레스도 별로 없다고 하면 술, 담배, 커피, 진통제, 특정 음식 등이 원인으로 등장한다. 이는 소화불량 환자들에게 일반적으로 피하라고 권유하는 것들이다. 하지만 이런 권유를 일반화시킬 수 있을 정도의 충분한 연구 결과는 아직 없다. 기능성소화불량증은 특별한 후유증을 남기지는 않지만 평생 증상이 지속되는 경향이 있는데, 일반화된 치료 방법은 없다. 증상 자체가 치료와 관계없이 저절로 좋아지는 경우도 많고, 위약僞藥도 효과가 좋기 때문에 사기꾼들이 활동하는 영역이기도 하다.

소화

소장과 항문 사이 1.5m의 길

　　대장은 소장과 항문 사이에 있는 장으로, 맹장·결장·직장 등으로 나누고 총길이는 1.5m다. 맹장은 cecum을 번역한 말이며, cecum은 '막히다'라는 의미의 라틴어 caecus에서 유래했다. 고대 서양에서는 항문에서 대장을 따라 올라가면서 해부할 때 맹장으로 끝나고 더 이상 이어지지 않는다는 의미에서 이렇게 호칭했다. 그리고 일본에서 이를 번역할 때 '눈멀 맹盲' 자를 써서 맹장盲腸이라고 했다. 우리말로는 막혔다는 의미로 막창자라고도 한다. 실제로 대장내시경을 통해 맹장을 보면 소장과의 경계에 회맹판ileocecal valve이 있어서 막힌 것처럼 보인다. 회맹판은 일단 소장을 빠져나온 미즙이 다시 소장으로 역류되지 않게 막는 역할을 하며, 대장내시경으로 보면 꽉 다문 입술처럼 보인다.

　　맹장은 주머니 모양이며 길이는 약 5~6cm다. 초식동물은 거친 풀을 먹은 후 발효시켜 소화하는데, 소와 양은 위에서 발효시키지만 토끼나 설치류 등은 맹장에서 발효시킨다. 그래서 토끼와 쥐의 맹장은 발달되어 아주 크다. 그런데 위에서 발효된 음식은 소장으로 넘어가 효율적으로 분해되고 흡수되는 반면, 맹장에서 발효된 음식은 소장에 비해 소화·흡수 기능이 미약한 대장으로 넘어가기 때문에 토끼와 쥐는 자신이 배설한 대변을 먹어서 영양을 보충한다.

　　맹장에는 매우 가느다란 꼬리 같은 돌기가 붙어 있는데, 벌레처럼 보인다고 해서 '벌레 충蟲' 자를 써서 충수라고 한다. 지름은 0.6cm이고 길이는 8cm이며, 정확한 기능은 아직 알려지지 않았다. 이 부위는 염증이 잘 생겨서 많이 절제되어 없어진다. 이 염증의 정확한 병명은 충수염이지만 흔히 맹장염이라고 부른다.

결장은 colon을 번역한 말로, 끈으로 묶은 것처럼 보이기 때문에 '맺을 결結' 자를 써서 결장結腸으로 번역했다. 결장은 오른쪽 하복부에서 시작하여 사각형 모양으로 위로 올라가다가 왼쪽으로 꺾여 평행선으로 달리다가 왼쪽 상복부에서 아래로 꺾여 하행하며, 왼쪽 하복부에서 S자 모양으로 구불구불 직장으로 이어진다. 그래서 결장은 진행 방향에 따라 상행결장, 횡행결장, 하행결장, S결장 등으로 분류한다. 우리말로 하면 오름창자, 가로창자, 내림창자, 구불창자 등이다. 결장을 우리말로 잘록창자라고도 하는데, 겉에서 본 모습이 중간중간 잘록하기 때문에 붙여진 이름이다.

직장은 영어 rectum을 번역한 말로, rectum이 '곧은straight'이라는 뜻이기에 '곧을 직直' 자를 써서 직장直腸으로 번역했으며, 길이는 13~15cm다. 실제로도 직장은 위아래 방향으로 직선처럼 보인다.

154 방귀

세균의 대사산물

우리가 일상적으로 말하는 '방구'는 사투리이고 '방귀'가 표준어다. 방귀는 방기放氣에서 유래한다는 주장도 있지만, 중국과 일본에서는 방귀를 비屁라고 하며 방귀 뀌는 것을 방비放屁라고 하는 것을 보면 방귀라는 말은 한자어 방비에서 유래했을 가능성이 크다.

방귀의 양과 횟수는 개인차가 심하다. 보통 성인은 방귀를 하루에 14회 정도 뀌며, 방귀의 양은 하루 500~1500cc로 평균 700cc다. 방귀 가스는 많은 양의 질소와 수소 외에도 메탄과 이산화탄소 그리고 산소로 구성된다. 입으로 삼킨 질소·산소, 장내에서 만들어진 이산화탄소·수소·메탄 등이 나오는 것이다. 우리는 밥을 먹을 때나 침을 삼킬 때 공기를 같이 삼키므로 위에는 항상 가스가 차 있는데, 이 가스는 트림으로 배출되기도 하지만 소장과 대장을 거쳐 항문으로도 나온다.

밥을 먹고 나면 트림이 잘 나오는 이유는 밥을 먹으면서 공기를 같이 삼키기 때문이다. 밥 먹으면서 말을 많이 한다든지 식후 담배를 피우거나 껌을 씹으면 공기를 더 많이 삼키게 되어 트림을 더 자주 하게 된다. 트림을 하고 나면 공기가 차지하던 공간이 없어져 위의 부피가 줄어들기에 소화가 잘되는 느낌이 든다. 아기들은 수유 후에 트림을 시키는 것이 좋은데 위가 아직 덜 발달되어 공기로 위가 팽창하면 쉽게 토하기 때문이다.

위산은 십이지장으로 넘어가면 췌장과 소장에서 분비되는 중탄산이온과 만나 이산화탄소를 만들기 때문에 십이지장에는 이산화탄소가 많다. 하지만 십이지장 가스의 40~70%를 차지하는 이산화탄소는 급속히 혈액으로 흡수되므로 방귀로 나오는 양은 매우 적다.

포유류의 세포는 수소를 생성하지 못한다. 그래서 신생아의 방귀에서는 수소가 없다. 그런데 신생아의 대장에 세균이 상주하게 되면 이때부터 수소가 포함된 방귀를 뀐다. 수소는 세균이 탄수화물과 단백질을 분해할 때 나오는데, 과일과 콩에는 흡수되지 않는 탄수화물이 많아 세균이 이들로부터 수소를 많이 만든다. 밀, 고구마, 옥수수 등도 수소 생성을 증가시키는 음식이다. 장의 수소는 혈액으로 흡수되며, 흡수되지 못한 수소는 다른 세균들에 의해 메탄가스로 바뀐다. 메탄은 수소와 이산화탄소가 만나($4H_2+CO_2 \rightarrow CH_4+2H_2O$) 만들어진다. 수소와 메탄은 가연성이 있어서 수술할 때나 대장내시경 검사를 할 때 사용하는 전류에 의해 폭발할 수도 있다. 물론 흔하게 발생하는 일은 아니고 세계적으로 몇 사례가 보고되었을 뿐이지만, 폭발이 일어나면 장이 파열되며 생명이 위험해진다.

냄새가 좋지 않은 방귀는 단백질을 분해할 때 나오는 황화수소, 인돌, 스카톨, 암모니아 등 때문이다. 지방이 많은 음식을 섭취해도 냄새가 좋지 않을 수 있는데, 이는 음식 자체보다는 소화되기까지 오래 걸려서 장내 세균이 작용하는 시간이 길어지기 때문이다.

잦은 방귀로 사회생활에 지장이 생길 수는 있지만 그 자체가 특정 질병을 암시하는 증상은 아니다. 방귀가 너무 많은 경우 수소·이산화탄소·메탄 등이 방귀의 주성분인데, 수소와 이산화탄소는 소장에서 흡수되지 않은 탄수화물을 대장 세균이 발효해서 생기므로 콩이나 과일 등의 섭취를 줄이면 좋아진다. 방귀 외에 장내 가스로 인한 증상으로 복부팽만감이 있다. 배 속에 가스가 가득 찬 느낌인데, 이들의 장내 가스 양을 측정해보면 정상인과 다를 바 없다. 하지만 이들은 장에 가스를 주입하면 적은 양에도 심한 통증을 느끼며, 이로 보아 장이 가스에 예민하게 반응하기 때문에 팽만감을 느낀다고 생각된다.

아픈 곳이 실제 병변 부위가 아닌 경우가 많다

　　통증은 통증신경이 자극받을 때 그 자극이 뇌로 전달되어 느끼는 감각이다. 그래서 뇌가 없으면 통증도 없고, 통증신경이 없으면 역시 통증을 느끼지 못한다. 복부에는 내장신경섬유와 체신경섬유 두 종류의 통증신경섬유가 있다. 내장신경섬유는 내장을 둘러싸는 막 capsule에 존재하며 미주신경을 따라 뇌로 전달된다. 이 신경을 따라 전달되는 통증은 인체의 중앙에서 발생하는 것으로 느끼기 때문에 통증을 느끼는 부위와 실제 병변 부위가 일치하지 않는다. 예를 들어 오른쪽 하복부에 있는 충수에 염증이 생기는 충수염 초기에는 가운데 배가 아픈 것처럼 느낀다.

　　반면 체신경섬유는 피부신경과 같은 것으로, 실제로 병이 생긴 곳에서 통증을 느낀다. 복막peritoneum은 복부 장기를 감싸서 보호하는 얇은 막인데, 여기에는 피부신경과 동일한 체신경이 존재하므로 자극이 있는 곳에서 아프다고 느낀다. 충수염을 예로 들면 초기에는 내장신경만을 자극하기 때문에 복부 중앙에서 통증을 느끼지만 염증이 진행되어 복막을 자극하면 충수가 자리하는 오른쪽 하복부에서 통증을 느낀다. 이때가 되어야 비로소 진단도 가능하다.

　　내장이 주기적으로 수축할 때 느끼는 통증을 산통疝痛이라고 하는데, 내장근육이 발달된 부위에서 많이 느낀다. 위장관이 좁아진 경우에 이 좁아진 부위로 음식물이 통과하려는 힘이 커져 좁아진 위장관의 상부가 늘어나면서 동시에 수축 활동이 증가한다. 그럴 때마다 통증이 발생하기 때문에 일단 통증이 생기면 점점 심해졌다가 갑자기 멈추는 주기적인 아픔을 느낀다. 위장관이 좁아지거나 막혀서 생기는 통증은 내장통이므로 복부 중앙에서 느낀다. 위에서 발생하는 통증은 복부 중앙 윗부분에서 느끼고, 소장에서 발생하면 정중앙에서 느끼며, 대장에서 발생하면 하복부 중앙에서 느끼지만 이 세 가지가 딱 구분되지는 않는다.

담도나 요로가 담석이나 결석으로 막힐 때도 심한 통증이 발생하는데, 이때 느끼는 통증도 말로 표현하지 못할 만큼 심하다. 이렇게 아픈 통증을 산통이라고 한다. 아이를 낳을 때 아픈 산통産痛이 아닌 '산疝' 자의 산통疝痛이다. 한의학에서 산증疝症이란 고환이나 음낭이 커지면서 아프거나 아랫배가 켕기며 아픈 병증을 의미하는데, 현재 의학에서 사용하는 산통疝痛은 영어 colic pain을 번역한 말이다. colic은 대장을 의미하는 colon에서 유래한 것으로, colic pain은 대장이 막혔을 때와 같이 심한 통증을 뜻한다. 산통이라는 한자어가 어렵기 때문에 colic pain을 경련통으로 번역하기도 한다.

복부에 큰 손상을 입어 장이 밖으로 나온다고 하더라도 통증을 느끼지는 못한다. 물론 피부 상처나 주변 근육에서 통증을 느끼지만, 창자 자체로는 통증이 없다. 내장에서 통증을 느끼는 경우는 장이 부풀어 팽창하거나 길이가 늘어나거나 심하게 수축할 때인데, 장이 밖으로 나온다고 해도 이런 변화가 없으면 통증은 발생하지 않기 때문이다.

탯줄의 흔적

《동의보감》에서는 배꼽을 중시하는데, 바로 아래에 하단전 下丹田이 위치하기 때문이다. 배꼽은 하초下焦의 원기가 차 있어야 하는 곳이므로 뜨거워야 하며, 차가울 때는 여성의 경우 불임이 되거나 대하가 생기고 남성의 경우 정액이 질질 흐르거나 뿌옇게 된다고 한다. 또한 배꼽을 의미하는 제臍라는 글자가 가지런하다(齊)는 의미를 지닌다고 설명하며, 배꼽은 몸 위아래의 가운데 부분에 있어서 팔을 위로 올린 채 땅을 디디고 서서 노끈으로 재면 그 중심이 바로 배꼽에 해당한다고 말한다.

배꼽은 복부 중앙에 있으며, 척추를 기준으로는 요추(허리뼈) 3번과 4번 사이에 해당한다. 배꼽은 탯줄이 떨어지면서 흔적으로 남은 자리이므로 기능은 없지만 사람마다 배꼽이 위치하는 부위는 거의 동일하기 때문에 신체의 위치 기준점으로 사용된다. 레오나르도 다빈치Leonardo da Vinci의 〈비트루비우스 인간Vitruvian Man〉 그림에서도 배꼽이 신체의 중앙에 위치한다.

갓 태어난 신생아의 탯줄은 지름이 1cm이고 길이는 55cm인데, 안에는 동맥 두 개와 정맥 한 개가 있으며 혈관 사이에 난황관과 요막의 흔적이 있다. 정맥은 어머니의 혈액이 태아로 가는 통로이고 동맥 두개는 태아의 혈액이 어머니에게로 가는 통로로, 탯줄이 묶이기 전까지 혈액순환이 이뤄졌던 곳이다. 난황관은 태아의 장과 난황이 연결되었던 곳이고 요막은 태아의 방광과 연결되었던 곳인데, 이 두 곳은 태어나기 훨씬 전에 막히므로 탯줄에는 흔적만 남아 있다.

아기가 태어나면 곧바로 복부에서 5cm 정도를 남겨놓고 탯줄을 자른다. 신생아의 배꼽에 남아 있던 탯줄은 6~8일 안에 말라서 떨어지며, 배꼽 안쪽은 2주 내로 피부세포로 덮여 치유된다. 태아 때 탯줄의 정맥은 태반에서 온 혈액이 태아의 간으로 갔던 통로이고 탯줄의 동맥은 태아의 대동맥이 복부에서 갈라지자마자 가지를 쳐서 태반으로 갔던 것인데, 탯줄이 떨어진 다음에는 이런 구조물들이 모두 없어지기 때문에 배꼽 안쪽에서 신체 내부 구조와 이어지는 것은 없다. 그래서 어떤 질병으로 복수가 많이 차면 배꼽이 뒤집혀서 바깥으로 볼록 솟아나와 배꼽이 버튼처럼 보이기도 한다.

157 항문

내장과 피부의 경계에 괄약근이 있는 곳

《동의보감》에서는 항문肛門의 항肛 자를 그곳이 수레바퀴 통 속에 있는 쇠의 생김새와 같기 때문에 붙은 이름이라고 설명한다. 肛門은 홍문이라고 읽기도 한다. 항문에 해당하는 영어 anus는 고리ring를 의미하는 라틴어 anus에서 유래했다.

직장과 항문 사이를 항문관이라고 하는데 남성은 4~5cm, 여성은 2~3cm 정도다. 항문관은 손가락을 넣었을 때 들어가는 길이이기 때문에 항문질환은 손가락을 이용한 촉지검사로 많이 진단한다. 이곳에는 괄약근이 두 개 있는데 안쪽을 내괄약근이라고 하며, 바깥쪽을 외괄약근이라고 한다. 내괄약근은 자동적으로 조절되기에 마음대로 작동되지는 않지만, 외괄약근은 의지대로 조절이 가능하여 대변을 어느 정도는 참을 수 있다. 이는 방광과 요도에 있는 두 개의 괄약근과 작동 원리가 같다.

항문관은 점막이 아니라 피부의 연장이므로 털과 땀샘, 피지선도 있다. 따라서 이곳은 통증과 가려움증에 민감하다. 항문 통증은 치열, 치질, 염증 등에 의해 발생한다. 변비 때문에 힘을 꽉 주고 딱딱한 변을 보다 보면 항문 주위가 찢어지는데, 이를 치열이라고 하며 갈라지는 방향은 주로 뒤쪽이다. 증상은 대변을 눌 때 아픈 것이며 배변 후 휴지에 피가 묻는다. 항문은 일반적인 피부와 마찬가지로 피부염이 발생하며, 항문성교를 하는 경우에는 성병에 의한 병변이 생기기도 한다. 아동의 항문에 성병 관련 염증이 있다면 성적 학대를 의심해야 한다.

항문 가려움증은 당뇨병이나 황달이 있을 때 잘 생기지만 대부분은 특별한 질환이 없어도 발생하며, 보통 항문을 중심으로 대칭적으로 나타난다. 가려움증은 음식에 대한 과민반응의 일종으로도 나타날 수 있는데, 매운 음식이나 자극적인 음식을 섭취하고 그것이 대변으로 나올 때 즈음에는 항문이 후끈거린다. 원인이 되는 음식물로는 커피가 대표적이며 홍차, 초콜릿, 맥주 등도 원인이 될 수 있다. 가려움증은 긁을수록 더 심해지므로 정 참기 힘들면 연고를 바르는 것이 좋다.

특별한 원인이 없는데도 항문에 둔한 통증이나 압박감 등 불편한 증상이 생기는 경우가 있다. 간혹 공 위에 앉아 있는 느낌, 또는 공이 항문 주위에 들어오는 느낌이 들 수도 있다. 통증은 앉아 있으면 항문 안쪽 깊은 곳에서 느껴지며 일어서거나 누우면 사라진다. 이런 증상들은 항문 주위의 근육이 과다하게 수축하기 때문에 발생하는데, 여성에게 흔하며 정서적으로 불안할 때 잘 생긴다.

치질痔疾이란 痔에 생긴 병이라는 뜻으로, 痔란 솟아올랐다는 의미다. 《황제내경》에 나오는 "치질이 생긴 것은 큰 못 가운데 작은 산이 솟아난 것과 같다"라는 말처럼 한의학에서 치질은 군살을 의미한다. 인체에 생기는 여러 군살 가운데 항문의 치가 가장 흔하여 나중에는 이것만을 치질이라고 하게 되었다. 현재 의학에서 사용되는 치질은 영어 hemorrhoids에 해당하며, hemorrhoids는 '피가 흐르다'라는 뜻의 고대 그리스어 haimorrhoides에서 유래했다. 대변을 힘주어 누다 보면 항문의 정맥이 늘어나고 혈관을 근육에 고정하는 조직이 탄력성을 잃게 된다. 이 질환을 치질이라고 하는데, 치질은 대부분 배변습관에 문제가 있어서 발생한다. 변이 너무 단단하거나 화장실에서 오랜 시간 무리하게 힘을 주어 배변하는 습관이 있을 때, 또는 임신이나 간경화 등으로 복압이 상승하는 경우에 잘 생긴다. 그런데 치질이라는 말은 그 자체를 보면 항문에 생기는 질환을 총칭하기 때문에 hemorrhoids를 치핵이라고 하기도 한다.

158 배변

양변기는 배변 생리의 입장에서는 퇴보

소장에서 매일 대장으로 넘어오는 미즙은 1.5L 정도이며 액체에 가깝다. 그런데 대장의 점막은 소장과는 달리 융모가 없기 때문에 내부가 매끈하고 영양분 흡수 기능이 거의 없다. 대신 대장에는 세균이 많아서 영양분이 발효되어 새로운 지방산이 생성되고 암모니아 같은 가스가 형성된다. 이 중 일부는 대장에서 흡수되기도 한다.

대장으로 넘어온 미즙 1.5L 중 대부분은 흡수되고 일부만이 변으로 배설된다. 매일 배설되는 대변의 양은 100~200g인데, 80%가 수분이고 20%가 고형 성분이다. 대변은 S결장에 모여 있다가 양이 증가하면 직장으로 내려가며, 직장이 확장되면서 내괄약근이 이완되면 변을 보고 싶다는 느낌이 온다. 직장의 대변이 항문의 피부에 닿으면 항문에서는 딱딱한지 묽은 변인지 단순한 가스인지 감별한다. 이때 항문의 외괄약근에 힘이 들어가 배변이 이뤄지지 않으면 직장은 이완되면서 배변 욕구가 없어진다. 외괄약근은 항문으로 내려온 내용물에 따라 다르게 반응하여, 가스인 경우는 약간만 열려 대변이 나오지 않고 방귀만 배출한다. 대변의 묽기에 따라서도 배변 욕구가 달라지는데, 묽은 경우에는 참기가 어렵다. 그래서 설사를 할 때는 급하게 화장실을 찾게 된다. 만약 배변 욕구를 오래 참게 되면 직장에 있던 대변이 S결장까지 거꾸로 올라가며, 다시 올라간 대변에서는 수분이 몸속으로 흡수되어 더 딱딱해진다. 딱딱한 변은 변비를 유발하기 때문에 배변 욕구가 느껴지면 바로 화장실에 가는 것이 좋다.

처음에 대변을 보고 30초 정도 지나면 2~3회에 걸쳐 나머지 변이 나오며, 3~4분이 지나서는 거의 나오지 않는다. 일단 배변이 시작되고 대장이 전체적으로 수축하면 S결장에 있던 내용물도 내려오기 때문에 나중에 나오는 대변은 조금 더 묽다. 배변排便이란 변便을 배출排出하는 작용인데, 보통 숨을 참고 배에 힘을 주게 된다. 그러면 복압이 올라가기 때문에 항문 밖 대기압과의 차이가 커져 쉽게 대변이 나온다. 이때 혈압이 상승하므로 심장병이 있는 사람은 고혈압으로 인한 문제가 생길 수도 있다. 또한 한참 올렸던 복압이 풀어지는 순간에는 반대로 혈압이 떨어져 실신하는 경우도 있다.

항문괄약근과 요도괄약근은 이어져서 서로 당기기 때문에 한쪽이 느슨해지면 다른 쪽도 같이 느슨해진다. 이런 이유로 대변을 볼 때 소변도 같이 나온다. 그렇다고 반대로 소변을 볼 때 대변이 같이 나오는 것은 아니다. 소변은 방광에 소변이 찼을 때 자율신경에 의한 방광의 자동 수축으로 나오는 반면, 대변의 경우는 배에 힘이 들어가 방광도 같이 눌리어 소변이 나온다. 물론 소변을 볼 때도 항문괄약근이 약간 느슨해지기는 하므로 방귀가 같이 나오기도 한다. 그렇지만 배에 힘을 줘야 배출되는 대변까지 나오지는 않는다.

대장의 운동성은 식후 15분 안에 증가하는데 이를 '위-대장 반응'이라고 한다. 위에 음식이 들어가서 위가 팽창할 때 분비되는 위장 호르몬이 대장의 운동성을 자극하기 때문인데, 아침 기상 후 45분에서 한시간 사이에 반응이 가장 크게 나타난다. 그래서 많은 사람들이 아침식사 후에 대변을 본다.

건강한 성인의 배변 횟수나 배변량은 사회적·문화적으로 다르다. 일반적으로 적게는 일주일에 3회, 많게는 하루에 3회까지를 정상 횟수로 간주하고, 배변량은 하루 50~250g까지를 정상으로 여긴다. 제2차 세계대전 중 태평양의 과달카날 섬을 점령하고 있던 일본 군대의 규모를 추산하기 위해 미군은 해안 근처의 변소에서 수집한 배설물의 총량을 측정했다. 일본 군대가 영양실조라고 짐작한 미군 정보 부대는 일본

병사 일인당 최대 배설량을 하루 100g으로 계산해서 일본군의 수를 훨씬 과대평가하는 바람에 공습에 필요한 병력을 두 배로 늘렸다고 한다. 나중에 밝혀진 바에 따르면 일본군의 하루 배설량은 400g 정도였다.

배변 시에는 변기 의자에 앉는 것보다 쭈그리고 앉는 것이 좋다. 쭈그린 자세에서는 직장과 항문이 일자로 쭉 펴지기 때문이다. 양변기에 앉아 대변 보기가 힘들 때는 앞에 받침대를 놓고 발을 올리면 쭈그릴 때처럼 배변이 조금 편해진다. 지금처럼 앉아서 대변을 보는 습관은 서양에서 들어온 문화다. 1661년에 집권한 프랑스의 루이 14세는 요강 위에 앉아 볼일을 보면서 친족이나 신하를 맞이했는데, 신하들이나 외교사절들은 이런 은밀한 상황에서 왕을 알현하는 것을 영예로운 일로 생각했다고 한다. 이후 산업혁명으로 양변기가 저렴해지고 상수도 시설이 발달하면서 지금의 수세식 화장실이 세계적으로 보편화되었다.

159 대변
가장 좋은 대변은 작은 바나나 모양

하루에 네 번 이상 대변을 보거나 250g 이상 묽은 변을 보면 설사라고 한다. 반대로 배변을 했는데도 남아 있는 느낌이 든다든지 배변을 위해서 무리한 힘이 필요한 경우나 변이 과도하게 굳은 경우는 변비라고 한다.

정상적인 대변은 굵기가 약 2cm이고 길이는 10~15cm로 작은 바나나 모양인데, 대변의 굵기는 항문이 조이는 힘에 따라 달라진다. 가장 좋은 굵기는 눈으로 봤을 때 껍질을 벗긴 바나나 정도다. 어린아이의 경우는 체구에 비해 대변이 굵다. 항문괄약근이 아직 충분히 발달하지 않아서 직장에 쌓인 대변의 굵기 그대로 나오기 때문이다.

대변의 끈기는 음식물의 종류와 소화 상태에 따라 다르다. 소화가 잘 안 되면 알맹이가 많은 퍼석퍼석한 변을 보고, 소화가 잘되면 점착성이 높은 끈적끈적한 변을 본다. 이상적인 대변은 된장의 끈기 정도여서 항문에 힘을 주면 쉽게 끊기며, 대장에서 분비되는 점액으로 둘러싸여 있기 때문에 항문에 잘 묻지 않아 휴지로 여러 번 닦을 필요가 없다.

대변 색은 먹는 음식이나 소화되는 정도에 따라 매우 다양하지만 일반적으로 진한 갈색이다. 이는 간에서 분비되는 담즙에 있는 빌리루빈 때문이다. 담즙은 쓸개에 저장되어 있다가 음식이 십이지장에 도달하면 분비되는데, 쓸개에 있는 담즙은 진한 초록색 내지는 노란색을 띠는 갈색이다. 음식물이 장을 통과하는 속도가 빠르면 대변에 섞인 담즙 색깔이 훨씬 선명해서 대변이 초록색으로 보이기도 한다. 이런 색은 모유를 먹는 아기에게 많이 나타난다.

대변 색이 흰색이거나 빨간색 또는 검은색만 아니라면 병적인 상황은 아니다. 담도가 막혀 담즙이 정상적으로 배설되지 못하면 흰색의 딱딱한 변을 보게 된다. 한편 콜레라나 바이러스장염을 앓고 있다면 쌀뜨물처럼 하얗고 묽은 변을 본다. 현재 우리나라에서는 콜레라가 거의 사라졌기 때문에 이런 경우 바이러스장염을 생각해봐야 한다. 분유를 먹는 아기의 대변에 하얀 좁쌀이나 순두부 같은 흰 멍울이 섞인 경우가 있는데, 이는 장운동이 빠를 때 분유의 유지방이 흡수될 시간이 없어 장에서 응고된 것이다. 성인도 우유를 지나치게 많이 먹으면 대변이 하얀 빛을 띠기도 한다.

대변이 빨간색이나 검은색이면 문제가 되는데, 위장출혈을 의미하기 때문이다. 십이지장이나 위에 출혈이 생기면 검은 변을 보고, 그 아래에서의 출혈이면 선홍색 혈변을 본다. 그런데 멀쩡한 사람이, 특히 아이들이 갑자기 빨간 변을 본다면 먹은 음식을 떠올려봐야 한다. 대변에 수박 조각이 남아서 빨간 경우도 있고 토마토나 딸기를 먹을 때도 이렇다. 만약 혈변이라면 시간이 지나면서 약간 거무스름해지지만 과일 조각은 시간이 지나도 선명한 색을 유지한다.

대변에 코 같은 것이 섞여 나오면 곱똥 또는 점액성대변이라고 한다. 주로 장염으로 설사하는 경우에 곱똥을 눈다. 콧물이나 가래를 삼켜서 나오는 것은 아니냐고 생각할 수도 있겠지만 코나 가래는 위를 통과하면서 강력한 산에 의해 모두 분해된다.

160 내시경
몸속을 들여다보는 거울

내시경内視鏡이란 안쪽을 보는 거울이라는 뜻이다. 내시경으로 인체 내부를 보려면 빛이 필요한데, 빛을 전달할 수 있는 기술을 개발해서 인체 내부를 처음 본 사람은 독일 의사인 필립 보치니P. Bozzini다. 그는 자신이 1805년에 개발한 내시경으로 구강, 비강, 귀, 요도, 직장, 방광, 자궁 경부 등을 관찰했다. 그런데 그 내시경은 쇠파이프처럼 딱딱해서 볼 수 있는 부분이 한정되었다. 지금은 내시경이 구부러져서 적용 범위가 훨씬 넓으며, 삽입이 가능한 모든 부위에서 내시경으로 관찰이 가능하다. 이런 내시경은 1932년에 처음 개발되었고, 1960년대에는 광섬유가 도입되면서 내시경의 지름이 줄어 불편감이 훨씬 줄었다. 1985년에는 캡슐내시경도 개발되어 약을 먹듯이 캡슐을 삼키면 마치 우주선이 입에서부터 항문까지 여행하듯이 위장을 관찰할 수도 있다.

내시경의 일종인 복강경은 1901년에 독일 외과 의사인 게오르크 켈링G. Kelling이 배안에 공기를 주입하고 내시경을 삽입하는 기술을 개발하면서 시작되었다. 이후 외과 의사들은 복부를 절개하지 않고 복강경으로 수술하는 방법을 발달시켰다. 1966년에는 복강경을 이용한 수술이 최초로 생중계되기도 했으며, 1980년대에는 소형 비디오 장치와 더욱 정교해진 광섬유가 개발되면서 복강경 수술이 보편화되었다. 지금은 로봇수술이라고 일컫는 컴퓨터 제어 로봇 시스템을 이용하여 복강경 수술을 하는 시대가 되었다.

161 간
인체의 화학공장

한자 간肝은 육체를 의미하는 月(=肉)과 근원을 의미하는 간干이 합해진 말로, 오장육부에 해당하고 생기生氣의 근원이 되는 곳이라고 한다. 《동의보감》에서는 간은 피를 저장하는 곳인데 피에 혼魂이 머물러 있으며 목木에 해당한다고 설명한다. 음양오행 사상에 따르면 목木 기운은 봄에 해당하고 결단력과 추진력을 의미한다. 그래서 "간이 크다"라는 표현은 결단력과 추진력이 좋다는 뜻이고, "간이 부었다"라는 표현은 그것이 너무 지나쳐서 무모하다는 뜻이다.

간의 무게는 남성이 1.5kg 정도이고 여성은 1.3kg 정도로 체중의 2~3%에 해당하며, 뇌의 무게와 비슷하다. 크기는 좌우로 20cm, 위아래로 16cm, 앞뒤로 12cm여서 대략 양 손바닥을 합친 만큼이다. 간은 매우 부드러워 부서지기 쉽고 잘 찢어지며, 혈관이 많아 암갈색을 띤다. 간은 오른쪽 갈비뼈에 둘러싸여 보호를 받는데, 숨을 크게 들이마시면 오른쪽 아래 갈비뼈 밑에서 간의 아래쪽 끝부분이 만져진다. 간은 매우 부드러워 일반인은 간을 만져도 그것이 간이라는 사실을 알기 어렵지만, 경험 많은 의사는 간의 형태를 느낄 수 있다. 일반인이 느낄 수 있을 정도로 쉽게 만져지면 간이 무척 크고 단단한 것이다.

일반적으로 장기로 동맥혈이 들어가면 안에서는 모세혈관에서 물질교환이 이뤄진 다음 정맥혈로 장기를 빠져나간다. 즉, 혈액은 '동맥 → 모세혈관 → 정맥'의 순환 과정을 거치기 때문에 모세혈관은 항상 동맥에서 혈액을 받는다. 그러나 간은 독특해서 일반적인 간동맥 외에도 정맥혈이 간조직의 모세혈관으로 유입된다. 이를 문맥순환이라고 한다. 영어로는 portal circulation인데, portal은 관문이라는 뜻이다. 문맥순환은 장에서 흡수된 영양분을 간으로 전달하기 위한 구조다. 이 순환은 심장에서 시작해서 '위장동맥 → 위장모세혈관 → 위장정맥 → 문맥정맥 → 간모세혈관 → 간정맥'의 순서로 순환하여 다시 심장으로 들어간다. 즉, 문맥순환은 모세혈관을 두 번 거친다. 덕분에 위장의 모세혈관에서 흡수된 영양분은 문맥을 통해 간모세혈관으로 전달되어 간세포대사에 이용된다. 간은 3000억 개 이상의 간세포가 줄을 지어 가지런히 배열되어 있는데, 세포 사이사이로 혈액이 흘러든다. 문맥의 혈류량은 1분에 1L 정도로, 심장에서 1분에 5L의 혈액이 나오니까 문맥으로 총 혈액의 20%가 순환하는 것이다. 문맥으로 들어온 영양분은 간세포에서 흡수되어 1차대사를 거친 다음 혈액으로 다시 분비된다.

굶었을 때 정상 혈당은 100mg/dL다. 혈액 100cc에 포도당이 100mg 들어 있다는 의미인데, 혈액이 5L 정도이므로 혈액에 존재하는 포도당은 모두 5g이다. 포도당 1g이 4cal를 내므로 혈중에 존재하는 혈당을 에너지로 쓰면 20cal다. 이 정도의 열량은 3분만 걸어도 모두 소진된다. 인체는 혈당이 50mg/dL 이하로 떨어지면 혼수상태에 빠지므로 혈액을 통해 포도당이 수시로 공급되어야 하며, 간이 이 역할을 담당한다.

탄수화물은 소장에서 세 종류의 단당류로 분해되어 모두 간으로 이동한다. 그리고 간에서는 이들 단당류를 포도당으로 변환한 다음 60%는 글리코겐 형태로 간에 저장하고 나머지 40%는 간 밖으로 내보낸다. 소간을 날것으로 먹으면 단맛이 나는 이유는 간에 저장된 탄수화물 때문인데, 이렇게 간에 저장된 글리코겐은 혈당이 조금이라도 떨어질라치면 포도당으로 분해되어 혈액에 공급된다. 덕분에 인체는 식사를 하건 안 하건 혈당을 일정하게 유지한다. 정상적인 혈당의 변동 폭은 30% 내외다. 식후에 간에서 포도당이 글리코겐으로 전환되는 것은 췌장에서 분비되는 인슐린의 작용인데, 당이 소장에서 흡수됨과 동시에 췌장에서는 인슐린이 분비되어 당과 함께 간으로 유입된다.

단백질은 소장에서 아미노산으로 분해되어 간으로 이동하며, 간에서는 다시 이 아미노산들을 재료로 해서 인체에 필요한 단백질을 만든다. 즉, 닭고기나 쇠고기나 종류에 관계없이 아미노산이라는 분자 단위로 분해된 후 다시 새로이 단백질로 합성된다. 간에서 합성되는 단백질의 재료는 음식에서만 오는 것은 아니고, 인체 자체에서도 온다. 체중이 70kg인 경우 12kg 정도는 단백질 성분인데 이 중 2~3%는 매일 분해되고 새로운 단백질로 재충전된다. 이때 발생하는 아미노산은 간으로 가서 재활용되고, 재활용되지 못한 아미노산은 요소 등으로 변환되어 소변으로 배출된다. 재활용 비율은 50% 정도다.

간에서는 하루 약 50g의 단백질이 만들어지는데, 이 중 12g은 알부민이다. 혈중 알부민은 호르몬을 운반하는 기능과 혈액 삼투압을 유지하는 기능을 한다. 간질환이 있으면 혈중 알부민이 떨어지기 때문에 전신 부종이 생기며 정상적인 신체 기능을 유지하기가 어렵다. 알부민 외에도 간에서 합성되는 중요한 단백질은 혈액응고인자다. 그래서 간질환이 있으면 출혈이 잘 생긴다.

지방은 소장에서 흡수된 후 처리되는 방식이 탄수화물이나 단백질과는 다르다. 분자량이 작은 지방산은 물에 잘 녹기 때문에 장에서 흡수되어 알부민과 결합한 다음 간으로 운반되지만, 분자량이 큰 대부분의 지방 성분은 물에 잘 녹지 않아 별도의 흡수 체계를 이용한다. 이들은 담즙산에 녹아 소장 점막에 흡수되어 정맥이 아닌 림프관으로 운반된다. 따라서 간을 거치지 않고 심장으로 가서 전신 순환을 일단 거친 다음에 간으로 가기 때문에 섭취된 모든 지방 성분이 간에서 일차적으로 대사되는 것은 아니다. 그래서 지방이 많은 음식을 섭취한 후 바로 혈액을 뽑으면 혈액 중의 많은 지방 성분 때문에 우윳빛으로 보이기도 한다. 혈액에 흡수된 지방은 혈액이 가는 여러 곳에서 일차적으로 대사되고 일부는 간에서 다른 지방과 콜레스테롤로 변환되므로 결국 지방 성분도 탄수화물이나 단백질과 마찬가지로 간에서 재합성된다. 간에서는 포도당이 너무 많아 넘쳐나면 그것으로 지방을 합성하기도 한다. 간은 포도당을 글리코겐으로 전환시켜 보관하는데, 용량이 제한되기에 여분의 포도당은 지방으로 변환시켜 간에 보관하든지 혈액으로 내보내 피하지방 형태로 보관한다. 그래서 탄수화물만 많이 먹어도 지방간이 생기고 비만이 된다.

단백질이 장 세균에 의해 발효되면 암모니아 같은 독성 물질이 나온다. 장에서 생성된 암모니아는 정상적으로는 장에서 흡수되어 간으로 운반된 다음 간에서 요소로 변환되고, 다시 혈액 안을 돌아다니다가 신장으로 가서 소변으로 배출된다. 인체 대사 과정에서도 암모니아를 비롯한 질소화합물이 발생하는데 이 역시 간에서 대사되어 요소로 바뀌어 신장으로 배설된다. 심한 간질환으로 이런 해독 기능이 마비되면 혈중 암모니아가 증가하고, 이것이 뇌로 가면 뇌 기능이 마비되는 혼수상태에 빠진다. 이를 간성뇌증이라고 한다.

간은 박테리아나 바이러스를 처리하는 기능도 있다. 음식과 함께 들어온 세균은 대부분 위산에 의해 파괴되며, 세균이 장까지 도달하더라도 장 점막에는 면역조직이 있어서 점막을 통과하지 못한다. 그러나 간혹 점막을 통과하여 간으로 오는 세균이 있다. 이때 간에 있는 쿠퍼세포가 이들을 처리한다. 쿠퍼세포는 독일 해부학자인 칼 쿠퍼K. Kupffer가 1876년 간에서 처음 관찰했는데, 백혈구의 일종인 단핵포식세포가 간에 와서 분화된 세포다. 쿠퍼세포는 외부에서 침입한 병균을 잡아먹는 포식세포의 기능을 하며, 혈액을 돌아다니는 노화된 세포도 포식해서 없앤다. 노화된 적혈구도 간에 오면 쿠퍼세포에 의해 잡아먹혀 분해된 다음 담즙으로 배설된다.

영양소와 마찬가지로 약도 소장에서 흡수되어 간으로 전달되어 1차 변환과정을 거친다. 그런데 약이 효과를 발휘하기도 전에 간에서 모두 분해되어 배설되면 안 되기 때문에 제약회사에서는 약을 만들 때 항상 이 점을 고려한다. 혈관으로 주입된 약은 간의 대사 과정을 거치지 않으므로 빠른 약효를 보이지만, 전신 순환을 하다가 간을 거치기 때문에 결국 간에서 분해된다. 간에서 대사되는 정도는 약마다 다르기는 하지만 일반적으로 먹는 약은 주사약보다 양이 두 배 정도는 많아야 같은 효과를 보인다.

162 담즙
간에서 분비되는 소화효소 액

식사를 하면 담낭에서 십이지장으로 담즙이 배출되는데, 이 담즙은 간에서 나온 것이다. 담즙은 식후에 분비가 증가하기는 하지만 공복에도 조금씩 계속 나와서 전체적으로는 하루에 500~600cc 분비된다. 담즙의 97%는 물이고 그 나머지 중 80%는 담즙산이다. 이 외에 레시틴, 인지질, 콜레스테롤, 빌리루빈 등이 들어 있다. 담즙산은 간에서 콜레스테롤을 재료로 해서 만들어지며, 간에서 소장으로 배출된 다음 소장에서 다시 흡수된다. 이때 소장에서 콜레스테롤, 지용성 비타민 등과 결합하여 재흡수되므로 담즙산은 지방 영양소의 흡수에 중요하다. 담도가 막혀 담즙산이 소장으로 배출되지 못하면 지방이 흡수되지 못한다. 간에서 분비된 담즙산은 소장에서 95%가 재흡수되어 다시 간으로 가서 재활용되고, 나머지 5%는 대변으로 배출된다.

간은 수명을 다한 적혈구가 비장에서 파괴될 때 나오는 헤모글로빈의 대사산물인 빌리루빈을 가공하여 일부는 담즙으로 배출하고 나머지는 혈액으로 내보낸 다음 소변으로 배설되게 한다. 대변이나 소변이 노란색을 띠는 것은 모두 빌리루빈 때문이다. 그래서 간 기능이 떨어지면 혈중 빌리루빈이 많아져서 황달이 생긴다. 빌리루빈은 노란색이기 때문에 빌리루빈이 많이 모인 곳은 노랗게 보인다. 특히 눈의 공막은 본디 하얀색이라서 황달 초기에 가장 먼저 눈에 띈다. 피부도 노랗게 되며 소변도 색깔이 진해진다. 반면 담즙으로는 빌리루빈이 배출되지 않아 대변은 하얗게 변한다. 베타카로틴이 많은 음식인 당근이나 호박을 많이 먹어도 피부가 노랗게 되지만, 이때는 눈의 공막이 노랗게 되지 않으므로 의사는 눈을 보고 황달인지 구별한다.

신생아의 60%는 건강에 문제가 없는데도 일시적으로 황달이 나타나고, 미숙아의 경우에는 더 흔하다. 태아 시기의 적혈구는 수명이 짧아 상대적으로 빌리루빈이 많이 만들어진다. 태아 때는 이를 태반에서 처리했으나 태어나서는 신생아의 간이 처리해야 하는데, 간이 아직 성숙하지 못해서 황달이 생긴다. 신생아 황달은 대개 생후 2~3일에 나타나고 7~10일 정도 지나면 좋아진다.

간염
만성간염의 60%는 B형간염

간염이란 간에 염증이 있다는 의미인데, 일반적으로 혈액검사로 진단한다. 염증 반응을 동반한 간염의 흔한 원인은 알코올과 간염 바이러스다. 지역적으로는 유럽이나 미국에서는 알코올이 간질환의 주요 원인이지만 우리나라에서는 80% 정도가 간염 바이러스 때문이다. 간염 바이러스는 현재 A·B·C·D·E형 등 다섯 종류가 알려졌는데, B형과 C형은 만성간염으로 이행하기 때문에 만성간질환과 간암의 위험 요인이 된다. 우리나라 국민의 3~4%가 B형간염이며, C형간염은 0.8%에서 발견된다.

B형간염은 혈액과 체액을 통해 전염되고, 음식물이나 피부 접촉을 통해서는 감염되지 않는다. B형간염의 전염 방식은 에이즈와 거의 동일한데, 전염성은 에이즈의 50~100배 정도로 매우 높다. 에이즈 바이러스는 인체 밖으로 나오면 죽기 때문에 전염성은 매우 약하지만, B형간염 바이러스는 환자가 사용했던 면도날이나 칫솔을 쓰는 경우에도 전염된다. 과거 우리나라 이발소에서는 면도기를 여러 사람이 같이 사용했는데, 이때 B형간염이 많이 전염되었으리라 추정한다. 칫솔로도 전염되는 이유는 칫솔질을 하면서 피가 묻을 수 있기 때문이다.

B형간염은 혈액뿐 아니라 질이나 정액에도 존재해서 성교에 의해 전파되기 때문에 성병으로 분류하기도 한다. 침과 모유에도 바이러스가 존재한다는 보고는 있지만 키스를 통해서 전염되거나 수유 자체로 전염되지는 않는다. 또한 침을 통해서는 전염되지 않으므로 일반적으

로는 술잔을 돌려 마신다고 B형간염이 전염되지는 않는다. 드물긴 하지만 키스 같은 신체 접촉을 통해서 전염되는 것은 타액 때문이 아니라 잇몸 상처 등에 의한 눈에 보이지 않는 혈액의 접촉 때문이다. 우리나라에서 B형간염이 많은 이유는 어머니가 출산할 때 신생아에게 전염되기 때문이다. 태반을 통해서 태아에게 전염되는 것은 아니고 출산 과정에서 어머니와 태아의 혈액이 서로 섞이는 등 밀접한 접촉으로 전염된다. 2002년 이후에는 B형간염을 가진 산모가 아이를 낳을 때 바로 아이에게 예방접종을 하면서 현재 B형간염은 감소 추세다.

만성간염이란 간수치 상승이 6개월 이상 지속되는 경우다. 우리나라에서 60% 정도는 B형간염이 그 원인이고 20%는 C형간염이, 20%는 알코올이 원인이다. C형간염은 B형간염과 마찬가지로 혈액과 체액을 통해서 전염되는데, 수혈·성교·주사기와 침의 재사용·피어싱·문신 시술 등으로 감염될 수 있다. 알코올성간질환은 알코올을 어느 정도 이상 섭취할 때 발생한다. 일생 동안 남성은 600kg, 여성은 150~300kg 이상의 알코올을 마시면 간질환이 생기는데, 이는 남성의 경우 위스키 반병 또는 소주 1.5병을 20년간 매일 마실 때의 양이다. 이 상한선을 넘긴 다음에는 알코올 소비량과 간질환의 중증도가 비례하지는 않는다. 한편 이 상한선은 간경화 같은 간질환에 해당하며, 알코올성심혈관질환이나 암은 이 이하에서도 발생한다.

별다른 증상이 없는데 건강검진에서 간수치가 상승했다면 가장 흔한 원인은 간염보다는 지방간이다. 지방간이란 간 무게의 5~10% 이상이 지방으로 침착된 경우로, 우리나라 국민의 10% 이상에서 발견된다. 지방간의 원인으로는 비만, 당뇨병, 알코올 등이 있다. 지방간은 대부분 증상이 없으며, 단순 지방간의 경우는 10년이 지나도 계속 지방간으로만 남아 있기 때문에 지방간 자체는 문제가 되지 않는다.

164   알코올
소주 한 병이 대사되는 시간은 7시간

알코올은 쾌락을 추구하기 위해서뿐 아니라 안전한 식수가 없었을 때 전통적으로 음료 역할을 해왔다. 히포크라테스는 포도주는 음료로서 가장 가치 있고, 약으로서 가장 맛있으며, 음식 중에서는 가장 즐겁게 해주는 것이라고 했다. 동양 전통에서는 약주라고 해서 술이 약으로도 많이 이용되었으며, 이는 언어에도 남아 있다. 의사醫師의 의醫는 '앓는 소리 예殹'와 '술 단지 유酉' 자가 합해진 글자로, 술로 병을 치료했던 전통에서 만들어진 말이다.

알코올의 10%는 위에서 흡수되고 나머지는 소장에서 흡수된다. 알코올은 같이 섭취하는 음식이 없을 때 흡수 속도가 더 빠르며, 농도가 20도 정도인 술이 가장 빠르게 흡수되고, 샴페인이나 맥주처럼 탄산가스가 있을 때도 흡수가 빨라진다. 흡수된 알코올의 2~10%는 알코올 상태 그대로 폐, 땀, 소변을 통해 배설되고 나머지 대부분은 간에서 대사된다.

알코올은 간에서 알코올탈수소효소(ADH, alcohol dehydrogenase)에 의해 수소가 제거되어 아세트알데히드로 산화된다. 그리고 이는 다시 아세트알데히드탈수소효소(ALDH, acetaldehyde dehydrogenase)에 의해 수소가 제거되어 아세트산으로 산화되고, 그다음에는 이산화탄소와 물로 전환된다. 술을 마시면 얼굴이 벌겋게 되는 것은 아세트알데히드 때문인데, 보통은 ALDH에 의해 신속히 제거되지만 습관적인 음주자는 혈중 농도가 항상 높아 얼굴이 벌겋게 된다.

에탄올은 주로 ADH에 의해 대사되지만 다른 효소인 마이크로솜알코올산화체계MEOS에 의해서도 아세트알데히드로 대사된다. MEOS 효소는 알코올 농도가 높을 때 보조적으로 작용하는데, 보통은 혈중 알코올의 10% 정도를 대사시키지만 음주가 장기화되면 효소 활성이 증가하여 알코올 분해 능력이 5~10배가량 증가한다. 술을 자주 마시면 술이 느는 현상은 이 MEOS의 효과 때문이다.

아세트알데히드를 분해하는 ALDH가 제대로 작동하지 않으면 술을 마실 수 없다. 우리나라 사람들의 40%가 변이형 ALDH를 가지고 있는데, 이들은 아세트알데히드를 처리하지 못하기에 혈중 아세트알데히드 농도가 급상승하여 얼굴이 몹시 붉어지며 가슴이 뛰고 심하면 쇼크에 빠진다. 특히 2~3%는 변이 유전자를 두 개 가지고 있어서 술을 전혀 마실 수 없다. ALDH 변이형을 가진 사람들은 과음에 견디지 못하기 때문에 알코올성간질환은 거의 발생하지 않는다. 그런데 변이형 유전자를 두 개 가지고 있어서 술을 전혀 분해하지 못하는 사람이 술을 강제로 조금이라도 마시게 되면 종종 쇼크에 빠지는 사고가 발생한다.

술에 취하는 정도는 혈중 알코올 농도에 비례하는데, 이 농도는 섭취량과 알코올의 분포에 따라 달라진다. 인체에서 알코올이 분포하는 공간은 인체가 보유한 수분량에 비례한다. 체중이 70kg인 남성의 경우 수분 보유량은 50L 정도인데 이 남성이 알코올 10g(대략 소주 1잔)을 마시면 혈중 알코올 농도는 $0.02\%(g/dL)=20mg/dL$가 된다.

술병에는 알코올 농도가 %(vol)로 표기되는데 우리는 이를 '도'라고 읽는다. 술 100mL에 그 정도의 알코올이 들어 있다는 의미다. 예를 들어 소주의 알코올 농도가 20도란 말은 100mL의 소주에 알코올이 20mL 들어 있다는 뜻이다. 알코올 1mL의 무게는 물보다 가벼운 0.8g이므로 소주 100mL에는 20×0.8=16g의 알코올이 들어 있고, 소주 한 병(360mL)에는 58g이 들어 있다.

일단 혈액에 들어온 알코올은 간에서 1시간에 8g의 속도로 분해된다. 그래서 소주 한 병이 대사되기 위해서는 최소한 7시간이 걸린다. 섭취한 알코올의 대부분은 간 대사를 통해 배설되고, 일부는 땀이나 소변으로 배설되는데 그 최대치가 알코올 총량의 10% 정도에 불과하다. 그러므로 술을 깨기 위해 사우나에서 땀을 흘리는 것은 큰 도움이 안 된다. 일반적으로 여성은 남성에 비해 술에 약하다. 여성은 남성보다 체구가 작으며, 같은 체구라도 지방이 상대적으로 많아 알코올이 분포하는 공간인 수분 용량이 적기 때문이다.

알코올에 가장 취약한 시기는 태아 때다. 태아의 방어막 역할을 하는 태반이 알코올에 대해서는 전혀 방어 기능이 없어 산모가 술을 마시면 알코올은 1분 이내에 태아의 혈액으로 들어간다. 태아의 간은 14주가 지나면 알부민을 생성하고 글리코겐을 축적하는 등 제 기능을 하지만 알코올 분해 능력은 성인의 10%에도 미치지 못한다. 특히 양수에 들어간 알코올은 대사되기까지 오랫동안 남아서 산모는 취하지 않아도 태아는 술독에 빠져 있는 셈이다. 임신 중 술을 마신 산모에게서 태어난 아이가 신체적으로나 정신적으로 문제가 있을 경우 이를 태아

알코올증후군이라고 하는데, 미국에서는 지적장애아의 가장 흔한 원인이다.

165 간이식
간을 일부 떼어주고도 괜찮은 것은 뛰어난 재생력 덕분

간은 재생 능력이 좋아서 어느 정도 손상되어도 스스로 회복할 수 있다. 건강한 간은 최고 85%를 잘라내도 생존에 필요한 기능을 수행하고, 3개월이 지나면 거의 원래 크기로 자라난다. 마치 팔이 떨어져 나가면 없어진 팔을 재생해내는 불가사리 같다. 불가사리라는 이름은 죽일 수 없다는 불가살이不可殺伊에서 유래한 것으로, 간에 딱 합당한 용어다. 그리스신화의 프로메테우스는 제우스의 노여움을 사 코카서스의 바위에 쇠사슬로 묶인 채 날마다 낮에는 독수리에게 간을 쪼여 먹혔는데, 밤이 되면 간이 회복되었다.

간은 재생 능력이 뛰어나기 때문에 급성간염으로 간 기능이 거의 마비된 경우에도 일정 기간만 잘 버티면 살 수 있다. 간세포가 재생될 동안에는 그 기능을 대체할 인공 간이 필요한데, 신장은 투석으로 신장 기능을 임시적으로 대체할 수 있지만 간에 대해서는 아직까지 완전히 대체할 방법이 없다. 그러나 간이 합성하지 못하는 알부민과 혈액응고인자 등을 주사로 보충하고 간의 해독 작용을 대체하는 치료를 하면 간세포가 재생되기까지 시간을 벌 수는 있다.

간 기능이 완전히 상실된 경우에는 이식 외의 다른 방법은 없다. 이식 수술 후 1년 이상 생존한 성공적인 간이식은 1967년 미국 콜로라도 대학에서 처음 이뤄졌다. 국내에서는 1988년 서울대학병원에서 처음 성공했는데, 초기에는 뇌사자의 간을 이식했지만 지금은 살아 있는 사람의 간 일부를 절제해서 이식하는 경우가 더 많다. 뇌사자의 간을 이식하는 경우 간을 두 개로 나누어 두 사람에게 시술하는 기술도 보편화되었다.

살아 있는 사람의 간 일부를 이식할 때 보통 좌측을 떼어낸다. 간은 하나의 장기이지만 간에 들어가는 혈관의 분포에 따라 좌엽과 우엽으로 나누는데, 이 중 좌엽은 전체 간의 30% 정도다. 큰 우엽을 잘라낼 경우 공여자의 합병증이 높아지기 때문에 공여자의 안전을 고려해서 좌측을 절제하는 것이다. 건강한 간이라면 좌엽만으로도 수혜자의 몸에서 정상적으로 기능한다.

166 담낭

담즙이 농축되는 곳

히포크라테스는 담즙을 인체를 구성하는 네 가지 체액 중 하나로 생각했다. 나중에 갈레노스는 이를 인간의 성향과 결부시켜, 담즙은 불과 연관되기 때문에 불같은 성격을 가진 사람을 담즙 성향 choleric이라고 했다. 현재 영어 'chole-'는 인간의 성격을 판단하는 단어로는 쓰이지 않고, 담즙에 관련된 의학 용어로만 사용된다. 콜레스테롤cholesterol이란 단어도 이 물질이 처음에 담석에서 분리되었기 때문에 만들어졌다.

《동의보감》에서는 오장육부 중 담膽을 가장 먼저 설명하는데, 담은 금金에서 생기며 무武를 주관하고 결단하는 일을 맡는다고 한다. 이렇게 생각했기 때문에 '담'이라는 말은 용기나 줏대를 의미했으며, 담력膽力이나 대담大膽이라는 말도 여기에서 유래했다. 줏대 없는 사람을 쓸개 없는 인간이라고도 표현한다.

또한 《동의보감》에서는 담膽이 검은색을 띠고 매달린 박처럼 생겼다고 설명하므로 담 자체가 담낭을 의미했던 것으로 보인다. 담낭膽囊이라는 말은 나중에 서양의학이 들어오면서 gall bladder를 번역하여 생겨났다. 담낭은 우리말로는 쓸개라고 하며, 이는 15세기부터 한자어인 담膽과 같이 쓰였는데 쓴맛을 표현한 듯하다. 과음한 후 더 나올 것이 없을 때까지 토하는 모습을 똥물이 올라온다고 말하는데, 이는 대장에 있는 똥이 아니라 담즙이 나오는 것으로 이때 느껴지는 쓴맛은 담즙 맛이다.

담낭은 길이 7cm에 폭 3cm 정도의 근육으로 된 주머니로, 30~50cc의 담즙을 담을 수 있다. "간에 붙었다 쓸개에 붙었다"라는 표현은 간과 담낭을 별개라고 생각했던 전통에서 나온 말인데, 실제로는 담낭은 간 밖에서 간에 딱 달라붙어 있다.

담즙은 간에서 만들어지고 담낭에서 농축된다. 그리고 십이지장에 음식이 들어오면 담낭이 수축하면서 담즙이 배출된다. 담낭은 간에서 분비되는 각종 물질을 저장하고 농축하는 곳으로, 소화에 필요한 담즙산이 대부분이지만 간이 배설하는 독성 물질과 노폐물도 같이 농축된다. 그래서 동물의 쓸개를 먹는다면 농축된 독성 물질을 같이 먹을 수도 있다.

담낭은 담석이 있을 때 종종 수술로 절제한다. 쓸개 빠진 인간이 되는 것인데, 대부분 별다른 문제는 없지만 10~15%에서는 담낭이 있던 자리인 오른쪽 상복부에 통증이 생길 수 있고 소화불량이나 설사 등이 나타날 수도 있다. 담즙은 간에서 분비되어 담낭을 거쳐 소장으로 간 다음 지방의 흡수를 도와주고 다시 간으로 되돌아오는 순환을 보통 하루에 5~6회 하는데, 담낭을 절제하면 이 순환에 변화가 생긴다. 담즙은 담낭에 보관되었다가 십이지장에 음식이 들어올 때 한꺼번에 분비되어야 하는데, 담즙을 보관할 담낭이 없으면 간에서 만들어진 담즙이 수시로 십이지장으로 흘러나온다. 따라서 음식이 없는 상태에서 십이지장으로 분비된 담즙이 위로 역류해 위염을 일으키거나 또는 설사를 유발하기도 한다.

식사를 하지 않으면 담낭에 담즙이 계속 고이기 때문에 담즙에 있는 콜레스테롤과 점액이 농축되어 딱딱한 돌처럼 된다. 이를 담석이라고 하는데, 어떤 이유이건 수개월 동안 식사를 하지 못하고 주사로 영양 공급을 받다 보면 절반에서 발생한다. 담낭에 생긴 담석의 주성분은 콜레스테롤이지만, 이는 혈중 콜레스테롤 농도와는 아무런 관계가 없다. 정상적으로 담즙으로 배출되는 콜레스테롤이 농축되어 생기기 때문이다. 비만은 담석의 위험 요인인데, 특히 다이어트를 한다며 식사량을 줄이고 금식 시간이 길어지면 담즙이 담낭에서 농축되기 때문에 담석이 더 잘 생긴다. 담석은 다이어트에 의해 유발되는 가장 흔한 부작용 중 하나다.

우리나라 사람들의 5~10%에서 담석이 발견되는데, 서양의 10~20%

에 비하면 적은 편이지만 요즘은 증가하는 추세다. 담낭담석의 위험 인자로는 비만과 다이어트 외에도 여성, 임신, 경구피임약, 고령, 활동량의 감소 등이 있다. 여성이나 임신, 경구피임약 등이 원인인 이유는 여성호르몬이 증가하기 때문이다. 여성호르몬은 담즙에서 콜레스테롤을 높이고 담낭의 운동성을 낮춘다. 또한 일단 생긴 담석이 저절로 없어지는 일은 드물기 때문에 나이가 증가할수록 담석이 많아진다.

담석은 담낭 외에도 담즙이 이동하는 담도 어디에나 생길 수 있다. 우리나라 사람들은 서양인에 비해 담낭이 아닌 담도, 특히 간 안에 있는 담도에 담석이 잘 생기는데 이는 담도에 기생하는 간흡충(간디스토마)과 관련이 있다. 담도에 생기는 담석은 감염병에 의해 많이 발생하고, 담낭담석과는 성분이 조금 다르다.

담석은 매우 특징적인 통증을 일으킨다. 어느 날 갑자기 명치나 오른쪽 상복부에 심한 통증이 발생하는데, 응급실에 가야 한다는 마음이 생길 정도다. 이는 담낭이 늘어나 압력이 증가해서 나타나는 통증으로, 그냥 두면 1~4시간 지속된 다음 서서히 사라진다. 담낭담석은 담낭염 등 합병증을 초래할 수 있는데, 대부분 심한 통증 후에 합병증이 발생한다. 검진에서 담석이 발견되더라도 증상이 없다면 수술할 필요는 없다. 무증상담석증을 수술하지 않고 관찰했더니 매년 증상이 발생할 확률은 1~2%에 불과하며, 시간이 지날수록 증상 발생 가능성은 점차 떨어졌다. 총 20년까지 관찰한 바에 따르면 수술이 필요한 경우는 20% 미만이었다. 반면 담석증으로 통증이 있었던 사람들은 1년 안에 50%에서 증상이 다시 나타나고 2년 동안에는 70%에서 재발한다. 그래서 증상이 있었던 사람은 수술하는 것이 좋고, 아무런 증상이 없는 사람은 그냥 담석을 지닌 채 살아가도 된다.

167 담도

담즙의 통로

　　간에서 담즙이 만들어져서 십이지장으로 넘어가기까지의 통로를 담도라고 한다. 그 길이는 간 안에 있는 조그마한 통로까지 모두 합하면 2km 이상이지만, 간 밖으로 보이는 담도만은 13cm 정도다. 담낭은 주머니 모양으로 담도 중간에 조롱박처럼 매달려 있고, 그 매달린 곳으로 담즙이 들어갔다가 나왔다가 한다. 담도는 십이지장으로 들어가기 전에 췌장에서 나오는 관과 합해진다. 그래서 담도가 막히면 췌장에도 병이 생길 수 있고, 반대로 췌장에 병이 생기면 담도에도 병이 생긴다.

　　간흡충(간디스토마)은 흡착기관이 잘 발달되어서 담도에 주로 기생하는데, 우리나라 사람들의 1~2%에서 발견될 정도로 현재 가장 흔한 기생충이다(과거에 흔했던 회충이나 요충은 거의 사라졌기 때문이다). 담도에 사는 간흡충이 알을 낳으면 담즙을 따라 십이지장으로 나오고 대변으로 배출된다. 그러면 알은 하수구를 통해 강이나 호수로 나가 패류에게 먹히고, 그 안에서 유충으로 자란다. 성숙한 유충은 물속으로 나와 붕어의 비늘에 붙어 근육 안으로 들어가고, 이 붕어를 회로 먹으면 사람의 담도로 들어가 성충이 된다. 성충은 담도에서 3~4년 정도 살고 드물게는 20~30년까지 생존하는데, 감염이 오래되면 담석과 암을 유발한다.

사람들이 민물 회가 좋지 않다고 생각하게 된 이유는 이 간흡충 때문이다. 하지만 양식장에서 자란 민물고기에는 간흡충이 없다. 간흡충이 유충 시기를 지내려면 중간 숙주인 쇠우렁에게 먹혀야 하는데, 쇠우렁은 아주 맑은 일급수에서만 사는 패류이기 때문이다. 간흡충은 동아시아 지역의 저수지나 강 주변이 유행지로, 우리나라에서는 낙동강 하구가 가장 유명하다. 만약 자연산 붕어회를 먹었다면 기생충약을 복용해야 하며, 회를 먹은 직후가 아니라 한 달 뒤에 먹는다. 몸에 들어온 유충이 성충으로 자라려면 4주 정도 걸리는데, 유충은 약을 먹어도 잘 죽지 않는 반면 성충은 약에 금방 죽기 때문이다.

168 췌장
오장육부에 포함되지 못한 소화기관

췌장은 오장육부에 해당하지 않는다. 췌장膵臟은 서양의학이 전래된 후 일본에서 만들어진 단어이기 때문이다. 에도시대 의사인 스기타 겐파쿠는 네덜란드 의사를 통해 pancreas가 집합선集合腺 중 가장 큰 것이라는 설명을 듣고 췌선膵腺이라고 했는데, 이는 나중에 췌장으로 바뀌었다. 췌장은 전통 동양의학에서는 알려지지 않은 장기였기에 일본학자들이 육肉과 췌萃 자를 합해서 새로운 한자어를 만들었다. 중국에서는 췌장을 이장胰臟이라고 하는데, 이 단어는 오래전부터 있어온 한자어로 胰는 등살을 의미한다. 우리나라에서는 해방 후 중국의 영향을 받아 췌장을 '이자'라고도 한다.

췌장은 매우 중요한 장기인데 왜 오장육부에 들어가지 못했을까? 해부학자 지제근은 췌장은 복부 뒤쪽에 있고 위와 십이지장에 감춰져서 쉽게 찾을 수 없었으며 겉으로 보이는 관이나 혈관의 연결 구조가 없어서 오장육부에 포함되지 않았을 것이라고 추정했다. 한편 한의학의 비脾가 기능 면에서 소화 작용과 깊은 관계가 있기 때문에 한의학에서 말하는 비장이 현대 의학에서 말하는 췌장에 해당한다는 견해도 있다.

췌장은 길고 납작하며, 회색이나 검은색을 띤다. 무게는 100g 정도이며 길이는 15cm이고, 위와 대장의 뒤쪽에 자리하여 겉에서 만져지지는 않는다. 우리나라에서 췌장암은 빈도 면에서 보면 전체 암 중 2.4%로 아홉 번째이지만 암으로 인한 사망 원인 면에서 보면 다섯 번째에 해당한다. 깊숙한 곳에 위치해서 조기 발견이 어렵고 발견되었을 때는 이미 수술할 수 없을 정도로 악화된 경우가 많기 때문이다.

췌장의 중요한 역할은 분비 기능인데, 내분비와 외분비 두 가지를 모두 하는 독특한 장기다. 췌장의 부피로 보면 80%는 외분비 기능을 한다. 십이지장으로 분비되는 췌장액은 공복에는 소량 분비되지만 식후에는 시간당 240cc까지 증가한다. 췌장액은 pH 8~8.5의 알칼리성으로 위산을 중화하며, 많은 소화효소를 함유하므로 단백질·지방·탄수화물 등을 화학적으로 쪼개어 소장에서 흡수되도록 한다. 췌장도 단백질로 구성되어 자신이 분비하는 단백분해효소에 분해될 수 있지만, 이에 대한 방어막을 가지고 있다. 이 방어막이 무너지면 스스로 분해되는 췌장염이 발생한다. 위와 십이지장이 위에서 분비되는 염산이나 펩신에 분해·소화되어 궤양이 발생하는 것과 같은 원리다.

급성췌장염의 흔한 원인은 담석과 알코올이다. 담석이 담도를 내려오다가 십이지장 입구에 걸리면 췌관도 같이 막히기 때문에 췌장액이 배출되지 못하고, 췌장액에 있는 소화효소가 췌장조직을 화학적으로 소화시킨다. 알코올은 급성췌장염을 일으키기도 하지만 만성췌장염이 더 큰 문제다. 장기간 음주를 하면 췌관이 좁아지면서 담석이 췌관을 막는 것과 동일한 결과를 초래한다. 췌장염은 췌장액에 포함된 소화효소에 의해 자기 조직이 소화되는 질환이므로 췌장염이 생기면 췌장액이 분비되지 않도록 금식을 해야 한다.

만성췌장염이 심해지면 췌장 기능이 상실되기 때문에 음식을 분해하는 소화효소가 나오지 않을 뿐 아니라 내분비선에서는 인슐린이 분비되지 않아서 당뇨병이 발생한다. 그런데 만성췌장염이더라도 췌장에서 정상적으로 분비되는 소화효소의 10%만 분비되면 영양 섭취에는 별다른 문제가 없다. 만약 췌장 기능이 10% 미만으로 떨어진다면 영양소 중 지방에서 가장 먼저 흡수장애가 나타난다. 지방분해효소가 다른 효소보다 더 빨리 감소하고, 산이나 다른 단백분해효소에 의해 금방 파괴되기 때문이다. 그러면 지방이 흡수되지 않아서 지방이 많은 변을 본다. 다음으로는 단백 성분이 흡수가 안 되며, 탄수화물 소화는 가장 마지막까지 보존된다. 침에서 상당량의 탄수화물분해효소가 분비되기 때문인데, 전체 아밀라아제의 60%는 췌장에서 분비되지만 나머지 40%는 침샘에서 분비된다.

췌장의 내분비선은 췌장 무게의 1~2%를 차지한다. 주로 췌장의 꼬리 부분에 분포하며, 외분비선 중간중간에 바다에 떠 있는 작은 섬처럼 퍼져 있다. 그래서 섬islet이라고 부르는데, 1869년에 독일 병리학자 랑게르한스P. Langerhans에 의해 발견되어 그의 이름을 따서 랑게르한스섬이라고 한다. 섬은 현미경으로만 보이는 미세한 조직이고 숫자는 100만 개 이상인데, 종류로는 알파(α), 베타(β), 델타(δ), 감마(γ) 등이 있으며, 이 중 인슐린을 분비하는 베타세포가 가장 많다.

췌장 기능이 상실되면 마지막 방법으로 췌장을 이식한다. 췌장이식이 필요한 경우는 소화효소 분비 문제보다는 당뇨병 때문이다. 이식 시에는 췌장액이 십이지장으로 분비되므로 뇌사자의 췌장과 십이지장을 동시에 적출하여 수혜자에게 옮긴다. 췌장이식 수술은 1966년 미네소타대학의 켈리W. D. Kelly와 릴리하이R. C. Lillehei에 의해 처음 성공했다. 이들은 당뇨병 말기 신부전 환자에게 신장이식과 동시에 췌장이식을 시행했다. 우리나라에서는 1992년 서울아산병원에서 처음 시행되었고, 이식받은 환자의 병은 미네소타대학의 경우와 같아서 신장과 췌장을 동시에 이식받았다.

내
분
비

9장

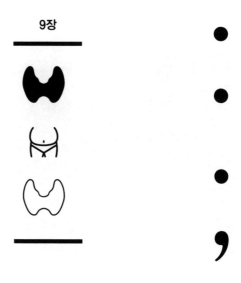

우리 몸 내부로 호르몬을 분비하는 기관을 내분비기관(내분비샘)이라고 하며, 그 반대 개념은 외분비기관(외분비샘)이다. 더울 때 땀을 분비하는 땀샘이나 젖을 분비하는 유방은 외분비기관에 속한다. 내외를 구분하는 기준은 혈액으로 분비되어 혈액순환을 하면 내분비라고 하며, 그렇지 않으면 외분비라고 한다. 췌장에서 분비되는 인슐린은 혈액을 순환하면서 혈당을 조절하기 때문에 내분비에 속하지만, 같은 췌장에서 분비되는 소화효소는 외분비에 속한다. 소화관은 인체의 내부에 위치하나 음식과 같은 외부 물질과 접하는 곳으로 인체의 바깥에 해당한다.

내분비샘에 해당하는 영어는 endocrine gland이며, 일본 학자들이 crine을 분비分泌라고 번역하면서 내분비·외분비라는 단어가 사용되기 시작했다. 동양의학에서도 담즙과 같은 분비 기능은 알려져 있었는데,

이런 기능을 하는 조직을 선腺이라고 불렀기 때문에 gland는 선腺이라고 번역되었다. 우리말로는 샘에 해당한다.

169 호르몬

멀리 있는 세포 사이의 정보 전달자

다세포로 이뤄진 인체는 세포가 기능별로 분화되며, 각각의 세포는 다른 세포가 무엇을 필요로 하는지 정보를 받아들여 자신의 기능을 조절한다. 이는 정보 전달 시스템이 있어서 가능한데, 화학물질이 담당한다. 전기현상으로 정보를 전달하는 신경세포도 세포 밖으로 화학물질을 분비해서 다른 신경세포를 자극한다.

세포와 세포 사이의 정보 전달은 직접연결과 간접연결 두 가지 종류다. 직접연결의 경우 세포와 세포 사이에 다리가 있는 것처럼 구조가 연결되어서 물질이 서로 왔다 갔다 한다. 이런 다리와 같은 구조를 간극결합gap junction이라고 한다. 세포막의 25% 정도가 이런 구조로 옆 세포와 밀접히 연결된다. 반면 간접연결에서는 화학물질이 일단 세포 밖으로 나간 후 다른 세포로 들어가 정보를 전달한다. 이는 다시 화학물질의 이동 거리에 따라 인접한 세포에 정보를 전달하면 주변전달이라고 하며, 혈액순환의 도움으로 멀리 있는 세포에 정보를 전달하면 원격전달이라고 한다. 신경전달물질이 주변전달의 예이며, 호르몬은 원격전달의 예다.

호르몬hormone이란 활기를 띠게 한다는 의미의 그리스어 horman에서 유래한 말인데, 혈액에 녹아 전신을 순환하면서 작용하는 물질이다. 현재 80여 종이 알려져 있으며 펩티드, 스테로이드, 아민 등 세 종류로 나눌 수 있다. 질소를 함유한 물질을 아민amine이라고 하는데, 도파민 과 티록신(갑상선호르몬)이 이에 해당한다. 펩티드peptide란 아미노산이 여 러 개 결합된 화합물을 말하는데, 아미노산의 개수는 적게는 세 개에서 많게는 192개까지 다양하다. 스테로이드는 콜레스테롤로부터 합성되 는 지방 성분의 호르몬으로, 부신피질·고환·난소 등에서 만들어지며, 코르티솔·안드로겐(테스토스테론)·에스트로겐·프로게스테론 등이 있 다. 보디빌더나 운동선수들에게 스테로이드라고 하면 보통 테스토스테 론으로 이해하지만, 병원에서는 일반적으로 코르티솔을 의미한다. 스 테로이드호르몬은 혈액에 녹지 않기 때문에 알부민 같은 단백질에 붙 어서 운반된다.

호르몬은 하등동물에서 고등동물로 갈수록 호르몬의 수나 다양성이 증가하지만 사람과 동물 사이에 차이가 없는 경우가 많다. 에스트로겐 이나 갑상선호르몬은 하등 척추동물에서 포유류에 이르기까지 구조가 동일하다. 다세포생물의 진화에서 세포 사이에 이뤄지는 화학적 전달 신호인 호르몬은 결정적으로 중요하기 때문에 종species은 달라져도 호 르몬의 구조는 잘 보존되는 것으로 보인다. 그런데 동일한 화학물질이 종에 따라서 다른 기능을 하기도 한다. 프로락틴이 이런 경우에 해당하 는데, 사람에서는 젖분비를 자극하지만 조류에서는 새끼 돌보기 행동 에 관련되고, 어류에서는 삼투조절에 관여한다. 이처럼 같은 호르몬이 종마다 다른 역할을 하는 이유는 호르몬이 작용하는 세포가 다르기 때 문이다.

호르몬을 분비하는 기관은 신체 곳곳에 흩어져 있다. 뇌에는 시상하부 · 뇌하수체 · 송과선 등이 있으며 목에는 갑상선, 복부에는 췌장 · 부신 · 난소 등이 있고, 몸통 밖으로는 고환이 있다. 이들 내분비기관은 단독으로 기능하기보다는 서로 영향을 주고받는 피드백feedback 시스템을 통해서 상호작용을 하고 신경계와도 밀접히 연관되어 작동한다. 신경계와 내분비계는 시상하부에서 연결된다. 시상하부는 다양한 신경에서 오는 정보와 혈액의 각종 호르몬과 화학성분을 분석하여 두 정보를 종합하고, 뇌하수체를 통해 전체 내분비 시스템을 통제한다.

뇌하수체腦下垂體란 뇌 아래에 드리운 것이라는 뜻인데, 영어로는 pituitary gland에 해당한다. 뇌하수체는 길이 1cm, 무게 0.5g 정도로 매우 작은데, 뇌 밑바닥에 있는 시상하부보다 더 아래쪽에 있어서 마치 뇌 밖으로 튀어나와 있는 작은 주머니처럼 보인다. 이는 코의 안쪽에 해당하는 위치여서 코를 통해 내시경을 넣으면 뇌하수체에 접근할 수 있다.

뇌하수체는 부신피질자극호르몬 · 갑상선자극호르몬 · 성장호르몬 · 난포자극호르몬 · 황체형성호르몬 · 프로락틴 · 옥시토신 · 바소프레신 등을 분비하는데, 이름에서 알 수 있듯이 뇌하수체에서 분비되는 호르몬은 다른 내분비기관이 호르몬을 분비하도록 자극하는 기능을 한다. 뇌하수체는 또한 엔도르핀과 멜라닌세포자극호르몬도 분비한다.

인체에서 가장 큰 내분비기관

갑상선은 우리 몸에서 가장 큰 내분비기관으로, 무게가 15~20g 정도다. 갑상선甲狀腺이란 말은 마치 목에 두르는 갑옷처럼 생겼다고 해서 붙여진 이름이다. 영어로는 thyroid gland에 해당하며 갑상샘 또는 방패샘이라고도 하지만 갑상선이라는 용어를 더 많이 사용한다. 갑상선은 눈에 보이기는 하지만 목에 납작하게 딱 달라붙어 있기 때문에 그냥 봐서는 잘 모른다. 여성의 갑상선이 크게 느껴지는 이유는 실제로 남성보다 더 커서가 아니라, 목이 상대적으로 가늘고 갑상선질환이 많이 발병하기 때문이다.

갑상선은 척추동물에게 있는 기관인데, 어류에서는 아직 무슨 기능을 하는지 잘 모르고, 양서류에서는 변태에 관여하며, 조류와 포유류에서는 에너지대사에 관여한다. 포유류에서는 신체의 전반적인 발달에 중요하며, 중추신경계의 발달에도 필수적이고 태아 시기에 가장 먼저 형성되는 내분비기관이기도 하다. 갑상선호르몬이 작용하는 부위는 특정한 곳에 한정되지 않고 인체의 거의 모든 세포에 작용하는데, 에너지대사를 촉진하기 때문에 체온을 유지하고 세포가 포도당을 잘 이용할 수 있도록 한다. 또한 뼈와 근육, 뇌신경을 발달시키는데, 이는 성장기 어린이에게 중요하다.

갑상선호르몬을 티록신이라고 부르는데 아미노산인 티로신에 요오드가 결합된 물질이다. 갑상선호르몬의 60%는 요오드로 이뤄져 있는데, 인체에 존재하는 요오드 15~20mg 중 70~80%가 갑상선에 들어 있다. 사람은 요오드를 음식으로 섭취해야 하는데, 음식이 함유하는 요오드의 양은 음식이 생산되는 땅에 존재하는 광물질 요오드의 함량에 비례한다. 지표면의 요오드는 오래될수록 부식되어 제거되기 때문에 산악 지역에는 별로 없고 해안 지역에 많다. 덕분에 해안가에 사는 사람은 요오드를 충분히 섭취한다. 특히 한국인과 일본인은 해산물과 해조류를 많이 섭취하므로 요오드 섭취량이 필요 이상으로 높다. 반면 히말라야, 안데스, 알프스 등 산악 지대나 갠지스강 유역 같은 평야는 요오드 부족 지역이다. 세계적으로 약 10억 명이 요오드 결핍 지역에 살고 있다.

갑상선호르몬은 태아기와 성장기에 특히 중요하다. 요오드를 충분히 섭취하지 못한 산모에게서 태어난 아이는 갑상선호르몬 결핍으로 키가 자라지 못하며, 지적장애와 청각장애를 앓게 된다. 그래서 과거 요오드 결핍 지역에 사는 아이들은 평균적으로 지능이 낮으며 학업수행능력이 떨어졌다. 그런데 1990년대 이후 요오드 결핍 지역에서 소비되는 소금과 식용유에 요오드를 첨가하는 국제적인 활동이 시작되었고, 덕분에 갑상선 문제로 인한 난쟁이나 지적장애 발생이 많이 줄었다.

갑상선호르몬 분비가 비정상적으로 감소하면 에너지대사가 떨어지기 때문에 신체의 전반적인 활동이 느려지며 기력이 약해진다. 두뇌 회전과 말도 느려지며, 기억력도 떨어지고, 우울증에 잘 빠진다. 그래서 노인에게 갑상선기능저하증이 발생하면 치매로 오인받기도 한다. 또한 대사 활동이 감소하여 열이 잘 발생하지 않으므로 추위를 타며, 땀이 잘 나지 않아서 피부가 매우 건조하고 거칠어지며 차갑게 된다. 머리카락도 매우 거칠어지고 끊어지기 쉬우며 잘 빠지고, 손톱도 연해져 잘 부러진다. 얼굴과 손발이 붓는다고 느끼는데 사실 몸 전체가 부으며, 혀와 성대도 붓기 때문에 말이 우둔해진다. 팔다리는 힘이 없고 뻣뻣해지며 저리고 쑤시면서 아프다. 그래서 걸음걸이도 느려지는데, 특히 첫걸음을 옮길 때 어려움을 느낀다. 심장 기능도 떨어져 맥박이 느리고 약해지며 가벼운 운동에도 숨이 찬다. 위장운동 역시 저하되어 먹은 음식이 잘 내려가지 않고 항상 속이 더부룩하며 변비가 잘 생긴다. 여성은 월경불순으로 월경과다가 흔하고 심하면 배란과 월경이 없어진다. 임신이 잘되지 않으며, 임신이 되더라도 유산되거나 미숙아를 출산할 가능성이 높고 선천적인 기형이 잘 생긴다.

갑상선에서 호르몬이 적게 생산되는 원인의 80%는 갑상선에 작용하는 항체 때문인데, 일종의 자가면역질환이다. 이 병은 일본 의사 하시모토 하카루橋本策가 1912년에 처음 증상과 경과를 자세히 기술했기에 그의 이름을 따서 하시모토병Hashimoto's disease이라고 부른다. 일종의 만성갑상선염이다.

갑상선호르몬이 과다하게 분비되는 질환도 90~95%는 갑상선을 자극하는 항체에 의한 자가면역질환이다. 면역 체계의 이상으로 갑상선 자극항체가 과다하게 만들어지고 이것이 갑상선을 자극하면 갑상선이 커지면서 호르몬 생산이 많아지는 것이다. 이 병은 그 증상과 경과를 1835년 처음 자세히 기술했던 아일랜드 의사 그레이브스R. Graves의 이름을 따서 그레이브스병이라고 부른다.

과다한 갑상선호르몬은 에너지대사를 필요 이상으로 촉진하기 때문에 열이 많이 나고 더위를 참기 힘들어하며 땀을 많이 흘린다. 이 경우 갑상선호르몬이 식욕을 자극해서 음식 섭취량이 증가하기는 하지만 에너지 소모를 따라가지 못해 체중이 수개월 사이에 5~10kg이나 빠진다. 또한 대사 활동의 증가는 심장이 빨리 뛰는 현상을 동반하기 때문에 가만히 있는데도 운동한 것처럼 심장이 두근거리며, 가벼운 운동에도 심장이 너무 빨리 뛰어 숨이 찬다. 위장 운동도 활발해져 대변을 자주 보게 된다. 신경이 예민해져서 사소한 일에도 흥분하고 화를 잘 내며 집중력이 떨어진다. 손발이 떨리는 경우가 많은데, 특히 글씨를 쓰는 등 섬세한 일을 하려고 할 때 더 떨린다. 또한 체력 소모가 심해지므로 근력이 약화되어 계단 오르기가 힘들어지고 피로감을 많이 느낀다. 피부는 가려운 경우가 많고 긁으면 쉽게 부풀어 오른다.

여성은 월경이 불규칙해지는 경우가 흔하고 일부에서는 양이 줄기도 한다. 심하면 월경이 없어지기도 하며 임신이 잘되지 않기도 한다. 임신이 되더라도 조기유산이나 미숙아를 출산할 가능성이 크며 선천적 기형의 확률도 증가한다. 이런 점은 갑상선호르몬이 감소할 때의 증상과도 유사하다. 남성의 경우 성욕 감퇴가 흔하며 발기부전도 잘 동반된다.

갑상선에 생긴 혹을 갑상선결절이라고 한다. 이는 매우 흔하여 전체 인구의 5%에서 만져지거나 눈에 보인다. 초음파검사로 발견된 만져지지 않던 결절까지 합하면 인구의 50%가 갑상선결절을 가지고 있다. 이 중 5%가 나중에 암으로 판명되는데, 암은 결절이 클 때 잘 생기기 때문에 결절의 크기가 1cm 이상이면 암인지 확인해야 한다. 결절이 0.5cm보다 작은 경우에는 조직검사도 어렵고 암이라고 하더라도 증상을 일으키거나 생존에 영향을 미치지 않으므로 그냥 지켜본다.

갑상선암은 우리나라에서 2000년을 기점으로 급증하고 있다. 특히 여성에서 급격히 증가하여 국가암정보센터 자료에 의하면 2006년부터는 여성 암 중 가장 흔하다. 초음파검사의 성능이 좋아진 덕분에 과거에는 발견하지 못했던 1cm 미만의 작은 암도 발견되기 때문이다. 그런데 1cm 이상인 암도 증가 추세이므로 다른 원인도 있을 것으로 생각된다. 갑상선암 증가는 우리나라뿐 아니라 세계적인 현상이어서 이에 대한 연구가 진행되고 있다. 병원에서 진단 목적으로 사용하는 CT 검사는 방사선에 노출되는 부위에서 암 발생을 증가시키는데, 선명한 CT 이미지를 얻기 위해 사용하는 요오드 성분의 조영제는 특히 갑상선에 흡수되어 암 발생을 촉진할 수 있다는 주장이 제기되었다. 이 외에 갑상선세포의 DNA를 손상시키는 다른 환경 요인도 갑상선암을 증가시킬 텐데, 이를 밝혀내는 것이 의학계에 주어진 과제다.

171 당뇨병
새로운 유행병

당뇨병은 당糖이 소변으로 나오는 병이란 뜻으로, 소변으로 당뇨병을 진단하던 시대에 만들어진 이름이다. 지금은 혈당으로 당뇨병을 진단한다. 소변으로 당이 나오는 것이 꼭 혈당이 높다는 의미는 아니고, 혈당은 높지만 소변으로 당이 나오지 않을 수도 있기 때문이다.

《동의보감》에서 당뇨병에 해당하는 증상을 보이는 병은 소갈이다. 소消는 태운다는 뜻으로 열기가 몸 안의 음식을 잘 태우고 오줌으로 잘 나가도록 하는 것을 말하고, 갈渴은 자주 갈증이 난다는 뜻이다. 그러니까 소갈이란 음식을 자주 먹고, 갈증이 나며, 오줌을 자주 누는 증상을 보이는 병이다. 기원전 1500년의 이집트 문서에 소변을 자주 누는 병이 기술된 것을 보면 당뇨병은 오래전부터 병으로 인식되었다고 판단된다. 당뇨병을 뜻하는 diabetes mellitus는 1675년에 영국 의사 윌리스T. Willis가 소변을 자주 본다는 의미의 diabetes와 꿀처럼 달콤하다는 의미의 mellitus를 조합해서 만든 말이다.

당뇨병은 세계적으로 증가하는 추세이며, 세계보건기구는 당뇨병의 증가를 새로운 유행병이라고 분석했다. 우리나라에서도 1970년대 초반에는 40세 이상의 성인 중 1% 미만에서 당뇨병이 나타났지만 1990년대에는 10배 이상 증가하여 약 10%의 유병률을 보였다. 2010년대 현재 우리나라 국민 중 500만 명이 당뇨병 환자로 추정되는데, 당뇨병이 이렇게 급증한 이유는 국가보건정책에 따라 등록사업이 확대된 데에서 기인한 바가 크지만 실제로도 당뇨병이 많이 증가하고 있다.

우리나라 사람들은 1940~1950년대만 해도 단백질 섭취가 부족해서 근육이 잘 발달하지 못했다. 이들이 성인이 되어 운동을 하지 않고 과식하게 되면 팔다리는 가늘고 복부에 지방이 축적되는 복부비만이 되는데, 내장지방은 인슐린 기능을 저하시키기 때문에 당뇨병에 잘 걸린다. 일반적으로 복부비만과 관련된 당뇨병은 가난한 시기에서 풍요로운 시기로 변하는 과도기에 많이 발생한다. 반면 현재 서양에서는 경제적으로 여유로운 생활이 몇 세대 이어지면서 적당한 식사와 적당한 운동으로 건강 관리를 하기 때문에 당뇨병이 오히려 줄고 있다.

현재 당뇨병의 기준은 공복 시 혈당이 126mg/dL 이상, 식사 두 시간 후 혈당이 200mg/dL 이상인 경우다. 이는 과거 당뇨병 진단 기준이었던 공복혈당 140mg/dL보다 낮아진 기준으로, 1997년 이후 세계보건기구가 제시했다. 내당능장애라는 개념이 만들어진 시기도 이때인데, 공복혈당이 110~125mg/dL, 식사 두 시간 후 혈당이 140~199mg/dL인 경우를 말한다. 이는 정상과 당뇨병의 중간 단계로, 우리나라 40세 이상 성인의 15% 정도가 해당한다. 이들 중 10%는 매년 당뇨병으로 진행하여 10년째에는 대부분 당뇨병이 되기 때문에 당뇨병으로의 진행을 미리 예방하는 노력이 필요한 시기다. 2000년에는 당뇨병을 조기에 발견해서 예방하기 위해 당뇨병으로 진단되는 공복혈당을 110mg/dL로 낮추자는 국제적인 움직임이 있었지만, 아직까지는 1997년에 정해진 기준을 따른다.

당뇨병을 분류하는 기준은 당뇨병에 대한 연구 결과를 반영하여 조금씩 변해왔는데, 현재는 다음 네 종류로 나눈다.

① 제1형 당뇨병
② 제2형 당뇨병
③ 기타 당뇨병
④ 임신성 당뇨병

제2형 당뇨병은 당뇨병의 대부분을 차지하는 유형으로, 보통 40대 이후에 발병하며 인슐린 저항성을 특징으로 한다. 제1형 당뇨병은 소아기에 발병하며 처음부터 인슐린 치료가 필요하다. 기타 당뇨병은 췌장염 같은 다른 이유로 당뇨병이 발생한 경우이며, 임신성 당뇨병은 임신으로 발생하는 당뇨병을 말한다. 그런데 전체 당뇨병의 95%는 제2

형 당뇨병이기 때문에 특별한 언급이 없으면 이 유형이라고 생각하면 된다.

당뇨병은 대부분 40세 이후에 발병한다. 인체가 노화되면서 췌장 기능이 저하되어 인슐린 분비가 감소하고 인슐린 자체의 기능이 떨어지는 데다가, 간에서 필요 이상으로 많은 당이 만들어져 나이가 들수록 혈당이 상승하기 때문이다. 나이가 열 살 증가할 때마다 식후 혈당은 5mg/dL씩 증가한다. 제2형 당뇨병을 유발하는 원인을 정리하면 나이, 비만, 가족력, 인종, 운동량, 영양 상태, 환경 변화, 대사증후군, 간질환, 고혈압, 고지혈증, 흡연 등이다. 이 중 흡연은 최근에 밝혀진 위험 요인인데, 당뇨병 발생에 기여하는 정도가 14%에 이를 만큼 매우 높다.

당뇨병은 우리나라 5대 사망 원인 중 하나다. 당뇨병은 급성합병증을 유발하기도 하지만 당뇨병으로 사망하는 이유의 대부분은 심혈관계 합병증 때문인데, 당뇨병 진단 후 10년 이상 관리를 하지 않으면 발생한다. 보통 40대 이후에 당뇨병이 생기니까 그로부터 10년이 지난 50대부터 합병증이 나타나기 시작한다. 협심증이나 뇌졸중 같은 심혈관 질환이나 신장질환, 망막질환, 말초신경병증 등이 대표적인 합병증이다. 신장 기능의 소실로 투석이 필요한 가장 중요한 원인도, 성인이 실명하는 가장 흔한 원인도, 발 염증으로 다리를 절단하는 가장 흔한 원인도 전부 당뇨병이다. 이런 합병증은 혈당 조절이 얼마나 불량했는지, 그 기간은 얼마나 길었는지에 따라 결정된다.

대한당뇨병학회에서 제시한 혈당 조절의 목표를 보면 공복혈당이 80~120mg/dL이고, 식사 두 시간 후 혈당은 180mg/dL 미만이며, 당화혈색소는 6.5% 이하다. 당화혈색소란 최근 2~3개월간의 평균 혈당

수치를 나타내는 지표인데, 일반적으로 3개월에 한 번씩 측정한다.

혈당 관리에는 식사, 운동, 약물 등 세 가지가 중요하다. 이 중 식사 요법이 가장 기본이고 중요하지만 가장 어려운 부분이기도 하다. 대표적인 잘못된 식습관 세 가지는 과식, 잦은 간식, 불규칙한 식사다. 식사 요법에서 가장 먼저 결정해야 하는 사항은 하루에 섭취하는 음식의 양인데, 이는 환자의 표준체중과 활동량에 따라 결정된다.

표준체중이란 건강을 유지하는 데 가장 적당한 체중을 의미하며 다음과 같이 계산한다.

· 남성의 표준체중(kg)=키(m)^2×22

· 여성의 표준체중(kg)=키(m)^2×21

적절한 음식 섭취량은 활동량에 따라 달라지는데, 운동선수나 심한 노동을 하는 경우에는 하루 종일 의자에 앉아 사무를 보는 사람보다 더 많은 열량을 섭취해야 한다. 그래서 활동량에 따라 필요한 하루 총칼로리는 다음과 같이 계산한다.

· 육체 활동이 거의 없는 경우: 표준체중×25~30cal

· 보통 활동량의 경우: 표준체중×30~35cal

· 육체 활동이 심한 경우: 표준체중×35~40cal

※ 1cal(칼로리)는 물 1g을 1℃ 올리는 데 필요한 열량인데, 식품의 열량을 계산하는 단위는 kcal 또는 대문자 C의 Cal다. 이 Cal는 정확하게는 대大칼로리 또는 킬로칼로리로 읽어야 하지만 그냥 칼로리라고 읽기 때문에 한국어로는 헷갈린다. 여기에 나오는 cal는 Cal(=kcal)를 의미한다.

따라서 현재 체중이 표준체중보다 미달이면 칼로리 섭취를 늘려야 하고, 체중 과다이면 칼로리 섭취를 줄여야 한다. 보통 하루에 500cal를 줄이면 일주일에 0.5kg 정도 체중을 줄일 수 있다.

인체는 탄수화물, 단백질, 지방, 비타민, 미네랄, 물 등이 골고루 필요하다. 이 중 활동에 필요한 에너지(칼로리)를 제공하는 영양소는 탄수화물, 단백질, 지방이며 그 비율은 탄수화물 55~60%, 단백질 15~20%, 지방 20~25%다. 이와 더불어 인체 조직의 기능을 위해서는 비타민과 미네랄도 필요하다. 이와 같은 칼로리와 영양소를 일정한 시간, 일정한 간격, 일정한 양으로 배분하는 것도 중요하다. 당뇨약을 먹은 상태에서 끼니를 거른다면 저혈당이 나타날 수 있고, 반대로 너무 과식하면 급격하게 혈당이 올라가기 때문이다. 정상적인 경우에는 식사량에 따라 인슐린 분비가 자동으로 이뤄지면서 혈당이 조절되지만, 당뇨병에 걸리면 이런 자동 피드백 시스템이 잘 작동하지 않으므로 식사량을 잘 조절해야 한다.

운동을 하면 혈당이 떨어질 뿐 아니라 혈압과 고지혈증도 같이 조절되기 때문에 당뇨병에 의한 합병증을 예방할 수 있다. 그런데 잘못하면 오히려 해를 입는 경우도 있다. 약을 복용하거나 인슐린 주사를 맞는 사람은 운동 중이나 운동을 끝낸 후에 저혈당이 생길 수 있고, 강한 운동을 하다가 혈당이 급상승하기도 한다. 이를 예방하려면 운동 전후 혈당을 측정해서 미리 조치해야 한다. 운동 직전 혈당이 300mg/dL 이상이면 혈당을 떨어뜨린 다음 운동해야 하며, 100mg/dL 미만일 때는 음식을 약간 섭취한 후 운동한다. 운동은 식사 후 30~60분이 지난 다음에 하는 것이 좋다. 식사 직후의 운동은 음식 소화에 좋지 않고, 식전 공복 상태에서의 운동은 저혈당을 초래하기 때문이다.

운동이란 체력을 증진시킬 목적으로 하는 신체 활동을 말하는데, 유산소운동, 저항성운동, 유연성운동 등 세 가지가 있다. 유산소운동은 산소를 많이 이용하는 운동으로, 많은 근육이 동원되고 혈액순환이 증가하는 사이클링·수영·속보·조깅·에어로빅 등이 이에 해당한다. 저항성운동은 2분 이내의 단시간 동안 산소를 이용하지 않고 근육을 강하게 수축시키는 운동이다. 근력을 강화하기 위해 헬스클럽에서 무거운 기구를 이용하는 운동이 이에 해당한다. 유연성운동은 스트레칭과 같이 근육과 관절의 유연성을 증가시키는 운동을 말하는데, 요가가 이에 해당한다.

당뇨병이나 심혈관질환인 경우 전통적으로 권장해온 운동은 유산소운동이다. 운동을 하면 근육에서 포도당 소모가 많아져 혈당이 감소하는 즉각적인 효과도 있고, 인슐린 기능을 개선시키기 때문에 장기적인 효과도 있다. 그런데 인슐린 기능이 좋아지는 효과는 24~72시간만 지속되므로 일주일에 세 번 이상, 일주일 총 150분 이상은 운동을 해야 한다. 그러니까 하루 30~50분 운동을 일주일에 3~5일 정도 하면 적당하다.

운동을 할 때는 중간 강도가 좋으며, 자기가 하는 운동의 강도는 최대맥박수를 이용하여 추정한다. 최대맥박수는 220에서 자신의 나이를 빼면 계산할 수 있는데, 나이가 50세인 경우에는 220에서 50을 뺀 170이 분당 최대맥박수이고, 중간 강도란 최대맥박수의 40~60%다. 따라서 50세 당뇨병 환자는 맥박수를 측정해서 분당 68~102회 정도가 될 때까지 운동하는 것이 적당하다. 만약 운동 강도를 그보다 더 높여도

내분비

증상 없이 잘할 수 있다면 최대맥박수의 60%를 넘는 고강도의 운동도 좋다. 운동 강도가 올라갈수록 혈당 개선에 더욱 효과적이기 때문이다. 그런데 심폐질환을 가지는 경우에는 나이만을 고려하면 자신에 맞는 운동 강도를 과대평가할 수 있으므로 검사가 필요하다. 운동을 하면서 산소를 최대한 흡입하는 상태일 때의 맥박수를 측정하는 것이다. 하지만 이 방법은 매우 번거롭고 힘들기 때문에 일상적으로는 시행하지 않고, 보통은 평상시 운동할 때 심폐질환의 증상이 나타나는 맥박수를 최대맥박수로 간주한다. 그래서 운동하면서 흉통과 호흡곤란 등의 증상이 나타나기 전 단계까지의 강도를 유지하면 된다.

과거에는 아령이나 역기 같은 기구를 이용한 저항성운동은 심혈관질환에 좋지 않다고 해서 금기시했다. 그러나 최근 연구에 따르면 해로운 부작용보다는 긍정적인 효과가 더 크다고 밝혀져 권장한다. 그런데 운동 효과에서는 유산소운동이 훨씬 좋기 때문에 저항성운동은 유산소운동에 보조적으로 하도록 한다. 태극권이나 요가 같은 약한 강도의 운동은 혈당을 개선시킬 것으로 예상되었지만 실제 연구에서는 상반된 결과가 나타났다. 따라서 스트레칭은 운동 전 준비운동 차원으로 하고, 효과가 입증된 유산소운동과 저항성운동을 하는 것이 좋다. 꼭 시간을 내서 하는 운동뿐 아니라 일상생활에서 할 수 있는 계단 오르기, 차를 타는 대신 걷기, 육체노동 등도 신체 활동량을 증가시키므로 혈당 조절이나 체력 증진에 도움이 된다.

에너지 소비는 대부분 육체적 활동 없이 이뤄진다

　　대사는 '대신할 대代' 자와 '사례할 사謝' 자를 조합한 한자어로, 문자 그대로 해석하면 대신 사례한다는 뜻이지만 생물학에서는 다른 의미다. 대사는 영어 metabolism을 옮긴 말인데, metabolism은 변화를 의미하는 그리스어 metabole에서 유래했다. 현재 대사metabolism라는 용어는 생명체 내에서 일어나는 화학적 변화를 총괄하는 의미로 사용된다. 사실 인체 활동 자체가 대사 활동이라고 할 수 있다.

　에너지대사란 인체를 움직이도록 힘을 제공하는 에너지의 변화와 관련된 생화학적 반응이다. 에너지는 새로 형성되거나 파괴되지 않고 오직 다른 형태의 에너지로 전환된다. 이것이 열역학제1법칙인 에너지 보존의 법칙으로, 인체에도 적용된다. 즉, 식사를 통해서 얻어진 화학에너지는 신체 활동에 필요한 에너지로 사용되고 나머지는 저장된다. 그러니까 에너지 섭취량이 소비량보다 많으면 과잉 에너지는 저장되고, 반대로 섭취량보다 소비량이 많으면 저장된 에너지를 사용한다.

　동물이 에너지를 얻는 방법은 음식 섭취이고, 소비하는 경우는 기초대사·신체 활동·자극에 따른 에너지 소비 등 세 종류다. 기초대사율은 생존에 필요한 최소한의 에너지를 말한다. 이는 마지막 식사 후 12시간이 경과한 아침에 깨어나 가장 편안하게 누운 상태에서 측정한다. 즉, 숨쉬기운동만 하고 있을 때의 에너지 소모량이다. 이런 상태에서는 남성은 한 시간 동안 체중 1kg당 1cal, 여성은 0.9cal를 소비한다. 체중이 70kg인 남성이라면 하루에 1680cal를 소비하는 것이다. 기초대사율을 결정하는 요인은 체중이 80%이고, 20%는 유전에 의해 결정된다. 같은 체중이라면 근육량이 많을수록 증가하므로 근육이 적은 여성이 10% 정도 적다. 또한 기초대사율은 나이가 들어감에 따라 감소하므로 식사량이 똑같아도 나이가 들수록 체중이 증가한다. 이것이 나잇살의 원인이다.

기초대사로 소모되는 에너지는 전체 에너지 소비의 60~75%를 차지하는데, 대사 활동이 활발한 간·심장·신장 등이 대부분의 에너지를 소모한다. 이들 장기는 체중의 5~6%만을 차지하지만 기초대사율의 60%를 소비한다. 기초대사율이 가장 낮은 조직은 지방조직으로, 체중의 20%를 차지하지만 기초대사율은 전체의 3~5%뿐이다.

에너지 소비의 두 번째 요소인 신체 활동은 주로 골격근에서 이뤄지는데, 사람마다 에너지 소비 차이가 가장 많은 부분이다. 사무직 근로자의 경우 전체 에너지 소비량의 10~15%를 차지하지만, 운동선수의 경우 70%까지 차지하기도 한다. 정신적인 활동도 에너지 소비에 영향을 미치기는 하지만 육체 활동에 비해 영향이 매우 적다.

에너지 소비의 세 번째 요소는 자극에 따른 소비다. 에너지 소비를 증가시키는 자극으로는 근육 긴장, 스트레스, 불안 등의 심리적 요인, 추위, 니코틴과 카페인 섭취 등이 있다. 음식 섭취 자체도 에너지 소비를 증가시키는 자극이 된다. 한겨울에도 밥을 먹을 때는 몸이 따뜻해지는 이유는 음식을 섭취하는 행위가 열을 만들기 때문이다. 이를 식이성 발열이라고 하며, 전체 에너지 소비의 10%를 차지한다. 이 열은 음식을 소화·흡수하고 다시 인체 조직에서 재합성 및 분포하는 과정에서 발생하는 것으로 보인다. 이는 섭취하는 음식에 따라 다른데, 소화–흡수-분포의 과정이 힘든 단백질의 경우는 섭취량의 30%, 그 과정이 상대적으로 단순한 지방은 5%, 탄수화물은 그 중간인 16%가 열로 소모된다. 이 역시 유전적인 성향이 있어서 식사를 할 때 뜨거운 음식이 아니더라도 땀을 많이 흘리는 사람은 음식 섭취 자체에 의한 에너지 소비가 높은 경우다.

세포는 항상 에너지를 소비하지만 에너지를 얻는 섭취 행위는 간헐적으로 일어나므로 인체는 에너지를 어디엔가 저장하고 있다가 서서히 방출한다. 에너지원으로 저장되는 것은 3대 영양소 중 탄수화물과 지방이고, 단백질은 에너지 저장 기능이 매우 미약하다. 저장된 탄수화물과 지방이 모두 고갈되면 단백질을 분해해서 에너지로 사용하기는 하지만 이는 최후의 수단이다. 단백질에서 에너지가 보충된다는 말은 인체 구조와 면역을 담당하는 단백질이 분해된다는 의미인데, 이렇게 되면 생명 유지가 어렵다.

탄수화물은 글리코겐 형태로 간과 근육세포에 저장된다. 글리코겐glycogen이란 포도당이 저장된 것으로 식물에서의 전분과 같다고 할 수 있는데, 이들 글리코겐을 모두 합해도 하루 에너지를 겨우 충족시키는 정도인 1500~2000cal에 불과하다. 반면 지방은 탄수화물에 비해 단위 무게당 더 많은 에너지를 저장할 뿐 아니라 저장될 때 물이 필요 없어 훨씬 더 촘촘한 형태로 저장되므로 탄수화물보다 에너지 저장 효율이 여덟 배나 높다. 그래서 동물의 몸속에 저장되는 에너지의 가장 중요한 형태는 지방이라고 할 수 있다. 가벼운 몸으로 장거리 여행을 해야 하는 철새도 비행 중 사용할 연료 에너지로 지방을 저장한다. 만일 같은 양의 에너지를 글리코겐 형태로 저장한다면 너무 무거워서 날지 못할

523

것이다.

인체에서 사용하고 남은 에너지는 피부 아래와 내장에 지방으로 축
적된다. 이를 각각 피하지방과 내장지방이라고 부르며, 대략 8 : 2의 비
율로 분포한다. 즉, 피하지방이란 피부 밑에 있는 지방층이며, 내장지
방은 심장·신장·위장 등에 존재하는 지방이다. 지방이 분포되는 곳은
남녀가 조금 달라서 남성은 상체와 하복부에 많고 여성은 허벅지나 엉
덩이에 많다. 여성도 여성호르몬 분비가 급감하는 폐경기 이후에는 하
체지방이 줄고 복부지방이 증가하며, 남성의 경우 나이가 들면서 체중
은 변화가 없어도 지방 분포가 바뀌어 피하지방은 줄고 내장지방은 증
가한다.

지방은 지방세포 안에 축적되며 지방이 많이 쌓일수록 세포도 커진
다. 동물세포는 식물세포처럼 세포 팽창을 제한하는 세포벽이 없기 때
문에 어느 정도의 팽창이 가능한데, 지방세포의 경우 네 배까지도 커진
다. 지방조직은 이처럼 지방세포의 크기가 커짐으로써 성장한다. 물론
저장할 에너지가 계속 증가한다면 지방세포도 커지는 한계가 있으므로
그때는 세포분열을 하기도 한다. 일반적으로 성장기에는 주로 세포의
숫자가 많아짐으로써 지방조직이 증가한다. 지방세포 숫자가 많아지는
시기가 일생에 세 번 있는데, 태아 시기의 마지막 3개월, 생후 1년, 청
소년기의 급성장기가 이에 해당한다. 그러나 일단 성인이 된 다음에는
세포의 크기가 커짐으로써 지방을 저장한다.

잉여 에너지의 보관 장소

체중 중 지방이 차지하는 비율은 표준체중인 남성의 경우 15~20%, 여성의 경우 20~25%다. 피하지방이 거의 없는 보디빌더들은 지방이 체중의 4~6%밖에 되지 않지만, 이는 극히 예외적인 경우다. 인체를 조직의 크기로 본다면 체중의 40%를 차지하는 골격근이 가장 크고, 지방조직은 두 번째로 큰 조직이며, 뼈는 15%를 차지한다. 인체의 다른 조직들은 분자 수준에서 보면 물, 단백질, 지방, 탄수화물, 미네랄 등이 서로 섞여 복합적인 구조를 이루는 데 비해 지방조직은 특이하게 분자적으로도 대부분 지방으로 이뤄진다. 지방조직에도 혈관을 비롯한 부수 조직이 있기는 하지만 지방조직의 87%는 순수한 지방이다. 그래서 돼지기름을 얻으려 할 때는 지방을 떼어내서 녹이기만 해도 된다.

지방은 거의 대부분 지방세포에 존재하는데, 지방세포가 없는 곳에도 일부 분포한다. 특히 근육세포 안에 있는 지방은 운동 중 에너지를 공급하는 기능도 하는데, 많으면 전체 에너지의 20%를 근육지방이 제공한다. 근육지방은 특히 당뇨병이 있을 때 비정상적으로 증가하며, 이런 현상은 에이즈에 걸렸을 때도 종종 나타난다. 쇠고기의 마블링도 같은 현상인데, 소들을 우리에 가두고 풀 대신 옥수수 같은 곡류를 먹여 키우면 체중이 빠르게 늘면서 근육지방도 급격히 증가한다.

지방은 골수와 유방 등에도 존재한다. 골수는 뼈 안에 있는 조직을 말하는데, 닭 뼈를 씹다 보면 가운데 벌겋게 보이는 부분이 골수다. 골수의 주요 작용은 피를 만드는 것인데, 성인 뼈의 절반 정도는 조혈 기능이 없이 지방세포로 가득 채워져 있다. 특히 팔다리뼈가 그렇다. 소의 사골四骨도 사람으로 치면 팔다리뼈와 같은 부위로, 골수가 지방으로 채워져 있어서 사골을 고면 기름이 계속 올라온다.

지방이란 물에 녹지 않고 알코올이나 유기용매에 녹는 성질을 가진 유기물질이다. 영어로는 fat라고 하며, 상온에서 고체로 존재한다. 상온에서 액체 형태를 띤다면 이는 기름oil이라고 한다. 그리고 지방fat과 기름oil을 모두 합해서 지질lipid이라고 한다. 그런데 일상적으로는 지방·기름·지질 세 단어를 혼용하며, 영어에서도 마찬가지다.

지방은 몸에서는 트리글리세리드, 인지질, 당지질, 콜레스테롤 등의 형태로 존재한다. 트리글리세리드triglyceride는 극성을 띠지 않으므로 중성지방이라고 부르기도 하는데, 인체에 있는 지방의 97~98%를 차지하며 에너지를 생산하고 저장하는 기능을 한다. 전체 지방의 2~3%가 나머지 지방인데, 인지질·당지질·콜레스테롤 등은 세포막과 신경조직을 구성하는 성분이 되며, 콜레스테롤은 스테로이드호르몬·담즙·비타민 D 등을 만드는 재료가 된다.

지방조직은 에너지 저장 역할 외에 호르몬을 분비하는 내분비기관으로서의 기능도 한다. 여성호르몬인 에스트로겐은 일차적으로 난소에서 합성되지만 부신과 지방세포에서 합성되어 분비되는 부분이 추가되어야 인체 요구량을 충족한다. 난소와 부신의 기능이 모두 정상이더라도 초경이 있기 위해서는 체중의 17%가 지방이어야 하며, 월경을 유지하기 위해서는 최소한 22%의 지방이 필요하다. 지방세포에서 분비되는 또 다른 호르몬은 렙틴leptin이다. 음식을 섭취하면 지방세포에서는 렙틴을 분비하는데, 이는 혈류를 타고 시상하부로 가서 포만중추를 자극한다. 그러면 뇌는 포만감을 느끼고 먹기를 중단한다. 쥐에게 렙틴 유전자를 변형시켜 렙틴이 생산되지 못하게 하면 렙틴에 의한 식욕 억제신호가 뇌에 전달되지 못해 포만감을 느끼지 못하고, 음식을 계속 먹기 때문에 체중이 정상보다 세 배가량 증가한다. 이런 이유로 렙틴을 당뇨병이나 비만 치료에 사용할 수 있는지 연구 중이다.

포유류의 지방조직에는 백색지방과 갈색지방 등 두 가지 종류가 있는데, 지방조직이라고 하면 통상적으로 백색지방을 의미한다. 갈색지방은 주로 신생아에게서 발견되기 때문에 영어로 baby fat라고도 한다. 인체 여러 곳에 분포하는 백색지방과는 달리 갈색지방은 어깨뼈 사이의 등이나 목, 척추 부근에 한정되어 분포한다. 갈색으로 보이는 이유는 혈액 공급이 풍부하고 미토콘드리아가 많기 때문이다. 미토콘드리아에서는 산소를 이용한 에너지대사 과정에서 열이 발생하므로, 갈색지방은 에너지를 저장하는 백색지방과는 반대로 에너지를 소비하는 조직이다.

갈색지방에서 만들어진 열은 신생아가 추위에 노출되었을 때 체온을 유지하는 데 필요하다. 사람은 추위에 노출되면 몸을 달달 떠는데, 이는 에너지대사를 촉진해서 체온을 올리는 효과가 있으므로 체온 유지에 중요한 반응이다. 신생아는 신경-근육 체계가 아직 미숙하여 성인이 추위에 노출되었을 때 나타나는 이런 근육 떨림 반응이 미약해서 갈색지방의 역할이 매우 중요하다. 그런데 최근 갈색지방이 성인에게도 존재한다는 보고가 있었다. 쥐 실험에서는 갈색지방의 양을 늘리고 기능을 활성화하면 당뇨병을 비롯한 여러 대사성질환을 감소시킨다는 사실이 입증되었는데, 사람의 경우도 갈색지방이 이런 역할을 하지 않을까 연구 중이다.

174 비만
원인은 과식

살이란 뼈를 둘러싼 부드러운 부분으로, 근육과 지방을 모두 포함한다. 영어 flesh도, 한자 肉(육)도 마찬가지다. 그런데 흔히 살이 쪘다고 하면 살 중에서 지방만 과하게 많아진 상태인 비만을 의미한다. 이에 해당하는 영어 obesity는 1610년대에 처음 등장했다. 현재 비만은 공공의 적이지만, 비만肥滿이라는 말 자체는 좋은 뜻이다. 肥는 살(月= 肉)이 알맞게(巴) 있다는 의미이고, 滿은 물이 구석구석에 가득해서 풍족하다는 의미다. 하지만 《동의보감》에서 비肥가 야윔을 의미하는 수瘦보다 못하고 수명을 단축시킨다고 평가한 기록을 보면, 조선시대에도 비만은 병으로 인식되었던 것으로 보인다. 《동의보감》에 의하면 당시에도 비肥의 치료, 즉 비만 치료는 어려운 문제였다.

비만이란 단순히 체중이 많이 나간다는 의미가 아니라 지방이 과다하게 증가한 상태를 말한다. 따라서 비만을 진단하려면 지방의 무게를 측정해야 하는데, 지방이 온몸 여기저기에 분포하고 사람마다 분포 양상이 다르기 때문에 이를 측정하는 일은 쉽지 않다. 그런데 근육질의 운동선수를 제외하면 체중은 지방조직의 무게와 보통 비례하므로 체중으로 비만을 평가한다. 체중이 늘 때 심장이나 신장 등 내부 장기도 조금 커질 수 있고, 뼈와 근육도 어느 정도는 증가하지만 진단의 편의를 위해 이러한 변수는 무시한다. 현재 비만 진단에 가장 많이 사용하는 기준은 체질량지수(BMI, body mass index)다. 이는 체중(kg)을 키(m)의 제곱으로 나눈 수치다. 키가 174cm인데 체중이 70kg이라면 체질량지수는 $70 \div (1.74)^2$의 값인 23.1이다. 서양에서는 체질량지수가 30 이상이면 비만으로 정의하지만, 우리나라와 일본의 연구에서는 체질량지수가 25 이상일 때부터 건강에 영향을 미치기 때문에 아시아인의 비만에 대한 정의는 BMI 25 이상이다.

지방은 전체 양뿐 아니라 분포도 중요하다. 건강에 문제가 되는 비만은 복부비만이다. 나이가 들면서 점차 복부비만이 증가하며, 여성은 폐경기를 기점으로 복부비만이 급격히 증가하면서 남성과 비슷해진다. 복부비만을 측정하기 위해서는 복부 CT를 촬영하기도 하지만, 간편하게는 허리둘레를 재서 평가한다. 복부비만의 기준도 체질량지수처럼 서양과 아시아 지역이 다른데, 대한비만학회에서는 남성은 허리둘레가 90cm 이상, 여성은 85cm 이상이면 복부비만으로 판정한다. 여성의 하체에 지방이 많은 경우에는 하체비만이라고 부르기도 하지만 이는 건강상의 문제보다는 미용상의 문제일 뿐이다. 또한 젊은 여성들이 하체비만이라고 생각하는 종아리근육비대는 비만과는 거리가 멀다.

요즘에는 병원뿐 아니라 헬스클럽 등에서도 기구를 사용해서 비만을 측정하는 방법이 보편화되었다. 이는 다리와 팔에 약한 전기를 통과시켜 전기저항으로 인체의 수분량을 측정해서 간접적으로 지방량을 확인하는 방법이다. 측정 결과는 인체의 수분 상태에 따라 변동되는데, 탈수된 상태에서 이 검사를 하면 지방량이 과다하게 평가될 수도 있다.

현재 비만을 평가하는 방법은 체질량지수와 허리둘레 두 가지이며, 병원에서도 이 기준을 사용하고 나머지는 보조적으로 사용한다.

2001년부터 2015년까지 실시한 국민건강영양조사에서 성인 중 체질량지수를 기준으로 비만 판정을 받은 경우는 남성은 계속 증가하고 있고 여성은 큰 변화는 없었다. 2015년 기준으로 성인 남성의 40%, 성인 여성의 26%가 비만이었다. 연령대별로는 남성은 40~50대까지 증가하다가 65세 이상이 되면 감소하는 경향을 보이는 반면, 여성은 40대에서 50대로 넘어가면서 급격히 증가하여 60대까지 증가하다가 70대에 들어서면서 감소한다.

비만은 에너지 소모량보다 섭취량이 많아 남은 에너지가 지방으로 몸에 축적되는 현상으로, 비만의 직접적인 원인은 과식이다. 하루에 2400cal를 섭취해서 에너지 균형 상태에 있는 사람이 모든 요인을 똑같이 유지한 채 매일 요구르트 한 병을 더 마신다면, 즉 50cal를 추가로 섭취한다면 10년 동안 20kg의 지방이 증가하게 된다. 물론 이는 체중이 증가한 만큼 같이 상승하는 에너지 소비를 고려하지 않아 과장된 계산이기는 하지만, 에너지 섭취의 사소한 변화는 장기적으로 비만을 유발할 수 있다는 점을 말해준다.

식사량뿐 아니라 식사습관도 비만에 영향을 미친다. 하루에 먹는 총량이 똑같은 조건에서 한꺼번에 많이 먹거나 빠르게 식사하는 습관은 비만을 유발한다. 음식의 종류도 비만에 영향을 미치는데, 지방이 많아 에너지 밀도가 높은 음식이 문제다. 특히 패스트푸드를 먹으면 한꺼번에 많은 열량을 빠르게 섭취하게 된다. 식사 시간도 비만에 영향을 미친다. 하루 총열량의 25% 이상을 야간에 섭취하는 야식증후군은 비만 환자의 6~16%에서 관찰된다. 자동차나 엘리베이터 등이 보편화되면서 활동량이 부족해진 것도 비만 증가에 많은 영향을 미쳤다. 또한 앉아서 일하는 생활양식은 에너지 소모를 줄이기 때문에 체중을 증가시킨다.

비만은 궁극적으로는 자신이 먹어야 할 음식의 양보다 많이 먹기 때문에 발생하는데, 사실 에너지 섭취와 소모 중 어디에 원인이 있는지 밝히기는 쉽지 않다. 비만이 가족적으로 나타나는 유형을 분석해보면 비만의 원인 중 유전적인 요인이 차지하는 비율은 30~40%이고, 환경적인 요인이 차지하는 비율은 25~50%다. 유전적으로 타고나는 요인이 꽤 많다는 말이다. 같은 음식을 먹어도 어떤 사람은 살이 찌고 어떤 사람은 그렇지 않은 이유는 사람마다 기초대사량이 다르기 때문인데, 기초대사량은 일차적으로 체중에 의해 결정되지만 유전적인 영향을 많이 받는다. 뿐만 아니라 운동하려는 성향 중 일정 부분은 유전적으로 결정되고, 자극으로 소모되는 에너지도 유전에 따라 차이가 난다.

비만에서 가장 많이 연구된 유전자는 렙틴 유전자다. 1950년에 비만이 유전되는 쥐가 처음 발견되었는데, 이 쥐의 비만 유전자를 연구한 결과 1994년에 이것이 렙틴leptin이라는 사실이 밝혀졌다. leptin은 날씬함을 의미하는 그리스어 leptós에서 유래했다. 렙틴 유전자에 돌연변이가 있으면 포만감을 느끼지 못하기 때문에 음식을 계속 먹어 체중이 보통 쥐의 세 배나 된다. 그리고 이 비만 쥐에게 렙틴을 투여하면 다시 정상 체중으로 돌아온다. 사람도 아주 심한 비만의 일부에서는 이 유전자 돌연변이가 나타난다. 정상적으로는 음식을 섭취하면 지방세포에서 렙틴이 분비되어 뇌의 시상하부를 자극해서 식욕을 억제하도록 신호를 보내는데, 이들은 음식을 먹어도 렙틴이 분비되지 않아 포만감을 느끼지 못하고 바로 또 음식을 찾는다. 심하면 음식 그림만 보고도 뇌가 자극된다. 그런데 이들에게 렙틴을 주사하면 정상적인 피드백 시스템이 다시 작동해서 음식에 대한 과도한 집착이 감소한다. 렙틴 외에도 비만 관련 유전자는 계속 발견되고 있지만 아직 비만의 유전적인 요인은 다 밝히지 못했다.

175 비만 치료

가장 중요하지만 가장 어려운 식이요법

비만 치료의 원칙은 에너지 섭취를 줄이고 소비를 늘리는 데 있다. 구체적인 방법은 식사, 운동, 행동수정, 약물, 수술 등 다섯 가지다. 이 중 가장 중요하지만 가장 어려운 것이 식사요법이다. 매일 500cal를 줄이면 한 달에 2kg의 체중을 줄일 수 있는데, 500cal면 대략 밥 한 공기 반이나 라면 한 개의 열량에 해당한다.

비만은 대부분 생활습관에서 비롯되므로 습관을 바꾸지 않고 단기간에 체중만 줄일 경우 실패할 가능성이 높다. 생활습관을 바꾸면 체중 감량은 자연스럽게 일어나는데, 이를 행동수정요법이라고 한다. 따라서 자신의 식습관을 잘 관찰해야 한다. 가장 중요한 방법이 식사일기 쓰기다. 하루 동안 섭취하는 음식의 종류와 양을 적고 칼로리를 계산해 보면 본인이 섭취하는 열량과 식습관을 알게 되는데, 대부분 평소 자기가 생각하던 섭취량과 실제 섭취량 사이에 차이가 난다. 정상 체중인 사람은 그 차이가 20%인 반면, 비만한 사람은 30% 정도다. 그만큼 자기가 섭취하는 열량을 과소평가하는 것이며, 적게 평가하는 정도는 비만인 사람이 더 심하다.

신체활동일기도 도움이 된다. 차량을 이용하기보다는 걷기, 엘리베이터를 타기보다는 계단 오르기, 움직이는 활동을 취미로 하기 등의 원칙이 얼마나 잘 지켜지는지 매일 점검해보는 것이다. 음식 조절이나 생활습관의 변화는 교육을 통해서 효과를 볼 수 있는데, 개인적인 교육보다는 단체 교육이 더욱 효과적이며 인터넷 교육보다는 직접 면담 교육이 두 배 더 효과적이다.

비만 치료약에는 에너지 섭취를 줄이는 약과 에너지 소비를 증가시키는 약 등 두 종류가 있다. 그리고 섭취를 줄이는 약으로는 식욕을 억제하는 약과 섭취한 지방이 소장에서 흡수되지 않도록 하는 약이 있다. 제니칼이라는 약은 소장에서 지방이 분해·흡수되는 것을 억제하는데, 1997년에 개발되어 아직까지 큰 부작용이 발견되지 않아 현재 처방되고 있다. 반면 식욕억제제는 1970년대 중반부터 사용되어왔는데, 대부분 교감신경을 자극해서 작용하기 때문에 혈압을 상승시키는 부작용과 중독성이 발견되어 많은 약들이 판매 금지되었다. 1997년부터 시판되기 시작한 리덕틸이라는 약은 식욕을 억제하고 에너지 소비를 증가시키면서도 복용이 간편해서 인기리에 처방되었다가, 심혈관 부작용이 발견되어 2010년에 생산이 중단되었다.

약물요법은 그냥 약을 먹기만 하면 되기 때문에 많이들 원하지만 잠재적인 부작용과 중독성에 유의해야 한다. 2015년 우리나라에서 출시된 벨빅이라는 약도 식욕을 억제하는데, 장기적으로 복용해도 안전할지는 검증이 필요하다. 비만 치료에서 체중 감량이 중요하긴 하지만 이것이 전부가 아니다. 단기간에 걸친 무리한 감량은 오히려 해로울 수 있으므로 장기간에 걸친 계획이 필요하며, 비만은 당뇨병·고혈압·고지혈증 같은 만성질환의 주요 원인이므로 비만을 치료하는 목적은 동반 질환의 위험도를 낮추거나 예방하는 데 있다.

비만 치료의 마지막으로 선택되는 방법은 수술이다. 특히 고도비만의 경우 식사, 행동수정, 약물요법 등에 대부분 실패하기 때문에 수술에 의존할 수밖에 없다. 1991년 미국국립보건원이 고도비만의 치료로서 효율성, 안전성, 지속성 등을 고려할 때 수술이 유일하다고 선언한 이후 미국에서는 비만 수술이 급증했다. 우리나라에서도 2003년 처음 비만 수술이 시행된 이래 매년 수술 건수가 증가하고 있다.

비만에 대한 수술은 1950~1960년대에 처음 시도되었다. 당시에는 소장을 잘라내는 수술이었는데, 소장이 단축되니까 음식이 흡수되지 않아 체중 감량 효과는 있었다. 그러나 소장이 짧아지면서 여러 부작용이 발생한다는 사실이 밝혀져 지금은 이런 수술을 시행하지 않는다. 유행했던 다른 방법은 입안에 철사 줄을 끼우는 것이었다. 송곳니와 작은 어금니에 구멍을 내어 위아래 턱을 철사로 묶는 수술이었는데, 이렇게 되면 입을 벌리기가 어려워 음식을 잘 먹을 수 없다. 문제는 철사 줄을 언젠가는 풀어야 한다는 점이다. 그러면 체중이 다시 늘어버린다. 이런 이유로 지금은 철사 줄을 끼우는 방법이 시행되지 않는다.

수술은 아니지만 나일론 끈을 허리에 단단히 묶는 방법이 유행했던 적도 있다. 이는 당장 식사량을 줄이는 효과는 있었지만 유지하기가 힘들었고, 비록 계속 묶는다고 해도 나일론 끈 위아래로 살이 차올라 거대한 모래시계 체형이 되어버리는 문제가 생겼다. 역시 지금은 이런 방법을 사용하지 않는다. 역사의 뒤안길로 사라진 수술에는 위에 풍선을 넣는 방법도 있었다. 위에 풍선을 넣으면 위가 줄어드는 효과가 나타나서 식사량이 줄었지만 부작용으로 위궤양이 생겼기 때문이다. 아예 식도를 끈으로 묶는 방법도 시도되었지만 환자가 목에 뭔가 걸려 있다는 느낌으로 너무 고통스러워해서 오래가지 못했다.

진정한 비만 수술의 효시라고 불리는 것은 1953년에 처음 시행된 공장회장우회술이다. 공장 상부와 회장 말단을 연결해서 음식이 소장의 90% 이상을 통과하지 못하도록 우회bypass하게 해서 칼로리 흡수를 억제하는 방법이다. 체중 감소 효과가 탁월해서 1960~1970년에만 미국에서 10만 건 이상이 시행되었다. 그러나 영양 불균형·설사·골다공증 등이 발생하고, 음식이 통과하지 않는 소장 부위에서 세균이 과도하게 증식하여 간을 손상시키는 부작용으로 사망 사례가 여러 차례 보고되면서 1980년대 이후로는 시행되지 않는다.

현재 가장 표준적인 수술 방법은 위를 일부 잘라내어 축소시킨 다음 공장에 연결하는 방법으로, 루와이Roux-en-Y 위우회술이라고 한다. 이러면 작아진 위에서 쉽게 포만감을 느끼기 때문에 식사량이 줄고, 위로 들어온 음식이 위 하부와 십이지장을 우회하여 공장의 중간으로 가기 때문에 흡수가 덜 되기는 하지만 꼭 필요한 만큼은 흡수가 된다. 수술할 때 우회하는 길이를 조절할 수 있으므로 비만이 심하면 우회 길이를 늘린다. 체중은 수술 후 6개월까지는 급속하게 감량되며 24개월까지 꾸준히 줄어든다. 이 방법도 부작용이 있기는 하지만 효과에 비하면 견딜 만하다. 루와이 위우회술은 가장 오랫동안 효과가 입증된 수술이며, 최근에는 복강경으로 수술이 가능하여 꾸준히 시행되고 있다.

이 외에 위밴드수술과 위소매절제술이 현재 많이 시행된다. 위밴드수술은 복강경을 이용해서 위를 밴드로 감싸 음식이 위에서 서서히 내려가도록 하는 방법인데, 공기가 들어 있는 밴드에 튜브를 연결해서 피부밑에 공기주입기를 시술한다. 편리한 점은 공기주입기를 통해서 밴드를 조이는 정도를 수시로 조절할 수 있다는 것이다. 또한 문제가 생기면 밴드를 제거하면 된다. 이런 편리성 때문에 현재 유럽에서 많이 시행되고 있지만, 체중 감소 효과가 크지 않고 10년 이상 추적 관찰한 결과 밴드가 미끄러지는 등의 부작용으로 재수술이 많았다.

위소매절제술은 소매를 자르듯 위의 일부를 줄이는 수술이다. 이는 2010년에 비만 치료의 일차 수술 방법으로 인정받았기에 검증 기간이 아직 짧다는 문제가 있다. 그러나 루와이 위우회술과 효과는 비슷하면서도 수술 방법이 쉽다는 장점이 있고, 위밴드수술보다는 효과가 좋아 앞으로 증가할 가능성이 높다.

한편 요즘에는 복부비만을 줄이기 위해 지방흡입술을 많이 시행한다. 하지만 피하지방을 일부 제거하는 것에 불과하고 실제 문제 되는 내장지방을 제거하지 못하므로 비만 치료 목적의 수술이라고는 할 수 없고 미용 수술에 속한다.

우리나라 사람들을 기준으로 고도비만은 체질량지수가 $30kg/m^2$ 이상인 경우이며, 슈퍼고도비만은 $40kg/m^2$ 이상을 말한다. 키 170cm를 기준으로 체질량지수 30은 체중이 87kg인 경우이며, 체질량지수 40은 체중이 115kg인 경우다. 고도비만은 우리나라 19세 이상 성인의 4%로 140만 명 정도로 추정되며, 슈퍼고도비만은 0.125%로 5만 명 정도로 추정된다. 고도비만은 동반된 질환이 많아 치료가 어렵고, 자살 시도가 평균보다 두 배나 높을 정도로 스트레스를 감당하기 어렵다. 현재 가장 도움이 되는 방법은 수술밖에 없다. 고도비만 수술의 대상이 되는 기준에 대해서는 아직 논란이 많지만 아시아·태평양 비만치료지침에서는 체질량지수가 $37kg/m^2$ 이상이거나, 체질량지수가 $32kg/m^2$ 이상이면서 두 가지 이상의 심각한 동반 질환을 갖는 경우로 권고한다.

176 식욕

소화관, 지방조직, 뇌의 협동 작용

식욕appetite이란 음식을 먹고자 하는 욕구를 말하는데, 가장 강력한 자극은 배고픔이다. 배가 고프다는 것은 인체가 음식을 필요로 한다는 신호다. 배고픔의 반대말은 포만감이다. 사람들은 음식을 먹으면 배가 부르다고 말하는데, 이때의 배는 보통 위를 가리킨다. 즉, 사람들은 위가 음식으로 가득 차 있으면 배가 부르고, 위가 비면 배가 고프다고 느낀다.

배고프다는 느낌은 두 개의 경로를 통해 발생한다. 하나는 위장관이 비었을 때인데, 이는 상식적으로 생각할 수 있는 인체 시스템이고 20세기 초반의 생리학자들도 이렇게 생각했다. 우리가 음식을 먹으면 음식이 위에 머무는 시간은 1~3시간이며 2~4시간에 걸쳐 소장을 모두 통과한다. 그래서 식후 4~7시간이 지나면 위와 소장이 빈다. 위와 소장에 음식이 없으면 식도→위→소장의 순서로 규칙적으로 수축 운동이 발생한다. 이때 배에서 꼬르륵 소리가 나면서 약간 아픈 느낌이 들며, 배가 고프다고 느낀다. 위장관에 음식이 없을 때 식도에서부터 소장까지 수축 운동을 일으키는 물질은 1972년에 발견된 모틸린motilin이라는 호르몬이다.

20세기 초반까지는 이처럼 위에서 음식이 소화되어 내려가고 위가 비면 배고픔을 느낀다고 생각했다. 그런데 20세기에 위암 수술이 보편화되면서 새로운 사실이 알려졌다. 위암 수술로 위를 절제한 사람 역시 배고픈 느낌은 수술 전과 다를 바 없다는 것이다. 그리고 단지 음식을 조금씩 자주 먹을 뿐, 하루 총섭취량도 별다른 차이가 없었다. 이는 배고픔에 대한 기존의 이론이 완전하지 못하다는 의미다.

당뇨병 환자는 저혈당이 생기면 배고픔을 느끼고, 이때 사탕을 먹으면 배고픔이 없어진다는 것을 흔히 경험한다. 따라서 에너지대사에 필요한 물질이 감소하면 배가 고프다고 느낄 것이라고 생각할 수 있다. 세포의 에너지대사를 위해서는 혈중에 일정한 농도의 포도당과 지방산이 필요한데, 특히 포도당이 중요하다. 포도당이 뇌세포의 기본적인 에너지원이기 때문이다. 흔히 고기를 많이 먹어 배가 빵빵함에도 불구하고 밥이나 달콤한 디저트를 먹어야 비로소 포만감을 느끼는데, 이는 문화적인 요인이 많이 작용한 것이기는 하지만, 탄수화물이 고기에 비해 혈당을 급속히 상승시키기 때문이기도 하다.

혈중 탄수화물은 어떻게 포만감을 느끼게 해주는 것일까? 이에 대한 답은 뇌에 있다. 이미 1901년에 뇌하수체에 종양이 있는 환자에서 과도한 식욕과 비만이 보고된 바 있었다. 그리고 1940년대에는 쥐를 대상으로 한 연구에서 식욕중추와 포만중추가 시상하부에 존재한다는 사실이 밝혀졌다. 그렇다면 혈당이 상승하면 시상하부의 포만중추가 자극되어 음식을 그만 먹으라는 신호를 보내고, 반대로 혈당이 감소하면 시상하부의 식욕중추에서 음식을 먹으라는 신호를 보낸다고 생각할 수 있다. 이것이 미국 영양학자인 진 메이어J. Mayer가 1955년에 제시한 혈당조절이론glucostatic theory이다.

혈당조절이론은 시상하부에서 혈당을 감지하여 식욕과 포만감을 유발한다는 주장이다. 실제로 쥐에서 시상하부의 포만중추를 없애면 포만감을 느끼지 못하기 때문에 계속 음식을 먹어 결국 비만하게 되고, 식욕중추를 절제하면 음식을 먹지 않게 된다. 그런데 체중이 차이 나는 원인은 체지방량이 다르기 때문이므로 학자들은 지방조직에서 나오는 신호가 시상하부에 작용한다고 생각하기 시작했다. 이것이 1953년 영국 의사인 고든 케네디G. C. Kennedy가 제안한 지방조절이론lipostatic hypothesis이다.

쥐 시상하부의 포만중추를 절제하면 비만 쥐가 된다. 이렇게 해서 비만해진 쥐의 혈관과 정상 쥐의 혈관을 연결해봤다. 그러자 음식 섭취가 정상적이었던 쥐가 먹는 것을 거부하고 체중이 감소하기 시작했다. 그래서 비만 쥐의 혈액을 순환하는 어떤 물질이 식욕을 감소시킨다고 추측했고, 이렇게 발견된 물질이 지방세포에서 분비되는 렙틴이라는 호르몬이다.

렙틴 외에도 식욕과 포만감에 영향을 주는 많은 호르몬이 계속 발견되고 있다. 렙틴이 포만감을 유발하는 호르몬이라면 반대로 공복감을 유발하는 호르몬은 그렐린이다. 그렐린ghrelin은 렙틴보다는 2년 늦은 1996년에 발견되었는데, 위가 비었을 때 분비되고 위가 팽창하면 분비가 중단된다. 혈중 그렐린 농도는 위가 비면 식사 직전까지 계속 상승하다가 식사를 시작하고 한 시간 안에 최저치로 떨어진다. 그렐린 외에도 위장관에서 분비되는 호르몬들이 뇌에 작용해서 식욕에 영향을 미친다. 특히 콜레시스토키닌은 위장관에서 음식이 흡수되면 분비되어 배고프다는 느낌을 없앤다. 콜레시스토키닌은 1928년에 발견되었는데, 식후에 소장에서 분비되어 위장관의 소화 작용에 관여하고 뇌에서는 식욕을 억제하는 작용을 한다.

현재는 식욕이나 배고픔을 조절하는 시스템은 소화관, 지방조직, 뇌 등 세 조직이 협동하여 이뤄진다고 생각한다. 위장관이 비었기 때문에 공복감을 느낀다든지 혈당이 떨어져서 공복감을 느낀다는 설명이 잘못된 것은 아니지만, 그 중간 단계에서 위장관과 지방조직에서 분비되는 호르몬들이 작용하는 것이다. 지방조직에서는 렙틴 외에도 많은 호르몬이 분비되어 식욕에 영향을 미치고, 위장관에서도 그렐린 말고도 20여 가지의 식욕 관련 호르몬이 분비된다.

고도비만은 현재로서는 수술이 최선책인데, 수술 후 음식 섭취가 줄어드는 이유는 단순히 위가 줄었거나 소장이 짧아졌기 때문만은 아니고, 위장관에서 분비되는 호르몬 변화 때문에도 식욕이 떨어져 체중 감소를 초래한다. 그래서 지금은 수술을 하지 않고도 이들 호르몬을 투여해서 비만을 치료하는 방법들이 연구되고 있다. 예를 들어 콜레시스토키닌은 식욕을 억제하는 작용이 있는데, 실제로 음식을 섭취했을 때 분비되는 정도의 콜레시스토키닌 용량을 주사했더니 음식 섭취가 줄고 포만감이 증가했다. 그런데 욕지기 등의 부작용이 나타나고 장기간 투여했을 때는 내성이 생겨 효과가 떨어져서 비만 치료제로는 부적합했다. 그러나 계속 새로운 호르몬이 발견되고 있으며, 이것을 치료에 적용하는 시도도 계속되고 있어서 조만간 새로운 치료제가 나오리라 예상한다.

야생동물은 배가 고파야 식욕이 발동하기 때문에 돌연변이가 아니라면 비만은 일반적으로 없다. 그런데 동물원에서 사육되는 동물에서도 비만이 많은 것을 보면 사람이나 동물이나 모두 음식이 주변에 있을 때 섭취량이 증가하는 듯하다. 인간의 식습관은 어릴 때 결정되는데, 아이가 울거나 칭얼대면 배고파서 그런가 보다 생각하고 젖을 먹이거나 음식을 먹인다. 아이가 보챌수록 엄마는 더 먹이려 하기 때문에 아이는 필요 이상의 음식을 먹게 된다. 이런 전통과 현대 식품산업의 만남은 비만을 초래한다.

또한 식품산업의 발전으로 미각을 충족시키는 음식이 많아지자 사람들은 배고픔 때문이 아니라 미각의 쾌락적인 동기에 의해 음식을 먹는 경우가 많아졌다. 네 가지 코스의 식사를 할 때 각 코스마다 같은 음식이 제공된다면 배고픔이 일단 해소된 다음에는 더 먹지 않을 것이다. 실제로 같은 음식을 네 번 제공할 때와 각각 다른 네 종류의 음식을 제공할 때를 비교하는 실험을 했는데 그 결과가 이를 증명했다. 또한 일정 기간 동안 같은 음식만 먹게 하면 생리적인 요구량 이상을 먹지 않는다. 따라서 먹는 양은 음식의 종류에 비례한다고 할 수 있다.

과식은 맛있는 음식에 의해서만 유발되지는 않는다. 비만을 초래하는 음식은 설탕과 지방이 많으면서 비타민과 미네랄이 부족한 고에너지 식품이다. 쥐 실험을 통해서 밝혀진 바에 따르면 몇 번의 고지방 음식을 먹는 것만으로도 섭식중추인 시상하부에 손상을 유발한다. 한번 손상된 시상하부는 포만감을 느끼지 못하기 때문에 과식으로 이어져서 비만을 초래한다. 즉, 고지방 음식을 계속 먹게 되면 시상하부에 손상이 오고 그러면 영구적인 장애를 앓게 된다. 고지방 음식이 사람에게도 이런 영향을 미칠지는 아직 불명확하지만 가능성은 충분하다.

177 다이어트
표준적인 방법은 저열량식

영어 단어 다이어트diet란 사람이 먹는 음식의 종류, 즉 식사나 식습관을 의미하는데, 체중 조절을 위해 음식 섭취를 조절하는 것을 의미하기도 한다. 체중 조절은 일반적으로는 체중 감량을 뜻하지만 체중 증가를 위한 다이어트가 필요한 경우도 있으며, 체중은 그대로 두고 근력을 증강시키기 위해서 다이어트를 하기도 한다. 체중 감량을 위한 다이어트 종류에는 섭취하는 음식의 양에 따라서 금식·초저열량식·저열량식 등이 있으며, 음식의 종류에 따라서는 저탄수화물식과 저지방식이 있다.

보통은 물을 포함해서 아무것도 먹지 않는다면 7일 이상 생존이 불가능하다. 정치투쟁이나 종교적인 이유로 금식을 하는 경우 물마저 마시지 않는다면 금식을 며칠밖에 하지 못하기 때문에 물은 계속 마시면서 다른 음식은 먹지 않는다. 장기간 단식하면 인체가 어떻게 변하는가, 얼마까지가 생존의 한계인가 등은 북아일랜드 공화국군이 영국 감옥에서 벌인 단식투쟁으로 많이 알려졌다. 비만 치료 목적이나 종교적인 이유로는 건강과 생존에 영향을 미칠 정도로 극한까지 굶지는 않기에 금식과 관련한 의학 지식은 주로 정치적인 단식투쟁에서 얻을 수 있었다. 독일 나치 실험의 결과도 있지만 비윤리적인 실험 자료는 학술 논문에는 인용되지 않는다.

칼로리가 공급되지 않으면 인체는 근육과 간에 저장된 탄수화물인 글리코겐을 이용한다. 글리코겐은 자기보다 네 배 정도 많은 수분을 함유하므로 글리코겐이 분해되면서 많은 수분이 빠져나와 체중도 감소하는데, 하루 0.8kg 정도 빠진다. 금식 초반에 빠진 체중은 이처럼 글리코겐이기 때문에 다시 식사를 하는 경우 금방 복귀된다. 하지만 금식을 계속하면 인체는 지방을 연소해서 칼로리를 보충한다. 물과 전해질이 공급된다면 칼로리 섭취를 전혀 하지 않아도 2개월에서 2개월 2주 정도까지는 생존할 수 있고, 만약 금식 전에 비만 상태였다면 생존 기간이 몇 개월 더 연장되어 최대 1년까지 가능하다.

장기간 단식을 하는 경우 물을 계속 마신다고 해도 탈수에 의한 갈증 반응이 약해지기 때문에 수분 섭취가 줄어들어 혈압이 떨어지는 쇼크나 신부전 등이 나타난다. 또한 저혈당에 의한 의식 상실, 전해질장애에 따른 부정맥, 소화성궤양, 요로결석 등도 나타난다. 이러한 심각한 문제는 주로 금식 40일째 또는 금식 전 체중의 18%를 잃을 때 일어난다. 이런 상태까지 가면 식사를 재개할 때도 심각한 문제가 생길 수 있다. 식사 재개 4일 동안이 가장 위험한데, 식사를 하면서 증가된 인슐린이 전해질의 이동을 촉진하기 때문에 전해질장애가 잘 발생하며, 특히 티아민이라는 비타민이 결핍된 경우에는 흡수된 탄수화물이 정상적으로 대사되지 않아 티아민 부족에 의한 각기병에서 나타나는 문제를 일으킨다.

건강을 위한 금식은 대부분 간헐적 단식이다. 이는 1일 1식, 하루 걸러서 단식, 일주일에 하루나 이틀 단식, 몇 주에 한 번씩 3일 이상 단식 등 아주 다양하다. 이러한 간헐적 단식의 효과는 주로 쥐 실험을 통해 밝혀졌는데, 심장 기능이나 수명뿐 아니라 인지 기능에도 좋은 영향을 미쳤다. 하지만 사람을 대상으로 간헐적 단식의 효과를 관찰한 연구는 적으며, 사실상 장기간에 걸친 효과를 연구하기가 어렵다. 단식이 끝난 이후의 기간에 대한 통제 연구가 불가능하기 때문이다. 그나마 많이 연구된 간헐적 단식은 라마단에 종교적인 이유로 하는 금식이다.

이슬람교도는 라마단을 맞아 한 달 동안 금식에 들어간다. 이 기간 동안은 지평선에 여명이 비치기 시작하면서 해가 질 때까지 먹거나 마시지 않는다. 그런데 낮 시간의 금식 동안 물도 마시지 않기 때문에 체중 감소가 탈수에 의한 일시적인 현상인지, 지방의 감소 때문인지는 확실하지 않다. 또한 해가 지면 식사를 하므로 전체 음식 섭취량이 꼭 줄어드는 것만은 아니다. 예를 들어 사우디아라비아에서는 라마단 동안 오히려 음식 섭취가 증가한다고 한다. 그래서 이 기간 동안의 금식이 건강에 미치는 영향을 평가하기는 어렵다. 한편 라마단에는 흡연도 금지하기 때문에 금식 자체보다는 금연으로 건강에 좋은 효과를 나타낼 수도 있다. 어쨌든 지금까지의 연구 결과는 건강에 나쁜 영향보다는 좋은 영향을 미칠 것이라는 결론을 내고 있다. 하지만 이슬람교도가 아닌 사람이 체중 감량이나 건강상의 이유로 라마단 다이어트를 한 연구는 없다. 일반적으로 간헐적인 단식은 이후 공복감으로 폭식을 부르는 경향이 있고, 단식으로 체중을 감량했어도 요요현상으로 오히려 체중이 더 증가하기도 한다.

초저열량 식이요법은 하루 열량 섭취를 800cal 미만으로 제한하는 방법이다. 서양의 단식센터에서 운영하는 프로그램은 일반적으로 12주 동안 진행되는데, 거의 단식에 가깝기 때문에 부작용도 만만치 않다. 미국에서는 1988년에 오프라 윈프리가 초저열량 식이요법으로 67파운드를 감량했다고 텔레비전에서 공개한 후 이 다이어트의 인기가 폭발적이었다. 그런데 그녀의 체중은 2년 뒤 다시 원상으로 복귀되고 말았다. 이때 그녀가 앞으로 절대 다이어트를 하지 않겠다고 선언하는 바람에 이 다이어트 방법은 인기가 폭락했다. 일반적으로 다이어트 방법에 대한 인기의 상승과 하락은 주기적으로 나타나는데, 초저열량 식이요법은 단기간에 쉽게 효과를 볼 수 있기 때문에 여전히 인기가 많다. 하지만 장기적으로는 체중 감량에 효과가 없고 단식 기간 동안 부작용이 나타날 수 있으므로 미국보건복지부에서는 추천하지 않는 방법이다.

다이어트 방법 중 가장 안전하고 표준적인 방법은 저열량식이다. 하루에 요구되는 보통 칼로리보다 500~1000cal를 적게 섭취하는 식사법으로, 여성은 1000~1200cal를 섭취하고 남성은 1200~1600cal를 섭취한다. 이러면 하루 500cal를 기준으로 일주일이면 3500cal를 적게 섭취하게 된다. 지방은 1g당 9cal의 열량을 내므로 지방 무게로 따지면 모두 0.39kg이다. 지방조직의 30%는 수분이기 때문에 이 양을 추가하면 일주일 동안 줄어드는 체지방은 0.5kg이 된다. 키 160cm, 체중 70kg의 사무직 여성이 하루에 필요한 칼로리는 대략 2000cal인데 매일 1500cal를 섭취하는 다이어트에 들어가면 55kg의 체중에 도달할 때까지는 30주, 약 8개월이 걸린다.

체중 감량을 목표로 하는 다이어트는 보통 3개월에서 길게는 6개월까지 하는 경우가 많다. 그러나 1년 이상 지속적으로 10%의 체중 감량을 유지하는 경우는 다이어트를 시도하는 사람들의 약 20%밖에 되지 않는다. 문제는 이들도 대부분 3년에서 5년 사이에 원상으로 복귀된다는 점이다.

다이어트에 실패하는 가장 많은 원인은 배고픔을 이기지 못하기 때문이다. 이 문제를 극복하고자 고단백 다이어트가 소개되었다. 애트킨스 다이어트Atkins Diet 또는 황제 다이어트라고 알려진 방법인데, 탄수화물을 줄이고 대신 육류 섭취를 늘리는 저탄수화물식이다. 학계에서 권장하는 탄수화물의 비율은 전체 칼로리의 55~60%이지만, 저탄수화물 다이어트에서는 45% 이하, 좀 더 엄격하게는 20% 이하로 요구한다. 이는 농업혁명 이전인 구석기시대 사람들의 식사 방식을 따르기 때문에 인간 유전자에 더욱 합당한 식사라고 주장하기도 한다.

탄수화물 섭취가 줄어들면 혈당이 떨어지고 이를 보충하기 위해 간에서 글리코겐이 분해된다. 그러나 간의 글리코겐은 금방 고갈되므로 간은 지방을 분해해서 지방산과 케톤체를 만들어 에너지를 공급한다. 이렇게 탄수화물 공급이 장기적으로 줄어들면 지방을 주요 에너지원으로 이용하기 때문에 체지방이 줄어든다. 한편으로는 혈중 케톤이 증가하면 식욕이 감소해서 공복감이 훨씬 덜하기 때문에 식사량이 줄어드는 효과도 있다. 이런 저탄수화물식이 과연 건강에 좋은지 해로운지에 대한 논란은 아직도 진행 중이다. 가장 반대하는 학회는 미국심장학회인데, 이 다이어트 방법에 의해 체중이 감소하더라도 지방, 포화지방산, 콜레스테롤 섭취량이 많아 심혈관질환 위험을 높이기 때문이다. 그런데 아직 이 다이어트에 대한 장기간의 연구 결과는 부족하다.

178   부신피질
스테로이드호르몬 분비기관

부신副腎은 신장(콩팥) 위에 붙어 있는 내분비기관이다. 의학용어 중 부副라는 말은 주主 조직 옆에 작게 붙어 있는 구조를 설명할 때 사용되는데, 부신에 해당하는 영어 adrenal의 'ad-'도 신장renal에 붙어 있다는 의미다. 그렇다고 副라는 말이 붙었다고 해서 없어도 된다는 뜻은 아니다. 특히 부신 없이는 생명을 유지하기가 어렵다.

부신은 길이가 4~6cm이고 두께는 1cm 정도이며, 신장이 두 개인 것처럼 부신도 두 개다. 각각의 부신은 사실상 두 개의 내분비기관이다. 부신은 두 부분으로 나누는데, 90%는 피질(겉질)이라고 하며 안쪽 10% 정도에 해당하는 부분을 수질(속질)이라고 한다. 피질과 수질은 조직학적으로 다르며 또한 전혀 다른 호르몬을 분비한다.

부신피질에서 분비되는 호르몬을 부신피질호르몬이라고 하는데, 모두 스테로이드호르몬이다. 이 종류로는 코르티솔, 알도스테론, 안드로겐 등 세 가지가 있다. 코르티솔은 인체의 거의 모든 대사 활동에 관여하는데, 주로 이화작용에 관여한다. 이화작용異化作用이란 물질을 분해하여 에너지를 방출하는 반응을 말한다.

코르티솔cortisol은 1940년대에 미국 생화학자 켄들E. Kendall이 부신피질에서 분리하는 데 처음 성공한 후 피질을 뜻하는 cortex에서 만든 용어인데, 주요 기능은 스트레스 상황에서 분비가 증가하여 인체가 잘 적응할 수 있도록 하는 것이다. 저혈당이 발생했을 때 간의 글리코겐을 분해하여 혈당을 올리고, 단백질에서 포도당을 합성하고, 지방에서는 지방산을 만들어 세포의 에너지원을 공급한다. 인체가 감염증이나 쇼크에 빠졌을 때 혈관을 긴장시켜 혈압을 유지하는 작용도 한다. 그래서 코르티솔 분비가 적당히 이뤄지지 않으면 혈압이 올라가야 하는 상황에서 저혈압이 잘 발생한다.

코르티솔은 발견되자마자 질병 치료에 바로 사용되었는데, 그동안 불치병으로 인식되었던 류마티스질환뿐 아니라 거의 모든 질환을 치료할 수 있는 것처럼 보였다. 코르티솔을 발견했던 켄들과 이를 환자 치료에 적용했던 의사 헨치P. Hench는 1950년 노벨생리의학상을 공동 수상했는데, 당시에는 이미 페니실린으로 감염병을 치료할 수 있게 된 상황에서 감염병 이외의 질환에 기적적인 효과를 보이는 코르티솔이 개발되자 이제 모든 질병이 퇴치되고 의사들은 필요 없어질 것이라는 예측도 있었다. 현재 코르티솔은 면역반응을 억제하는 효과가 있어서 알레르기나 류마티스질환 같은 면역질환을 치료하는 데 매우 광범위하게 사용된다. 그러나 워낙 효과가 좋은 만큼 함부로 쓰는 사례가 많아서 남용에 따른 당뇨병, 고혈압, 부종, 감염 등 부작용이 문제 되고 있다.

알도스테론은 신장에 작용해서 물과 나트륨의 배설을 억제하여 수분과 염분을 보존한다. 그래서 알도스테론이 없다면 나트륨이 신장에서 소변으로 빠져나가 버리기 때문에 체내에 나트륨이 부족해진다. 인체에 있는 물은 나트륨을 따라서 같이 움직이므로 물도 같이 빠져나가 수분이 감소하고, 혈액량도 감소해서 혈압이 떨어지고 심하면 쇼크가

온다. 반대로 알도스테론이 지나치게 많이 분비되면 체내 나트륨이 과다해져서 고혈압이 생긴다.

부신에서 분비되는 안드로겐은 테스토스테론으로 전환되어 다른 곳에서 작용하는데, 남성의 경우 테스토스테론은 주로 고환에서 분비되고 부신에서 분비되는 안드로겐의 양은 상대적으로 매우 미미하다. 하지만 여성의 혈중에 돌아다니는 안드로겐의 50~70%는 부신피질에서 분비되며, 나머지 일부는 난소에서 분비된다. 부신피질에서 분비되는 안드로겐 덕분에 사춘기에 남성과 여성 모두 음부와 겨드랑이의 털이 짙어지기 시작한다.

179 부신수질
아드레날린의 생산지

부신수질은 카테콜아민을 분비한다. 카테콜은 1839년 식물에서 처음으로 분리되었으며, 현재는 화학적으로 합성되어 살충제나 향수 등의 재료로 사용된다. 이 카테콜에 아민이 결합된 물질이 카테콜아민이다. 인체의 카테콜아민은 노르에피네프린·에피네프린·도파민 등 세 종류인데, 부신수질에서는 주로 에피네프린이 분비되며 노르에피네프린이 소량으로 같이 분비된다.

에피네프린epinephrine은 아드레날린adrenaline과 같은 물질인데, 발견자에 따라 각기 다르게 명명되어서 이름이 두 개가 되었다. 아드레날린은 1895년에 처음 발견되었는데, 1901년에 일본 화학자 다카미네 조키치高峰讓吉가 양과 소의 부신에서 처음으로 순수하게 분리·추출하는 데 성공한 다음 아드레날린이라고 이름을 붙여 특허를 받고 약물을 제조하여 판매했다. 아드레날린이라는 말은 부신을 의미하는 라틴어 ad-renal에 화학물질을 의미하는 '-ine'을 붙여 만든 합성어다. 에피네프린이라는 말은 1897년 미국 과학자 아벨J. J. Abel이 만들었는데, 신장을 의미하는 그리스어 nephros와 위쪽을 의미하는 'epi-'를 합한 부신이라는 말에 역시 화학물질을 의미하는 '-ine'을 붙인 것이다. 에피네프린과 아드레날린 두 이름 중 미국 학계에서는 에피네프린을 선호하고, 유럽에서는 아드레날린과 에피네프린을 혼용한다. 아드레날린은 미국에서는 애초에 상품명이었기 때문에 학계에서 사용을 꺼려 했다.

노르에피네프린은 1946년에 스웨덴 생리학자 오일러U. Euler에 의해 신경계에서 발견되었다. 노르에피네프린norepinephrine은 보통normal을 의미하는 'nor-'를 에피네프린 앞에 붙인 말이다. 유기화학에서는 메틸기(-CH₃)가 없는 물질에 'nor-'를 붙이는데, 노르에피네프린도 에피네프린에서 메틸기가 없어진 물질이다.

부신수질에서는 노르에피네프린에 메틸기를 붙여서 에피네프린을 생산한다. 노르에피네프린은 주로 교감신경에서 분비되는 물질이기 때문에 신경전달물질로 분류되지만, 부신수질에서도 분비된다. 그런데 사실 교감신경계와 부신수질은 해부학적으로나 생리적으로 같은 단위로 기능한다. 교감신경계가 흥분하면 부신수질에서는 아미노산인 티로신을 재료로 해서 '도파민 → 노르에피네프린 → 에피네프린' 순서로 에피네프린을 합성하여 방출한다. 이 과정에서 중간 산물인 노르에피네프린과 도파민이 같이 방출되기도 한다.

에피네프린을 비롯한 카테콜아민은 인체의 모든 조직에 영향을 미치는데, 특히 심장의 펌프 기능을 촉진하며 에너지대사가 활발하게 일어나도록 한다. 카테콜아민은 혈중에 나오면 곧바로 작용하고 2분 이내로 대사되어 없어지기 때문에 교감신경계의 작용을 전신에 일시적으로 작용시키는 기능을 한다고 생각하면 된다.

부신수질에서 카테콜아민을 과다하게 생산하여 방출하면 혈압이 상승하고 가슴이 두근거리며 식은땀을 많이 흘리게 된다. 이는 주로 부신수질에서 카테콜아민을 비정상적으로 분비하는 종양 때문에 나타나는데, 종양을 절제하면 완치된다. 반대로 카테콜아민의 분비가 원활하지 못하면 기립성저혈압이 잘 발생하는데, 이런 경우는 매우 드물다.

180 사춘기
성호르몬이 급증하는 시기

발달 단계에 있는 사람을 소아小兒 또는 어린이라고 부른다. 몇 살까지 어린이라고 해야 할지는 연구 목적이나 사회적·문화적인 배경에 따라 다르지만, 소아의 특징을 성장과 발달이라는 관점에서 보면 육체적인 성장이 끝나는 20세까지를 소아라고 할 수 있다. 성장 단계에 있는 소아는 각 단계마다 독특한 특징을 보이기 때문에 어른의 축소판으로 보면 안 된다. 이를 강조한 표현이 "소아는 작은 성인이 아니다"라는 말이다.

대한소아과학회에서는 소아기를 신생아-영아기-유아기-아동기-

청소년기 다섯 단계로 나눈다. 생후 4주간을 신생아neonate라고 하며, 그 다음이 영아(嬰兒, infant)다. 일반적으로는 생후 1개월에서 1년 사이를 말하지만 생후 2년까지를 영아기로 잡기도 한다. 세 번째 단계는 유아(幼兒, preschooler, early child)로 2~5세 사이다. 영아와 유아란 말은 둘 다 어리다는 의미의 한자 영嬰과 유幼를 사용한다. 그런데 간혹 젖을 의미하는 유乳를 사용하여 생후 1년까지를 유아乳兒라고 하는 경우도 있다.

6세부터는 학령기 아동late childhood이라고 하는데, 대략 11세까지다. 이 시기를 그냥 아동兒童이라고 하기도 한다. 다음이 청소년기인데, 아동과 청소년의 경계선을 정하는 일은 쉽지 않다. 사춘기는 남녀가 2년가량 차이 나고 시대에 따라 사춘기가 시작되는 시점이 변해왔기 때문이다.

사춘기思春期란 우리나라와 일본에서 사용하는 단어이고, 중국에서는 청춘기靑春期라고 한다. 음양오행에서 오행을 구성하는 목-화-토-금-수 중 목木은 계절로는 봄에 대응하며 색깔로는 푸른색에 대응한다. 그래서 동양 전통에서는 성인으로서의 인생을 시작하는 시기를 '봄 춘春' 자와 '푸를 청靑' 자로 비유하여 인생의 젊은 시절을 청춘이라고 했고, 사춘기란 영어 adolescence와 puberty를 번역하면서 만들어진 말이다. adolescence는 성장하는growing을 의미하는 라틴어 adolescentem에서, puberty는 어른adult을 의미하는 라틴어 pubertatem에서 유래했다.

사춘기는 소아에서 성인으로 옮겨 가는 시기로, 성적으로 성숙해져서 생식능력이 갖춰지며 심리적으로 많은 변화가 일어난다. 남성의 사춘기는 12.7세(10~13.5세)에 고환의 크기가 커지면서 시작한다. 고환의 장축이 2.5cm 이상이거나 용적이 4cc 이상이면 사춘기가 시작되었다고 판단한다. 고환이 커지고 6~8개월이 지나면 성기가 커지며 음모가 발달한다. 11~15세 사이에 정자의 생성이 시작되고 평균 13.5세에 첫 사정을 하며, 17세가 되면 정자의 형태나 운동력이 성인 수준에 도달하면서 사춘기가 끝난다.

여성의 사춘기는 11세(8~13세)에 유방이 돌출되면서 시작하고 대음순을 따라 음모가 발달한다. 대개 유방 돌출과 음모가 동시에 나타나지만 음모 발달이 조금 늦는 경우도 많다. 초경은 사춘기가 시작되고 2~2.5년 사이에 키가 급성장한 후 나타난다. 초경은 평균 12.8세에 나타나며 음모의 성숙은 16세에 끝난다. 초경이 시작되고 1년에서 1년 반까지는 호르몬 체계가 아직 미성숙해서 월경이 불규칙하고 배란이 없는 월경을 하는 경우가 많으며, 정상적인 임신은 15세가 되어야 가능하다. 그래서 여성의 사춘기는 대개 유방이 돌출하는 11세부터 음모의 성숙이 끝나는 16세까지의 기간을 말한다.

사춘기 시작 연령과 사춘기 발달의 진행 속도는 과거보다 빨라지고 있는데, 이는 사회적·경제적인 수준, 영양 상태, 보건 수준의 향상에 따른 결과다. 사춘기의 시작에 영양학적 요인이나 신체 구성이 중요하게 작용한다는 사실은 잘 알려져 있다. 적당히 비만한 여성은 초경이 빠른 데 반해 영양결핍이나 만성질환, 운동선수나 발레 무용수, 신경성 식욕부진 환자는 초경이 늦게 나타난다. 1971년에 미국 하버드대학의 인구연구소 과학자 로즈 프리쉬R. Frisch와 로저 르벨르R. Revelle는 건강한 여성의 경우 나이에 관계없이 일정한 체중(평균 48kg)이 되면 사춘기의 급성장과 초경이 시작되는 모습을 관찰한 후 체중이 어느 수준을 넘어서야 사춘기가 시작되고 연령이나 신장이 부차적으로 작용한다고 주장했다. 이후 체중으로 대표되는 신체 대사 작용의 어떤 변화가 중추신경계에 영향을 주어 사춘기의 시작을 유도하고 진행시킨다고 생각되어왔는데, 현재의 유력한 가설은 지방세포에서 분비되는 렙틴이 시상하부를 자극해서 성선자극호르몬방출호르몬을 분비하도록 한다는 주장이다.

181　갱년기
성호르몬의 급감에 의한 현상

《동의보감》에서는 인생의 주기를 여성은 7의 배수로, 남성은 8의 배수로 판단했다. 그래서 여성은 7세가 되면 신의 기운이 왕성해지기 시작하고, 14세가 되면 천계天癸가 와서 월경을 하게 되므로 아이를 낳을 수 있으며, 49세가 되면 신의 기운이 쇠약해져서 월경이 없어져 아이를 가질 수 없게 된다고 했다. 그리고 남성은 64세가 되면 정액을 낼 수 없어 아이를 낳을 수 없게 된다고 했다. 남성의 64(8×8)세는 여성의 49(7×7)세에 해당한다.

난소가 노화되어 기능이 떨어지면 배란이 일어나지 않고 여성호르몬의 생산이 급감하면서 월경이 없어진다. 1년간 월경이 없으면 폐경이라고 하는데, 난소 기능의 감소로 월경이 불규칙해지는 것은 대개 40대 중후반에 시작되고 폐경 시점은 우리나라 여성의 경우 49.7세다. 월경불순이 발생한 시기부터 폐경이 되는 평균 4년간의 기간을 갱년기라고 한다. 갱년기에는 월경이 불규칙할 뿐 아니라 여성호르몬 결핍에 따른 증상이 나타난다. 이 시기에 우리나라 여성의 50% 정도는 안면홍조와 발한 등을 경험하며, 20%는 증상이 좀 더 심하여 안면홍조와 함께 피로감·불안감·우울·기억력장애 등이 동반되고 수면장애를 겪는 이들도 있다. 이런 증상은 폐경 후 3~5년간 지속되기도 한다.

갱년기更年期의 更은 '다시' 외에도 '바뀌다'의 뜻을 지니는 말로, 갱년기란 신체의 흐름이 크게 바뀌는 시기라는 의미다. 갱년기에 해당하는 영어는 climacterium이며, 이는 계단을 의미하는 그리스어 klimax에서 유래한 말로 변화의 결정적인 시기라는 뜻이다. 폐경閉經은 월경이 끝났다는 의미이고, 이에 해당하는 영어 menopause도 월경menses이 끝났다는 뜻이다.

여성의 인생 주기는 여성호르몬 변화에 따라 사춘기 이전-사춘기-가임기-갱년기-폐경기 등 다섯 단계로 나눈다. 반면 남성은 정자 생산 능력과 남성호르몬이 서서히 감소하기 때문에 여성처럼 특정 시기를 정하기는 어렵다. 60세 이상의 남성 상당수는 테스토스테론이 20~30대의 정상 수치 미만으로 감소하므로, 호르몬 수치로만 보면 60세를 경계로 삼을 수 있겠다. 하지만 생식능력은 사람마다 차이가 많다.

1939년에 미국 내과 의사인 오구스트 베르너A. Werner는 50대 남성에게서 신경과민·우울증·기억력 감퇴·피로·안면홍조·불면증·발한·성욕 감소 등이 나타난다고 하여, 이를 남성 갱년기male climacterium라고 정의하자고 제안했다. 이후 남성 갱년기를 어떻게 정의할 것인가에 대한 연구와 논의가 진행되었는데, 여성의 폐경에 대응하여 male menopause라고 하자는 주장도 있었다. 하지만 1994년에 개최된 오스트리아 비뇨기과학회에서 PADAMpartial androgen deficiency in aging male 이라고 한 이후 이 용어가 국제학회에서 통용되고 있다. 번역하면 '고령 남성의 안드로겐 부분 결핍'이다. 혈액검사에서 테스토스테론이 감소되어 있으면 이렇게 진단하는데, 수치가 낮아서 증상이 나타난다면 테스토스테론을 보충하는 치료를 한다.

생

식

10장

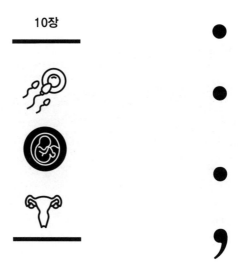

생식계통은 정자와 난자를 만들어 자손 생산 기능을 하는데,
비뇨계통과는 해부학적으로 서로 밀접하게 연관되어 하나의 구조가 두
역할을 수행하는 경우가 많다. 생식계통은 생식선, 부생식선, 생식관,
외부 생식기 등으로 이뤄진다. 태생적으로는 남성과 여성의 생식계통
기원이 같지만 태아 7주부터 다르게 분화되어, 태어날 때는 이미 남녀
가 다르고 사춘기에 더욱 뚜렷해진다.

남성의 생식선은 고환이며, 생식관은 부고환·정관·요도 등이고, 외
부 생식기는 음경과 음낭이다. 여성의 생식선은 난소이며, 생식관은 난
관·자궁·질 등이고, 외부 생식기는 외음부다. 부생식선은 비뇨계통에
서 발생하는데, 여성보다는 남성에게 잘 발달되고 전립선과 정낭이 해
당한다. 포유류에서 자손 번식을 위한 수유기관인 유방도 생식기관에
해당한다.

생식

생명의 재생산

　　생명체가 자신과 같은 개체를 만드는 현상을 생식生殖이라고 하며, 영어로는 재생산을 의미하는 reproduction에 해당한다. 생식은 무성생식과 유성생식 등 두 종류다. 암컷과 수컷이 구별되는 생식법을 유성생식이라고 하며, 이런 구별 없이 세포분열로 자손을 재생산하는 방법을 무성생식이라고 한다. 유성생식의 경우에는 암컷과 수컷이 각각 만든 두 개의 생식세포가 결합하여 새로운 생명을 만들기 때문에 자손의 유전자가 부모의 유전자와 다르다. 반면 무성생식의 경우에는 세포분열로 증식하기 때문에 자손과 부모의 유전자가 동일하다. 유성생식과 무성생식은 모두 장단점이 있다. 유성생식은 자손에게 유전적 다양성을 제공함으로써 격변하는 환경에서 진화할 수 있도록 하는 장점이 있는 반면, 무성생식은 주어진 환경에서 빠른 속도로 번식할 수 있다는 장점이 있다. 예를 들어 무성생식을 하는 효모는 조건만 잘 갖춰지면 빠른 속도로 번식하지만, 온도가 잘 맞지 않으면 금방 모두 죽어버린다. 유성생식은 수컷 세포와 암컷 세포가 만나야 이뤄지는데, 생물마다 결합하는 방법이 다르다. 포유류의 경우 수컷 세포인 정자는 올챙이 꼬리와 같은 편모를 이용해 이동함으로써 암컷 세포인 난자와 결합한다.

수정란에서 사람으로

정자와 난자는 여성의 나팔관에서 만나 수정된다. 수정란은 30시간이 지나면 최초로 분열하기 시작하고, 4일째에는 자궁으로 이동하여 자궁내막 상피세포를 뚫고 들어간다. 이를 착상implantation이라고 한다. 착상은 수정 후 7일째에 시작해서 14일째에 끝난다. 그래서 수정 후 2주가 지나면 수정란에서 유래한 일부 세포는 자궁의 혈관과 연결되어 태반으로 발달하고, 일부는 배아胚芽로 발달한다.

수정란이 분열하여 사람이 되어가는 과정을 발생development이라고 하는데, 발생 8주를 기준으로 이전을 배아embryo(엄밀하게는 발생 3~8주)라고 하며 그 이후를 태아fetus라고 한다. 일반적으로 '임신 몇 주'라는 표현을 많이 사용하지만 임신 주 수는 월경으로 결정하므로 수정된 날짜와는 맞지 않아 혼동의 여지가 있다. 때문에 태아 발달을 연구할 때는 수정이 된 시점을 첫째 날로 계산해서 '발생 몇 주'라고 표현한다.

발생 3주에 배아는 외배엽, 중배엽, 내배엽 등 세 개의 층으로 나뉘고 각각은 고유의 조직으로 발달한다. 다세포동물은 배아 때 형성되는 세포 집단의 층별 구분에 따라, 배엽 구분이 없는 동물, 배엽이 두 개인 이배엽성, 배엽이 세 개인 삼배엽성으로 분류한다. 배엽 구분이 없는 가장 초보적인 동물은 해면동물인데, 조직의 분화 없이 세포들이 서로 뭉쳐 있는 것처럼 보인다. 이들은 움직이지 않는 고착 생활을 하기 때문에 현대 생물 분류학의 기초를 확립한 린네는 1758년에 출간한 《자연의 체계》에서 식물로 분류했다. 하지만 이들은 물을 여과시켜 먹이를 잡아먹는 육식동물에 속한다. 해파리 같은 자포동물은 이배엽성 동물인데, 이들의 몸통은 그저 커다란 공간으로 되어 있으며 이 공간은 소화 기능과 함께 영양소와 산소를 운반하는 순환계 기능을 동시에 수행한다.

삼배엽성 동물의 경우 외배엽은 피부와 신경계로 발달하며, 내배엽은 소화관으로 발달하고, 중배엽은 심혈관과 근골격으로 발달한다. 이 시기의 사람 배아는 세 개의 튜브에 의해 만들어지는 것처럼 보인다. 첫 번째 튜브는 몸을 관통하는 혈관계인데, 중간 부분에서 매듭처럼 구부러져 심장으로 발달한다. 그리고 이와 평행하게 두 번째 튜브가 형성되는데, 그 끝부분이 둥근 풍선 모양으로 부풀어 몸의 가장 윗부분으로 이동해서 뇌가 되고 몸통 부분은 척수가 된다. 이 두 튜브와 평행하게 형성되는 세 번째 튜브는 소화관을 형성한다. 결국 몸통은 머리에서 엉덩이까지 세 개의 튜브로 연결되는 셈이다.

배아 말기(발생 8주)가 되면 심장이나 얼굴·팔다리·뼈대 등 주요 장기들이 만들어지며, 초음파로 이 구조를 확인할 수 있다. 그리고 발생 8주 이후부터 출생 직전까지인 태아胎兒 시기에는 조직과 장기가 성숙하고 몸이 빠르게 성장한다. 성장에는 길이가 길어지는 것과 체중이 느는 것 두 가지가 있다. 태아는 쪼그려 앉아 있기 때문에 키라고 하지 않고 길이라고 하는데, 머리에서 엉덩이까지를 측정한다. 태아의 체중은 초음파로 부피를 측정하여 계산한다. 이렇게 측정한 길이 성장은 초반인 3~5개월에 두드러지며, 체중은 임신 마지막 두 달 사이에 급증한다. 부위에 따라 성장 속도가 달라 머리가 먼저 성장하고 다른 곳은 나중에 성장이 이뤄지므로, 태아 초기에는 머리가 머리끝부터 엉덩이까지 길이의 절반을 차지하지만 출생할 때는 4분의 1 길이로 줄어든다.

정상적인 임신 기간은 수정 후 38주(266일)인데, 월경 날짜로 계산하면 여기에 2주를 더한 40주(280일)다. 수정한 날짜를 기준으로 임신 기간을 계산하는 것이 정확하지만 대개 산모는 월경을 두 번 거르고 나서야 산부인과에 간다. 이때 산모는 성교 날짜를 기억하지 못하기 때문에 수정된 날짜를 정확히 알기 어렵다. 산부인과 의사도 월경 날짜로 계산할 수밖에 없어 마지막 월경 시작일을 기준으로 배아와 태아의 연령을 결정한다. 그런데 월경주기가 불규칙하면 계산이 잘못되기도 하고, 수정란의 자궁 착상이 끝날 무렵 잠시 출혈이 생길 수 있어서 이를 월경으로 착각하기도 한다. 그러니 월경만으로 출산일을 결정하면 오류에 빠질 수 있다. 그래서 월경 날짜뿐 아니라 태아의 길이나 형태학적 특성을 고려하여 태아의 연령을 결정하고 출산일을 예측한다. 대부분의 태아는 산부인과 의사가 계산한 출산 예정일의 10~14일 전후에 태어난다.

184　생명
생명이 시작되는 시점에 대한 논란

생명체生命體는 생명이 있는 물체로, 생물生物과 같은 말이다. 영어로는 life 또는 organism에 해당한다. life는 고대 영어에서는 죽음과 반대되는 살아 있는 상태를 의미했다. organism은 18세기 이후부터 사용한 말인데, '자기 스스로를 조직할 수 있는 존재self-organizing being'라는 의미다. 일반적으로는 organism을 여러 부품이 하나의 기계 같이 작동한다는 의미로 유기체有機體라고 번역하지만, 생명체라는 뜻 이다.

인간은 언제부터 생명을 가진 존재가 되는가? 세포 자체를 생명체로 간주하면 인간 생명은 수정란에서부터 시작되는데, 그렇다면 수정란을 생명의 시작으로 볼 수 있을까? 그런데 태아에게 사람으로서의 법적인 권리를 규정할 때나 임신중절수술의 정당성 여부를 판단할 때는 생물학적인 기준으로만 판단할 수는 없다. 1978년 영국에서 세계 최초로 시험관아기가 탄생했다. 이후 시험관아기는 전 세계적으로 급증했고, 우리나라에서도 1985년 첫 시험관아기가 태어났다. 시험관아기는 난소에서 난자를 추출하여 시험관에서 정자와 수정시킨 다음 자궁에 착상시켜 태어난다. 그런데 이 과정에서 자궁에 착상시키지 않은 수정란은 버려진다. 이런 상황에서 수정란을 생명의 시작이라고 주장할 수는 없다.

더욱이 과학계에서는 수정란의 배아에서 유래한 줄기세포를 이용하면 불치병을 치료할 잠재력이 있으므로 수정 후 14일까지의 배아는 실험용으로 사용하도록 허가해 달라고 주장한다. 우리나라에서는 영국에 이어 세계 두 번째로 2005년에 발효된 '생명 윤리 및 안전에 관한 법률'에 따라 14일 이전의 배아에 대해 실험 연구를 허용하고 있다. 즉, 우리나라에서는 이제 법적으로 14일 이전의 배아는 생명의 존엄성을 가진 생명체가 아니다.

정상적인 임신이라고 해도 논란은 여전하다. 많은 수정란이 여성 자신도 모르게 유산되며, 자궁 외의 장소에 착상되는 배아는 정상적으로 자라지 못할 뿐 아니라 산모의 생명을 위협하기 때문에 수술로 절제한다. 실제로는 수정란의 30~40%만이 자궁에 무사히 안착한다. 수정란이 자궁에 착상된다는 것은 어머니와 아기의 관계가 형성되기 시작함을 의미한다. 그래서 자궁에 안착했을 때를 생명의 시작으로 봐야 한다는 주장이 제기되었다. 이는 쌍둥이의 발생에서도 지지를 받는다. 일란성쌍둥이는 한 수정란이 나뉘어 발생하는데 둘로 갈라지는 시점이 수정 후 14일, 즉 착상이 끝날 무렵이기 때문이다.

한편 장기이식 기술이 발전하면서 죽음의 시점이 심폐 기능 정지에서 뇌가 죽는 뇌사로 변경되었다. 그래서 뇌 기능이 시작되는 시점, 즉 뇌간이 형성되는 발생 60일을 생명체의 시작으로 간주해야 한다는 주장도 있다. 또한 태아가 산모 몸 밖에서 생존할 수 있는 능력을 기준으로 해야 한다는 주장도 있다. 이를 따른다면 신생아가 태어나 스스로 숨을 쉴 수 있는 임신 32주를 기준으로 정할 수 있다. 그러나 최근 의료 기술이 발달한 덕분에 그 이전에 태어난 아기도 생존이 가능하다. 1970년대에는 임신 28주 이전이나 출생체중 1kg 미만인 경우 생존이 어려웠으나 현재는 90% 이상이 생존한다. 현재 의학 수준에서 임신 22주에 태어난 신생아의 생존율은 1.7%이지만, 임신 기간이 하루 길어질수록 생존율이 약 4%씩 증가하여 25주에는 54%까지 증가한다.

생명이 언제 시작되느냐의 문제는 임신중절수술(낙태수술)의 허용과 연관된다. 낙태落胎는 안락사와 더불어 생명 존엄성과 관련된 논란거리인데, 2012년 1월에 개정된 우리나라 모자보건법의 시행령에 따르면 임신중절수술은 임신 24주 이내에 한해서 아이와 산모에게 심각한 질환이나 위험이 예상되는 경우에만 허용된다. 이런 경우가 아니라면 형법에 따라 모든 낙태는 처벌 대상이다. 하지만 법령에도 불구하고 낙태죄로 처벌되는 경우는 극히 드물었고, 임신중절수술이 많이 시행되어 왔다. 2000년 조사 결과에 따르면 결혼한 임신 여성의 24%가 임신중절수술을 받았고, 미혼 여성을 포함하면 수술 건수는 연간 35만 건으로 추정되었다. 그런데 2010년 낙태를 반대하는 의사들의 모임인 프로라이프 의사회에서 불법 낙태수술 병원 세 곳을 검찰에 고발 조치한 이후 산부인과 의사들이 낙태죄로 처벌받기 시작하면서 임신중절수술은 공개적으로는 어려워졌다.

태아가 사람으로서의 법적인 권리를 행사하는 시점을 규정할 때는 어머니의 몸에서 분리되는 순간을 기준으로 한다. 그런데 민법과 형법이 약간 다르다. 민법에서는 태아가 모체로부터 전부 노출된 때를 재산 상속권과 같은 권리 능력을 갖는 생명의 시작으로 여긴다. 한편 낙태와 영아살해를 구별해야 하는 형법에서는 분만 이전에 이뤄진 행위에 대해서는 낙태죄로 처벌하고, 분만 중 또는 분만 직후의 영아를 살해한 경우 영아살해죄를 적용한다.

185 분화
한 개의 세포에서 200여 종으로

생물은 세포의 숫자에 따라 하나의 세포로 이뤄진 단세포생물과 여러 개의 세포로 이뤄진 다세포생물로 나눌 수 있다. 하지만 다세포생물이라고 하더라도 처음에는 하나의 세포로부터 시작한다. 인간도 단일 세포에서 출발하여 60~100조 개까지 증식한다. 이처럼 한 개의 세포가 분열하여 각기 다른 세포로 변해가는 과정을 분화라고 한다. 분화分化는 세분화된다는 의미이고, 이에 해당하는 영어 differentiation은 달라진다는 의미를 가진다.

인체에 존재하는 100조 개의 세포는 근육세포·신경세포·피부세포 등 200여 종류로 분류되는데, 이들은 모두 한 세포에서 분화했기 때문에 유전자의 DNA는 동일하다. 다만 특정 세포는 특정 유전자가 작동할 뿐이다. 일단 분화되어 세포의 운명이 정해지면 다른 세포로 바뀌지는 않는다. 그러니까 분화가 끝난 인체에서는 신경세포가 근육세포의 역할을 하거나 간세포가 피부세포를 대신할 수 없다.

동일한 기능을 하는 세포들의 집합을 조직이라고 한다. 사회학에서 여러 사람이 모여 특정 기능을 하는 집단을 조직이라고 하듯이, 생물학에서도 같은 기능을 하는 세포들의 집단을 조직이라고 부르는 것이다. 한자어로는 사회학이나 생물학이나 모두 조직組織이라고 한다. 하지만 영어로는 세포조직은 tissue, 사회조직은 organization이다.

인체는 상피조직·결합조직·근육조직·신경조직 등 네 종류의 기본 조직으로 구성되며, 일반적으로 조직이라고 하면 중심적인 세포들뿐 아니라 주변 물질도 같이 포함한다. 그런데 혈액이나 림프 같은 경우는 일정한 조직을 형성하지 않고 여기저기 순환하기 때문에 자유세포free cell라고 한다. 그래서 인체는 네 종류의 조직과 자유세포로 이뤄진다고 할 수 있다. 네 종류의 조직이 적당히 섞여 모이면 기관(장기, organ)이 되고, 기관들이 모이면 계통system이 되며, 계통들이 모여서 인체를 구성한다. 예를 들어 신장이나 방광은 장기이며, 이 장기들이 모여 비뇨계통을 형성한다.

상피조직은 피부뿐 아니라 위장관이나 기관지의 안쪽 면을 모두 감싼다. 배엽에서의 기원은 외배엽과 내배엽으로 서로 다르지만, 음식이나 공기와 같은 외부 물질과 인체가 접촉한다는 특징이 있기 때문에 모두 상피조직이라고 한다. 눈의 각막과 결막도 맨 바깥층은 상피세포로 이뤄지며, 정자가 생산되어 이동하는 요도나 자궁의 내막도 모두 외부와 연결된 구조이고 상피세포로 덮인다. 즉, 상피조직은 인체와 외부의 접촉면이라고 할 수 있다.

신경조직과 근육조직은 각각 신경세포와 근육세포로 이뤄진다. 조직 중에서 가장 복잡한 것은 결합조직이다. 결합조직connective tissue은 다른 조직들과 세포들을 서로 연결하고 결합시켜 각 장기들의 형태를 유지하는 기능을 한다. 인체의 기본 골격을 만드는 뼈, 연골, 인대, 힘줄, 지방조직 등이 모두 결합조직에 해당한다. 상피조직이나 신경·근육조직의 주성분은 세포이지만 결합조직은 세포 밖 물질이 주성분이다. 이를 세포외바탕질(세포바깥바탕질, ECM, extracellular matrix)이라고 하는데, 콜라겐(아교질)이나 탄력섬유 같은 섬유단백질과 무기질·물 등으로 구성된다. 예를 들어 뼈조직의 바탕질에는 칼슘 같은 무기질과 콜라겐이 많다.

나무의 줄기에서 가지가 뻗어나가듯이 하나의 세포가 여러 가지 세포로 발전할 수 있을 때 원래의 세포를 줄기세포stem cell라고 한다. 줄기세포에는 배아줄기세포와 성체줄기세포 등 두 종류가 있다. 배아줄기세포는 난자와 정자가 수정된 후 4일째 되는 배아에서 배양된 것을 말하는데, 간세포나 근육세포 등 각종 세포로 분화할 수 있는 잠재력을 가진다. 성체줄기세포는 출생 후 특정 조직에서 얻는데, 뇌·골수·피부 등에는 배아줄기세포처럼 분화 가능한 세포가 존재한다. 성체줄기세포는 자신의 몸에서 쉽게 추출할 수 있다는 장점이 있어서 연골줄기세포를 이용하여 골관절염을 치료하거나 골수줄기세포로 백혈병을 치료하기도 한다. 성체줄기세포와 배아줄기세포의 중간쯤이 태반줄기세포다. 아기를 출산한 후 잘라낸 태반에는 줄기세포가 있는데, 이를 보존하여 나중에 아이가 병에 걸리면 치료에 이용한다는 것이다. 이러한 목적으로 우리나라에서도 줄기세포은행이 세워지고 태반 혈액을 보관하는 사업이 나타났다.

배아줄기세포는 배아뿐 아니라 체세포이식으로도 만들 수 있다. 예를 들어 피부에서 세포를 떼어내어 핵을 분리한 다음 난자의 핵을 제거하고 대신 피부세포핵을 넣은 후 배양한다. 그러면 자기와 똑같은 유전자를 가진 배아줄기세포를 얻을 수 있다. 피부세포뿐 아니라 자기 몸에 있는 모든 세포는 DNA가 동일하기 때문에 어떤 세포를 이용하더라도 상관없다.

배아줄기세포는 적당한 환경만 주어진다면 생명체로 자랄 수도 있다. 이런 방법으로 1996년에는 복제양 돌리가 태어났다. 영국 과학자 월머트I. Wilmut는 양의 난자를 얻어 핵을 제거하고 대신 다른 양의 젖샘세포에서 추출한 핵을 넣은 후 시험관에서 배양했다. 그리고 이렇게 기른 배아를 대리모 양의 자궁에 착상시켰다. 그러자 이 대리모 양은 5개월 뒤에 젖샘세포를 제공한 양과 동일한 유전자를 가진 새끼를 낳았다.

생식

성

염색체와 호르몬의 작용

체온이 환경에 따라 변하는 어류나 파충류 같은 일부 동물은 성을 결정하는 염색체가 따로 없고, 주변 온도를 비롯한 환경적인 여건에 따라 성이 결정된다. 반면 포유류를 포함한 온혈동물은 부모에게서 물려받은 염색체의 조성에 따라 성이 결정된다.

인간의 정자와 난자는 각각 23개의 염색체를 가지고, 수정란은 둘을 합한 23쌍의 염색체를 가지며 이 중 한 쌍은 성염색체다. 염색체란 유난히 염색이 잘되는 세포라는 의미로 붙여진 이름인데, 나중에야 유전자의 집합체라는 사실이 밝혀졌다. 염색체 중에서 성을 결정하는 염색체를 성염색체라고 하며, 나머지 22쌍은 상염색체라고 한다. 성염색체는 X와 Y 두 종류다. X염색체가 다른 상염색체들과 다르다는 사실을 발견한 사람은 독일 생물학자 헤르만 헨킹H. Henking이다. 그는 1890년 세포의 감수분열을 연구하던 중 한 염색체가 감수분열에 참여하지 않는다는 사실을 발견했다. 이 염색체는 다른 염색체와 마찬가지로 염색은 되었으나 잘 모르겠다는 의미로 X요소라고 이름 붙였는데, 나중에 실제로 염색체라는 것이 확인된 뒤에도 그냥 X염색체라고 불렀다. Y염색체는 X염색체보다 늦게 발견되었는데, 별다른 이유 없이 X의 다음 알파벳인 Y를 붙여 이름을 지었다.

정자는 X염색체를 가진 것과 Y염색체를 가진 것 두 종류이고, 난자는 X염색체만 가진다. 따라서 난자가 어떤 정자를 만나느냐에 따라 태아의 성이 결정된다. X염색체를 가진 정자와 Y염색체를 가진 정자는 서로 달라 구별이 가능하다. 현재는 90% 이상의 확률로 구별할 수 있는데, 실제 동물 사육에서는 이를 이용하지만 사람의 정자를 구분하는 것은 법적으로 금지한다. 실험실에서 정자를 구별하여 수정하는 방법 외에 성교 시기를 조정하거나 질 환경을 산성 또는 알칼리성으로 바꾸는 등의 방법으로 자녀의 성을 결정할 수 있다는 주장도 제기하지만, 이는 입증된 바도 없고 효과가 있을 것으로 생각되지도 않는다. 또한 임신이 된 다음에도 남녀를 바꿀 수 있다고 주장하기도 하나 이를 믿는 사람은 지금은 거의 없을 것이다.

성은 수정되는 순간에 결정된다. 하지만 발생 6주까지는 성적으로 분화가 안 된 중성 상태이고, 7주가 되어서야 Y염색체가 활동을 시작해서 고환이 형성되고 8주가 되면 태아의 고환에서 테스토스테론이 분비되기 시작하며, 이때부터 남성과 여성의 모습이 달라진다. 테스토스테론이 있으면 음경과 음낭이 생기고 없으면 음핵과 음순이 생긴다. 즉, 남성화는 고환의 테스토스테론에 의해 진행되며, 여성화는 난소가 없어도 테스토스테론이 작용하지 않으면 일어난다.

성염색체가 보통보다 많거나 적은 성염색체 이상은 성적인 기형을 초래한다. X염색체가 추가로 더 많은 경우는 클라인펠터증후군(XXY)과 XXX증후군 두 가지다. 클라인펠터증후군은 Y염색체가 존재하므로 남성 생식기를 가지고 태어나지만 사춘기 때 이차성징이 나타나지 않는다. 이때 비로소 진단이 되는데, 일반적으로 키가 크고 여성적인 유방을 가지며 고환이 작고 무정자증이기에 불임이다. XXX증후군은 외형은 보통 여성과 다를 바 없지만 언어장애가 있고 지능이 낮다. 한편 Y염색체가 하나 더 많은 XYY증후군은 특별한 신체적 이상은 없는 남성인데, 비교적 키가 크고 과격한 성격과 반사회적인 행동 등의 문제를 보이는 경우가 많다. 성염색체가 X 하나만 있는 터너증후군의 경우 외형은 보통 여성처럼 보이지만 키가 작으며 이차성징이 나타나지 않고 불임이다. 지능은 대개 정상이지만 약간의 학습장애가 나타나기도 한다. Y염색체 하나만 있는 성염색체 이상은 없다.

성염색체가 정상이라 하더라도 여성 태아가 남성호르몬에 과다하게 노출된다든지 남성 태아에서 남성호르몬이 부족한 이상 현상이 나타나면 성염색체와 생식기의 모양이 일치하지 않을 수도 있다. 그러면 외부 생식기가 남성인지 여성인지 구분이 어려운 모양이기도 하고, 음경과 질을 동시에 가지는 것처럼 보이기도 한다. 그렇다고 진짜 음경과 질을 모두 가지는 경우는 없고, 대개 클리토리스가 음경처럼 커진 경우다. 이런 경우를 남녀한몸hermaphrodite이라고 한다. hermaphrodite는 그리스 신 헤르메스Hermes와 여신 아프로디테Aphrodite 사이에서 태어난 자식을 일컫는 말에서 유래했는데, 의학에서는 성발달장애라고 한다.

진짜 남녀한몸은 사람에서는 없고 무척추동물에서 나타난다. 사람의 담도에 기생하는 간흡충은 고환이 두 개인데 여기서 정자가 만들어지며, 정자는 정관을 따라 생식공으로 이동한다. 생식공은 암컷의 생식기와 수컷의 생식기가 만나는 곳이다. 생식공으로 들어간 정자는 여기에 연결된 자궁으로 내려가고 이어서 수정낭에 도달한다. 수정낭에는 난소에서 만들어진 난자가 기다리고 있어서 정자와 난자가 만나 수정이 이뤄지고 알이 만들어진다. 만들어진 알이 자궁을 가득 채우면 생식공을 통해 배출된다. 간흡충은 혼자 있을 때는 이런 식으로 자손을 만들지만 다른 흡충이 있을 때는 외부에 생식기를 내서 정자를 다른 흡충에게 제공하여 새로운 자손을 만든다. 이런 능력 덕분에 간흡충은 인체의 담도에 오랫동안 생존할 수 있다.

187 생식기
성기의 다른 말

성性과 생식生殖은 서로 관련된 말이지만 같은 뜻은 아니다. 이 때문에 영어 genitalia를 우리말로 생식기로 할 것인지 성기로 할 것인지 논란이 있었다. 그런데 인간의 성행위가 반드시 생식을 목적으로 하지는 않기에 생식기보다는 성기가 적당하지만, 대한해부학회에서는 여러 논의 끝에 인체를 설명할 때는 '생식'으로 통일하기로 합의했다.

《동의보감》에서는 생식기를 전음이라고 한다. 전음前陰이란 후음後陰에 대응하는 것으로 후음은 항문에 해당하며, 전음에는 음경陰莖·음낭陰囊·음문陰門 등이 해당한다. 《동의보감》에서도 내부 생식기와 외부 생식기를 나누는데, 신장을 생식 활동과 관련된 것으로 생각했기 때문에 전음에 해당하는 음경과 음낭을 외신外腎이라고도 했으며 이에 대응하는 내신內腎은 신장이 된다.

남성 생식기란 정자가 생산되는 곳과 배출되는 통로를 합해서 이르는 말로, 시작과 끝은 외부에 노출되고 중간 부분은 인체 내부에 있다. 고환과 음낭 그리고 정액의 출구인 음경은 외부 생식기에 해당하고, 정자의 이동 통로는 내부 생식기에 해당한다. 고환에서 출발한 정자는 부고환과 정관, 사정관을 순차적으로 지나 음경의 요도를 통해 배출되는데, 이 중 '부고환→정관→사정관'은 정자만을 위한 통로이며 요도는 소변과 통로를 공유한다. 고환에서 요도까지 정자가 이동하는 동안 정낭·전립선·구요도선 등에서 추가적인 정액을 공급받는데, 이 세 개의 장기를 부생식선이라고 한다.

여성의 생식기는 난소, 난관, 자궁, 질, 음문으로 구성된다. 이 중 난소부터 자궁까지는 인체 안쪽에 있어서 내부 생식기에 해당하고, 질 입구와 음문은 바깥쪽에 위치하여 눈으로 관찰할 수 있는 외부 생식기에 해당한다.

188 고환
정자가 생성되는 곳

고환睾丸은 불알이라고도 하고 정소精巢라고도 한다. 사실 정소란 말이 정자가 있는 곳이라는 의미여서 난자가 있는 곳을 의미하는 난소卵巢와 대응하지만, 사람의 경우는 고환이란 표현을 더 많이 하고 동물의 경우는 보통 정소라고 부른다. 물고기에서는 이리라고도 한다. 영어로는 고환을 testis라고 하는데, 이는 로마법에서 유래한 표현이다. 로마시대에는 증언자가 한 명밖에 없으면 증거로 채택되지 않았기에 증언하는 사람은 항상 짝을 이루어 다녀야 했고, 법정에서 이기려면 뇌물을 써서라도 두 사람이 필요했다. 그래서 쌍으로 있는 고환을 testis라고 불렀다는 것이다. '증언하다'라는 의미의 testify도 같은 어원을 가진다. 일부에서는 로마시대에는 고환에 손을 대고 증언했기 때문에 testis와 testify가 같은 어원을 가지게 되었다는 주장도 있다.

고환은 몸 밖으로 돌출한 독특한 장기인데, 몇몇 종을 제외한 포유류 수컷의 공통된 특징이다. 고환은 이를 감싸서 보호하는 뼈대나 두꺼운 근육층이 없기 때문에 작은 충격에도 쉽게 손상되고 통증도 크다. 그래서 남성을 공격할 때 급소가 되며, "불알 차인 중놈 달아나듯"이라는 속담도 생겼다.

사람의 경우 두 개의 고환 중 하나는 조금 더 아래로 내려오는데, 일반적으로는 왼쪽이 아래에 위치하지만 어떤 사람은 오른쪽이 아래에 위치한다. 왜 그런지는 잘 모르지만 오른손잡이는 왼편이, 왼손잡이는 오른편이 아래에 위치하는 경향이 있다.

고환은 눌린 타원형 모양이며 길이는 4~5cm, 폭은 2.5cm, 두께는 3cm 정도다. 부피로 따지면 20cc 정도로, 난소보다 크다. 비뇨기과에 가면 고환의 크기를 측정하는데, 고환의 기능을 짐작하는 척도가 되기 때문이다. 고환은 사춘기를 지나면서 커지기 시작해서 사춘기가 끝나는 무렵이 되면 일곱 배까지 커지며 22세까지는 조금씩 커진다. 이후 나이가 들면서 고환이 작아지고 기능도 저하되지만 완전히 사라지지는 않기 때문에 어떤 남성은 70세 이후까지도 임신 기능이 유지된다.

고환은 정자를 생산하는 기능과 함께 테스토스테론을 합성하여 분비하는 내분비기관으로서의 기능도 한다. 정자는 하루 2억 개씩 만들어지며, 한 번 사정할 때 2~5억 개가 배출되므로 대략 하루 이틀 사이에 만들어진 만큼 내보내는 셈이다. 테스토스테론은 하루에 5~10mg이 생산된다. 수영선수 박태환이 2014년 7월에 주사를 맞아 9월 도핑

테스트에서 적발된 '네비도'에는 1000mg의 테스토스테론이 있는데, 이 주사는 남성호르몬이 저하된 환자에게 치료약으로 쓰이며 보통 10~14주 간격으로 주사한다.

고환이 정상적인 기능을 하기 위해서는 고환의 온도가 체온보다 3~4℃ 낮아야 한다. 이는 두 가지 장치 덕분에 가능하다. 하나는 고환을 싸는 음낭의 구조적인 특징으로, 일종의 피부 주머니인 음낭은 피하지방이 거의 없어서 열이 쉽게 발산된다. 아무리 뚱뚱한 사람이라도 이 부위에는 지방이 거의 없기에 매우 얇아서 쭈글쭈글한 주름이 많고 모낭도 바로 보인다. 또한 고환 주위에는 얇은 근육이 있는데, 이는 복근과 연결되어 체온에 따라 수축·이완함으로써 온도를 조절한다. 그래서 더울 때는 고환이 축 처지고 추울 때는 몸에 딱 달라붙는다.

두 번째 장치는 동맥과 정맥의 열 교환 시스템이다. 고환에 들어오는 동맥혈의 온도는 체온과 동일하지만 음낭에 진입하는 순간 정맥이 망을 형성하여 동맥의 열을 발산시킨다. 정맥혈은 이미 음낭에서 온도가 낮아졌기 때문에 동맥의 온도를 낮출 수 있으며, 이렇게 시원해진 동맥혈이 고환을 순환하므로 고환의 온도는 낮은 상태로 유지된다.

고환은 태아 때 복강에서 만들어졌다가 발생 8개월경 음낭으로 내려온다. 따라서 정상적인 임신 기간을 채우지 못한 미숙아일수록 고환이 복강에 여전히 남아 있다. 이를 잠복고환이라고 하는데, 미숙아의 30%에서 나타나며 임신 기간을 채운 경우에도 3% 정도에서 나타난다. 고환이 복강에 오래 있을수록 손상을 받기 때문에 빨리 치료하지 않으면 나중에 불임이 되고 고환암도 잘 생긴다. 손상은 보통 생후 1~2년 이후에 급속히 진행하므로 1세 전에 수술로 밖으로 꺼내야 한다. 늦어도 2년 안에는 수술해야 하며 5세가 지나버리면 이미 고환이 손상된 다음이어서 수술을 해도 의미가 없다.

고환은 온도가 상승하면 정자 생산이 감소하는데, 이는 수컷 포유류의 일반적인 현상이다. 음낭 온도가 1~2℃만 상승해도 오래 지속되면 좋지 않다. 헐렁한 옷을 입고 걸을 때 음낭의 온도는 34℃ 정도인데 앉은 자세에서는 온도가 1℃ 상승한다. 음낭이 허벅지나 사타구니의 피부와 붙어서 마치 난로 옆에 있는 효과가 나타나기 때문이다. 다리를 붙이고 앉으면 온도는 더욱 상승하여 36℃가 된다. 고환 안의 온도는 음낭보다 0.1~0.6℃ 높은데 음낭의 온도가 36℃라는 말은 고환의 온도가 복강에 있을 때와 같은 36.6℃까지 올라갈 수 있다는 의미다. 실제로 운전기사와 같이 오랫동안 앉아서 일하는 사람은 정자 수가 감소한다. 수면 중에는 고환이 움직이지 않으므로 음낭 주변의 공기가 환기되지 않아 고환 온도가 상승할 수 있다. 정자 수가 감소된 남성들을 대상으로 잠자는 동안 음낭을 시원하게 해주는 실험을 12주 동안 했더니 정자의 질이 좋아졌다는 연구도 있다.

덩굴정맥류 같은 질병에 의해서도 고환의 온도가 올라간다. 정맥류靜脈瘤란 정맥이 확장된 상태를 말하는데, 정맥이 고환 주위로 담쟁이 덩굴처럼 확장되는 질환을 덩굴정맥류라고 한다. 이 질환은 젊은 남성의 15%에서 발견되며 대부분 좌측 음낭에서 발생한다. 이 경우 정맥혈이 제대로 순환하지 못하고 정체되는 순환장애가 나타나고 고환에 열 손상을 일으켜서 정자 생산과 호르몬 생산에 문제가 생긴다.

남성성의 인위적인 제거

거세去勢란 생식 기능을 박탈하는 것으로, 주로 남성의 고환을 잘라내는 행위다. 이는 인류 역사에서 전쟁 포로에 대한 형벌이나 환관이 되는 과정으로 행해졌다. 거세된 남성을 흔히 고자鼓子라고 하며 또는 엄인閹人, 환관宦官이라고도 하고, 영어로는 eunuch에 해당한다. 환관은 궁정에서 일하는 남성을 의미하기도 한다. 거세에 대한 의학적인 자료는 이탈리아의 카스트라토, 러시아의 스콥치, 오스만제국의 환관 그리고 중국의 환관 등에서 찾아볼 수 있다.

스콥치Skorptzy는 제정러시아 시대에 있었던 기독교의 한 종파로, 성욕에 대한 거부 표시로 남성은 거세를 했으며 여성은 유방을 잘랐다. 《마태복음》 19장 12절에는 다음과 같은 구절이 나온다. "사실 모태부터 고자로 태어난 이들도 있고, 사람 손에 고자가 된 이들도 있으며, 하늘나라 때문에 스스로 고자가 된 이들도 있다." 러시아의 스콥치는 하늘나라 때문에 스스로 고자가 된 사람들에 해당한다.

스콥치는 18세기에 처음 나타났는데, 이런 믿음을 실천하는 신도가 《요한계시록》에 나오는 숫자인 14만 4000명이 되어야 메시아가 온다고 믿었기 때문에 포교 활동에 매우 적극적이었다. 이들은 고환과 음경을 모두 절제했는데, 일부는 고환만 절제하기도 했고 어떤 경우에는 단계적으로 음낭을 먼저 절제하고 나중에 음경을 제거했다. 이들의 숫자는 20세기 초반에는 10만 명 가까이 되었으나, 탄압을 받아 많은 신도가 시베리아로 추방되었다. 그리고 소비에트 정권에서는 인민재판에

회부되어 처형되는 경우도 많아 1929년에는 몇천 명으로 감소했으며 지금은 존재하지 않는다.

고대 역사학자 헤로도토스는 페르시아의 환관 제도를 언급하면서 이들이 매우 충성스러웠다고 했다. 그가 언급한 시기는 기원전 6세기경으로 추정되는데 이와 비슷한 시기인 춘추전국시대에 중국에서도 환관 제도가 있었다. 그런데 갑골문자를 연구한 바에 따르면 환관을 의미하는 문자는 이미 기원전 14세기에도 있었다고 한다. 중세 오스만제국에도 환관이 있었는데 주로 러시아나 발칸 반도에서 공급되었고 16세기 이후에는 흑인들이 많았다.

중국에서는 태어날 때부터 고자인 사람이나 전쟁 포로가 거세되어 환관으로 일하는 사람들도 있었으나, 대부분은 경제적인 어려움 때문에 자발적으로 환관이 되었다. 중국 환관의 구체적인 실상은 1870~1880년대에 영국인 조지 스텐트G. Stent가 북경에서 취재한 결과를 출판하면서 세상에 알려졌다. 이들이 거세되는 과정을 보면 자금성의 서문 밖에 위치한 창자廠子라는 오두막에서 수술이 행해졌다. 여기에서 칼을 든 도자장刀子匠이 수술받을 사람의 음경 부위를 뜨거운 후추탕으로 씻은 다음 낫처럼 생긴 칼로 음경과 음낭을 함께 잘라낸다. 그런 후 납이나 나무로 만든 못을 요도에 삽입하고 상처 부위는 찬물에 적신 종이로 덮어 감싼다. 수술 후 3일 동안은 물을 못 마시게 하고 3일이 지나 나무못을 뺄 때 오줌이 분수처럼 쏟아져 나오면 성공한 것으로 축하를 받지만 그렇게 되지 않을 때는 다가올 죽음을 준비했다고 한다. 수술 후 100일 정도가 지나면 상처가 아물고 환관의 실무를 배웠다.

카스트라토castrato란 이탈리아에서 16~18세기에 많이 활동하던 가

수인데, 소년기에 고환을 잘라 성인이 되어서도 소프라노나 콘트랄토 음역의 목소리를 냈다. 이들은 비록 거세를 했으나 성장하면서 후두나 입, 흉곽은 계속 자라기 때문에 소프라노의 높은 음이 나오기는 하지만 음색이 달라 독특한 목소리를 냈다. 수술은 당시 외과 의사로 활동하던 이발사가 했는데, 음경은 보존하고 고환만 잘랐다. 당시에는 가난한 집 아이들이 카스트라토가 되기 위해 수술을 원했기 때문에 많을 때는 연간 4000명이 수술을 받았으며, 그 시기는 대부분 변성기가 오기 전인 7~9세였다. 카스트라토는 동년배에 비해 키가 컸다고 한다. 테스토스테론은 뼈의 성장판을 닫아 성장을 멈추게 하는데, 그 기능이 약해지면서 뼈가 계속 자라기 때문이다. 피부는 창백하고 말끔했으며 턱수염은 없었고, 비만의 경향이 있었고, 엉덩이는 동그란 모양이었고, 어깨는 좁았다. 사후 이들을 부검한 소견을 보면 성대에서 기관으로 넘어가는 부위가 매우 좁아 소프라노 여성과 비슷했다.

오늘날에는 전립선암을 치료할 목적으로 고환을 제거한다. 미국에서는 매년 20만 명이 전립선암으로 진단되는데, 이 중 8만 명 정도가 고환 제거 수술을 받거나 테스토스테론 분비를 억제하는 화학적 거세를 한다. 고환이 없어지면 테스토스테론 분비가 감소하기 때문에 인체의 근육이 줄어들고 유방은 여성처럼 커진다. 또한 생식계통에 속한 전립선과 정낭이 위축되어 정액 생산이 되지 않는다. 그러나 환관들이 성적 유희를 즐겼다는 기록을 보면 거세를 해도 성적 욕구 자체가 없어지는 것은 아닌 듯하다.

190 　정액
정낭과 전립선에서 대부분 분비

　　음낭에서 타원형의 고무공처럼 만져지는 부위가 고환이고, 그 뒤쪽으로 구불구불하게 만져지는 부위가 부고환이다. 겹쳐 있는 부고환을 일직선으로 펼치면 길이가 6m 정도 된다. 고환에서는 매일 40cc 정도의 정액을 분비하는데, 부고환으로 가서 12일 동안 숙성된 후에야 비로소 정자가 운동성을 획득한다.

　　부고환을 떠난 정자는 정관으로 이동한다. 정관은 30cm 길이인데, 정자는 이곳에서 한 달 동안은 수정 능력을 유지하면서 저장될 수 있다. 고환에서 분비된 정액에는 오래된 정자를 분해하는 성분이 들어 있어서, 오래된 정자는 정관에서 폐기되고 매일 새로운 정자가 고환에서 보충된다. 정관은 음낭 겉에서 만져지기 때문에 남성이 영구피임을 원한다면 정관을 잘라내고 묶으면 된다. 그러면 사정할 때 고환에서 생산되는 정자와 정액은 나오지 않고 그 이후에 분비되는 정액만 배출된다.

　　정관에 저장된 정액은 자극이 있을 때 전립선으로 이동하는데, 직전에 정낭에서 분비되는 액체와 합해진다. 정낭액은 과당이 풍부해서 정자가 움직이는 에너지원을 제공하며, 양적으로도 많아 정액의 50~60%를 차지한다. 정낭액이 추가된 정액은 전립선 안의 사정관으로 이동한다. 사정관에서는 또 전립선에서 나오는 액체가 추가되는데, 이 양은 정액의 25~30%를 차지한다. 그래서 사실 음경으로 배출되는 정액은 대부분 정낭과 전립선에서 분비되는 것이며 고환에서 분비되는 양은 그리 많지 않다. 정액이 사정되기 전에 음경으로 투명한 액체가 흘러나오는데 이는 전립선 바로 아래에 있는 구요도선에서 분비된다. 이 용액은 성적 흥분 상태 동안 윤활제 역할을 한다.

정액은 한 번 배출될 때 평균 3.4cc가 나오며, 적게는 2.3cc 정도이고 많게는 5.0cc 정도다. 정상적인 정액은 밝은 유백색을 띠며 밤꽃 냄새가 난다. 정액은 방출되자마자 일부는 응고되는데 이는 정액이 질에 머무는 데 도움이 된다. 응고된 정액은 15~30분 정도 지나면 전립선에서 분비되는 성분에 의해 다시 액화되고, 이때 정자는 난자를 찾아 자궁으로 움직인다.

191 음경
포경수술은 문화 현상

음경은 자지라고도 한다. 지금까지 자지와 보지의 어원에 대해 언급한 설 가운데 가장 그럴듯한 것은, 중국어 鳥子(조자)와 八子(팔자)에서 유래했다는 주장이다. 근세 중국어에는 남녀의 성기를 가리키는 단어로 '기바'와 '비쥬'가 있었다. 그런데 이런 단어가 외설적이라고 생각해서였는지 완곡한 단어가 쓰였는데, 양물陽物에 대한 鳥子와 음문陰門에 대한 八子다. 이 조자와 팔자는 성기의 형태를 묘사한 말이다. 조자는 중국어로 '댜오즈'인데 '자지'로 바뀌었고, 팔자는 중국어로 '바즈'인데 '보지'로 바뀐 것으로 보인다. 우리 조상들은 성기를 언급하는 쑥스러움을 덜기 위해 외국어인 중국어를 썼다는 말인데, 지금은 페니스penis라는 영어를 쓰는 것과 같은 심리다.

음경陰莖의 莖은 곧게 뻗은 줄기를 의미한다. 아스파라거스처럼 줄기를 주로 먹는 채소를 경채류라고 하는데, 같은 莖 자를 쓴다. 음경은 소변과 정액이 배출되는 요도가 있는 장기로, 가만히 서 있을 때 가운데보다는 한쪽 방향을 가리키는 경우가 많다. 왜 그런지는 잘 모르지만 오른손잡이일수록 왼쪽을 향할 가능성이 더 크다. 음경의 피부는 얇고 피하지방층이 없으며 피하조직과는 느슨하게 붙어 있어서 이동성과 팽창성이 좋아 음경이 발기될 때 쉽게 늘어난다. 피부는 음경 끝에서는 주름을 만들어 귀두를 덮는 포피가 된다.

음경은 가운데에 해면체를 가지고 있어서 발기할 때 단단해지는 특징이 있다. 해면체는 모두 세 개인데, 위쪽 두 개는 음경해면체라고 부르고 아래쪽 한 개는 요도해면체라고 부른다. 요도해면체는 끝이 확대되어 귀두를 형성한다. 귀두龜頭는 거북이〔龜〕 머리와 같다고 해서 만들어진 말이라는데, 과거 갑골문자를 쓰던 시대에 거북 등으로 점을 쳤던 것으로 보아 매우 귀중하다는 의미도 있다. 귀두에 해당하는 영어 glans는 도토리를 의미하는 라틴어 glans에서 유래했다.

음경의 길이는 나이에 따라 변하는데, 막 태어나서는 4cm 남짓이고 나이가 들수록 서서히 커지다가 사춘기 때 급속히 커지며 21세쯤 최대가 된다. 이후에는 나이가 들어도 크기가 변하지 않는다. 1998년에 서울대병원 비뇨기과에서 측정한 한국 성인 남성의 음경 길이는 8cm였고, 발기된 상태에서는 12cm였다. 이는 서양인 남성의 음경 길이인 9~10cm(발기 상태에서는 13cm)보다는 짧다.

2011년에 우리나라 아동의 음경 길이를 연령별로 조사한 결과를 1987년 조사 결과와 비교해보니 1~13세 전 연령에서 평균적으로

0.7~1.1cm 정도 성장했다. 24년 사이에 음경 길이가 1cm가량 길어졌다는 말인데, 이 동안 아동의 키가 5cm 정도 커졌다는 사실과 연관 지어보면 전체적으로 체격이 커지면서 음경도 커진 것으로 보인다.

신체의 특정 부분을 이용해서 음경의 크기를 추정하기도 하는데, 성기의 크기가 발이나 손가락의 크기와 비례한다고 생각해서 신발이나 장갑이 크면 성기도 클 것이라는 주장이 그런 예다. 또한 코가 크면 성기도 크다는 주장은 우리나라뿐 아니라 서양에서도 많이 퍼진 믿음 중 하나다. 1999년에는 부산대학교 비뇨기과에서 우리나라 남성의 음경 크기를 인체 지표로 예견할 수 있는지 조사했다. 당시 조사된 지표들은 손가락·발가락·귀·입·코·신장·체중·대머리 유무 등이었는데, 이들 모두 음경의 크기를 예측하는 정도는 매우 낮았다.

발기한 음경의 길이가 5cm 이상만 되면 성교에 지장이 없으며, 아무리 작은 성기라도 발기가 되면 대부분 그 이상이 된다. 흔히 화장실이나 목욕탕에서 옆 사람과 자신의 성기를 비교하는 경우가 많은데, 이때 자신의 성기를 보는 위치와 옆 사람의 성기를 보는 각도가 다르기 때문에 자신의 것이 작아 보인다. 하지만 성기가 작다고 고민하는 것 자체가 문제이지 실제로 작아서 문제가 되는 경우는 매우 드물다.

성기를 키우기 위해 음경에 무거운 것을 매달거나 사우나에서 소금 찜질을 하는 사람도 있는데, 효과는 없다. 성인이 되어서 성장이 멈춘 음경은 단련한다고 길어지거나 튼튼해지진 않는다. 무거운 물체를 매다는 것은 매우 위험하기도 하다. 또한 음경의 길이를 늘이는 수술이 있기는 하지만 음경 뿌리 부분의 인대를 잘라 몸통에서 음경을 조금 잡아당기는 것에 불과하다. 이는 오히려 발기될 때 음경이 서는 힘을 약화시키기도 한다.

성전환을 원하는 여성에게는 음경을 새로 만들어줄 수 있다. 테스토스테론을 주사해서 음핵을 키우는 방법도 있고, 허벅지나 복부에서 피부를 떼어다가 가운데 보형물을 넣고 이식하는 방법도 있다. 보형물은 필요할 때는 발기가 가능하며, 새로 만든 음경으로 요도를 만들어 서서 소변을 볼 수도 있다. 대음순은 묶어서 음낭으로 만들고 가운데에는 고환 모양의 보형물을 넣어준다.

음경 끝이 포피에 싸여 있는 것을 '쌀 포包' 자와 '줄기 경莖' 자를 조합해서 포경包莖이라고 한다. 의학적으로는 귀두를 둘러싼 포피의 구멍이 좁아 포피를 젖힐 때 귀두가 완전히 노출되지 못하는 상태를 말한다.

신생아 때는 포피가 귀두와 붙어 있지만, 성장하면서 이들 사이의 상피세포가 각질로 변하면서 점점 벌어져 17세가 되면 대부분 뒤로 완전히 젖혀진다. 상피세포가 각질로 변하기 때문에 포피와 귀두 사이에는 흰 치즈 모양의 귀두지가 만들어지며 덕분에 포피와 귀두 사이에 공간이 유지되고 잘 때 발기가 되면서 자연스럽게 분리된다. 만약 강제로 포피를 뒤로 젖히면 귀두와 포피에 상처를 입힐 수 있고, 잦은 상처로 포피에 흉터가 생기면 포경을 더욱 조장할 수 있다.

귀두지가 귀두를 자극해 염증이 자주 생기거나, 포피의 구멍이 좁아 소변 배출이 어렵고 그 때문에 포피 안에 소변이 고여 염증이 생기면 포피를 잘라줘야 한다. 또한 발기된 상태에서 포피가 젖혀지지 않아 성기가 아플 경우에도 이런 수술이 필요하다. 이를 포경수술이라고 한다.

우리나라에 포경수술이 도입된 시기는 1945년 미군이 진주하면서부터인데, 특히 한국전쟁 때 포경수술이 널리 확산되었다. 미국에서 포경수술이 보편화된 것은 미국 사회의 주류를 형성했던 유대인 문화의 영향 때문인데, 포경수술이 성병이나 음경암 예방에 좋다는 연구 결과가 많이 발표되자 이후 대중화되었다. 포경수술은 유대교에서는 일종의 할례 의식으로, 생후 8일째 한다. 이들의 할례는 엄격해서 유대교로 개종하는 사람도 받아야 하며 심지어는 죽은 시체에게도 포경수술을 한다. 1980년대에 소련에서 유대인들이 이스라엘로 대거 이주했는데, 80대 노인들도 모두 포경수술을 받았다고 한다. 코란에는 할례에 대한 언급은 없지만 이슬람교도도 관례적으로 포경수술을 한다.

미국에서는 주로 신생아에게 시술하지만 우리나라에서는 12세 이후 성인이 되는 통과의례처럼 행해졌다. 그러나 최근 포경수술이 불필요하다는 연구 결과가 계속 나오면서 우리나라에서는 많이 줄어들었다. 독일이나 일본에서는 1% 미만에서 신생아 포경수술이 시행되는데, 이를 보면 실제 포경수술이 필요한 경우는 전체 남성의 1% 미만일 것으로 생각된다. 하지만 미국에서는 지금도 신생아의 60%가 포경수술을 받는다고 한다. 미국을 제외한 지역에서는 이슬람 국가와 이스라엘 말고는 별로 시술하지 않는다.

192 발기
혈관과 혈액의 작용

발기는 해면체로 유입되는 혈액이 늘어나면서 음경이 팽창하고 길어지는 현상이다. 가만히 있을 때 음경은 가운데 있지 않고 한쪽을 가리키는 경우가 많지만 발기하면 이런 방향성이 없어지고 가운데에 위치한다.

발기 현상은 해면체 구조 덕분이다. 해면海綿이라는 말은 바다의 면(솜)이라는 뜻으로, 영어로는 sponge(스펀지)라고 한다. 면이나 스펀지나 내부에 공간들이 많아 물을 흡수하면 부푸는 특성이 있는데, 음경해면체는 혈액이 들어가서 부풀게 된다. 어떤 의미에서 보면 음경은 하나의 거대한 혈관이라고도 할 수 있다. 다른 혈관과의 차이는 평소에는 혈액이 아주 조금 흐르다가 순간적으로 많은 혈액이 들어와서 잠시 높은 압력을 유지한다는 점이다.

음경해면체는 백막이라는 튼튼한 막이 둘러싸고 있어서 일단 해면체로 들어온 혈액을 밖으로 나가지 못하게 가둬둔다. 마치 와인병의 코르크 마개가 수분을 흡수하여 부풀다가 병 입구의 제한된 공간에서 단단해지는 것과 같은 현상이다. 발기에는 해면체 세 개 중 위쪽 두 개가 중요하고, 아래쪽 요도해면체는 크기가 작고 백막이 얇아서 보조적인 역할만 한다. 그래야 최대한 팽창되더라도 가운데 요도로 정액이 흐를 수 있다.

대부분의 포유류는 성기에 뼈가 있어서 발기되지 않아도 삽입을 할 수 있는데, 두 발로 서서 걷는 영장류로 갈수록 뼈가 점점 작아지다가 인간에 와서는 아예 없어졌다. 대신 혈관 구조로 바뀌었고 혈관을 둘러싼 백막이 두꺼워졌다. 사람의 백막은 개와 영장류의 백막보다 훨씬 두껍기 때문에 혈액이 차는 것만으로도 단단함을 유지할 수 있다. 덕분에 음경을 사용하지 않는 평소에는 운동이나 일을 할 때 음경이 나와서 방해를 받거나 손상되지 않게 되었다. 만약 성기에 단단한 뼈가 있다면 전쟁이나 사냥에서 쉽게 손상되었을 것이다.

음경은 자궁 안에서도 발기되는데, 태어나기 한두 달 전에 발기되어 있는 시간은 하루에 총 한 시간 정도다. 아이들도 매일 잠자는 동안 발기 현상이 3~4회 반복된다. 사춘기가 지난 젊은 남성은 매일 세 시간 정도 발기되는데, 대부분은 수면 중에 일어난다. 이는 약 80~100분 주기로 3~5회 나타나며 한 번에 30~60분 정도 지속된다. 연령에 관계없이 모든 남성에게 나타나며 야간 발기 횟수는 나이가 들어도 변화가 없으나 발기가 지속되는 시간은 감소한다. 발기 시간으로 따지면 사춘기 때는 수면 시간의 40%에 이르지만 노인이 되면 20%로 줄어든다.

발기가 원하는 시간에 되지 않는 것을 발기부전이라고 한다. 구체적으로는 만족스러운 성생활에 필요한 발기가 충분하지 못하거나, 발기되더라도 유지하지 못하는 상태를 의미한다. 우리나라에서는 40대 이상 남성의 38%에서 발기부전이 나타나며 이 추세는 나이가 들수록 증가한다.

발기는 두 가지 자극에 의해 유발된다. 하나는 음경에 가해지는 자극에 대한 반사적 발기이고, 다른 하나는 정신적인 자극 때문에 나타난다. 이 중 정신적인 요인이 발기에 많은 영향을 미치므로 발기부전은 절반이 심리적인 원인 때문이며 나머지 절반은 병 때문이다. 발기부전을 일으키는 질병 중에서 가장 많은 것은 당뇨병인데, 말초신경에 이상이 오고 해면체의 혈관에 동맥경화증이 잘 생기기 때문이다. 그런데 수면 중에는 발기가 된다면 발기부전이 질병에 의한 것이라기보다는 심리적인 원인 때문일 가능성이 크다. 심리적인 원인에 의한 발기부전을 몽테뉴M. Montaigne는 《수상록》에서 다음과 같이 기술했다. "이 기관의 다루기 힘든 자유분방함은 주목할 만하다. 필요하지 않을 때엔 성급함으로 성가실 정도로 걷잡을 수 없는 행동을 보이지만 정작 필요할 때엔 터무니없게도 말을 듣지 않는다." 심리적인 문제는 보통 자신의 의지와는 반대로 작용하는 특성이 있는데, 발기부전도 마찬가지다. 발기가 되지 않을까 봐 걱정할수록 발기부전이 나타난다.

발기부전에 대한 최초의 성공적인 치료는 보형물을 삽입하는 방법이었다. 포유류의 음경 안에 뼈가 있다는 점에 착안해서 1936년 최초로 음경에 늑골을 삽입하는 수술을 했는데, 인체조직을 삽입할 경우 녹아버리는 문제가 발생했다. 성공적인 보형물은 1973년에 실리콘을 도입하면서 비로소 가능했는데, 음경에 속이 빈 실리콘을 삽입하고 음낭에 소형펌프를 설치해서 필요할 때 실리콘을 팽창시키고 사용한 다음에는 바람을 빼서 찌부러뜨리는 방법이다. 우리나라에서는 1983년에 처음 수술이 이뤄졌다. 1985년에는 세브란스병원에 성기능장애클리닉이 개설되었고, 이와 비슷한 시기에 혈관을 확장시키는 물질을 해면체에 직접 주사하는 방법도 도입되었다. 하지만 보형물을 삽입하거나 해면체에 주사하는 방법은 까다롭기 때문에 일부 환자들에게만 시행되었다.

발기부전에 대한 치료가 보편화된 계기는 1998년 비아그라의 출현이었다. 비아그라는 원래 화이자 제약회사에서 심장약으로 개발했지만 부작용으로 발기 현상이 관찰되면서 방향을 바꾸어 연구한 끝에 발기부전 치료제로 출시되었다. 이 약의 성공 이후 지금은 여러 종류의 발기부전 치료제가 개발되어 시판되고 있다.

여성의 바깥 생식기관

음문陰門은 음모가 시작되는 곳과 회음 사이를 말하며, 영어
로는 vulva라고 한다. 음모가 난 부위는 골반의 앞부분으로 안쪽에 뼈
가 있어서 눌러보면 단단하다. 이 부위를 불두덩이라고 한다. '두덩'이
란 약간 두두룩하게 올라간 부분을 말하며 불두덩의 불은 불알의 불과
같은 의미다. 불두덩에는 피하지방이 많고 사춘기가 되면 털로 덮인다.

아동의 음문은 밝은 분홍색을 띠지만 사춘기를 지나면서 점차 짙어
진다. 인종에 따라서 차이가 나 백인의 경우는 다른 피부와 마찬가지로
전체적으로 희고 분홍색이다. 성교를 많이 한다고 해서 성기 주변의 피
부가 짙어지는 것은 아니지만 임신 횟수가 많다든지 피임약을 장기간
복용하면 멜라닌색소가 증가해서 검게 되는 경향이 있다.

음순陰脣은 음문의 입술이라는 의미이며, 요도와 질을 앞에서 감싸
는 형상이고, 바깥의 대음순과 안쪽의 소음순으로 이뤄진다. 대음순은
피부와 지방조직으로 구성되는데, 바깥쪽 면은 색소가 침착되어 검은
빛이며 거칠고 곱슬곱슬한 털에 덮여 있고, 안쪽 면은 매끄럽고 피지선
이 많다. 대음순은 앞쪽에서는 합쳐지지만 회음에서는 합쳐지지 않고
이웃하는 피부에 파묻히면서 끝난다. 대음순은 발생학적으로 남성의
음낭과 동일한 기관이다. 그런데 남성은 양쪽 피부가 붙어서 음낭의 가
운데에 봉투를 접어서 붙인 것 같은 흔적이 남아 있고, 여성은 그냥 벌
어진 상태로 태어난다.

소음순은 대음순 안쪽에 위치하며, 평균적인 길이는 6cm이고 폭은

2.2cm 정도다. 여성의 2% 정도는 소음순의 폭이 3.8cm가 넘고 5cm 이상인 경우도 종종 있다. 큰 소음순이 일상생활에 불편을 끼치거나 보기 싫다고 생각하면 줄여주는 수술을 하기도 한다. 소음순은 윗부분에서 만나 음핵을 덮는 포피를 형성한다. 음핵陰核은 음문의 핵심이라는 의미인데, 이에 해당하는 영어 clitoris(클리토리스)는 고대 그리스어 중 열쇠key를 의미하는 단어에서 유래했다는 설도 있고 언덕을 의미하는 말에서 유래했다는 설도 있다. 음핵은 남성의 음경에 해당하며, 음경처럼 해면체로 구성되어서 성행위 동안 발기되어 1.5배로 커진다. 음핵에서 음경의 귀두에 해당하는 부위를 음핵귀두라고 한다.

질 입구에 있는 얇은 점막 주름을 처녀막이라고 한다. 영어로는 hymen인데, 그리스신화에 나오는 결혼의 신 히멘Hymen에서 유래했다. 처녀막이란 결혼을 하지 않은 여성에게 있는 막이라는 뜻으로, 처녀라는 말이 결혼을 하지 않은 여성을 뜻하게 된 것은 서양의 hymen 개념을 처녀막으로 번역한 이후라고 한다. 《춘추좌씨전春秋左氏傳》에도 처녀處女라는 말이 나오는데, 원래 올바른 여성이라는 뜻이었다. 그러다가 1774년 출간된 《해체신서》에 처음으로 처녀막이라는 용어를 사용하면서 처녀가 성경험이 없는 여성을 의미하게 되었다는 것이다.

처녀막은 태아 때 만들어지며, 태어나기 직전에 구멍이 뚫린다. 신생아의 처녀막은 두껍고 밝은 분홍빛이며, 다소 커서 겹쳐 있기도 하고 질 밖으로 삐져나오기도 하지만 시간이 지나면서 얇고 희미해져 잘 보이지 않게 된다. 아동이 성장하면서 처녀막의 구멍은 조금씩 커지고, 사춘기 이후에는 음경이 삽입되더라도 처녀막이 찢어지지 않을 정도로 구멍이 넓어진다. 그래서 첫 성교 시 모두 출혈을 하는 것은 아니다. 실제로 첫 성교 때 출혈하는 경우는 43%에 불과하다. 드물게는 처녀막이 완전히 막힌 경우도 있는데, 이때는 월경혈이 질 안에 쌓이고 월경주기와 유사한 간격으로 골반이나 복부에 통증이 생긴다.

사춘기 때의 처녀막은 탄력성이 있으며, 점막 조직임에도 불구하고 다소 견고해서 눈으로도 확인이 가능하다. 하지만 얇아서 눈으로 확인되지 않는 경우도 있다. 사춘기 이후 월경을 시작하면서 탐폰을 사용하면 처녀막의 구멍이 더욱 넓어지고, 육체적인 활동이나 반복적인 성교에 의해 처녀막이 파열되기도 하며, 출산을 하면 대부분 처녀막이 사라진다.

처녀막을 처녀의 상징으로 중요하게 여길 경우 파열된 처녀막을 복원하는 수술을 하기도 한다. 성교할 때 출혈을 할 수 있도록 하는 것인데, 한번 파열된 처녀막에는 혈관이 거의 없기 때문에 처녀막을 이어 붙인다고 해도 원상태로 복구하기는 어렵다. 그러나 신혼여행 3~4주 전에 수술을 하면 상처가 덜 아문 상태에서 성교를 하기 때문에 그 부위가 찢어지면서 출혈을 한다. 과거에는 친정어머니가 이불에 미리 피를 묻힌 천을 깔아뒀지만 지금은 의사가 그 일을 하는 셈이다. 처녀는 첫 성교 때 출혈을 해야 한다는 믿음은 동서양을 막론하고 오래되었다. 중세 유럽에서 발간된 여성의학 개론서인《트로툴라》에는 다음과 같은 내용이 적혀 있다. "가장 좋은 방법으로 결혼 전날 밤에 신부의 질 속에 거머리를 넣어라. 하지만 너무 깊이 들어가지 않도록 각별히 조심해야 한다. 거머리를 집어넣으면 질에서 피가 나고 작은 핏덩이가 생긴다. 그렇게 되면 신랑은 자기 때문에 생긴 피로 생각할 것이다."

음문과 자궁의 중간 경로

질膣에 해당하는 영어 vagina는 칼을 보관하는 칼집이라는 의미의 라틴어 vagina에서 유래했다. 질은 월경 때 피가 배출되는 통로이며, 음경이 삽입되고 사정이 이뤄지는 장소이고, 출산할 때는 태아가 나오는 길이다. 질의 길이는 앞쪽은 6~7.5cm, 뒤쪽은 9cm 정도인데, 질을 통해 한 번이라도 분만을 했던 여성은 질이 조금 길어진다. 질의 입구는 좁아 보이지만 안쪽으로 들어가면 넓어져서 지름이 2~3cm 정도가 되며 자궁에 가까워지면서 다시 좁아진다. 평상시에는 앞뒤가 밀착된 상태여서 속에 빈 공간이 있는 것은 아니고 음경이 삽입되면 그만큼 늘어난다.

사춘기 이전의 질 표면은 매우 얇아서 외부 자극에 상처를 입기 쉽지만, 사춘기 이후에는 여성호르몬의 영향으로 질 점막이 두꺼워진다. 그러다가 폐경이 되면 다시 질 점막이 얇아지고 건조해진다. 가임기 여성의 질은 pH 3.5~4.5 정도의 산성을 유지한다. 질에 상주하는 유산균이 질 상피세포의 글리코겐을 젖산으로 바꾸기 때문인데, 높은 산성도는 잡균의 성장을 억제한다. 그러나 배란 전후에는 자궁 경부에서 알칼리성 점액을 분비하여 질 내부의 산성도를 낮춘다. 덕분에 알칼리성 정액에 있는 정자가 잘 생존할 수 있다.

질 점막 안쪽으로는 근육이 분포하는데, 이것이 항문괄약근과 8자형으로 연결되므로 항문을 조이면 질 입구도 같이 조여진다. 질 입구는 감각이 매우 예민하지만 안쪽으로 들어갈수록 감각이 둔해진다. 따라서 여성은 몸에 들어온 음경의 길이를 느낄 수는 없고 단지 두께만 느낄 수 있다. 음경은 발기했을 때 최대 16cm까지도 가능하므로 깊게 삽입되면 자궁 경부 안으로 들어가기도 한다. 음경이 자궁 경부를 건드리는 것만으로도 자궁에 붙어 있는 인대에 움직임이 전달되기 때문에 여성은 그것을 느낀다. 만일 여성이 자궁이나 골반에 이상이 있다면 성교할 때 골반 깊숙한 곳에서 통증을 느낄 수도 있다. 또한 정액에는 자궁을 수축하는 물질이 있어서 정액이 자궁으로 들어가면 배가 묵직하게 느껴진다.

1950년에 독일 의사인 그라펜베르크E. Gräfenberg가 질 입구 안쪽의 요도 방향을 자극하면 쾌감을 느끼는 부분이 있다고 주장한 이후 이 지점은 그의 이름을 따서 'G 스폿G spot'이라고 하는데, 그 정체는 불확실하다. 많은 서양인은 이 존재를 믿지만 공식적인 학회에서는 이것의 해부학적인 존재를 인정하지 않으며, 아마도 소음순이나 음핵·요도 등 신경이 풍부한 장소가 자극되는 것이라고 추정한다.

출산 전 질의 지름은 2~3cm 정도인데, 지름이 11.5cm이고 둘레가 34.5cm인 아이의 머리가 한 번 통과하고 나면 회복 후에도 질의 탄력성이 떨어진다. 성교할 때 최대한 발기된 음경의 둘레가 12cm이므로 출산 후에는 질과 음경의 촉감이 떨어질 수 있다. 이때 질 주변 근육의 탄력성을 위해 성형수술(vaginoplasty)을 하기도 한다. 우리나라에서는 통상 예쁜이수술이라고 부르며 배우자의 성감을 위해서 수술을 원하는 여성도 많다. 이 수술 중 가장 간단한 방법은 늘어난 질 점막을 제거하고 질 입구를 좁히는 것이다. 그런데 질 점막이 줄어들면 질 분비물의 양이 감소해 질이 건조해질 수 있고, 질 입구가 너무 좁아지면 성교통이 발생할 뿐 아니라 분비물이 배출되지 못하고 질에 고이는 부작용이 발생할 수 있다. 따라서 질을 포함한 골반근육 전반에 대한 평가를 통해 점막을 최대한 보존하면서 질을 적절히 좁혀주는 수술을 해야 한다.

과거에는 질성형수술이라고 하면 질봉합술을 의미했다. 이는 헐렁해진 질을 탄탄하게 묶어주는 방법이다. 그러나 진정한 질성형수술은 질을 만드는 수술을 의미한다. 트랜스젠더에게 질을 만들어주는 수술은 독일 베를린에서 1931년에 처음 시행되었다. 당시만 해도 트랜스젠더는 정신병자 취급을 받았지만 지금은 성 정체성을 인정하는 인식이 확산되면서 세계 각지에서 질성형수술이 시행되고 있다. 우리나라에서도 수술을 받을 수 있으며 수술 후 성교도 가능하다.

195 냉

악취가 나면 병적인 상태

질 분비물을 의미하는 우리말은 냉이다. 영어로는 leukorrhea 또는 vaginal discharge라고 하는데, 흰색leuko-의 물질이 흐른다-rrhea는 의미다. 냉증은 몸이 차가워져 생기는 병인데 질 분비물을 왜 냉冷이라고 말하는지는 모르겠지만, 몸이 차서 감기에 걸리면 콧물이 나오듯이 자궁이 차가워서 나오는 물질을 냉이라고 불렀다는 주장도 있다.

질 입구에 두 개의 바톨린선이 있어서 점액을 분비하기는 하지만 이는 몇 방울 정도에 불과하고, 분비물의 대부분은 질에 있는 혈관에서 혈장이 점막으로 스며들어 분비되는 것이다. 성적으로 흥분되면 질 주변의 혈관이 부풀기 때문에 더욱 많이 분비된다. 임신 중에도 질 분비물이 증가하는데 이 역시 혈액순환이 증가하기 때문이다.

아동도 질 분비물이 나오지만 사춘기를 지나 월경을 시작하면서 양이 증가하다가 폐경으로 질 점막이 위축되면 줄어든다. 가임기 여성은 질 분비물이 얼마나 나오는지를 연구한 결과 평균적으로는 매일 4.6cc 정도 분비되는데, 조금씩 나와 속옷에 묻어 증발되기 때문에 실제로 느끼는 양은 훨씬 적다.

질 분비물은 질에서 생산되는 것과 자궁에서 흘러나오는 분비물이 합해진 것으로, 월경주기에 따라 양이 많이 달라져 배란기 때는 5.8cc 정도로 증가한다. 에스트로겐이 증가하여 자궁 경부에서 분비되는 점액이 증가하기 때문인데, 덕분에 분비물이 물과 같이 맑다. 이때는 음부에 축축함을 느끼고 속옷이 젖는다. 점성도 같이 증가하여 손가락을 질에 조금 넣어 두 손가락에 분비물을 묻힌 다음 손가락을 벌려보면 몇 cm까지도 분비물이 떨어지지 않고 붙어 있게 된다. 또한 소변을 보고 일어나면 맑은 콧물 같은 점액이 7~10cm 정도 길게 매달리는 경우도 종종 있다. 배란기에 증가하는 자궁 경부 점액은 정자가 자궁 경부를 쉽게 통과하여 올라갈 수 있도록 하기 때문에 점액성 분비물이 나올 때부터 최고조에 달하는 4일째까지가 임신이 잘되는 기간이다. 일단 배란이 된 다음에는 분비물이 줄어들어 진하고 탁하며 찐득거림이 증가한다. 월경 직후에는 에스트로겐의 감소로 질 분비물이 4.1cc 정도로 줄어들어 질이 건조해짐을 느낀다.

질 분비물이 속옷에 묻어 말라 변색되면 누런 얼룩이 질 수 있는데,

여기에는 질 분비물뿐 아니라 음문의 피지선과 땀샘에서 분비되는 물질도 섞여 있다. 운동하면 질 분비물이 증가하는 것처럼 느끼는 이유는 음문 주변의 땀샘에서 분비한 땀 때문이다. 비록 속옷에 분비물이 묻어 탈색이 된다고 해도 질 분비물 자체가 진한 노란색이 아니라면 정상적인 현상이다.

질에서 나는 냄새는 질에 상주하는 박테리아의 종류, 먹는 음식, 입는 옷, 위생 수준, 배변습관, 흘리는 땀, 분비선의 분비물 등에 따라 달라지는데 샤워를 하면 많이 없어진다. 샤워한 직후에 나는 냄새는 그 여성이 가지는 고유한 냄새이며 분비선에서 분비되는 물질에 따라 다르다. 이는 페로몬의 기능을 한다.

질 분비물은 정상적인 생리 현상으로, 단순히 양이 많다고 병적이라고 여길 필요는 없다. 그래서 분비물이 많다는 이유로 질 안에까지 물을 넣어 뒷물을 하는 것은 좋지 않다. 정상적인 질의 생리적인 환경을 파괴하기 때문이다. 질 분비물은 와인과 비슷한 산성이기 때문에 보통은 약간 시큼한 냄새가 난다. 그렇지만 냄새가 없을 수도 있고, 운동 직후라면 땀 냄새가 나며, 생리 직후라면 철분 냄새가 나고, 성교 직후에는 정액의 밤꽃 냄새가 난다.

《동의보감》에서는 비정상적인 질 분비물을 대하帶下라고 한다. 음문에서 하얀 이슬이나 오줌 같은 것이 나오며 고약한 냄새가 나는 증상을 의미했는데, 부인병으로 여겼다. 요즘 우리나라에서 많이 사용하는 '냉대하'란 표현은 정상적인 분비물을 말하는 것인지 병적인 상태를 말하는 것인지 불명확한 단어다. 사실 냉이라는 말 자체도 애매한 표현이다. 병적인 냉이라고 할 수 있는 것은 냉이 있으면서 가려움증이나 음부 부종을 동반하거나, 악취가 나거나, 색깔이 연한 노란색이 아닌 진 노랑·초록색·회색인 경우, 또는 거품처럼 나거나 치즈처럼 덩어리지 는 경우다. 이런 냉은 비정상적이므로 원인이 뭔지 검사가 필요하다.

비정상적인 냉은 질이나 자궁 경부에 염증이 생길 때 나온다. 세균 감염이면 냉이 누렇고 생선 냄새가 나며, 트리코모나스감염이면 가려 움증을 동반한 악취가 나며, 칸디다감염이면 냉이 하얗고 가렵고 따가 운 증상을 동반한다. 자궁경부암일 때는 냉에서 악취가 심하고 피가 섞 여 나온다.

196 자궁

아기의 왕궁

자궁을 의미하는 영어 uterus는 복부를 의미하는 라틴어 uterus에서 유래했으며, 14세기 이후부터 사용되기 시작했다. 한자어 자궁子宮은 uterus를 '아기의 왕궁'이라는 의미로 번역하면서 근대에 새 로이 만들어진 말이다. 《동의보감》에서는 자궁을 포胞라고 했는데 이 때의 포胞는 좁은 의미이고, 넓은 의미의 포는 생명을 잉태해서 낳는 근원처를 의미하기 때문에 단전丹田 또는 명문命門과 연결된 포 전체를 가리킨다. 따라서 남성의 포는 단전 또는 명문에서 정精을 내는 일을 하며, 여성의 포는 남성의 정精을 받아 자신의 혈과 합쳐 생긴 태아를 기르는 일을 한다.

자궁은 근육으로 된 장기이며, 방광과 직장 사이에 위치한다. 임신한

적이 없는 여성의 자궁은 앞뒤 방향으로 납작하다. 길이는 7.5cm이고, 폭은 5cm이며, 무게는 30~40g 정도로 자기 주먹의 크기와 비슷하다. 자궁은 임신하면 태아의 성장과 함께 커지는데 출산 직전에는 평소의 500배 정도다. 무게로 보면 20배 정도 커져서 1kg 남짓 된다. 분만 후에는 평소 크기로 되돌아오지만 안쪽 공간은 조금 넓어진 채 유지된다. 자궁의 기능은 태아가 자라는 공간만은 아니다. 성교할 때는 자궁으로 들어오는 혈액이 증가하는데 자궁은 이를 골반이나 성기로 순환시키는 기능도 한다.

자궁의 입구를 자궁 경부라고 하는데, 질과 자궁을 이어주는 곳으로 길이는 2cm 정도이며, 질경을 통해서 관찰이 가능하다. 자궁 경부는 임신 전에는 약간 단단하지만 출산하고 나면 입술처럼 말랑해진다. 또한 평상시에는 닫혀 있다가 배란기에는 열리면서 정자가 자궁으로 들어갈 수 있도록 한다. 자궁 경부에는 신경이 없어서 건드려도 통증을 느끼지는 않으나 누르는 압력에는 예민하게 반응한다. 자궁 경부는 성교에 의한 자극에 노출되기 때문에 병균에 잘 감염된다. 특히 바이러스 감염은 암으로도 발전한다. 자궁경부암은 첫 성교 나이가 어리고 성교 상대자가 많을수록 잘 생기는데, 한때 대표적인 여성암이었으나 위생이 개선되면서 바이러스감염이 줄어들었고 그 결과 암 발생률도 줄고 있다. 지금은 바이러스 백신이 개발되어 암을 예방할 수 있다.

자궁은 위쪽으로 좌우 난관과 연결된다. 난관이란 말은 난소의 관이라는 뜻인데, 실제로는 난소가 아닌 자궁과 연결되므로 자궁관이라는 표현이 더 정확하다. 난관은 길이가 10cm이고, 끝은 나팔의 끝처럼 둥그렇게 부풀어 있다. 그래서 나팔관이라고도 한다. 둥그런 나팔 입구는 난소를 감싸고 있어서 난소에서 배출되는 난자를 받아들인다. 난관에 들어온 난자는 정자를 만나면 수정이 되고 자궁으로 이동하여 착상한다. 수정란은 난관에서 이미 세포분열을 시작하면서 자궁으로 이동하는데, 자궁으로 이동하지 못하고 난관에 그대로 남으면 자궁외임신이 된다. 한편 난관을 묶어버리면 정자와 난자가 만나지 못하기 때문에 영구피임이 된다. 남성의 정관을 묶는 것과 동일한 원리다. 보통 제왕절개로 아이를 분만한 다음 더 이상 아이를 원하지 않을 때 이 수술을 받는다.

197 난소
난자가 생성되는 곳

난소를 의미하는 영어 ovary는 알egg을 의미하는 라틴어 ovum에서 유래했고, 난소卵巢는 난자를 만드는 곳이라는 의미다. 난소는 난자를 만들 뿐 아니라 호르몬도 생산하는데, 여성호르몬인 에스트로겐과 프로게스테론 그리고 남성호르몬인 테스토스테론도 합성·분비한다. 난소는 약간 눌려 찌그러진 원형 모양이며 아몬드와 비슷하게 생겼다. 길이는 4cm이고 폭은 2cm이며 무게는 2~3.5g 정도로, 남성의 고환보다는 작다.

난소는 자궁이 있는 하복부 중간에서 약간 좌우측에 치우쳐 위치하는데, 오른쪽 난소는 맹장과 가까이 있어서 가끔 난소질환을 충수염과 혼동하기도 한다. 복강에 있는 간이나 신장 등은 모두 탄력이 좋은 분홍색 복막으로 덮여 있지만, 난소는 복막이 없어 표면이 칙칙한 회색을 띤다. 난소는 난관과 직접 연결되지 않으므로 난소에서 만들어진 난자는 난소를 뚫고 나와 난관으로 도약해서 들어간다. 난소 표면이 복막으로 둘러싸여 있다면 이는 불가능할 것이다. 난소의 표면이 울퉁불퉁한 이유는 난자가 난소 벽을 뚫고 난관으로 배출될 때마다 난소에 흉터가 생기기 때문이다. 한 번도 배란된 적이 없는 사춘기 이전의 난소는 표면이 매끄럽지만 배란 횟수에 비례해서 난소의 흉터가 늘어난다. 그러다가 폐경이 되면 난소 부피가 줄어들어 흉터가 두드러지며 이때는 표면이 복숭아씨처럼 보인다.

198 월경
떨어져 나온 자궁내막

여성은 출생 전부터 이미 난소에 수십만 개의 미성숙 난자가 들어 있다. 미성숙 난자는 태아 시기에 최대로 만들어졌다가 태어나면서 순차적으로 없어지고, 사춘기에 이르면 30만 개가 남는다. 월경주기마다 보통 한 개의 난자만 성숙되어 배란되기 때문에 폐경되기 전까지 약 450개의 난자가 배란되며, 나머지 미성숙 난자는 스스로 분해되어 없어진다.

미성숙 난자는 난포에 싸여 있는데, 뇌하수체에서는 한 달에 한 번씩 난포자극호르몬FSH을 분비해서 난포의 성장을 자극한다. 하나의 난포가 14일 동안 성장해서 크기가 2cm가량 되면 난포는 난소 벽에 달라

붙어 난자를 밖으로 튕겨 보낸다. 이를 배란이라고 한다. 난자는 복강으로 나오지만 바로 옆에 난관의 입구가 있어서 그쪽으로 금방 흡수된다. 이때 예민한 여성은 아랫배가 아프다고 느끼며, 피가 섞인 질 분비물이 나오기도 한다. 경우에 따라서는 증상이 심해서 충수염이나 자궁외임신과 혼동한다.

난포에서 배란이 일어나도록 촉진하는 것은 뇌하수체에서 분비되는 황체형성호르몬LH의 작용이다. 이 호르몬은 난자가 어느 정도 성숙하면 뇌하수체에서 순간적으로 분비된다. 난자가 빠져나간 난포는 지방으로 채워지면서 황체로 바뀐다. 황체라는 말은 노란 물체라는 의미에서 만들어진 단어인데, 실제 이 시기의 난소는 지방이 많아 노란색을 띤다. 황체가 분비하는 프로게스테론이나 에스트로겐은 모두 콜레스테롤에서 만들어지기 때문에 이들의 원료인 지방이 많은 것이다.

난포는 난자를 성숙시킬 뿐 아니라 에스트로겐을 분비하여 자궁내막을 두껍게 한다. 황체로 변한 다음에는 프로게스테론과 에스트로겐을 분비하여 자궁내막을 더욱 두껍고 푹신하게 만들어 임신에 대비한다. 만일 난자가 수정되면 황체에서는 프로게스테론이 계속 분비되지만, 난자가 수정되지 못하면 황체는 12~16일 후에 소멸된다. 그러면 그동안 두꺼워졌던 자궁내막이 괴사되면서 떨어져 나온다. 이 현상이 월경이다.

월경 중에는 자궁내막 맨 아래층만 남기고 그동안 두꺼워진 내막이 모세혈관과 일부 정맥조직과 함께 모두 떨어져 나온다. 월경혈에는 자궁내막 조직과 혈액뿐 아니라 자궁 경부 점액과 질 분비물 등이 섞여 있어서 거무죽죽한 색깔이다. 월경혈 자체는 냄새가 없으나 공기와 접촉하면서 냄새가 나기도 한다. 보통 월경 기간은 4~6일이지만 월경이 끝난 뒤에도 며칠 동안은 속옷에 흔적이 묻을 수 있다. 월경 양은 평균 30cc이며, 80cc를 넘으면 월경과다라고 한다. 월경과다일 때는 혈액이 상대적으로 많기 때문에 붉은색이 선명하고 때로는 핏덩어리가 나오기도 한다.

월경 기간 동안 성교를 하는 것은 그 자체로는 해가 없다. 하지만 질의 산성도가 떨어져 있어 외부 균에 대한 방어력이 약하고 자궁 경부가 열려 있어서 자궁으로 균이 잘 들어갈 수 있으며, 자궁내막이 떨어져 나간 상태라 균이 곧바로 혈액으로 유입될 수 있다. 이 때문에 성병이 있는 남성과의 성교는 좋지 않다.

월경月經이란 말은 한 달에 한 번씩 한다는 의미에서 '달 월月' 자와 '경락經絡 경經' 자를 합해서 만들었으며, 경經이라고만 해도 월경을 의미한다. 월경에 해당하는 영어 menstruation은 '달마다monthly'를 의미하는 라틴어 menstruus에서 유래했는데, 일본에서는 이를 줄여서 멘스라고 했으며 이 말은 우리나라에서도 많이 사용하게 되었다. 생리生理도 월경 대신 사용되는 말인데, 정상적인 생리 현상이라는 의미다. 생리라는 말은 완곡어법의 일종으로, 영어에서도 menstruation 대신 periods 란 단어를 많이 사용한다.

월경주기는 월경을 시작한 첫날부터 다음 월경을 시작하기 바로 전날까지다. 정상적인 월경주기는 21~35일(평균 28일)이며, 월경을 하는 기간은 4~6일이다. 이는 난소에서 분비되는 에스트로겐과 프로게스테론 및 뇌하수체에서 분비되는 난포자극호르몬과 황체형성호르몬 등이 잘 조화된 상태에서 나타나는 것으로, 호르몬 분비 시기나 양이 변하면 월경주기가 바뀌고 불규칙해진다.

월경주기가 21일보다 짧아지거나 35일 이상 길어지는 경우를 월경불순이라고 하는데, 대부분 일시적인 호르몬 불균형 때문에 나타난다. 호르몬 변동이 심한 사춘기나 폐경기 때 잘 발생하며 출산 후에도 흔하다. 체중 변화가 심할 때나 만성질환이 있을 때, 스트레스가 심하거나 우울증이 있어도 월경불순이 잘 나타난다. 호르몬을 총괄 지휘하는 시상하부가 감정 상태에 영향을 받고, 체중 변화는 지방조직에서 생산되는 호르몬에 영향을 미치기 때문이다.

그런데 월경불순이 있다고 하더라도 대개 3개월 안에 월경을 한다. 만약 3개월 이상 월경이 없다면 뇌하수체와 난소의 기능을 검사해야 하는데, 실제로는 예상치 못한 임신이 가장 흔한 원인이다. 임신 중, 출산 직후 수개월, 수유 중, 경구피임약을 중단한 직후, 폐경기 등일 때 월경이 없는 것은 정상적인 현상이다.

199 임신
월경 14~16일째에 가장 높은 가능성

《동의보감》에서는 월경이 끝나고 누런 물이 생길 때 자궁이 열려 있으므로 이때 임신이 잘된다고 한다. 또한 깨끗한 흰 솜이나 헝겊을 음문에 넣었다가 꺼내봐서 금빛이면 임신할 수 있는 좋은 시기이고, 선홍색은 아직 깨끗하지 못하므로 임신하지 못하는 시기이며, 빛이 연하면 때가 늦었다고 판단한다.

한 번의 배란주기에 임신할 확률을 생식능력fecundity이라고 하는데, 정상적인 부부의 생식능력은 20% 정도다. 그런데 주기에 잘 맞춰서 성교를 하는 경우 임신 성공 가능성은 30%이므로 대부분의 부부는 6개월 정도 노력하면 그 안에 임신한다.

배란 후 월경할 때까지의 기간은 대체로 14일로 일정하다. 그러므로 월경주기가 일정할 경우 월경 시작 예정일로부터 14일 전에 배란이 일어난다. 배란된 난자의 수정 능력은 24시간 동안 유지되며, 정자의 생존 기간은 1~2일이다. 정자의 생존 기간은 질에 배출된 정자가 난관에 도달하기까지 걸리는 시간이기도 하다. 정자의 길이는 $60\mu m$인데, 올챙이가 헤엄치듯 꼬리를 이용하여 1초에 대략 자신의 길이만큼 이동해서 난관에 진입하면 일단 멈춘다. 이곳에서 기다리던 정자는 배란 때 방출되는 화학물질의 신호를 받으면 다시 안쪽으로 좀 더 이동하여 난관팽대에서 난자와 결합한다. 이런 경로를 거쳐 정자가 난자와 결합하기까지는 대략 하루나 이틀이 걸린다. 월경주기가 30일이라면 월경 예정 14일 전, 그러니까 월경을 시작한 날에서 16일째가 배란일이므로, 정자의 생존 기간 1~2일과 난자의 수정 능력 24시간을 고려하면 월경 14~16일째의 성교가 임신 가능성이 가장 높다. 그런데 월경주기가 불규칙하면 월경 날짜로 배란기를 추정하기가 쉽지 않다.

질 분비물을 잘 관찰해도 배란기를 예측할 수 있다. 배란기에는 자궁 경부에서 분비되는 점액이 많아지므로 점액성 분비물이 나올 때부터 최고조에 달하는 며칠 동안이 배란기에 해당한다. 또한 배란 후 증가하는 프로게스테론은 체온을 상승시키므로 체온을 측정해서 배란기를 추정할 수도 있다. 그런데 온도 상승은 0.3~0.4℃로 크지 않기 때문에 측정 시간과 조건을 항상 일정하게 유지해야 감지할 수 있다. 이는 매일 아침 잠자리에서 일어나기 전 신체 활동을 하지 않은 상태에서 측정하여 그래프를 그려보면 된다. 배란 시기를 아는 가장 정확한 방법은 소변에서 황체형성호르몬을 측정하는 것이다. 배란을 유도하는 호르몬이 바로 황체형성호르몬이기 때문에 이것이 소변에서 검출된다면 48시간 안에 배란이 된다고 예측할 수 있다.

초경이 나타나고 1년에서 1년 반까지는 호르몬 시스템이 아직 미성숙해서 월경주기가 불규칙할 뿐 아니라 배란이 없는 월경을 하는 경우가 많고, 임신을 한다고 해도 유산할 가능성이 높다. 정상적인 임신은 최소한 15세 이상은 되어야 한다. 즉, 월경을 시작했다고 모두 임신이 가능한 것은 아니다. 35세 이후에도 역시 임신이 잘되지 않는다. '쉰둥이'라 하여 50세가 넘어서도 임신하는 경우가 있기는 하지만 매우 드물다. 현재 《기네스북》에 기록된 최고령 자연 임신은 영국인 돈 브루크D. Brooke로, 1997년 59세의 나이에 출산했다. 그녀는 임신 당시 여성호르몬 치료 중이었는데 처음에는 암으로 오인했다고 한다. 시험관아기시술IVF까지 포함하면 70세에 임신해서 출산한 여성도 몇 명 있다.

남성은 새로운 정자가 계속 생산되지만 여성은 출생 이전에 만들어졌던 난자가 순차적으로 배란된다. 따라서 여성은 나이가 들수록 난자도 노화되기에 염색체 돌연변이가 잘 발생하고 수정 확률이 감소한다. 수정된 경우에도 배아가 착상되지 않아 유산할 확률이 증가하며, 출산을 하더라도 기형아가 태어날 확률이 높다. 20대 여성의 불임률은 약 4.5%인 데 비해 35~40세의 불임률은 32%, 40~45세의 불임률은 70%이고, 45세 이후에는 대부분 불가능하다. 35세 이상 여성의 임신을 고

령임신이라고 하는데, 나이 자체의 문제뿐 아니라 나이가 들수록 고혈
압이나 당뇨병 등의 발생률이 높아지기 때문에 유산·사산·선천기형
등 합병증이 잘 생기며, 산도가 유연하지 못해 난산이 되고 제왕절개가
많다. 이러한 현상은 특히 40세 이상에서 증가한다. 남성의 경우 나이
듦에 따른 임신 능력 저하가 뚜렷하지는 않지만, 40세 이후에는 비정상
적인 염색체를 가진 정자의 출현 빈도가 높아져 유산이나 기형아 출산
이 증가할 수 있다.

200 성병
성행위로 전파되는 전염병

성병은 성행위를 통해 전염되는 질환으로, 영어로는 venereal
disease라고 한다. venereal disease는 미의 여신 비너스Venus에서 나온
말인데, 'ven-'은 '성적인' 또는 '독약'을 의미한다.

우리 나라에서 성병이 본격적으로 유행하기 시작한 시기는 일제강
점기 공창公娼 제도가 생긴 다음부터라는 주장이 있다. 하지만 우리나
라 최초의 서양식 병원이었던 제중원이 1886년에 작성한 보고서에서
매독은 말라리아 다음으로 흔한 병이라고 했으며, 1902년 지석영이 외
과를 찾는 환자의 70~80%가 매독 환자라고 기록했던 것을 보면 성병
은 그 전에 이미 만연했다.

우리나라에서 가장 오래된 성병은 임질일 것이다. 세종은 당뇨병이
나 임질 같은 병을 많이 앓았다고 하는데, 《세종실록世宗實錄》에는 세

종이 42세이던 어느 날 소갈증과 부종으로 2년 동안 고생하던 터에 다시 임질에 걸린 지 열하루가 되었노라고 나온다. 임질은 임병으로도 불렸다. 《동의보감》에 따르면 임병淋病은 오줌이 방울방울 떨어지면서 잘 나오지 않으며 나오다가도 곧 막히고 통증을 느끼는 병을 말한다. 사실 예전에는 요로결석이나 요도염 등 다양한 비뇨기 증상을 임질이라고 했다. 그런데 서양의학이 들어오면서 임균이 일으키는 성병에 대한 번역어로 임질이 채택되어 세종이 앓았던 병이 성병으로 알려지게 되었다. 실제 세종이 성병을 앓았는지 요로결석 같은 병을 앓았는지는 알 수 없다.

우리나라에서 성교에 의해 전염되는 성병이 대중에게 널리 알려진 시기는 1920~1930년대였다. 당시 신문을 비롯한 광고 시장에서 가장 많이 소개하는 품목은 약이었는데, 이 중에서 성병 치료제 광고가 가장 많았다. 매독과 임질뿐 아니라 불임증까지 동시에 치료한다는 약도 선전할 정도였다. 당시 알려진 성병은 임질과 매독 등인데, 이를 화류병花柳病이라고 부르기도 했다. 화류계에 만연한 병이라는 뜻이다. 또한 문명병文明病이라고도 불렀는데, 문명에 깨인 사교계에 흔한 병이라는 뜻이다. 실제로 베토벤L. Beethoven, 슈베르트F. P. Schubert, 슈만R. A. Schumann, 보들레르C. P. Baudelaire, 링컨A. Lincoln, 모파상G. Maupassant, 고흐V. Gogh, 니체F. W. Nietzsche 등 많은 유명인이 매독을 앓았다고 추정된다.

일제강점기 때 한 전문학교 입학생을 대상으로 조사한 결과 10%가 성병에 감염되어 있었고, 1936~1937년 건강상담소를 이용한 사람 중 성병 환자는 10~13%를 차지했다. 당시 농촌 위생의 개척자로 평가받는 이영춘은 결핵, 기생충과 함께 매독을 민족의 3대 독이라고 했다. 성병은 해방 이후에도 만연했으며 1947년 사회부는 나병, 폐결핵, 성병을 3대 망국병으로 지목했다. 광복 이후 미군을 따라 페니실린이 우리나라에 도입되고 나서야 매독 환자가 줄어들었다.

1980년대까지 성병이라고 하면 매독, 임질, 클라미디아요도염 등 그 종류가 몇 가지 안 되었다. 하지만 이후 에이즈와 헤르페스바이러스 같은 새로운 감염원들이 밝혀지고 B형간염도 성행위를 통해 전염될 수 있다는 사실이 알려지면서 성병의 범주가 넓어졌다. 단어도 성병 대신 성매개감염(STD, sexually transmitted disease)으로 대체되었다. 성병은 성교 상대자가 다수인 한 계속 발생할 수밖에 없다. 일부 성병은 증상이 없어서 자신도 모르게 상대방에게 전염시킬 수 있으며, 여성이 임신한 경우에는 태아에게 전염될 수도 있다. 지금까지 가장 문제 되었던 성병은 매독과 에이즈다. 임질은 요도염 증상으로 괴롭고, 헤르페스바이러스는 피부 발진으로 고통스럽고, 옴이나 사면발니는 가려움증을 초래하지만 생명을 앗아가는 경우는 드물다. 반면 매독과 에이즈는 심각한 후유증과 사망을 초래한다.

201   매독
근대 약리학은 매독 치료제 개발에서 시작

세계 최초로 개발된 항생제는 매독 치료제였다. 그만큼 많은 사람이 매독으로 고통받았다는 의미다. 매독의 기원은 논란이 많은데, 1493년 콜럼버스C. Columbus가 신대륙에서 유럽으로 들여왔다는 주장이 가장 근거 있다. 그가 귀국하고 5년이 지나기도 전인 1495~1496년에는 거의 모든 유럽 지역에 매독이 퍼졌는데, 당시 매독이 전파된 속도는 현재 에이즈와는 비교도 안 되게 빨랐다. 유럽에서 매독이 처음 대유행을 한 시기는 1495년 프랑스가 이탈리아 나폴리를 점령했을 때인데, 당시 이탈리아에서는 프랑스병이라고 불렀으며 프랑스에서는 나폴리병이라고 불렀다. 조선 후기에 우리나라에서 유행했던 매독을 중국에서 온 병이라는 의미로 당창唐瘡이라고 부른 것과 같은 현상이다.

매독이 한창 유행했던 당시 유럽은 르네상스기였기에 성적으로 매우 자유스러웠다. 교회는 매춘을 하나의 직업으로 인정하고 교회의 영향 아래 감싸주기도 했다. 르네상스기는 전쟁의 시기이기도 했는데, 전쟁은 매독을 빠르게 퍼뜨렸다. 파리는 전체 시민의 3분의 1이 감염될 정도여서 당시 매독에 대한 공포는 현재 에이즈에 대한 공포보다 훨씬 컸다. 매독은 1530년에 이탈리아 의사 프라카스토로G. Fracastoro가 《시필리스와 프랑스병》이라는 시집을 발표하면서 시필리스syphilis라는 병명이 비로소 붙었다. 이 작품은 고대 그리스 아폴로 신이 내린 가뭄 때문에 양들이 병들어 죽자 태양을 저주하고 신전을 파괴했던 양치기 시필루스Sipylus를 노래한 것인데, 프랑스병에 대해서 자신이 관찰한 바를 기록했으며 병의 원인으로 눈에 보이지 않는 미생물을 지목했다. 이후 프랑스병이나 나폴리병은 시필리스라고 불리기 시작했으며, 성교에 의해 옮겨진다는 사실도 인식되기 시작했다.

매독은 유럽이 동방 항로를 개척하면서 아시아까지 퍼졌다. 1498년에는 인도에 도착했는데, 바스쿠 다가마Vasco da Gama 일행이 포르투갈의 리스본에서 인도의 콜카타까지 항해하면서 전파시켰다. 1505년에는 중국에도 출현했다. 우리나라에는 1515년에 전래되었으며, 임진왜란과 정유재란 시 들어온 왜군과 명나라 병사들을 통해 만연했다. 《동의보감》에도 명나라 이정李梴의 《의학입문醫學入門》을 인용해서 양매창은 나병癩病과 비슷하고 남녀방실男女房室의 교접交接에 의해 전염된다고 적혀 있다. 양매창楊梅瘡은 병 때문에 나타나는 피부 형상이 양매(楊梅, 소귀나무)와 비슷하다고 해서 부스럼을 뜻하는 창瘡을 더해 붙여진 이름인데, 나중에 매독梅毒이라고 바뀌었다.

매독 증상은 매독 환자와 성교 후 약 3주 뒤에 성기의 피부가 허는 궤양으로 처음 나타나며, 3~8주 후 저절로 없어진다. 매독은 진행에 따라 3기로 나눈다. 방금 말한 변화가 1기 증상이고, 2기 증상은 1기 후 3~12주 뒤에 나타나는데 피부에 분홍색에서 선홍색의 반점들이 보인다. 이 피부 발진이 양매와 유사하다. 2기 매독 때는 균이 전신에 퍼져 전신 증상이 나타나며, 신경계를 침범하면 청력 소실과 이명 등 정신병적 증상이 발생한다. 이 중 60~70%는 저절로 좋아지지만, 30~40%는 3기 매독으로 진행하여 정신병적 증상이 지속된다. 매독이 3기까지 진행하면 치명적이지만, 그보다는 경미하게 앓다가 저절로 좋아지는 경우가 더 많다. 그래서 건강검진에서 우연히 발견되는 경우도 종종 있다. 우리나라 20세 이상 성인을 대상으로 한 혈액검사에서 나타나는 매독 양성반응은 1960년대에는 2.8~10.0%였으나 1990년대에는 0.2~0.8%로 감소했다.

매독은 성행위 중에 타액·정액·질 분비물 등에 의해 감염되는데, 상대방이 현재 매독 1~2기라면 전염될 가능성이 30~60%다. 질성교·

항문성교·구강성교·키스 등 점막이 접촉하는 모든 경우에 전염이 가능하며, 혈액을 통해서도 감염된다. 매독균은 인체 밖으로 나오면 금방 죽기 때문에 환자가 만진 물건이나 수건을 통해서는 전염되지 않고, 수영장이나 목욕탕에서 전염되는 경우도 없다. 또한 피부에 상처만 없다면 정상적인 피부를 통해 전염되는 경우도 없다. 콘돔을 사용하면 예방 효과는 있지만 콘돔으로 보호되지 않는 부위가 있기 때문에 100% 안전하지는 않다. 한편 성관계 후 성기를 잘 씻는다든지 뒷물을 한다든지 오줌을 눈다든지 하는 방법으로는 매독을 예방하지 못한다.

근대 약리학을 시작했던 파라셀수스P. A. Paracelsus는 매독이 유럽에 들어온 1493년에 태어났는데, 그는 매독을 수은으로 치료했다. 이후 수은은 매독 치료제로서 수 세기 동안 이용되었으며, 우리나라에도 서양 의학이 도입되면서 수은치료요법이 제중원을 통해 같이 들어왔다. 매독을 유발하는 세균은 1906년에 처음 밝혀졌고, 이로부터 4년 뒤 에를리히가 항생제를 처음 개발했다. 이 약은 '살바르산'이라는 이름으로 시판되기 시작했으며, 고통을 가져올 뿐 실제적인 치료 효과는 없었던 수은치료를 대체했다. 살바르산Salvarsan이란 말은 건강을 지켜준다는 의미인데, 우리나라에서는 1938년부터 '젠바르산'이라는 이름으로 시판되었다. 그러나 이 약도 매독 치료에 그다지 효과적이지 못했다. 매독이 본격적으로 치료되기 시작한 시기는 제2차세계대전 이후 페니실린이 보급된 다음이다.

202

에이즈

20세기 말 인류를 덮친 전염병

　　1981년 미국 캘리포니아대학병원에 원생생물인 폐포자충에 의한 폐렴으로 다섯 명의 남성 환자가 입원했다. 이 폐렴은 일반적으로 면역결핍증 환자에게 발생하는데, 이상하게도 건강했던 사람들이 이 병에 걸렸다. 특이한 점은 이들이 모두 동성연애자라는 것이었다. 이 환자들을 치료했던 의사는 뭔가 심상치 않다는 생각이 들어 질병통제센터에 보고했다. 한 달도 채 안 되어 이들과 비슷한 26명의 환자가 질병통제센터에 보고되었는데 이들도 모두 동성연애자였다. 이번에는 카포시육종 환자들도 포함되었다. 카포시육종은 매우 희귀한 피부암이다. 이후에도 더 많은 폐포자충폐렴과 카포시육종 환자가 보고되었는데, 당시 언론에서 이 질병을 그리드(GRID, gay-related immune deficiency)라고 소개하면서 일반인에게도 알려졌다. 이는 남성 동성연애자와 관련된 면역결핍이라는 의미다. 그런데 이 병은 동성연애자뿐 아니라 수혈을 자주 받았던 혈우병 환자와 마약중독자들에게도 나타났다.

　1982년에는 그리드라는 말 대신 에이즈라는 단어가 사용되기 시작했고, 연구는 급진전되어 환자 혈액에서 원인 바이러스를 발견했다. 바로 레트로바이러스retrovirus였는데, 이 바이러스는 T림프구를 감염시켜 면역결핍을 유발한다. 1983년에는 프랑스 파스퇴르연구소의 몽타니에 L. Montagnier가 레트로바이러스를 분리하는 데 성공해서 《사이언스》에 발표했다. 같은 해 미국 국립보건연구원의 갈로R. Gallo도 똑같은 연구 결과를 《사이언스》에 발표했다. 이들은 동시에 연구 결과를 발표했기 때문에 누가 처음인가는 아직도 논란거리다. 미국과 프랑스는 모두 자기네가 먼저라고 주장한다.

에이즈 바이러스는 어떻게 갑자기 20세기 말 인류를 덮쳤을까? 도대체 어디에서 온 것일까? 그 이유는 아직도 정확히 밝혀지지 않았지만, 에이즈 바이러스와 비슷한 바이러스인 SIVsimian immunodeficiency virus가 아프리카 원숭이에서 검출되는 것으로 보아 여기에서 유래했다고 추정한다. 이 바이러스는 원숭이 침에서도 발견되므로 원숭이가 사람을 물 때 전염되었을 수도 있다. SIV는 원숭이에게는 아무런 해를 끼치지 않으면서 원숭이에 기생하는 바이러스인데, 인간이 이들과 접촉하면서 전해지는 과정에서 돌연변이가 생겨 에이즈 바이러스가 되었을 가능성이 크다.

우리나라에서는 1985년 에이즈 환자가 처음 발생했는데, 외국인이었다. 이후 한국인 환자도 발생했으며 해마다 꾸준히 늘고 있다. 2000년 이전에는 매년 100명 정도 새로운 환자가 발생했으나 2000년 이후에는 새로운 환자가 매년 700~800명으로 늘었다. 에이즈 바이러스는 혈액에 존재하므로 혈액이 서로 섞이는 상황에서 전염된다. 대표적인 경우가 수혈이지만, 지금은 에이즈 바이러스를 철저하게 검사하기 때문에 수혈로 전염될 가능성은 거의 없다. 대부분은 마약중독자들이 주사기를 돌려 사용하다가 혈액을 통해 전염된다. 에이즈 환자를 치료하는 의료진도 환자의 혈액이 묻은 주삿바늘에 찔리면 전염될 수 있는데, 이 경우 감염 위험성은 0.3%다.

에이즈 바이러스는 혈액뿐 아니라 정액과 질 분비물에도 존재하므로 대부분 성 접촉으로 감염된다. 서양에서는 남성 간 성 접촉이 가장 흔한 전파 경로이지만, 개발도상국에서는 이성 간 성 접촉에 의한 감염이 훨씬 많다. 우리나라에서 2011년까지의 자료를 보면 이성 간 성 접촉에 의한 감염이 46%로 동성 간 성 접촉 35%보다 많지만, 동성 간 성 접촉에 의한 감염이 증가하는 추세다.

에이즈 바이러스는 정액과 질 분비물에 존재하지만 정상적인 성교를 한다면 매독에 비해 전염성이 매우 낮다. 매독은 질성교 한 번만으로도 전염 가능성이 30~60%나 되지만, 에이즈는 0.1%에 불과하다. 그러나 질 점막에 상처가 있어서 혈액이 서로 섞이면 전염성이 높아진다. 또한 직장 점막은 상처에 취약하기 때문에 항문성교 시 전염 가능성이 상승한다. 이성 간에는 일반적으로 남성으로부터 여성에게로 전파가 더 쉽게 일어난다.

침에는 에이즈 바이러스가 없으므로 키스를 통해서는 에이즈가 전염되지 않는다. 하지만 가끔 전염 사례가 나오는데, 치과 수술을 받은 후와 같이 혈액이 서로 섞일 때 그렇다. 에이즈는 눈물이나 땀, 소변을 통해서도 전염되지 않는다. 국내에서 에이즈 환자가 다른 에이즈 환자를 살해한 사건이 발생했는데, 이때 주변 주민들이 살해당한 사람의 혈액 흔적을 지우고 소독하지 않는다고 보건 당국에 항의했다. 하지만 에이즈 바이러스는 일단 몸 밖으로 나오면 감염성이 없어지며, 공기에 떠다니다가 전염되는 일도 없다. 에이즈 환자와 운동을 같이 하는 경우에는 전염 가능성이 있지만, 피부 상처를 통해 혈액이 서로 섞일 때에 한한다. 권투, 레슬링, 럭비, 미식축구 등이 이에 해당하는 운동이다.

203

유방
수유기관이자 성기

유방乳房이란 젖을 담아두는 방이라는 뜻인데, 그냥 젖이라
고 부르거나 가슴이라고 부르기도 한다. 그런데 젖은 유방에서 분비되
는 액체를 의미하기도 하며, 가슴은 복부와 목 사이의 전체적인 흉부를
의미하기도 한다. 영어로는 유방을 breast라고 한다.

유방 한가운데 도드라지게 볼록 튀어나온 부분을 유두乳頭라고 한
다. 젖꼭지라고도 하며, 영어로는 nipple 또는 papilla다. papilla는 젖꼭
지뿐 아니라 인체에서 젖꼭지처럼 볼록 튀어나온 모든 조직을 지칭한
다. 유두에는 15~20개의 구멍이 있는데, 이를 통해 젖샘조직에서 분비
되는 젖이 나온다. 출산하지 않은 여성의 유두 색깔은 장밋빛이거나 분
홍색에서부터 갈색까지 다양하다. 일반적으로 피부색이 진하면 유두
의 색도 진하다. 임신을 하면 유두 색이 진해지며 출산하고 나서는 점
차 연해지지만 원래대로 돌아가지는 않으므로, 여러 번 출산하면 그에
비례해서 진해진다. 유두 주변에는 거무스름하게 둥근 부분이 있는데
이를 유륜(젖꽃판)이라고 한다. 여기에는 피지선과 아포크린샘이 있어서
표면에 융기를 형성하여 표면이 거칠어 보인다.

포유류는 유방을 가진 동물로, 포유류哺乳類라는 말 자체가 젖을 먹
여 새끼를 키우는 동물을 의미한다. 포유류 수컷의 젖꼭지는 흔적기관
에 불과하고, 말이나 쥐 같은 일부 포유류 수컷은 젖꼭지마저 없다. 포
유류 암컷이 가지는 유방의 숫자는 한 번에 낳는 새끼의 숫자에 비례하
는데, 가장 많은 종은 돼지로 18개의 유방을 가진다. 포유류를 의미하

는 영어 mammal의 mamma도 젖이라는 의미다. 흥미롭게도 라틴어인 맘마mamma는 다른 언어권에서도 아이들이 '젖 줘'라는 신호를 전달하는 말소리인 경우가 많다. 우리말에서도 '맘마'는 어린아이의 말로 밥이라는 뜻이다. 그리고 어머니를 뜻하는 한자 모母는 아이에게 젖을 먹이는 모양을 본뜬 글자인데, 위아래 두 개의 점이 유방이다.

현재까지 알려진 포유류는 대략 5400여 종인데, 대부분의 종에서 유방은 젖을 생산하는 기능만 하기 때문에 젖을 분비하지 않는 기간에는 그 모양이 편평하고 수유 기간이라고 하더라도 젖꼭지 주변이 약간 부풀어 오르는 정도에 그치지만, 인간의 유방은 유난히 크며 젖을 분비하는 기간이 아니어도 커다란 둥근 모양을 유지한다. 그런데 유방의 크기와 젖 생산과는 관계가 없다. 유방이 너무 크면 신생아가 젖을 빠는데 오히려 불리하고, 우유병의 젖꼭지가 어머니의 유두보다 빨기에는 더 좋다. 다른 포유류의 젖꼭지는 우유병처럼 새끼들이 빨기 좋게 되어있다. 그래서 인간의 유방은 다른 포유류에 비해 수유 기능보다는 성적인 기능이 발달한 것이라고 할 수 있다. 성적으로 흥분했을 때 젖꼭지가 부풀어 올라 최고 1cm까지 늘어나고 유방 자체도 혈액이 몰려서 부피가 25%까지 늘어난다. 이처럼 팽팽해지면 피부가 훨씬 민감해지므로 이곳을 성감대라고 한다. 이런 이유로 여성의 유방을 수유기관이라기보다는 성기로 구분하기도 한다. 유방이 수유기관이건 성기이건 자손의 재생산을 담당하는 생식기관이라는 것은 마찬가지다.

태아에게 젖샘조직이 처음 나타나는 시기는 발생 7주 때인데, 같은 시기에 산모 유방의 유륜이 커지면서 색깔이 진해진다. 태아 때 젖샘조직은 피부의 상피조직이 안으로 파고들면서 만들어지기 때문에 일종의 변형된 땀샘이라고 할 수 있다. 땀샘처럼 젖샘에도 안쪽에서 만들어진 젖이 피부 밖으로 나오도록 하는 관과 같은 구조물이 있고, 이것은 유두의 구멍으로 연결된다. 유방에는 15~20개의 젖샘이 있는데, 유두에도 이와 같은 숫자의 구멍이 있다.

성인 여성 유방의 20%는 젖샘조직이고 80%는 지방인데, 나이에 따라 변화가 많다. 유방은 사춘기가 되면서 급속히 커지는데, 사실 그 전인 9세부터 유방이 조금씩 커지기 시작한다. 이때는 호르몬 분비가 일정하지 않고 호르몬에 대한 유방조직의 민감도가 다르기 때문에 좌우 유방의 크기가 다를 수 있다. 대부분 초경이 시작되면서 양쪽 유방의 크기가 비슷해지는데, 일반적으로 왼쪽이 오른쪽보다 약간 크다. 초경이 나타나고 1~2년이 지나면 유방조직이 완성되며, 20~24세가 되면 완전히 성숙한다. 이 시기가 여성의 일생 중 유방이 가장 둥그런 때다. 유방의 젖샘조직은 여성호르몬의 영향을 받으므로 월경주기에 따라 조금씩 변한다. 배란 후부터 월경 직전까지는 젖샘이 수분으로 팽팽하게 붙기 때문에 유방이 커지고 젖샘조직이 덩어리지는데, 이때 통증을 느끼기도 한다. 월경이 끝나면 에스트로겐의 수치가 낮아지면서 유방도 다시 부드러워진다.

유방이 최대한 커지는 시기는 임신 기간이다. 이때 유방이 갑자기 커지면서 아래로 처지고 아래쪽으로는 주름이 생기기 시작한다. 이러한 변화는 유방이 작은 여성도 마찬가지여서 유방이 작은 여성일수록 임신에 따른 변화가 더욱 눈에 띈다. 임신으로 유방이 커지는 이유는 지방조직이 젖샘조직으로 대체되면서 젖을 만드는 세포의 숫자가 늘어나고 세포 크기 자체도 커지며, 유방에 혈액과 수분이 많아지기 때문이다. 임신 중 커진 유방은 출산 후에 수유를 하는 동안에는 그 상태가 유지된다. 하지만 수유를 마치면 커졌던 젖샘들이 퇴화하고 지방조직으로 다시 대체되면서 유방의 크기가 줄어들고, 유방의 피부도 같이 줄어들면서 원래의 모양으로 되돌아간다. 이 과정은 수유를 중단하고 수개월 동안 서서히 진행된다. 그런데 유방의 모양이 예전과 똑같지는 않고 약간의 변형이 남게 되어, 출산 경험이 없는 여성에 비해 축 늘어진다. 특히 수유 중 유방이 과도하게 커진 경우에는 변형이 심하게 남는다. 그리고 임신으로 짙어진 유륜의 색도 연해지기는 하지만 완전히 원래대로 되지는 않는다.

유방이 커지는 것은 호르몬의 영향이기에 여성호르몬이 없다면 유방이 정상적으로 성숙할 수 없다. 그렇다고 호르몬이 많아서 유방이 커지는 것은 아니다. 유방 크기는 혈액의 호르몬 농도보다는 호르몬에 대한 유방조직의 민감도에 의해 결정되기 때문인데, 이 민감도는 유전된다. 사실 유방이 큰 사람은 어머니의 유전적인 요인을 타고난다. 물론 후천적인 음식 섭취에 따라 유방의 크기가 달라지기도 한다. 성숙한 유방의 많은 부분이 지방이므로 유방 크기는 체지방의 양에 영향을 받는다. 유방의 지방은 전체 체지방의 4%에 불과해서 체중에 따른 영향이 큰 것은 아니지만 말이다. 중년 이후 체중이 늘면 배와 허벅지뿐 아니라 유방에도 지방이 쌓이기 때문에 유방이 커진다. 그런데 나이가 들수록 유방을 지탱하는 인대가 늘어나기 때문에 유방이 아래로 더욱 처진다.

204

유방 성형

풍만한 유방 선호는 서양의 문화 현상

인류의 역사를 보면 큰 유방이 항상 선호된 것은 아니었고 유행에 따라 선호 양상이 변해왔다. 서양의 최근 역사만 봐도 1920년 대나 1960년대에는 큰 유방보다는 납작한 유방이 오히려 인기였으며, 1960년대에는 여성들 사이에서 소년 스타일의 옷차림이 유행하기도 했다. 중국이나 우리나라에서는 전통적으로 작은 유방을 아름답다고 여겼다. 송나라 이후 발달했던 춘화나 관능적인 문학작품에서도 여성 의 유방을 강조하거나 풍만한 유방을 그리는 일은 거의 없었다.

유방을 성적인 상징으로 만든 것은 서양 문화였다. 고대 그리스인이 좋아했던 여신의 나신상은 모두 풍만한 유방을 가지고, 고대 로마인도 이를 계승했다. 그러나 육체를 천시했던 중세 기독교시대에는 여성의 유방을 감췄고, 상류층에서는 작은 유방을 선호하여 천으로 꽉 동여맸 으며, 수유도 유모에게 시켰다. 그러다가 르네상스기를 지나면서 유방 을 드러내는 전통이 되살아났는데, 1500년대에는 프랑스에서 코르셋 이 유행하기 시작하면서 허리를 잘록하게 하고 유방을 강조하는 패션 이 대중화되었다. 20세기 초에는 코르셋을 상하로 분리한 브래지어와 거들이 나타났다.

브래지어는 두 가지 기능을 수행한다. 첫째는 달리기 같은 육체적인 활동을 할 때 유방이 흔들리지 않게 보호하고, 둘째는 유방이 탱탱하고 둥글게 보이도록 함으로써 성적인 매력을 강조한다. 우리나라 여성의 90%는 자기에게 맞는 브래지어의 크기를 모른다고 할 정도로 브래지어를 몸매를 위해 착용하는 경향이 있다. 제2차세계대전 당시에는 전쟁터에 나간 병사들을 위해 할리우드 여배우들이 브래지어 안에 패드를 잔뜩 넣어 유방이 강조된 복장으로 쇼를 하기도 했는데, 성적인 노출에 대한 반대 운동으로 1960년대 후반 페미니스트들은 브래지어를 착용하지 말자면서 이를 불태우는 캠페인도 벌였다. 그런데 브래지어를 착용하지 않자 유방과 유두가 드러나 오히려 더 관능적으로 보이는 역설적인 상황이 발생하기도 했다.

유방확대수술은 1960년대 이후 유행했는데, 1963년 미국 텍사스의 성형외과 의사들이 최초로 성공했다. 현재 미국에서는 지방흡입술과 함께 가장 많이 행해지는 성형수술이며, 우리나라에서도 이미 보편화되었다. 유방확대수술 시에는 실리콘이나 식염수를 담은 작은 주머니를 유방에 넣는다. 그런데 수술로 커진 유방의 촉감은 진짜 유방과는 다르고, 만졌을 때 이리저리 유연하게 움직이지도 않는다. 거기다가 실리콘이 터지는 부작용도 종종 발생하며, 유방암 조기 진단이 어려워지기도 한다. 2000년대 이후 미국에서는 실리콘을 제거하기 위한 수술도 많이 시행했는데, 결혼 전에 유방확대수술을 했다가 결혼 후에 실리콘 제거를 원하는 경우도 많았고 이혼 후에 제거하는 경우도 종종 있었다.

유방을 크게 만드는 방법은 아직까지는 유방확대수술이 유일한데, 수술하지 않고 유방을 키워준다는 광고가 눈에 띄기도 한다. 유방은 성적으로 흥분했을 때 커지고 수유 기간이 아니더라도 유두를 빨면 프로락틴이 증가하여 유방이 커지기도 하지만, 이런 변화는 자극이 없어지면 금방 원상 복귀가 되는 일시적인 현상일 뿐이다. 그래서 수술 없이 유방을 키워준다는 기구나 크림을 이용하는 것은 당연히 효과가 없다.

비
묘

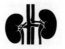

변便이란 신체에 필요하지 않아 밖으로 배설되는 물질로, 소변과 대변 두 종류다. 변을 몸 밖으로 내보내는 행위를 싸다, 누다, 또는 배출이나 배설이라고 하는데, 생리적으로는 의미가 조금 다르다. 대변은 음식이 흡수되지 못하고 남은 찌꺼기에 장 대사산물이 합해진 것이고, 소변은 세포대사 과정에서 생긴 노폐물이다. 인체에서 소변이 만들어지는 과정은 배출이나 배설이라기보다는 분비 작용이기 때문에 비뇨(泌尿, urination)라고 하지만, 생물 전체적으로는 좀 더 포괄적인 의미에서 배설(排泄, excretion) 작용이라고 한다.

비뇨

205

배설

노폐물 배설뿐 아니라 염분 조절에도 중요

수분 함량이 적당한 피부는 탱탱하고 건강해 보이는데, 피부
세포뿐 아니라 모든 세포는 적당한 수분을 가져야 정상적인 기능을 할
수 있다. 식물세포는 세포벽이 있어서 세포의 형태를 유지하지만, 동물
세포는 흐물흐물한 원형질 막이 맨 바깥이기 때문에 세포 형태를 유지
하려면 세포의 수분 조절이 중요하다. 식물의 세포벽이 집 안의 기둥과
벽이라고 한다면, 동물의 세포막은 바람에 부풀려지는 텐트와 같다.

동물세포의 수분 균형은 세포 안팎의 염분 농도에 의해 조절된다.
세포외액의 농도가 높으면 세포에서 밖으로 물이 빠져나가 세포가 쭈
그러지고, 세포외액의 농도가 낮으면 세포 안으로 물이 유입되어 세포
가 팽창한다. 물 유입이 심하면 세포가 터지는 일도 발생한다. 그래서
세포외액의 염분 농도 조절이 중요한데, 이를 담당하는 곳이 배설기관
이다.

지구에서 생명이 출현했던 초기에는 생명체가 바다에 살았고, 바다
환경과 생물 세포외액의 환경이 다르지 않아 배설기관이 중요하지 않
았다. 하지만 생물이 육지로 진출하자 배설기관의 역할이 중요해졌다.
척추동물의 배설기관 중심은 신장인데, 신장은 폐와 함께 척추동물이
바다를 떠날 수 있도록 기여한 장기라고 할 수 있다. 배설기관의 진화
과정을 보면 하등동물에서는 노폐물을 배설하는 것이 주기능이지만,
고등동물에서는 배설뿐 아니라 호르몬과 전해질을 조절해서 신체의 화
학적인 환경도 조절한다. 배설기관은 섭취하는 음식에 따라 조절 방향

이 다른데, 초식동물은 염분이 낮은 식물을 먹기 때문에 염분을 보존하는 방향으로 진화했고, 염분이 많은 해양동물을 먹는 새는 염분을 배설하는 방향으로 진화했다.

배설기관은 세포에서 배출되는 노폐물을 배설하는 기능도 한다. 탄수화물·지방·단백질 등을 연소시킨 다음 발생하는 대사산물은 이산화탄소·물·질소화합물 등인데, 이산화탄소와 물은 호흡이나 땀을 통해서 배출되고 질소화합물은 비뇨를 통해 배출된다. 가장 많은 질소 노폐물은 암모니아인데, 암모니아는 물에 잘 녹고 빨리 확산되기 때문에 경골어류는 암모니아가 생성되는 대로 아가미를 통해서 바로 배설한다. 아가미가 없는 육상동물은 암모니아를 독성이 적은 요산uric acid 또는 요소urea로 전환시킨 다음 배설한다. 조류는 요산으로 배출하고 포유류는 요소로 배출하는데, 수분을 보존하기 위해 이들을 농축해서 배설한다. 특히 조류는 날기 위해 체중을 최소화해야 하므로 평상시 체내 수분 보유량이 적기 때문에 노폐물도 수분이 적은 반고체 상태인 요산으로 내보낸다. 요산이 농축된 하얀 오줌은 우리 눈에는 똥처럼 보이기 때문에 새똥이라고 부른다.

연골어류의 배설은 포유류와 비슷하게 요소를 분비하는 시스템인데, 질소 노폐물을 요소와 트리메틸아민 옥사이드로 전환하여 몸에 간직한다. 이들이 몸속에 보유하는 요소나 트리메틸아민 옥사이드의 농도는 다른 척추동물에서는 독성을 나타낼 정도로 높은데, 이들이 죽으면 암모니아와 트리메틸아민으로 전환되어 강한 냄새가 난다. 그래서 홍어나 가오리를 잘 삭히면 특유의 톡 쏘는 맛과 냄새를 풍긴다. 결국 사람은 연골어류의 배설물을 즐기는 셈이다.

건조한 지역에 사는 척추동물이나 해양동물은 불필요한 염분만을 배출하는 조직을 가지고 있어서 염분 배출 시 수분이 같이 나가지 않는다. 일부 어류는 아가미에, 갈매기 같은 조류는 부리 옆에 이 조직이 분포한다. 갈매기는 바닷물을 마시면 15분 이내에 부리를 흔들어 염분이 농축된 작은 방울들을 배출한다. 인간은 이런 조직이 없어 바닷물을 그대로 마실 수 없다.

바다에서 난파된 사람이 식수가 없어 바닷물을 마시면 어떤 일이 생길까? 육지의 물인 담수淡水에는 0.05% 미만의 염분이 포함되지만 바닷물에는 3~5%의 염분이 들어 있다. 바닷물에는 소금뿐 아니라 마그네슘 등도 녹아 있어서 짜고 쓰기 때문에 실제로 마시기는 쉽지 않겠지만 일단 마시면 위와 소장에 들어갈 것이다. 그러면 사람의 혈중 염분 농도는 0.68~0.9%로 1% 미만이기 때문에 세포 안팎의 염분 농도 차이로 염분 농도가 높은 위장관 안으로 수분이 분비된다. 그러면 인체의 수분은 더욱 부족해지고 갈증이 더 심해진다. 더욱이 염분 특히 나트륨은 소장에서 흡수되어 혈액으로 들어간다. 혈중 나트륨 농도가 상승하면 신장에서는 이 농도를 일정하게 유지하기 위해 나트륨을 소변으로 내보내야 하는데, 그러기 위해서는 물도 몸 밖으로 같이 나가야 한다. 만약 하루에 필요한 수분 2L를 바닷물로 마셨다면 나트륨 20g을 섭취한 셈인데, 이를 최대한 농축한다고 해도 최소한 714cc의 수분이 필요하고, 노폐물 배설을 위한 최소 소변량인 500cc를 더하면 1.2L의 수분이 소변으로 빠져나간다. 사실 바닷물에는 나트륨 이외에 다른 염분들도 녹아 있기 때문에 훨씬 더 많은 양의 수분이 소변으로 빠져나간다. 결국 바닷물을 마시면 혈액 속 수분이 위장관으로 빠져나가고 소변으로도 빠지기 때문에 탈수가 더욱 심해지는 악순환이 일어난다.

　운동하거나 더울 때 땀을 많이 흘리면 물과 함께 소금을 같이 섭취해야 할까? 땀에는 염분이 있어 짠맛이 나므로 염분 손실분만큼 보충해주는 것이 그럴듯해 보인다. 실제 땀의 염분 농도는 0.09%로, 1L의 땀을 흘린다면 0.9g 정도에 해당한다. 그런데 땀을 흘릴 때는 염분보다 수분이 더 많이 배출되기 때문에 혈중 나트륨 농도는 증가한다. 그러면 갈증을 느껴서 물을 더 많이 마시게 된다. 이런 상황에서 소금을 섭취하면 혈중 나트륨 농도가 더욱 증가하여 전해질장애를 초래하고 갈증이 더 심해진다. 만약 고농도의 소금을 섭취하면 바닷물을 마실 때와 마찬가지로 그것을 희석하기 위해 위장 안으로 혈액 속의 수분이 나오기 때문에 탈수를 더 악화시키고, 위가 물로 채워지면 운동 중 위경련을 일으킬 수 있다. 결국 땀을 많이 흘린다고 소금을 먹는 것은 몸에 해롭다. 실제로 마라톤 주자는 3~5L의 땀을 흘리고도, 2~3L의 물만 마셔도 정상적인 혈중 나트륨 농도를 유지한다. 탄수화물과 전해질이 함유된 스포츠음료의 경우도 순수한 물을 마셨을 때보다 수분의 흡수 속도가 떨어지기 때문에 칼로리 보충이 필요한 상황이 아니라면 운동 중 수분 공급을 위해서는 순수한 물이 가장 효과적이다.

206　신장

하루 180L의 수분을 여과해서 1~2L의 소변을 생산

　　사람의 비뇨기관은 신장, 요관, 방광, 요도로 이뤄진다. 이 중 소변을 만들어내는 곳은 신장이며, 좌우 두 개가 있다. 매일 인체의 모든 혈액이 300번 이상 신장을 통과하는데, 신장이 노폐물을 걸러내 소변이 만들어지면 요관을 통해 방광에 모인다. 그리고 방광에 일정량 이 모이면 요도를 통해 밖으로 배출된다.

《동의보감》에는 신장腎臟은 두 개로 강낭콩처럼 생겼고 서로 마주보고 있으며, 겉은 기름덩이로 덮여 있고 속은 허연데 주로 정액을 저장한다고 나와 있다. 신장은 두 개인데, 《동의보감》에서는 왼쪽 것만 신장이라고 하며 오른쪽 것은 명문命門이라고 한다. 사실 한의학에서는 신장이 하나인지 두 개인지 그리고 명문이 어디에 있는지 견해가 다양했기에 같은 책에서도 주장이 명확하지는 않다. 어쨌든 명문은 정신이 머무는 곳으로 남성은 여기에 정精을 간직하고 여성은 여기에 포(胞, 자궁)가 매달려 있다. 《동의보감》에서는 신장을 정력과 생식 활동을 담당하는 곳으로 생각한 것인데, 그렇다면 소변은 어떻게 만들어진다고 봤을까? 이에 대해서는 대장으로 내려간 음식 중 수액이 하초下焦의 영향으로 방광으로 스며든 것이라고 말한다. 하초란 삼초 중의 하나인데, 아직 해부학적인 실체는 밝혀지지 않았다. 방광에서 소변을 담아둘 수 있는 이유는 방광 가운데 포脬가 있기 때문인데, 방광에 모인 소변은 포의 겉으로 스며들게 되고 포 아래에 있는 빈 곳에 모였다가 오줌길로 나온다. 방광은 진액을 보관하는 곳이며 소변은 기의 작용에 따라 나간다. 따라서 기가 막히면 물도 나가지 않는다. 《동의보감》에 의하면 소변은 우리 몸에 불필요한 노폐물만은 아니다. 따라서 소변은 약으로도 쓰인다.

태아 때 신장은 시기별로 모두 세 개가 만들어지는데, 초기에 만들어진 두 개는 없어지고 마지막에 형성된 신장만 가지고 태어난다. 최초의 신장은 발생 초기에 잠깐 형성되었다가 금방 퇴화되어 없어지고, 곧이어 두 번째 신장인 중간콩팥이 형성된다. 이 중간콩팥은 물에서 생활하는 어류와 비슷한 구조인데, 초기에는 소변을 만들지만 이 역시 태아발생 2개월 만에 퇴화되어 사라진다. 그런데 중간콩팥에서 만들어져서 오줌이 배설되는 통로였던 관은 계속 발달하여 생식기관으로 전환된다. 그래서 인간의 배설기관과 생식기관은 해부학적 공간을 공유한다. 중간콩팥이 사라지기 전인 발생 5주에 진짜 신장이 형성되기 시작하고 발생 12주 말이 되면 소변이 배설된다. 태아의 소변은 양수로 배출되는데, 이는 태아 순환계의 한 부분이다. 태아가 양수를 삼키면 소화관에서 흡수되어 혈액으로 가고, 이는 다시 신장에서 소변으로 만들어진 다음 양수로 배설된다. 이 시기의 신장은 노폐물을 배설하는 기능이라기보다는 일종의 체액순환 시스템이고, 태아에서 발생하는 노폐물은 태반을 통해 어머니의 혈액으로 가서 어머니 소변으로 배설된다.

발생 4~7주에는 배설강cloaca이 두 개로 나뉘어 앞부분은 방광과 요도로 발달하고 뒷부분은 항문으로 발달한다. 방광은 복강에서 만들어져 내려오는 요관과 연결되는데, 방광과 요관이 연결되면 신장에서 만들어진 소변이 요도로 모인다. 소변이 모여 압력이 높아지면 그 압력으로 피부가 파열되면서 소변이 양수로 배출된다. 태아가 성장할수록 오줌 배출량이 증가하는데, 출생할 때가 되면 하루에 500~600cc의 오줌을 만든다. 사실 임신 후반기 양수의 대부분은 태아가 만들어낸 오줌이라고 할 수 있다. 따라서 양수의 양이 비정상적으로 적다면 태아의 요도가 막혀 있는지를 검사해야 한다. 태아가 세상에 나오면 호흡이나 피부를 통해서 수분이 소실되므로 태어난 후 하루 동안 보는 소변량은 15cc 정도로 급격히 줄고, 생후 첫째 날에는 오줌을 누지 않기도 한다. 하지만 생후 10일경까지 100~300cc로 증가한다. 출생할 때는 신장의 기본 구조는 완전히 형성되어 있지만 기능적인 성숙은 이후에 이뤄지기 때문에 혈액이 신장에서 여과되는 속도가 성인 수준에 이르는 시기는 2세 때 정도다.

신장腎臟은 콩팥이라고도 하는데, 1489년에 출간된 《구급간이방언해救急簡易方諺解》에 '콩꽃'이라는 말이 나온다. 콩팥이라는 말은 콩의 모양과 팥의 색깔을 합해서 만들어졌다고 하는데, 실제로 콩팥은 콩을 세워놓은 모양이며 색도 팥처럼 붉다. 콩팥이 붉은빛을 띠는 이유는 혈액의 노폐물을 걸러내는 곳이라 혈액으로 채워진 혈관들이 많기 때문이다. 그런데 콩팥을 반으로 잘라보면 겉은 붉지만 안쪽은 하얀색이다. 안쪽은 혈액에서 이미 만들어진 소변이 많이 차 있기 때문이다.

신장의 길이는 11~12cm, 폭은 5~6cm, 두께는 2.5~3cm 정도다. 그 무게는 남성은 150g 정도, 여성은 130g 정도로, 신장 두 개를 합하면 자신 체중의 0.4%가량이 된다. 신장은 혈관과 주위 지방조직이 느슨하게 붙어 있기 때문에 호흡에 따라 움직인다. 그래서 달리기를 할 때 신장이 움직여 옆구리가 아파오기도 한다.

신장을 현미경으로 보면 수많은 동일한 구조가 반복적으로 관찰된다. 이를 네프론nephron이라고 하며, 하나의 신장에는 120만 개 정도가 있다. 신장을 영어로 kidney라고 하는데, 고대 그리스어로는 nephros, 라틴어로는 ren이라고 한다. 그래서 신장과 관련된 많은 의학 용어는 'nephro-' 또는 'reno-' 등의 말이 붙으며 신장학을 nephrology라고 한다. 네프론은 소변을 만들어내는 기본 단위로, 사구체와 세뇨관으로 구성된다. 사구체를 토리라고도 부르는데, 우리말 토리는 원래 실을 둥글게 감은 뭉치를 가리키며, 네프론의 토리는 수많은 모세혈관이 실뭉치처럼 덩어리 모양을 이룬다. 사구체絲球體란 말도 실(絲)이 공(球)처럼 뭉쳐 있다는 의미다.

사구체의 모세혈관도 다른 모세혈관과 마찬가지로 미세한 구멍들이 있어서 혈액의 수분과 물질을 성분과 크기에 따라 선택적으로 통과시킨다. 이를 여과 과정이라고 한다. 여과(濾過, filtration)란 거름종이와 같은 여과기filter를 써서 액체 속에 들어 있는 침전물이나 입자를 걸러내는 작용이다. 그런데 네프론이 하는 여과란 혈액 중에서 혈액세포나 단백질같이 큰 것들은 걸러서 모세혈관 안에 그대로 머물게 하고 포도당이나 요소urea 같은 작은 분자는 물과 함께 사구체를 통과시키는 작용이다.

사구체를 통과한 물은 세뇨관으로 간다. 세뇨관細尿管이란 가느다란 요관이라는 의미인데, 요세관이라고도 한다. 세뇨관은 아주 긴 구조인데, 이 안으로 여과된 물이 흐르면서 인접한 혈관들과 교류를 한다. 이 과정에서 네프론에서 일단 여과된 물이나 포도당 등이 혈관으로 재흡수된다. 따라서 세뇨관이 끝나는 지점에서는 인체가 필요로 하지 않는 노폐물만 농축되어 안에 남게 된다. 정상적으로는 포도당이 거의 모두 재흡수되기 때문에 소변에 당이 나오지 않지만 당뇨병같이 혈당이 높은 경우 재흡수가 완벽하게 일어나지 않아 소변에 당이 많다. 수분도 마찬가지다. 몸 안에 수분이 많다면 재흡수량이 적고 탈수된 상태이면 재흡수량이 증가한다. 전해질도 마찬가지이며, 이를 통해 혈액의 산성도를 일정하게 유지한다.

체내 대사 과정에서 많은 산(수소이온, H^+)이 생산되는데, 혈액의 수소이온 농도는 일정하게 유지되어 혈액 pH는 7.4 ± 0.5를 유지한다. 탄수화물과 지방은 완전히 산화되면 물(H_2O)과 이산화탄소(CO_2)로 대사되는데, 이산화탄소는 대부분 폐호흡을 통해 배출되고 나머지는 혈액에 녹아 탄산(H_2CO_3)이 된 후 다시 수소이온(H^+)과 중탄산염(HCO_3^-)으로 해리되어 평형을 이룬다. 단백질은 대사가 되면 황산(H_2SO_4), 염화수소(HCl), 인산(H_3PO_4) 등 강산을 생성하는데, 이들은 소변을 통해 배출된다.

혈액이 조금이라도 산성으로 기울면 신장에서는 산성 물질을 내보내고, 알칼리성으로 기울면 알칼리성 물질을 내보낸다. 몸속 대사산물이 주로 산성이냐 알칼리성이냐는 먹는 음식에 따라 달라지지만, 일반적으로 알칼리보다는 산이 더 많이 만들어지기 때문에 소변은 pH 6.0 전후의 산성을 나타낸다.

네프론은 여과와 재흡수 과정을 통해 노폐물을 배설함으로써 인체의 항상성을 유지하는데, 여과되는 양은 하루에 180L 정도 된다. 이는 신장으로 혈액이 순환되는 양이 그만큼 많기 때문이다. 심장에서 나오는 혈액의 20%가 신장으로 가는데, 분당 1.2L의 혈액이 공급되는 셈이다. 장기 무게로 비교한 혈액 공급량은 신장 1g당 4cc로 심장이나 뇌의 경우인 0.5cc의 여덟 배에 해당한다. 사구체의 여과 작용은 신장 기능의 핵심적인 요소로, 신장 기능은 사구체 여과율을 측정하여 평가한다. 정상적인 사구체 여과율은 분당 200cc이며, 이 양은 신장으로 가는 혈액의 15%에 해당된다. 즉, 혈액의 15%는 일단 세뇨관으로 빠져나가 소변이 되었다가 다시 재흡수된다. 네프론에서 여과되는 양이 이렇게

많다고 해도 몸에 필요한 것들은 다시 재흡수되기 때문에 최종적으로
는 하루 1~2L 정도의 소변만 만들어진다.

207 수분 조절
하루 2L의 수분 섭취와 배출

　　17세기 초에 온도계를 발명한 이탈리아 파도바의 의사 산토
리오S. Santorio는 평생 "왜 매번 식사 때마다 섭취하는 음식물의 무게가
배설물의 무게보다 더 무거운가?"라는 고민을 했다고 한다. 그는 자신
이 먹은 음식과 대소변의 무게를 달아보며 1600번 이상 실험을 반복했
다. 또한 좌식변기를 저울로 개조하여 식사 후 시간이 지나면서 체중이
가벼워지는 현상을 확인했다. 즉, 대소변을 보지 않는데도 체중이 줄어
드는 것이다. 그가 최초로 기술한 것은 우리가 모르는 사이에 호흡이나
피부로 배출되는 수분이다. 이를 불감성손실insensible loss이라고 한다.
이 손실은 체온이 1℃ 상승할 때마다 하루 100cc까지 추가되고, 땀만
으로도 시간당 최대 2~4L까지 수분 손실이 일어날 수 있다.

　우리가 마신 물은 금방 장에서 흡수되고, 15분 이내에 신장에서 소
변이 만들어진다. 소변 배설은 40분 후에 최대가 되고 3시간 이내에 섭
취한 수분의 절반 이상이 배출된다. 물을 마신 뒤 소변으로 나오는 시
간과 양은 인체의 수분 상태에 따라 달라진다. 탈수된 상태라면 소변으
로 배출되는 양은 훨씬 적으며, 충분히 물을 섭취한 상태라면 보다 빨
리 많은 양의 소변을 본다. 사람은 평균적으로 하루 2~2.2L의 수분을

섭취한다. 또한 물을 마시지 않아도 에너지대사 과정에서 300~500cc 정도의 물이 생성되므로 하루에 2.5L 정도의 수분이 몸 밖으로 나온다. 수분이 배출되는 양상은 소변으로 1.5L, 대변으로 100cc 정도, 눈에 보이지 않는 불감성손실로 600cc가 나오며, 여성은 질 분비물로 5cc 정도의 추가적인 손실이 있다.

세포대사 과정에서 나오는 노폐물은 물에 녹아 배설되므로 소변에는 물이 필요하다. 그런데 인체의 대사산물은 일정하기 때문에 노폐물을 농축시키는 정도에 따라 소변량이 변한다. 노폐물을 최대한 농축했을 때의 소변량은 하루 500cc다. 따라서 이 미만의 소변을 본다면 노폐물을 제대로 배설할 수 없어 쌓이게 된다. 즉, 하루에 500cc 미만의 소변을 본다는 것은 신장 기능에 문제가 생겼다는 의미다. 소변이 500cc만 되어도 괜찮다는 말이 하루에 물을 500cc만 마셔도 된다는 뜻은 아니다. 불감성손실 600cc와 대변을 만들기 위한 수분 100cc가 더 필요하기 때문이다. 그런데 에너지대사 과정에서 400cc의 물이 만들어지므로 하루에 최소한 800cc(=500+600+100-400cc)의 물은 섭취해야 한다.

물은 마신 만큼 소변으로 나오지만 무한정 배출할 수 있는 것은 아니다. 물을 과잉 섭취했을 때 배설할 수 있는 최대 능력은 시간당 0.8~1.0L로, 하루 최대 20L다. 만약 이보다 더 빠른 속도로 물을 섭취하면 혈중 나트륨 농도가 감소하고 그 결과 세포 안으로 물이 유입된다. 특히 뇌세포가 팽창하면 구토, 어지럼증, 경련, 혼수 등의 증상이 발생한다. 이를 수분중독이라고 한다. 수분중독은 일상에서는 거의 발생하지 않으나 물을 누가 빨리 또는 많이 마시는지 경합하는 대회 등에서는 간혹 일어나며, 정신분열병 환자에게도 종종 발생한다.

인체에서 수분대사에 가장 중요한 역할을 하는 물질은 나트륨이다. 나트륨이 세포 안팎으로 이동하면서 물을 끌고 같이 이동하는 것이다. 나트륨natrium은 원소 Na의 이름으로 소듐sodium이라고도 한다. 인체에 나트륨은 총 100g이 들어 있는데 40%는 뼈에, 50%는 세포외액에, 10%는 세포 안에 분포한다. 뼈에 있는 나트륨은 일종의 저장고 같은 역할로, 인체에서 나트륨이 부족할 때는 방출된다.

나트륨은 소변과 땀으로 조금씩 배설되므로 보충이 필요한데, 초식동물은 음식 외에 추가적으로 나트륨을 섭취해야 하지만 육식동물은 음식에 함유된 것만으로도 충분하다. 현재 우리는 생리적인 필요 때문이 아니라 짠맛에 대한 취향 때문에 소금을 섭취하는데, 나트륨의 과다 섭취는 각종 질병을 유발한다. 고혈압, 뇌경색, 심근경색, 만성신장질환, 비만, 당뇨병, 골다공증, 위염, 위암, 천식 등이 나트륨 과다 섭취로 유발되거나 악화되는 병이다. 그래서 세계보건기구는 하루에 섭취하는 나트륨을 2g 이하로 제한하라고 권유한다.

소금의 화학명은 염화나트륨NaCl인데 무게로는 나트륨이 40%이고 염소가 60%이니까 세계보건기구가 권장한 나트륨 2g은 소금 5g에 해당한다. 그런데 우리가 먹는 나트륨은 소금에만 포함되는 것이 아니라 탄산수소나트륨(베이킹파우더), 아질산나트륨(합성보존료), 구연산나트륨(식품첨가제), 글루타민산나트륨(MSG) 등에도 들어 있다. 또한 일반적으로 소금과 식염은 같은 의미로 사용되는데, 우리나라 식품의약품안전처가 발행하는 《식품공전》에서는 식염食鹽을 염화나트륨이 주성분인 결정체라고 정의한다. 즉, 순수한 염화나트륨만을 의미하지 않는다. 그리고 한자 염鹽은 소금을 의미하기도 하지만 화학에서는 산과 염기의 화합물을 의미하는데, 염화나트륨이나 염화칼륨 등이 이에 해당한다. 그래서 소금, 염, 나트륨(소듐) 등을 명확히 정의해야 헷갈리지 않는다.

동물실험에 따르면 음식에서 나트륨을 제거하는 경우 나트륨 고갈 현상이 나타나고, 번식이 저하되며, 사망률이 상승한다. 사람을 대상으로는 이런 연구가 불가능하기 때문에 아직 사람의 최소 나트륨 요구량은 연구된 적이 없고, 세계보건기구가 정한 권장량은 구석기적인 수렵·채집으로 생활하는 원주민들이 섭취하는 양을 참고한 것이다. 세계 여러 지역에서 원주민들이 하루에 섭취하는 소금의 평균량은 2.5g이었다. 또한 하루 0.25g 정도의 소금을 섭취하는 브라질의 야노마모 인디언도 별다른 문제가 없었다. 이는 생후 3~4개월 된 아기가 먹는 수준이다. 모유 100g에 포함된 소금은 45mg이므로 아기들이 모유로 섭취하는 소금은 하루 0.3g 정도다.

구석기시대 방식으로 생활하는 사람들의 소금 섭취량은 2.5g이지만 현대인에게 소금을 너무 제한하면 다른 영양소 결핍을 유발할 수 있기 때문에 세계보건기구는 이것의 두 배인 5.0g을 권고했다. 소금 섭취량이 많아지면 혈압이 올라가는데 현재까지 진행된 연구에서 혈압을 올리지 않는 가장 낮은 소금 섭취량은 하루 1.5g 이하다. 그런데 이 정도로 제한하면 다른 영양소의 섭취가 부족해지고 호르몬대사에 악영향이 나타났다. 반면 5g을 섭취했을 때는 다른 영양소의 섭취에 영향을 주지 않았고 부작용도 나타나지 않았다. 2015년 국민건강영양조사에 따르면 우리나라 사람들이 섭취하는 소금은 나트륨을 기준으로 남성은 권장량의 2.4배, 여성은 1.6배를 섭취한다.

부종

간질조직에 쌓이는 수분

부종浮腫이란 몸이 붓는 증상으로, '뜰 부浮' 자에 '종기 종腫' 자를 합하여 만든 말이다. 영어로는 edema라고 하는데, edema는 1400년대부터 사용되기 시작했으며, 그리스어로 '붓는 종양'이라는 의미의 oidema에서 유래했다. 그리스신화에 나오는 오이디푸스는 버려진 채 발견된 당시 묶인 다리가 몹시 부어 있었기 때문에 '부은 발'이라는 의미로 oidepus라고 불렸다. 부종이라는 증상 및 언어는 서양의학의 edema가 우리에게 소개되기 전에도 존재했다. 《동의보감》에서도 부종의 원인·증상·종류·치료법 등을 자세히 언급하며, 부종은 방광으로 통하는 물길이 막혀서 물이 새어 나가 여러 군데를 돌아다니기 때문에 생긴다고 생각했다. 치료로는 땀을 내고 소변을 잘 나오게 하는 처방을 했으며 섭취하는 소금을 줄이도록 했다.

부종이란 혈관 안에 있어야 할 수분이 간질조직에 쌓이는 상태를 말한다. 체내 수분은 크게 세포내액과 세포외액으로 구분하고, 세포외액은 다시 혈관내액(혈액)과 간질액으로 나누는데, 혈관에서 간질로 수분이 이동하는 곳은 모세혈관이다. 신장의 네프론에서 일어나는 여과도 모세혈관에서 혈관 밖인 세뇨관으로 물이 빠져나가는 현상으로, 부종이 발생하는 원리와 같다. 이 원리를 이해하려면 스탈링 법칙을 알아야한다. 스탈링 법칙이란 영국 생리학자 스탈링E. Starling이 1896년에 발표한 것으로, 모세혈관에서 수분의 이동은 ①정수압, ②삼투압, ③혈관투과성이라는 세 가지 요인에 의해 결정된다는 내용이다.

정수압이란 물의 압력이라는 뜻으로, 혈관 안팎의 압력 차이에 따라 수분이 이동한다. 동맥이나 정맥은 두꺼워서 여기에서 물이 밖으로 나가는 경우는 없기 때문에 모세혈관 안의 압력이 관건인데, 모세혈관에 동맥압인 혈압은 영향을 미치지 못하는 반면 정맥압은 모세혈관의 압력에 영향을 미친다. 대표적인 예가 심부전인데, 심장 기능이 떨어지면 우심방으로 혈액이 원활하게 되돌아오지 못해 정맥압이 상승하고 이는 모세혈관의 압력을 높인다. 그러면 중력의 영향을 예민하게 받는 다리부터 붓기 시작한다. 또한 폐를 순환하는 폐정맥에서 좌심방으로 혈액이 이동하지 못하면 폐부종이 발생한다.

삼투압이란 삼투현상으로 발생하는 압력이다. 삼투渗透란 반투막을 사이에 두고 용질의 양이 차이가 있다면 용질이 많은 쪽으로, 즉 농도가 높은 쪽으로 용매가 이동하는 현상이다. 인체에서 혈장의 삼투압을 결정하는 용질은 알부민이다. 따라서 혈중 알부민이 부족할 경우 혈액의 용매인 수분은 삼투압이 높은 간질로 이동한다. 간질로 나온 수분은 림프액으로 배액이 되기는 하지만 이것이 역부족일 때는 부종이 발생한다. 혈중 알부민이 감소하는 대표적인 병이 간경화와 신증후군인데, 간경화의 경우에는 간에서 알부민을 만들지 못하고, 신증후군의 경우에는 알부민이 소변으로 빠져나간다.

모세혈관 안팎을 사이에 두고 수분은 정수압과 삼투압의 차이에 따라 이동하는데, 이는 혈관 투과성에 따라 양이 달라진다. 모세혈관의 벽이 물질을 통과시키는 정도가 약하면 정수압과 삼투압이 차이가 나더라도 수분의 이동이 많지 않지만, 혈관 투과성이 비정상적으로 증가하면 정수압이나 삼투압이 약간만 차이 나도 많은 수분이 이동한다.

부종은 전신부종과 국소부종으로 나누는데, 전신부종은 정수압이나 삼투압의 차이로 발생하며, 국소부종은 부분적으로 혈관 투과성이 증가하여 나타난다. 모기 물린 자리가 붓는 것도 이런 원인으로 발생하는 국소부종이다. 피부가 다쳐도 붓는데 이 역시 마찬가지 이유다. 국소적으로 염증이 생기면 주변의 모세혈관도 같이 염증이 생겨서 혈관의 내피세포가 손상되고 이렇게 되면 수분이 쉽게 이동하는 것이다. 그래서 복막염이나 흉막염이 생기면 복수나 흉수가 찬다.

전신부종은 3~4kg 정도의 간질액 증가가 있을 때 겉으로 드러난다. 그 전이라도 불편한 증상들을 느끼는 사람도 많은데, 대개 손발이 뻑뻑하다, 아침에 눈이 붓는다, 반지가 꽉 낀다, 발목에 양말 자국이 난다, 신발이 잘 안 들어간다 등을 호소한다. 전신부종의 경우 부종이 처음 나타나는 부위는 발이나 눈꺼풀이다. 눈꺼풀은 인체 피부 중 가장 얇고 피하조직이 느슨해서 부종 초기부터 붓고, 다리는 사람이 서서 생활하기 때문에 중력의 영향으로 수분이 아래로 모여 잘 붓는다.

부종이 생기면 심부전·간질환·신장질환·갑상선질환 등이 있는지, 정맥이나 림프관에 막힌 데가 있는지, 또는 부종을 일으키는 약을 복용하는지 살펴본다. 이런 원인이 전혀 없는데도 부종이 생긴다면 이는 특발성부종이다. 특발성特發性이란 영어 idiopathic을 번역한 말로, 원인을 잘 모르는 병명에 붙인다. 특발성부종은 부종을 일으킬 만한 다른 병이 없는데도 몸이 붓는 증상으로, 폐경 이전의 여성에게 주로 나타난다. 얼굴·손·다리 등의 부종을 호소하고, 서 있을 때는 증상이 심하지만 누워 있으면 소변량이 증가하면서 좋아진다. 그래서 체중이 하루 중에도 시간에 따라 1.5~2.5kg씩 차이가 난다. 모세혈관의 투과성 변화와 레닌-앤지오텐신호르몬 시스템(혈장의 나트륨 농도와 혈압 조절)의 이상이 원인으로 추정되며, 흔히 당뇨병·비만·감정적 문제 등이 동반된다. 이때 이뇨제를 오남용하는 경우가 많은데 이는 오히려 레닌-앤지오텐신호르몬 시스템을 활성화시켜 부종을 더 악화시킨다.

특발성부종은 여성의 주기성부종과는 다르다. 주기성부종은 월경주기에 따른 에스트로겐의 변화로 인한 수분과 염분의 체내 증가 때문이며, 월경을 시작하기 전 2~12일 사이에 보통 2kg 정도 증가한다. 증가한 수분은 주로 유방이나 복부에 축적되어 유방 통증과 복부 불편감이 나타나며, 손이 부으면서 저리거나 뻣뻣해지고 어딘지 모르게 몸이 찌뿌듯한데, 월경이 끝나면 좋아진다.

209 신장호르몬
신장은 내분비기관이기도 하다

신장으로 가는 동맥은 복부 대동맥에서 바로 나온다. 덕분에 신장은 높은 압력의 혈액을 공급받을 수 있어서 혈액을 여과하기가 좋다. 만약 혈압이 조금이라도 떨어지면 신장에서는 레닌이라는 호르몬을 분비하여 여과 작용을 효율적으로 할 수 있는 자동조절 시스템을 작동한다. 레닌renin은 1898년에 알려진 호르몬으로, 신장에서 발견되었기 때문에 신장을 의미하는 'ren-'과 화학물질을 의미하는 '-in'을 조합해서 만들어진 말이다. 레닌은 자체가 작용한다기보다는 다른 호르몬인 앤지오텐신과 알도스테론이라는 호르몬을 활성화시킴으로써 혈압 조절에 관여한다. 앤지오텐신은 혈관을 수축시킴으로써 혈압을 조절하고, 알도스테론은 신장에서 나트륨의 재흡수를 촉진함으로써 혈압을 조절한다.

레닌은 신장에서 분비되는 대표적인 호르몬이며, 이 외에도 신장은 적혈구 성장을 촉진하는 조혈인자도 분비하고 비타민 D의 활성화에도 관여한다. 따라서 만성신부전으로 투석을 하는 환자는 단순히 노폐물의 배출만 문제 되는 것이 아니고 이런 다양한 호르몬 생산에도 문제가 생긴다.

외부에서 생산되어 신장에 작용하는 호르몬도 있다. 대표적인 것이 항이뇨호르몬이다. 항이뇨호르몬(ADH, antidiuretic hormone)이란 이뇨를 하지 못하게 하는 호르몬이라는 의미인데, 뇌하수체에서 분비되어 신장의 세뇨관에서 수분의 재흡수를 촉진한다. 그러면 소변은 최대한 농축되어 소변량은 줄고 체내 수분 보유량은 증가한다. 항이뇨호르몬이 정상적으로 작용하지 못하면 소변량이 비정상적으로 증가하는 요붕증이 생긴다.

우리가 밤에 잘 때 소변을 보지 않는 이유는 잘 때 물을 마시지 않기 때문이기도 하지만, 항이뇨호르몬이 많이 분비되어 소변이 적게 만들어지기 때문이다. 건강한 성인은 저녁 11시부터 다음 날 아침 7시까지 8시간 동안의 소변량이 24시간 전체 소변량의 20% 미만이다. 그런데 나이가 들수록 밤에 항이뇨호르몬이 적게 분비되므로 밤이나 낮이나 소변이 만들어지는 양이 비슷해져서 밤에 자다가 소변을 보기 위해 자주 깬다.

성인의 하루 소변량은 평균 1~2L 정도이지만, 수분 섭취와 활동량에 따라 차이를 보인다. 더운 여름에는 땀을 많이 흘리므로 소변이 줄고, 추워지면 땀으로 배출되는 수분이 감소해서 소변량이 많아진다. 소변량이 적어진다는 말은 소변이 그만큼 농축되었다는 뜻인데, 소변의 비중을 보면 알 수 있다. 정상적인 소변의 비중은 1.003~1.030이며, 몸에 수분이 부족한 경우에는 세뇨관에서 수분을 최대한 재흡수하기 때문에 소변의 비중이 높고, 물을 많이 마셔서 소변량이 증가하면 비중은 감소한다.

다뇨多尿란 소변량이 많은 증상으로, 하루에 3L 이상 소변을 보는 경우이며 빈뇨와는 다르다. 빈뇨頻尿란 소변을 자주 보는 증상으로, 빈뇨가 있다고 하더라도 소변량이 하루 3L를 넘지 않으면 다뇨라고 하지 않는다. 다뇨의 가장 흔한 원인은 수분의 과다 섭취다. 대표적인 병적인 상태는 정신분열병인데, 정신분열병 환자의 10~20%는 물을 병적으로 과다하게 섭취하므로 다뇨증이 있다.

수분 과다 섭취로 인한 다뇨는 이뇨 작용을 촉진하는 음료수를 마실 때 더욱 뚜렷해진다. 커피와 술이 대표적이다. 술을 마시면 물을 많이 마시는 것과 같은 효과를 보일 뿐 아니라 알코올 자체가 커피와 같은 이뇨 작용을 하므로 알코올 1g당 10cc의 추가적인 이뇨 효과가 있다. 《동의보감》에서는 술은 숙성시킨 곡식으로 만든 액체이므로 그 기운이 날래고 맑기 때문에 음식보다 먼저 나온다고 한다.

소변량이 증가하는 대표적인 병은 당뇨병과 요붕증이다. 요붕증尿崩症이란 소변이 둑이 무너진 것처럼 많이 나온다는 의미로, 영어 diabetes insipidus를 옮긴 말이다. diabetes는 소변을 많이 보는 병을 의미했으며, 1600년대 이후에는 소변의 맛에 따라 달콤하면 diabetes mellitus(당뇨병), 달콤하지 않으면 diabetes insipidus(요붕증)로 구분했다. insipidus는 '부정not'을 의미하는 라틴어 in에 맛있다는 의미의 sapidus 가 합해진 말이다. 소변이 당뇨병 환자의 소변과는 달리 달지 않다는 의미다. 요붕증 환자는 항이뇨호르몬이 작동하지 않아 소변이 농축되 지 못하고 많이 나오는 병이며, 당뇨병에서 소변이 많이 나오는 이유는 혈중에 당이 넘쳐서 세뇨관에서 당이 재흡수되지 못하고 소변으로 나 올 때 수분을 같이 끌고 나오기 때문이다. 요붕증은 소변이 농축되지 못하는 병이므로 환자의 소변은 비중이 매우 낮고, 당뇨병 환자의 소변 은 포도당이 많으므로 비중이 매우 높다.

노인은 소변량이 증가하는 경향이 있다. 소변 농축 능력이 떨어지기 때문인데, 소변량이 증가하더라도 하루 3L 이상의 소변을 보는 다뇨증 은 드물다. 《동의보감》에서는 늙은이나 젊은이나 마시는 물의 양은 같 더라도 젊은이는 오줌이 몹시 적고 늙은이는 양이 많은 이유를 말하는 데, 젊은이는 봄이나 여름의 기운과 같으므로 올라가는 것이 많고 내려 가는 것이 적은 반면 늙은이는 가을이나 겨울의 기운과 같으므로 내려 가는 것이 많고 올라가는 것이 적기 때문에 나타나는 현상이라고 설명 한다.

210 소변

소변 냄새의 원인은 암모니아

성인이 하루에 보는 소변량인 1~2L의 95% 이상은 물이고 고형 성분은 5% 이하다. 하루 1L의 소변을 본다고 하면 고형 성분은 최대한 50g이 된다. 이 고형 성분 중 60%는 요소와 요산 등 질소 성분이고, 나머지 40%는 나트륨·칼륨·염소·칼슘 등의 전해질이며 일부 아미노산이나 탄수화물 같은 유기물 등이 있다. 건강한 사람의 소변은 투명하며 냄새가 없고, 담황색인 신선한 소변은 오히려 향기가 약간 있다. 소변에서 나는 독특한 지린내는 일단 배뇨된 소변에 있는 요소와 요산이 시간이 지나면서 암모니아로 바뀌기 때문에 난다. 정상적으로도 소변에 암모니아가 들어 있기는 하지만 소량이어서 소변의 색깔이나 냄새에 영향은 거의 없다.

소변을 누면 대부분 거품이 생긴다. 소변 누는 속도가 세면 더 많이 생기는데, 건강한 사람의 소변에 생기는 거품은 소변이 나올 때 공기가 소변 속으로 들어가기 때문이다. 수도꼭지에서 흐르는 물을 컵에 받을 때 거품이 생기는 것과 같은 원리로, 공기를 수분의 얇은 막으로 감싼 것이다. 이때 생기는 물의 막은 금방 터져버리기 때문에 거품은 금세 사라지는 일시적인 현상이다. 건강한 사람의 소변은 눌 때 순간적으로 거품이 일었다가 금방 꺼진다.

컵에 물을 살살 가득 부으면 수면 가운데가 둥그렇게 약간 올라온다. 물 분자끼리는 서로 끌어당기는 힘이 작용하기 때문에 가운데 부분에 물이 더 많아지는 것인데, 이 힘을 표면장력이라고 한다. 그런데 이 힘을 감소시키는 물질이 물에 있는 상태에서 공기가 첨가되면 거품이 더 잘 생긴다. 비누 거품이 대표적인 예다. 소변도 마찬가지로, 소변에 물의 표면장력을 감소시키는 물질이 있으면 생겼던 거품이 터지지 않고 오래 지속된다. 가장 흔한 원인은 소변에 노폐물 농도가 증가하는 경우다. 또한 소변이 알칼리성인 경우에는 인산이나 탄산염이 침전되므로 거품이 잘 생긴다. 사실 소변에 거품이 이는 것은 여러 이유가 작용하기 때문으로, 거품 자체는 문제가 되지 않는다. 일반적으로 거품은 오래 지속되지 않으며, 거품이 사라지지 않고 오래 지속되는 경우는 소변에 당이나 단백질 등이 많을 때다.

정상적인 사구체는 혈중 단백질 성분을 여과시키지 않으므로 단백질이 소변으로 나온다면 사구체에 이상이 있다는 의미다. 이런 소변이 미량만 나온다고 해도 사구체질환의 매우 예민한 지표가 되기 때문에 당뇨병 환자가 단백뇨 특히 알부민이 미세하게나마 검출된다면 신장질환이 이미 시작되고 있다는 증거다. 24시간 동안 배출되는 단백질 양을 측정했을 때 3.5g 이상이라면 신증후군이라고 진단하는데, 이 경우 보통은 혈중 단백질 감소를 동반하기 때문에 부종이 발생한다.

정상적인 소변 색은 담황색이다. 소변에 함유된 우로크롬urochrome이라는 색소 때문인데, 이는 적혈구의 헤모글로빈이 파괴되어 대사된 결과로 만들어진다. 소변량이 많아지면 색소가 희석되기 때문에 맑은 색을 보이고 소변량이 줄어들면 색이 진해진다. 소변을 볼 때는 괜찮았는데 소변을 받아 실온에 오래 두면 진한 황색으로 변하는 이유는 이 색소가 공기 중 산소를 만나 산화되어 색이 진해지기 때문이다.

혈뇨란 소변에 피가 보이는 증상인데, 눈으로 봤을 때 붉은색을 보인다고 모두 혈뇨는 아니다. 색은 소변에 포함된 색소뿐 아니라 복용하는 약의 영향도 받기 때문이다. 영양제에 흔히 포함되는 비타민인 리보플라빈은 소변을 붉게 만들고, 진통제나 항생제 중에도 소변을 붉게 만드는 종류가 있다. 소변에 요산 결정이 많이 나와도 붉은색을 띤다. 신생아는 별다른 이유가 없는데도 오줌을 싼 기저귀가 붉게 물드는 경우가 있는데, 약간 분홍빛을 띠기도 하고 경계는 비교적 뚜렷하며 때에 따라 가루 같은 것이 보이기도 한다. 이렇게 기저귀가 붉게 물드는 이유는 대부분 소변이 너무 진하거나 소변에 함유된 요산이 결정을 이루기 때문이다. 요산은 DNA가 분해되어 소변으로 나오는 것으로 정상적인 현상인데, 신생아는 세포 교체가 빠른 속도로 이뤄지기 때문에 DNA의 노폐물인 요산이 많아져서 일시적으로 이렇게 보일 수 있다. 기저귀에 묻은 것이 피라면 시간이 지나면서 색깔이 검게 변하지만, 요산이 묻은 기저귀의 붉은색은 시간이 지나도 거의 변하지 않는다.

소변의 붉은색이 혈뇨인지 아닌지는 결국 현미경으로 확인해야 한다. 정상적으로는 소변에는 적혈구가 있으면 안 되지만 240만 개의 네프론이 혈액을 여과하면서 적혈구 몇 개는 별다른 이상 없이 나올 수 있다. 때문에 약 400배의 고배율에서 한 시야에 적혈구가 한두 개 보이는 것은 정상으로 간주하고, 세 개 이상의 적혈구가 보이면 혈뇨라고 한다. 일단 혈뇨가 확인되면 어디에서 나오는 출혈인지 검사해야 한다. 출혈 부위에 따라서 원인이 달라지기 때문에 감별이 중요한데, 가장 중요한 감별은 사구체에서 나오는 것이냐 요로에서 나오는 것이냐다. 현실적으로는 병원에서 담당하는 과가 다르기 때문에 환자가 어디에서 진료를 받아야 할지 결정하는 데도 중요하다. 사구체에서 나오는 혈뇨는 신장내과 담당이고 요로출혈은 비뇨기과 담당이다.

사구체에서 나오는 혈뇨는 적혈구가 소변과 접촉하는 시간이 길기 때문에 짙은 갈색이나 콜라 색깔을 띠는 경우가 많고, 요로에서 나오는 출혈은 그 시간이 짧아 선홍색을 띤다. 소변 색이 붉다고 해서 더 위중

한 병을 의미하는 것은 아니고, 원인 진단에서 가장 중요한 요인은 연령과 성별이다. 45세 이상인 경우에는 요로결석이나 방광암 등 종양이 원인인 경우가 많으므로 방광경을 포함한 종합적인 평가를 해야 한다. 40세 미만의 젊은 여성에게서 관찰되는 혈뇨는 비록 육안으로는 빨갛게 보이더라도 치료가 쉬운 요로감염인 경우가 많다.

211 오줌요법
소변의 유용성

소변에 있는 질소 성분, 칼륨, 인 등은 식물의 성장에 필요한 영양소다. 하지만 소변을 비료로 사용할 때는 소변을 바로 나무나 풀에 주면 뿌리를 손상시킬 수 있으므로 1:5 내지는 1:8의 비율로 물에 희석시키면 좋다. 소변의 요소는 실온에 있으면 암모니아로 변하는데, 암모니아는 때를 없애주는 세정 효과가 있다. 《삼국지위서동이전三國志魏書東夷傳》에는 오줌으로 손을 씻는다는 내용이 있고, 《규합총서閨閤叢書》에는 오줌으로 세탁했다는 기록이 있다. 중국의 양귀비도 피부 탄력을 위해 오줌목욕을 애용했다고 하며, 고대 로마에서는 치아 미백제로도 사용했다고 한다. 또한 소변의 질소 성분은 화약을 만들 때 사용되기도 했다. 《동의보감》에는 소변은 기침을 그치게 하며 심폐를 좋게 해주고 눈을 밝게 해준다고 나와 있다. 서양에서도 병이 생기면 치료 물질이 자연적으로 만들어져 소변으로 나온다고 믿는 사람들이 있었다.

의학에서도 소변에서 추출한 물질이 치료 목적으로 사용되기도 한다. 혈관이 막혔을 때 사용하는 혈전 용해제 중에는 소변에서 추출한 유로키나제urokinase라는 것이 있고, 불임 여성의 배란 유도에 사용하는 호르몬인 메노트로핀menotropin은 폐경기 여성의 소변에서 추출한 것이다. 현재 폐경기에 복용하는 여성호르몬인 CEEconjugated equine estrogen 는 말의 소변에서 추출한 것이다. CEE의 중간 글자 equine은 말(馬)을 의미하고 conjugated는 몇 가지 에스트로겐을 복합했다는 의미다.

소변에서 추출한 물질을 약으로 사용한다고 해도 소변은 그 자체로 바로 치료에 이용할 수는 없다. 암모니아의 자극적인 냄새에서도 알 수 있듯이 소변은 자극성이 강해서 피부에 닿으면 붉어지고 화끈거린다. 암모니아는 눈에 들어가면 결막염을 일으키며 기도에서는 기침을 유발한다. 소변이 가득 찬 좁은 공간에 들어가면 눈이 따가워지는 이유도 이 때문이다. 그래서 소변을 마신다는 것은 일반적으로는 좋지 않다. 소변을 마시면 목이 따갑고 구토나 설사를 하기도 한다. 사막 같은 극한 상황에서도 소변을 직접 마시는 것은 좋지 않고, 소변을 증발시켜 얻은 순수한 물만 마셔야 한다. 암모니아 가스는 혈압을 상승시키고 중추신경을 자극해서 호흡을 촉진하는 작용이 있다. 과거에 연탄가스 중독으로 메스껍고 어지러운 증상이 생기면 변소에 가도록 하는 민간요법이 있었는데, 암모니아의 자극적인 성질을 이용해서 숨을 쉬도록 하는 것이다.

신부전

소변으로 배출되어야 하는 독이 몸에 쌓이는 병

신장이 제대로 기능하는지는 사구체 여과율로 판단한다. 정상적인 사구체 여과율은 건강한 남성은 $130mL/min/1.73m^2$이고 여성은 $120mL/min/1.73m^2$이지만, 사구체 여과율이 $90mL/min/1.73m^2$ 이상이면 정상으로 간주한다. 여기에서 min은 분minute을 의미하고, 마지막 $1.73m^2$는 체표면적으로 키와 체중을 감안한 단위이며 키와 체중이 높으면 대사산물이 많기 때문에 이를 보정한 수치다. 사구체 여과율을 구하는 방법은 여러 가지인데 가장 간단하게는 혈중 크레아티닌creatinine을 측정한 후 나이와 성별을 보정하여 구한다. 크레아티닌은 근육에서 생성되는 물질인데, 생성 속도가 일정하고 사구체에서 자유롭게 여과되기 때문에 혈중 농도가 신장 기능을 가장 잘 대변한다.

대부분의 신장질환은 말기까지 증상이 없는 경우가 많고, 사구체 여과율이 정상의 10%까지 감소하더라도 소변은 계속 나오기 때문에 몸이 붓는 경우는 별로 없다. 그러나 신장 기능이 정상의 절반으로 떨어지면 신장으로 배설되지 못하는 노폐물들이 몸에 쌓이기 시작하므로 이로 인한 합병증이 발생한다. 이 시점이 사구체 여과율이 $60mL/min/1.73m^2$ 미만으로 떨어지는 시기이고, 이를 신부전이라고 한다.

신부전renal failure이란 신장의 정상적인 기능이 실패한 상태를 의미하는데, 노폐물이 정상적으로 배출되지 못하는 요독증과 같은 의미다. 요독증尿毒症이란 소변의 독이 인체에 축적되어 나타나는 병으로, 인체의 모든 부위에서 증상이 나타난다. 중추신경계 이상으로 기억력과 집중력이 감소하고, 말초신경계 이상으로 저리거나 감각 이상이 발생하며, 피부는 건조해지면서 가려움증이 발생하고, 심혈관계에서는 심장 질환과 고혈압을 유발한다. 또한 소화기계에서는 식욕 부진과 구토와 설사 등을 초래하고, 혈액에서는 빈혈을 일으키며, 내분비계에서는 난소 이상과 성기능장애를 초래하고, 면역계에서는 항체 생산이 감소한다. 근골격계에서는 미네랄대사의 이상으로 뼈질환과 근육 위축을 초래한다.

신부전이 3개월 이상 지속되면 만성신부전이라고 하며, 신장 기능이 아예 상실되어 투석 같은 치료가 필요한 상태를 말기신부전이라고 한다. 말기·만성신부전의 원인은 지역에 따라 다르지만 우리나라에서는 당뇨병이 가장 많아 45%를 차지하고, 그다음으로 고혈압이 20%, 사구체신염이 15%를 차지한다. 사구체신염이란 사구체에 염증이 발생하는 질환으로, 대부분은 면역 체계의 이상 때문에 나타난다. 원인이 밝혀진 것도 있고 아직 밝혀지지 못한 것도 있지만 어떤 이유에서건 항체가 사구체에 달라붙어 염증을 일으킨다.

사구체란 혈관 덩어리이기 때문에 혈관에 생기는 거의 모든 질환은 사구체에서도 발생한다. 가장 흔한 혈관질환은 동맥경화증이며 동맥경화증을 유발하는 원인 질환인 당뇨병, 고혈압, 고지혈증, 흡연 등이 모두 신장질환을 유발한다. 특히 당뇨병과 고혈압은 그 자체로도 사구체에 손상을 초래한다. 당뇨병은 유형에 따라 신장 합병증의 발병 빈도가 다른데, 제1형 당뇨병이면 20~40%에서 나타나고 제2형 당뇨병이면 10~20%에서 발생한다. 그런데 제2형 당뇨병이 제1형 당뇨병보다 환자 수가 열 배는 많으므로 당뇨병에 의한 신부전은 대부분 제2형 당뇨병에서 나타난다. 당뇨병에 의한 신장 합병증은 변화가 서서히 축적되어 발생하기 때문에 당뇨병 발병 후 10년 이내에는 거의 발생하지 않고 대개 15~25년 후에 나타난다.

당뇨병인 경우 신장에 문제가 생기는지를 가장 빨리 알 수 있는 방법은 소변에서 알부민을 측정해보는 것이다. 24시간 동안 소변을 모아뒀을 때 알부민이 30mg 이상 배설된다면 신장에 이미 이상이 생겨 합병증이 진행될 것이라는 신호다. 그런데 알부민 배설량이 하루 300mg 이하라면 혈당과 혈압을 조절하여 신장병의 진행을 막을 수 있지만, 알부민 배설량이 일단 300mg을 넘어서면 신장 기능의 악화는 비가역적이다. 이때는 치료 여부와 관계없이 사구체 여과율이 매년 10mL/min/1.73m^2 감소하여 10년 이내에 절반이 말기신부전으로 진행한다.

213　투석
반투막을 이용한 노폐물과 수분 제거

투석透析이란 화학에서는 반투막半透膜을 써서 콜로이드나 고분자 용액을 정제하는 것을 말하는데, 콜로이드 입자나 고분자 물질은 막 속에 남고 저분자의 전해질이나 불순물은 막 밖으로 나간다. 말기신부전 환자가 받는 투석도 같은 원리다. 환자의 혈액을 반투막을 경계로 투석액과 접촉시켜 노폐물과 수분을 제거한다. 노폐물은 혈액에 많고 투석액에는 없기 때문에 확산에 의해 혈액에서 투석액으로 이동하는 것이다. 말기신부전이 되면 노폐물뿐 아니라 수분도 배출이 안 되므로 투석 중에는 혈액 중의 수분도 같이 제거해줘야 하는데, 혈액을 투석기에 돌릴 때 압력을 높이면 압력 차이에 의해 수분이 혈액에서 투석액으로 이동한다. 투석은 보통 한 번 할 때 4시간 정도 진행되며, 일주일에 3회 시행한다.

혈액투석기는 1920년대에 처음 개발되었으나 당시에는 혈액이 혈관 밖으로 나올 때 발생하는 혈액 응고 문제 때문에 현실적으로 사용하지 못했다. 그러다가 1930년대에 들어서 항응고제인 헤파린이 만들어지고 1940~1950년대에 혈액투석기가 본격적으로 개발되어 1960년대부터 많이 사용되기 시작했다. 그런데 현재 혈액투석은 노폐물의 제거 수준에서 보면 정상 신장 기능의 10~15% 정도를 대신할 뿐이기에 투석으로 걸러지지 못하는 노폐물은 몸에 지속적으로 축적된다. 이런 이유에서 투석 환자의 사망률은 일반 인구에 비해 현저히 높아 6~8배나 된다. 혈액투석기는 계속 개량되어 신장을 대체하는 기능을 향상시키고 있지만, 현재 혈액투석을 받는 환자의 5년 생존율은 우리나라의 경우 68%다.

혈액투석은 매번 병원에 가서 받아야 하지만 환자 자신이 집에서 할 수 있는 투석도 있다. 복막투석인데, 복강에 관을 삽입하고 이 관을 통해 투석액을 주입한 다음 2~8시간 그대로 두면 투석액이 머무르는 동안 몸속의 노폐물과 수분은 복강의 투석액으로 빠져나온다. 복강의 투석액이 노폐물로 충분히 포화되면 관을 통해 투석액을 비우고 새로운 투석액을 다시 복강에 주입한다. 이와 같은 투석액 교환을 하루에 2~4회 정기적으로 반복한다. 복막투석은 환자 스스로 하는 것이기 때문에 독립성이 보장되는 반면 관리를 잘해야 한다. 자기 관리만 잘된다면 여행을 하면서 투석을 할 수도 있고, 투석액이 떨어지면 배달을 시킬 수도 있다.

혈액투석이나 복막투석이나 둘 다 효과는 비슷하기 때문에 환자가 처한 상황에 적절한 방법으로 고르면 된다. 치매나 우울증 같은 상황에서는 자기 관리가 어려우므로 혈액투석을 권장하며, 혈액투석을 위한 혈관 수술이 어려운 경우에는 복막투석을 권장한다. 물론 도중에라도 서로 바꿀 수 있다. 복막투석을 하다가 복막염이 생기면 혈액투석으로 전환해야 하고, 혈액투석으로 심한 저혈압이 자주 발생하면 복막투석으로 바꾸기도 한다.

214 신장이식
투석보다 우수한 신장 대체 방법

신장 기능을 대신하는 것에는 투석과 신장이식 두 가지 방법이 있는데, 신장이식을 하면 새로운 신장을 가지게 되므로 투석에 비해 훨씬 좋다. 신장이식은 생존율과 삶의 질이 투석에 비해 우수하기 때문에 말기신부전 환자는 신장이식이 가능한지 먼저 평가한다. 세계 최초의 신장이식은 1950년 미국에서 이뤄졌다. 당시 이식된 신장은 9개월 정도 기능했다고 보고되는데, 당시에는 면역억제 치료제가 개발되기 전이었으므로 거부반응 때문에 이식된 신장이 오래 기능하지 못했던 것으로 생각된다. 이식할 신장은 뇌사자에게서 얻거나 살아 있는 사람에게서 얻기도 한다. 전자를 사체이식이라고 하며 후자를 생체이식이라고 한다. 1950년 미국에서 이뤄진 신장이식은 사체이식이었고, 생체이식은 1952년 프랑스에서 처음 이뤄졌는데 이식된 신장은 3주 동안 기능했다고 한다. 이식된 신장이 장기간 기능했던 첫 이식은 1954년 미국 의사인 조지프 머리J. Murray에 의해 이뤄졌는데, 환자는 8년 이상 생존했다. 이후 장기이식 수술이 급속히 발전했으며 이 공로를 인정받아 머리는 1990년 노벨생리의학상을 수상했다. 머리가 수술했던 환자가 장기간 생존이 가능했던 이유는 면역거부반응이 생기지 않는 일란성쌍둥이를 대상으로 했기 때문이다. 머리는 1960년대에 장기이식에 따른 면역반응을 억제하는 약물 개발에 기여하기도 했다.

1950~1960년대에는 장기이식 거부반응에 관련된 면역반응에 대한 연구 및 면역억제 약물들이 개발되면서 장기이식이 세계적으로 보편화되기 시작했다. 1960년대에는 신장이식을 하면 77%에서 신장이 5년 이상 기능하기에 이르렀으며, 우리나라에서는 1969년에 처음 신장이식 수술이 이뤄졌다.

생체이식의 경우 주로 친족 간 이식이 이뤄지기 때문에 면역반응이 사체이식보다는 훨씬 덜하다. 그래서 이식된 신장이 제대로 기능하는 것도 생체이식이 더 좋다. 그런데 1980년대에 새로운 면역억제약이 개발되면서 생체이식과 사체이식 간의 차이가 점점 줄어들어 현재는 생체이식의 경우 91%, 사체이식의 경우 82%에서 이식된 신장이 5년 이상 기능한다. 신장을 제공하는 사람은 질병이 없는 건강한 경우를 대상으로 하기 때문에 평생 하나의 신장으로 생활하더라도 수명이 짧아지거나 신장질환 위험성이 올라가지는 않는다.

215   요로

소변이 신장에서 몸 밖으로 나오는 길

요로(尿路, urinary tract)란 소변이 나오는 길을 말하는데, 신장에서 요도로 소변이 나올 때까지의 길이다. 사구체에서 여과된 액체를 소변이라고 하므로 요로의 시작은 세뇨관이다. 세뇨관은 현미경으로만 확인되는 구조물이고 여러 세뇨관들에서 걸러진 소변은 일단 신우에 모두 모이는데, 신우는 눈으로 확인할 수 있다. 신우腎盂의 盂 자는 사발이라는 뜻으로, 신우는 소변을 모으는 사발과 마찬가지다. 그런데 이 사발의 모양과 역할이 깔때기와 같기 때문에 콩팥깔때기라고도 한다.

신우에서 방광으로 소변을 보내는 가늘고 긴 관을 요관(尿管, ureter)이라고 한다. 길이는 22~30cm인데, 완만한 S자 곡선을 그리며 방광으로 이어지고, 1분에 1~5회 정도 규칙적으로 수축해서 소변을 방광으로 내려보낸다. 요관은 지름이 0.5~1cm 정도로 매우 가늘어 눈에 잘 보이지 않기 때문에 산부인과나 외과 의사들이 수술을 하다가 실수로 자르기도 하고 묶기도 한다. 요관이 묶이면 신장에서 소변이 배출되지 않아 신장이 붓고 옆구리가 아프다. 만약 잘린 경우라면 복강에 소변이 차게 된다. 두 경우 모두 응급 상황으로, 바로 조치가 필요하다.

두 개의 요관은 하나의 방광으로 연결되고 방광은 다시 하나의 요도로 연결된다. 요로는 상부와 하부로 나눌 수 있는데, 신우와 요관까지는 상부요로라고 하며 방광과 요도를 하부요로라고 한다. 요로를 상부와 하부로 나누는 것은 요로감염에서 특히 중요하다. 치료 방법과 예후가 다르기 때문인데, 급성신우신염 같은 상부요로감염은 발열과 심한 옆구리 통증을 유발하고 때로는 패혈증 같은 중한 상태를 초래하는 반면, 방광염이나 요도염 같은 하부요로감염은 중한 합병증을 초래하는 경우는 드물며 단기간 항생제로 치료가 잘된다.

요도(尿道, urethra)는 남성의 경우 15~20cm이며, 방광을 나와 전립선과 근육막을 지나 음경으로 이어진다. 여성은 전체 요도 길이가 4cm로 방광을 나와 남성과 같은 근육막을 지나 질의 앞쪽에 딱 달라붙어 음문으로 나온다. 남성은 일반적으로 서서 소변을 보고 여성은 앉아서 본다. 남성은 서서 보나 앉아서 보나 배뇨 작용에 별다른 차이는 없지만, 전립선 비대가 있는 노령의 남성은 앉아서 보는 것이 배뇨에 더 좋고 배뇨 시간도 더 짧다. 여성도 서서 소변을 볼 수 있으며, 고대 이집트 여성들은 서서 소변을 봤다고 한다. 여성의 요도 출구 방향이 앞쪽 아래 방향이기 때문에 선 자세에서의 배뇨가 어려운 것은 아니며 여성해방운동의 차원뿐 아니라 지저분한 변기에 앉지 않기 위한 위생적인 차원에서도 권장되기도 한다. 변기에 앉기 싫어하는 여성은 좌변기 위에 엉거주춤 절반 정도 앉는 자세로 소변을 보는데, 이런 자세로는 방광을 완전히 비우기가 어려우니 오히려 서서 보는 것이 좋다. 다만 소변을 잘 흘려보내기 위한 기구는 필요하다. 서양에서는 1990년대 이후 여성이 서서 소변을 볼 수 있는 변기가 공공장소에 설치되기 시작했으며 지금도 증가 추세다.

몸에 생기는 아주 단단한 물질을 결석結石이라고 하는데, 영어로는 stone이라고 하며 요로결석과 담석이 대표적인 예다. 요로결석은 대개 신장에서 만들어져 요로를 타고 내려오다가 좁아진 부위에 걸리면 요로가 막히면서 산통이 나타난다. 결석이 요관에 걸려 막히면 요관의 압력이 올라가고 그에 따라 신우의 압력이 올라가며, 신장을 감싸는 막이 팽창하면서 극심한 통증을 유발한다. 또한 요관은 막힌 소변을 내려보내려고 수축 활동이 증진되기 때문에 통증이 더 심해진다. 이런 통증은 몇 시간 동안 지속되다가 결석이 조금 움직이면 사라진다. 방광으로 내려온 결석은 방광에서 요도로 나가는 입구에 걸려서 막힐 수도 있고 요도에서 막히는 경우도 있다. 요로결석의 성분을 분석해보면 칼슘이 대부분이고, 여기에 인산·옥살산·요산 등이 섞여 있다. 이들은 체내 대사산물로 정상적으로는 소변으로 배출되는 성분인데, 소변에 용해되지 못하고 결정을 이루면 결석이 된다.

소금물을 만들기 위해 소금을 넣다 보면 어느 시점부터는 소금이 더 이상 녹지 않고 침전이 일어난다. 요로결석도 이와 같은 원리로 형성된다. 소변에 칼슘이 많으면 결정이 생기기 쉬운 환경이 되는데, 여기에 여러 원인이 작용해서 결석이 생긴다. 결석의 주성분이 칼슘인 사람들의 소변을 24시간 모아서 칼슘 농도를 측정해보면 이들 중 12%에서만 소변 칼슘 농도가 증가되어 있다. 이는 칼슘 농도 외의 다른 요인들이 더 중요하다는 의미다. 따라서 요로결석 환자들이 칼슘 섭취를 줄일 필요는 없다. 요로결석이 칼슘 결정이라고 해서 칼슘 섭취를 줄이면 장에서 칼슘 흡수가 증가하기 때문에 별 효과가 없을 뿐 아니라 오히려 요로결석이 증가한다. 이는 결석을 만드는 옥살산의 흡수를 증가시키고 체내 칼슘대사의 균형을 깨트려 뼈를 약하게 하기 때문이다.

여름날 땀을 많이 흘리면 소변이 농축되므로 이로부터 1~2개월이 지난 늦여름이나 초가을에 요로결석이 잘 생긴다. 그래서 다량의 수분을 섭취하는 것만으로도 요로결석의 재발을 예방할 수 있다. 소변 농도

661

가 연해지면 결석을 만드는 물질들이 소변에 잘 녹아 내려가기 때문이다. 요로결석에서 나트륨 성분은 거의 발견되지 않지만 나트륨은 소변에서 칼슘 결정을 만드는 요인이 된다. 따라서 요로결석이 있는 사람들은 최대한 싱겁게 먹어야 한다.

요로결석의 평생 유병률은 3.5%다. 사람이 일생 동안 요로결석을 한 번이라도 앓을 확률이 3.5%라는 말인데, 문제는 재발을 잘한다는 점이다. 10년 동안 평균 50%에서 재발한다. 요로결석이 있으면 심한 통증을 참을 수 없어서 대개 응급실로 가는데, 응급실을 방문하는 요로결석 환자의 80%는 재발성이다.

요로결석은 아주 오래된 병이고 증상이 심한 만큼 그에 대한 치료도 오래전부터 있었다. 히포크라테스가 살았던 기원전 400년대에는 피부를 절개한 후 요로결석을 제거했다는 기록이 있다. 이후에도 요로결석을 제거하는 수술이 이뤄졌으나 문제는 잦은 재발로 인해 그때마다 수술을 할 수가 없다는 것이다. 그런데 1970년대에는 요로에 내시경을 삽입하여 시술할 수 있게 되면서 요로결석 치료가 수월해졌다. 그러나 내시경을 이용한 치료도 마취가 필요하며 출혈이나 감염 등의 합병증이 발생할 수 있으므로 보다 이상적인 치료법이 필요했는데, 1980년대에 체외충격파쇄석술이 개발되었다.

체외충격파쇄석술은 몸 밖에서 높은 에너지의 충격파를 발생시켜 결석에 집중포화하듯 쏟아부어 결석을 2mm 이하로 부순 후 소변과 함께 자연적으로 배출되게 하는 방법이다. 이는 비행기가 음속을 돌파할 때 발생하는 굉음이 유리를 부술 정도로 강력한 에너지를 가진다는 점에 착안한 것이다. 충격파shock wave는 작은 공간에 갑자기 에너지를 방

출함으로써 액체 내에서 공기 방울을 만드는데 공기 방울이 없어지면
서 상당한 양의 에너지가 방출된다. 1974년부터 독일에서 이를 요로결
석의 분쇄에 이용하고자 연구했으며, 물속에서 발생시킨 충격파는 물
의 음향 농도와 신체의 음향 농도가 유사하기 때문에 신체 손상도 없고
에너지 손실도 없어 결석만을 파괴한다는 사실이 밝혀지면서 1980년
에 처음으로 요로결석 환자 치료에 이용되었다. 우리나라에는 1987년
에 도입되었고 지금은 이 기계를 사용하여 대부분의 결석을 치료한다.

216 방광

소변의 저장과 배뇨 담당

방광膀胱은 영어 urinary bladder에 해당하며, 오장육부의 하
나다. 육부는 쓸개·위·대장·소장·방광·삼초三焦 등인데,《동의보감》
에서는 방광의 위쪽으로 두 개의 구멍이 있어서 소변을 모으는 기능을
하고 방광에 모인 소변은 기화 작용에 의해 포脬의 겉으로 스며들어 포
아래에 있는 빈 곳에 모여 있다가 몸 밖으로 나간다고 이해했다.

방광은 위쪽으로는 양쪽 신장에서 소변이 내려오는 요관과 연결되
며 아래로는 요도와 연결되고, 소변의 저장과 배뇨 기능을 수행한다.
방광의 저장 기능과 배뇨 작용은 배뇨근과 괄약근의 협동에 의해 이뤄
진다. 배뇨근이란 배뇨 기능을 하는 근육이라는 말인데, 얇은 근육들
이 여러 방향으로 교차해서 방광 전체를 그물처럼 감싸고 있는 구조로
되어 있고, 방광에 소변이 차는 동안에는 배뇨근이 늘어나 방광 용량

이 증가한다. 방광의 평균 용량은 400cc인데, 방광에 소변이 150cc 정도 차면 소변을 보고 싶다는 느낌이 오기 때문에 보통 400cc에 도달하기 전에 소변을 눈다. 정상적인 성인은 한 번에 300cc 정도의 소변을 보는데, 500cc까지는 저장할 수 있다. 방광은 더욱 늘어날 수 있어서 1000cc까지도 저장이 가능하지만 이런 일이 자주 있으면 최대한 부푼 풍선이 탄력성을 잃는 것처럼 방광 배뇨근의 탄력이 없어진다.

배뇨근이 수축하면 방광 입구를 쥐고 있던 괄약근이 이완되면서 배뇨가 이뤄진다. 배뇨근과 괄약근은 서로 반대 작용을 잘해야 하는데, 방광에 소변이 차는 동안에는 배뇨근은 이완되어야 하고 괄약근은 수축되어야 한다. 방광의 괄약근은 두 종류로, 하나는 방광의 출구 직전에 있고 다른 하나는 방광 밖의 요도에 있다. 방광 출구에 있는 괄약근은 마치 풍선에서 입구 부분이 두툼하듯 배뇨근이 두꺼운 근육층을 형성한 것인데 의지대로 조절할 수는 없고, 방광이 어느 정도 차면 자동적으로 열린다. 반면 요도에 있는 괄약근은 의지대로 조절할 수 있어서 이것을 조이면 소변을 어느 정도는 참을 수 있다. 배뇨근과 괄약근이 정상적으로 잘 작동하면 방광이 어느 정도 차더라도 조금 참았다가 원할 때 소변을 볼 수 있다. 괄약근이 정상적으로 작동하지 못하면 요실금이 생기며, 배뇨근의 이완 작용이 원활하지 못하면 소변을 자주보는 증상이 생기고 수축 작용이 원활하지 못하면 소변을 시원하게 배출하지 못한다.

방광의 저장과 배뇨 기능은 대뇌와 척수의 신경이 작용한 결과인데, 영유아는 대뇌가 아직 완전히 발달하지 못하여 오줌을 잘 가리지 못한다. 1~2세가 되어야 자기가 소변이 마렵다는 것을 느끼고 표현하며, 요도괄약근을 자기 의지대로 조절할 수 있는 3~4세가 되어야 소변을 가리고, 5세는 되어야 밤에 자다가 소변을 가리게 된다. 5세가 지났는데도 밤에 소변을 지리는 증상을 야뇨증이라고 하는데, 5세 아동의 15%에서는 야뇨증이 나타난다. 야뇨증은 나이가 들수록 신경계가 성숙하면서 자연적으로 좋아지기 때문에 7세가 되면 5~10%로 줄어든다. 야뇨증이란 수면 중 자기도 모르게 소변을 보는 증상이므로, 잠을 깨고 나서야 그 사실을 알게 된다. 야뇨증은 나이가 들면서 대부분 좋아지지만 아동의 사회성과 인격 발달에 나쁜 영향을 미치고 심리적인 문제를 유발하므로 적극적인 치료가 필요하다.

밤에 자다가 소변을 보기 위해 잠을 깨는 것은 야뇨증이 아니라 야간뇨라고 한다. 자다가 다른 이유로 잠을 깼는데 소변이 마려워 소변을 보는 것은 야간뇨라고 하지 않고, 소변을 보려는 필요에 의해 잠을 깨는 경우만을 야간뇨라고 말한다. 성인의 25~30%는 가끔 야간뇨가 있는데, 나이가 들수록 빈도가 증가하여 60~70대는 40%에서 관찰된다. 야간뇨는 밤중 소변량이 증가하는 경우와 소변량은 증가하지 않는데 단지 빈도만 증가하는 경우에 따라 원인이 각각 다르다. 그러나 대체로는 밤에 소변 생산이 증가하여 야간뇨 증상이 나타난다. 특히 노인은 밤중에 많이 분비되어야 할 항이뇨호르몬이 제대로 분비되지 않아 밤중에도 소변이 낮 시간만큼 생산된다. 또한 심부전이나 부종이 있어도 낮에는 다리에 수분이 몰려 있다가 밤에 누우면 수분이 혈액 내로 이동해서 소변량이 증가하기 때문에 야간뇨가 잘 생긴다.

정상적으로는 보통 하루에 5~6회 정도 소변을 보며, 8회 이상 자주 보는 것을 빈뇨라고 한다. 빈뇨는 당뇨병이 있거나 수분을 과다하게 섭

비뇨

취하면 소변량이 많아지기 때문에 발생하고, 소변량 자체는 많지 않으나 요로감염이 있어서 요로를 자극해도 빈뇨가 나타난다. 이런 명확한 이유가 없는데도 소변을 자주 보는 경우도 종종 있는데, 이를 과민방광이라고 한다. 과민방광인 사람은 소변을 자주 볼 뿐 아니라 소변이 마려우면 참지 못할 정도로 급해져서 화장실에 가기 전에 지린다. 심하면 성교 중에도 오줌을 지리기 때문에 성생활에 지장을 초래한다.

217　전립선
밤알 크기의 정액 생산 기관

전립선은 영어 prostate를 옮긴 말인데, prostate는 '앞'을 의미하는 'pro-'와 '서 있다'는 의미의 state가 합해진 단어다. 이를 뜻 그대로 '앞에 서 있다'는 의미의 전립前立으로 번역한 것이다. 이는 방광 앞에 있다는 뜻인데, 실제로는 방광 아래쪽에 위치한다. 전립선은 전립샘이라고도 한다. 전립선前立腺의 腺은 분비기관에 붙이는 말인데, 전립선은 실제로 분비기관이며 영어로도 prostate gland라고 하기도 한다. 몸 밖으로 배출되는 정액의 30%는 전립선에서 분비된 것인데, 해부학적으로는 전립선 안에서 정액을 운반하는 사정관과 소변을 운반하는 요도가 합해진다.

전립선은 밤알 크기이며 무게는 20g 정도다. 방광 바로 아래에 위치하고 직장 앞에 있기 때문에 항문을 통해 직장에 손가락을 넣으면 손가락 끝에서 만져진다. 전립선 안에는 사정관의 출구가 있어서 사정할 때 오르가슴을 느끼는 부위 중 하나다. 이러한 오르가슴은 항문성교나 전립선마사지를 통해서도 가능하다. 전립선은 남성에게만 존재하고 여성은 없지만, 질 입구의 앞쪽에 있는 요도선Skene's gland이 성교할 때 약간의 액체를 배출하고 이곳을 자극하면 오르가슴을 느낀다고 해서 여성의 전립선이라고 하기도 한다.

전립선은 40대가 되면 급격히 커지기 시작한다. 특히 요도 주변의 전립선조직이 자라서 요도를 압박하면 오줌 줄기가 가늘어진다. 뿐만 아니라 소변을 보려고 할 때 처음에 잘 나오지 않고 힘을 꽉 줘야 하며, 소변이 나오다가 중간에 끊기고 마지막에는 방울방울 떨어진다. 그리고 소변을 볼 때 방광이 완전히 비워지지 않기 때문에 소변을 보고 나서도 시원하지가 않으며 소변을 자주 보게 된다. 이 상태를 전립선비대증이라고 한다. 전립선은 테스토스테론의 작용으로 기능하는데, 나이가 들면서 혈중 테스토스테론은 감소함에도 불구하고 전립선은 줄어들지 않고 오히려 테스토스테론에 민감해진다. 따라서 나이가 들수록 전립선이 커져 60~70대가 되면 40~70%는 전립선비대증으로 고생한다. 그래서 오줌 누는 소리를 듣고 외상을 준다는 옛말도 생겼고, 프랑스 정치가 클레망소G. Clemenceau는 쓸데없는 기관이 딱 두 개 있는데 하나는 프랑스 대통령이고 다른 하나는 전립선이라고 말하기도 했다. 전립선비대증이 있으면 테스토스테론을 억제하는 약물치료를 하게 되지만 그 방법이 효과적이지 않을 때는 전립선 일부를 절제해야 한다. 요즘에는 내시경으로 절제 수술을 하는데, 남성의 25~30%는 평생에 한 번이 수술을 받는다.

전립선에 생긴 염증을 전립선염이라고 하는데, 사춘기 이전에는 없다가 성적으로 활발한 20~50대에 발생한다. 그렇다고 해서 전립선염이 모두 성병이라는 말은 아니다. 세균이 원인인 경우는 전체 전립선염의 10%에 불과하고 나머지는 원인을 알 수 없다. 세균에 의한 전립선염인 경우 원인균의 80%는 대장에 사는 대장균인데, 이 균이 어떻게 전립선에 가서 염증을 일으키는지는 아직도 잘 모른다. 직장에 있던 세균이 직장 점막을 뚫고 전립선에 갔을 수도 있고, 림프관을 통해서 갔거나 항문으로 나와 요도를 통해 올라갔을 수도 있다. 항문성교를 하면 전립선염의 빈도가 증가하며, 어떤 이유든지 요도에 카테터를 삽입하는 경우에도 감염 빈도가 상승한다.

세균이 없는 전립선염의 경우에는 소변이 전립선에 스며들어 염증을 유발했을 수도 있다. 소변을 누는 동안 요도괄약근이 완전히 열리지 않으면 소변은 좁은 요도를 통과해야 하므로 전립선의 요도 압력이 상승하여 소변이 주변으로 스며들고, 소변에 포함된 노폐물이 염증을 유발하는 것이다. 전립선은 거미줄 같은 정맥들로 둘러싸여 있는데, 혈액순환장애로 정맥이 늘어나서 염증이 생길 수도 있다. 치질이 생기는 것과 같은 원리다. 또한 전립선조직에 대한 항체가 만들어지는 자가면역질환에 의해서도 염증이 발생한다. 세균이 증명된 전립선염은 항생제로 치료가 되지만 원인이 분명하지 않으면 아직까지 치료 방법이 정립되지 않아서 호전과 악화가 반복되고 재발하는 경우도 많다. 또한 장기화되는 경우도 많아 우울증이 동반되는 등 삶의 질이 악화된다.

근
골
격

12장

인체의 형태와 움직임을 담당하는 뼈대와 근육을 합해서 근골격이라고 한다. 인체 조직 중 치아를 제외하고 가장 강한 조직인 뼈는 몸을 지탱하고, 근육과 함께 움직임을 가능하게 하며, 머리뼈나 가슴뼈처럼 내부 장기를 보호하는 기능도 한다. 인체의 근육에는 내장근육과 골격근이 있는데, 근골격이라고 하면 뼈에 붙은 근육인 골격근만을 의미한다.

218 동물

움직이는 생명체

동물動物은 움직이는 물체라는 뜻인데 메이지유신 이후 보편화된 단어이고 그 이전에 동양에서는 생물을 본초학에 기초해서 풀〔草〕·벌레〔虫〕·물고기〔魚〕·짐승〔獸〕 등으로 분류했다. 영어 animal은 '숨쉬는 생명체'라는 뜻의 라틴어 아니마anima에서 유래했다. 이를 동물로 번역한 이유는 당시 근대 서양에서 생각하던 animal의 특성을 반영한 것이다. 이를 보면 동물을 정의할 때 중요한 요소가 서양에서는 호흡이지만 동양에서는 움직임인 셈이다. 그러나 현대 생물학에서는 동물을 호흡이나 이동만으로 정의하지는 않으며, 다세포성·종속영양·체내소화·운동 등 네 가지 특성으로 정의한다.

동물은 좌우대칭 여부에 따라 두 종류로 나누고, 좌우대칭동물은 다시 선구동물과 후구동물로 나눈다. 동물 발생에서 수정란이 배아 단계로 넘어갈 때 공 모양으로 되는데, 한 곳이 함입되어 구멍이 만들어진다. 이 구멍이 나중에 입으로 발달하면 선구先口동물이라고 하며, 항문으로 발달하면 입은 나중에 만들어지기 때문에 후구後口동물이라고 한다. 후구동물 중에서 몸을 지탱하는 척추가 있는 동물을 척추동물이라고 한다.

척추동물은 척추를 중심으로 뼈대가 몸을 지탱하는 동물을 말하지만, 이 외에도 큰 뇌를 가지고 내장이 체강에 들어 있으며 폐쇄순환 시스템을 가진다는 공통된 특징이 있다. 척추동물의 뼈대는 몸 안에 있는 데 비해 가재 같은 동물은 뼈대가 겉에 있다. 이를 외골격exoskeleton이라고 한다. 외골격은 몸을 보호하는 기능 외에도 안쪽에는 근육이 붙어 있어서 이동 기능도 한다. 척추동물의 뼈대는 외골격과 구별해서 내골격endoskeleton이라고도 하며, 외골격과의 차이점은 큰 체구를 유지할 수 있고 이동이 훨씬 효과적이라는 점이다.

인간은 척추동물 중에서 포유류에 속하는데, 포유류는 젖샘을 가지는 점 외에도 몸통에 땀샘과 털이 있고 심장이 2심방 2심실이라는 공통점이 있다. 인간은 포유류 중에서 영장류에 해당한다. 영장靈長이란 '영묘한 힘을 가진 우두머리'라는 뜻이다. 영장류를 의미하는 영어 primate는 '가장 높은highest'을 의미하는 라틴어 primas에서 유래했다. 즉, 영장류는 가장 높은 단계의 포유류라는 뜻으로, 19세기 후반부터 사용한 단어다. 영장류의 특징은 손가락에 있다. 다른 포유류는 앞발 두 개로 먹이를 잡아 입으로 가져가지만, 영장류는 한 발로 가능하다. 엄지발가락이 다른 네 개의 발가락과 마주 볼 수 있어서 쥐는 동작이 가능하기 때문이다. 이런 '쥐는 발grasping feet' 덕분에 음식을 발로 들고 이동할 수 있으며 나무를 발로 쥐고 이동할 수도 있다. 이렇게 되면 발이 아니라 손이라고 해야 하지만 아직 손과 발의 분화가 완전히 이뤄진 단계는 아니고, 인간만이 걷는 동작으로부터 손이 완전히 독립했다. 원숭이monkey는 통상적으로 인간을 제외한 영장류를 의미하고, 영장류 중 꼬리 없는 원숭이는 유인원ape이라고 부르며 긴팔원숭이·오랑우탄·고릴라·침팬지·인간 등을 말한다.

219 뼈
206개의 버팀목

뼈라는 말은 한자 골骨과 혼용된다. 갈비뼈나 코뼈와 같이 겉에서 보이는 것은 '-뼈'라고 하는 경우가 많지만, '-골'이라는 용어도 해골 같은 말처럼 일상적으로 사용되는 표현이다. 인체를 구성하는 뼈는 태어날 때는 270여 개 이상이지만 성장하면서 일부는 서로 결합하고 일부는 퇴화되어 성인일 때는 206개로 줄어든다. 뼈를 모두 합해보면 체중의 15%에 해당하며, 206개 중에서 가장 큰 뼈는 허벅지의 대퇴골(넙다리뼈)로 남성 기준으로 48cm이고, 가장 작은 뼈는 귀 안에 있는 0.3cm의 등골(등자뼈)이다.

뼈는 맨홀이나 난로를 만들 때 사용하는 주철과 강도強度가 비슷하지만 훨씬 가볍고 유연하다. 뼈의 무게는 주철의 3분의 1에 불과하지만 유연성은 10배다. 이러한 유연성 덕분에 뼈가 외력을 받아서 휜다고 하더라도 1% 내외에서 휘는 것은 금방 원상으로 복구된다. 소아의 뼈는 유연성이 훨씬 뛰어나 45°까지도 부러지지 않고 휠 수 있다. 그렇다고 유연성이 무한하지는 않으며 감당하지 못하는 힘이 가해지면 부러진다. 성인 뼈를 기준으로 휜 정도가 2~4%를 넘으면 골절된다.

뼈가 유연한 이유는 뼈를 구성하는 단백질 때문이다. 뼈의 생화학적 성분은 수분 20%, 유기질 35%, 무기질 45%인데, 이 중 유기질의 주요 성분이 콜라겐이라는 단백질이다. 콜라겐은 인체에 가장 많은 단백질 성분으로 인대나 피부 구성에 중요한데, 전체 콜라겐의 절반이 뼈에 있다. 콜라겐의 특이한 점은 탄력성과 강도 두 가지 서로 상반된 특성, 즉 부드러움과 강함을 모두 지닌 물질이라는 것이다. 우리가 먹는 젤리를 만드는 데 이용하는 젤라틴의 주성분도 사실 콜라겐이며, 돼지고기를 먹을 때 약간 질기게 씹히는 인대도 콜라겐 덩어리다. 콜라겐은 유연성을 제공해주는 한편 단위 무게당 견디는 힘도 강철만큼이나 강하다. 콜라겐의 강도는 콜라겐섬유 사이사이에 있는 칼슘이나 인 같은 무기질에 의해 더욱 강화된다.

뼈는 조직이 얼마나 빽빽하게 모여 있는지에 따라 치밀골과 해면골 등 두 종류로 나눈다. 치밀골은 조직이 매우 촘촘해서 단단하며, 해면 골은 해면처럼 중간중간에 구멍이 송송 뚫려 있다. 치밀골과 해면골은 현미경으로 관찰했을 때 구별되는데, 한 뼈 안에서 어떤 부분은 치밀골 로 되어 있고 어떤 부분은 해면골로 되어 있으며 뼈에 따라서 두 조직 의 분포 양상이 다르다. 뼈를 만져볼 때 겉에서 만져지는 부분은 치밀 골이고, 뼈를 잘라 단면을 봤을 때 가운데 부분이 해면골이다. 해면골 은 일상생활에서 걷거나 뛰면서 생기는 충격을 흡수하며, 치밀골은 뼈 에 강도를 제공한다.

뼈는 성장기가 일단 끝나면 변화가 없는 것처럼 보이고, 사람이 죽 은 다음에도 뼈는 남아 있기 때문에 고정불변한 것으로 생각하기 쉽다. 그러나 뼈는 끊임없이 변하는 조직이어서 항상 조금씩 분해되고, 분해 된 부분은 새로 만들어진 뼈로 대체된다. 이를 리모델링remodeling이라 고 한다.

뼈의 리모델링은 뼈를 만드는 조골造骨세포와 뼈를 파괴하는 파골破 骨세포의 작용으로 일어난다. 만약 뼈에 반복적인 하중이 가해지면 미 세한 금이 생기고 이 작용이 지속되면 골절되는데, 리모델링 덕분에 손 상된 뼈는 파골세포가 삼켜 없어지고 그 부분은 조골세포에 의해 새로 운 뼈로 채워진다. 만약 리모델링이 없다면 뼈는 쉽게 망가질 것이다.

파골세포에 의해 손상된 뼈가 분해·흡수되는 데는 대략 1개월이 걸 리고 조골세포에 의해 새로운 뼈가 만들어지는 데는 3개월 정도 걸리 기 때문에 리모델링은 대략 4개월이 걸린다. 이런 리모델링은 전신에서 동시다발적으로 진행되며, 뼈 전체가 새로운 뼈로 바뀌는 데는 평균 10년이 걸린다. 10년을 주기로 강산이 변하듯이 우리 뼈도 10년을 주기로 새로운 뼈로 바뀌는 셈이다.

뼈는 태어나서 죽을 때까지 세 단계를 거친다. 첫 번째는 성장기 단계로 태아의 뼈가 만들어지면서 시작되는데, 태어나고 성장하면서 골량(骨量, 뼈의 양)이 계속 늘어나고 강해진다. 특히 성장이 왕성한 사춘기에 들어서면 골량이 급속히 증가하고, 키도 급격히 자라서 성장판이 닫힐 때까지 전체 뼈의 90%가 만들어진다. 이때 뼈의 성장에 중요한 호르몬이 성장호르몬인데, 성장호르몬이 부족하면 소인이 되고 과하면 거인이 된다. 사춘기가 끝나면 뼈는 공고화가 일어나는 두 번째 단계로 들어가는데, 이 시기는 성장이 끝나는 20대 이후부터 30대 중반까지다. 뼈는 이 기간 동안 일생에서 가장 튼튼하다. 그러다가 35세 이후에는 매년 골량이 0.5%씩 감소하는 퇴화기에 접어들어, 나이가 들수록 뼈는 약해지고 크기가 줄어든다. 따라서 중년기 이후에는 키가 줄어들며 골절도 잘 생긴다.

사춘기 이전에는 남녀가 비슷한 골격과 골량을 가지지만 사춘기 이후에는 남성의 골격이 여성에 비해 크고 강해진다. 이는 에스트로겐과 테스토스테론의 차이 때문이다. 테스토스테론은 조골세포에 주로 작용하고 에스트로겐은 파골세포에 영향을 미친다. 테스토스테론은 조골세포를 자극하여 뼈를 계속 만들게 하고, 에스트로겐은 파골세포를 억제하여 뼈가 파괴되지 않도록 한다. 그래서 성장기가 지난 이후에도 남성은 뼈가 계속 커지지만 여성은 현상 유지만 하게 된다. 그런데 에스트로겐이든 테스토스테론이든 나이가 들면서 모두 감소하기 때문에 갱년기 이후에는 남녀 모두 뼈가 급격히 약해진다. 특히 여성은 매년 1~4%씩 감소하여 폐경 후 5~10년이 지나면 전체 뼈의 20%가량이 없어진다. 반면 남성은 여성에 비해 테스토스테론의 감소가 서서히 나타나기 때문에 뼈 감소는 70세 이후 주로 발생한다. 하지만 결국 남성도 노화 과정으로 전체 뼈의 20~30%가 없어진다.

220 무기질

뼈는 무기질 창고

뼈는 골격을 유지하는 기능 외에도 무기질의 창고와 같은 역할을 한다. 인체 내 칼슘의 99%와 인의 90%는 뼈에 들어 있어서, 혈액의 칼슘과 인이 감소하면 뼈에서 방출해서 이를 보충한다. 또한 체내 탄산염의 80%, 마그네슘의 60%, 나트륨의 40%가 뼈에 들어 있으며 혈중 농도에 따라 배출과 저장의 기능을 한다. 평상시에는 이들 무기질은 콜라겐섬유 사이사이에 침착되어 뼈를 강화시키는 기능을 하고 있지만 체내 무기질의 대사 활동에도 활발히 참여하고 있는 것이다.

인체를 구성하는 물질을 무게로 환산해보면 60%는 물이고, 나머지 40%는 단백질·탄수화물·지질·무기물 등이 차지한다. 이 40% 중에서 단백질·지질·탄수화물 등의 유기물이 33%이고 무기물은 7% 정도다. 유기물은 모두 탄소를 포함하는 물질이므로 탄소화합물과 같은 의미다. 물과 유기물을 구성하는 원소는 산소·탄소·수소·질소 등 4대 원소이며, 이를 제외한 나머지 원소는 무기질이라고 한다. 무기질, 무기물, 미네랄mineral은 모두 같은 의미다.

　18세기 이전에는 생명체를 이루는 물질과 무생물의 물질은 다르다고 생각했지만, 18세기 말 화학이 발전하면서 생물이든 무생물이든 모두 같은 원소로 구성된다는 사실이 밝혀졌다. 자연계에 존재하는 원소 92여 종 가운데 25종이 생명체를 구성한다. 25종이라는 숫자는 연구에 따라 증감할 수는 있는데, 인체의 구성 성분을 보면 산소(O)·탄소(C)·수소(H)·질소(N) 등 네 종이 96%를 차지하고, 칼슘(Ca)·인(P)·칼륨(K)·황(S)·나트륨(Na) 등이 나머지 4%를 구성한다. 무기질이란 이 4%에 해당하는 원소들이다.

　자연계에는 순수한 원소보다는 둘 이상의 원소들이 결합한 화합물이 훨씬 많으며, 생명체도 마찬가지다. 18세기까지는 생명체를 구성하는 화합물은 인공적으로 합성할 수 없는 유기화합물(유기물, organic compound)이라고 했으며, 나머지를 무기화합물(무기물, inorganic compound)이라고 했다. 그런데 1828년에 독일 화학자인 프리드리히 뵐러F. Wöhler가 무기물에서 유기물인 요소urea를 합성한 이후 많은 유기물이 실험실에서 합성 가능해졌고, 유기물과 무기물의 구분은 화학적으로 큰 의미가 없어졌다. 그러나 여전히 생명체를 구성하는 물질을 유기물이라고 부른다.

골다공증
뼈에 구멍이 송송 생기는 병

　　골다공증이란 골량이 감소하는 질환인데, 그 자체로는 증상이 없다. 골량은 골밀도를 측정하여 평가하며, 골밀도가 가장 높은 젊은 성인의 평균치에서 2.5 표준편차 이하로 나오면 치료가 필요한 골다공증으로 진단한다. 골밀도의 1 표준편차 감소 시 골절 위험이 약 두 배씩 증가하기 때문이다. 우리나라 50세 여성이 죽을 때까지 골다공증으로 인한 골절을 경험할 확률은 대략 60%이고, 남성은 24%다.

　골다공증에 영향을 미치는 요인은 유전성, 호르몬 상태, 운동 여부, 칼슘과 비타민 D 섭취, 흡연과 음주 등이다. 키가 유전성이 강하듯이 골량도 마찬가지다. 그래서 골량은 인종에 따라 다르며, 미국에서 연구한 바에 따르면 흑인 여성의 골밀도는 백인 여성보다 높고, 아시아계 여성이 가장 낮다. 같은 인종에서도 가족 유전성이 강해서 어머니가 골다공증 척추골절로 허리가 굽었다면 딸도 그럴 가능성이 크다. 유전성 다음으로 중요한 것은 호르몬 상태다. 사실 골다공증을 유발하는 가장 흔한 원인은 여성의 폐경이다. 이 외에도 월경불순이나 무월경처럼 에스트로겐의 감소를 초래하는 상황은 골다공증을 유발한다. 남성도 고환을 제거한 경우 폐경기 여성처럼 골다공증이 급격하게 진행한다.

　골다공증의 위험 요인 중 나이·유전성·호르몬 부족 등은 불가항력적이지만, 운동·영양 섭취·흡연·음주 등은 본인이 조절 가능한 위험 요인이다. 이 중 가장 중요한 것이 운동이다. 운동을 하면 뼈에 물리적인 자극이 가해져서 골세포가 자극되기 때문이다. 뼈가 물리적인 자극을 받지 못하는 가장 극단적인 예는 우주공간의 무중력상태다. 무중력 상태에서 우주인은 매달 2~3%씩 골량이 감소하는데, 지구상에서 일반인이 매년 0.5%씩 감소하는 것과 비교하면 40~50배의 속도로 뼈가 약해지는 것이다. 만약 40대가 1년간 우주여행을 하고 돌아온다면 80대의 뼈가 되어버리는 셈이다. 실제로 골다공증은 사람이 우주여행을 장기간 하지 못하는 중요한 이유 중 하나다.

반대로 잠수부들은 어떨까? 압력이 더 큰 환경에서 활동하므로 뼈가 튼튼해지지 않을까? 그렇지는 않다. 잠수부는 잠수병에 걸릴 위험이 있는데, 잠수병의 증상 중 하나가 골괴사다. 이는 혈액순환장애로 뼈가 죽는 현상이다. 또한 물속에서의 활동은 지상에서와는 달리 하중 부하운동이 아니기 때문에 근육운동으로 뼈에 가해지는 물리적 자극도 충분하지 않다. 결국 잠수부의 뼈 건강은 좋지 않다.

지구의 중력을 받고 있다고 하더라도 움직이지 않으면 뼈는 약해진다. 중풍이나 척추 손상 등으로 움직임 없이 누워 있으면 골량이 급감한다. 이런 질환이 없다고 해도 누워 있기만 한다면 골량은 감소한다. 특히 체중을 지탱하는 다리뼈에 더 큰 영향을 미친다. 건강한 20대 남성들을 5주 동안 병원에서 꼼짝하지 못하게 침대에 눕혀놨더니 대퇴골의 골량이 1% 감소했다. 이는 평상시 2년 동안 감소하는 양과 비슷하다. 이런 상황이 성장기인 청소년기에 발생한다면 나이가 들었을 때 골다공증의 위험성이 매우 증가한다. 더욱이 사춘기 소녀라면 더욱 문제가 커진다.

그렇다면 운동선수는 뼈가 튼튼할까? 당연히 그렇다고 생각되겠지만 사실 이를 뒷받침해주는 연구는 많지 않다. 다만 성장이 아직 종료되지 않은 시기, 즉 사춘기 소년의 경우에 운동은 골강도를 증가시킨다고 밝혀졌다. 그런데 이런 효과가 같은 또래의 여성에게는 나타나지 않는다. 이는 근력이 필요한 운동선수도 마찬가지다. 여성 운동선수는 많은 경우 다이어트 때문에 월경불순을 겪는데 이것이 운동의 장점을 상쇄하기 때문이다. 골다공증 골절이 문제가 되는 폐경 전후의 여성들을 대상으로 운동 효과를 살펴본 연구들을 보면, 생각만큼 크지는 않았지만 골밀도 감소를 늦추는 효과는 있었다. 이처럼 운동이 가지는 골다공증 예방 효과가 확실한 것은 아니지만, 움직이지 않고 누워만 있으면 뼈가 급속히 약화되기 때문에 몸을 항상 움직여야 한다.

비만한 여성에게는 좋은 점이 있는데, 운동을 하지 않더라도 체중으로 인해 뼈에 자극이 가해져 골량이 많은 경향이 있다. 그래서 과거에 비만은 골다공증을 보호하는 효과가 있다고 알려졌다. 그러나 골다공증은 그 자체가 문제가 아니라 골절의 위험성 때문에 문제 되는데, 비만이 실제로 골절의 위험성을 낮추는가는 확실하지 않다.

뼈 건강을 좌우하는 영양분은 칼슘과 비타민 D다. 신생아의 뼈에는 약 25~30g의 칼슘이 있는데, 성인이 되면서 30~40배 증가한다. 이러한 차이는 성장하면서 섭취한 칼슘이 뼈에 차곡차곡 저장되기 때문인데, 30세 전후에 최고에 이르고 이후에는 매년 1~2%씩 감소한다. 칼슘은 골밀도에 큰 영향을 미치기 때문에 칼슘 섭취가 부족하면 골절이 증가한다. 비타민 D는 칼슘대사에 중요한 역할을 한다. 비타민 D가 부족하면 칼슘이 부족한 것과 유사하게 골다공증과 골절이 증가한다. 국민건강영양조사 결과를 보면 우리나라 사람들은 칼슘을 권장섭취량의 60~70%만 섭취하며, 40~60%에서는 비타민 D가 결핍되어 있다. 따라서 뼈의 건강을 위해서 칼슘과 비타민 D의 보충이 필요하다.

마지막으로 뼈 건강에 영향을 미치는 요인은 흡연과 음주다. 흡연은 뼈를 만드는 조골세포를 억제하기 때문에 대퇴골절의 위험 요인이고, 음주도 뼈의 재생을 억제하고 뼈를 파괴한다.

현재 골다공증 치료에 가장 많이 사용되는 약은 비스포스포네이트 bisphosphonate다. 이 물질이 19세기에 처음 합성되었을 때는 공장에서 수도관의 부식을 막기 위해 사용되었는데, 1970년부터 사람의 뼈질환을 치료하기 위해 사용되기 시작해서 현재는 세계적으로 가장 많이 처방되는 골다공증 치료제다. 이 약은 파골세포를 억제함으로써 뼈가 분해되는 속도를 늦추어 골밀도를 증가시킨다. 그런데 뼈에 한번 흡수되면 10년 이상의 반감기를 가지기 때문에 장기간 복용했을 경우 뼈의 리모델링에 악영향을 미칠 수 있다. 특히 손상된 뼈가 리모델링으로 새로운 뼈로 대체되어야 하는 치조골에서 문제가 되는데, 이 약을 3년 이상 복용하면 아래턱뼈의 괴사가 생길 수 있다. 그래서 이 약을 5년 이상 복용한 경우에는 1년 정도의 휴약 기간을 두기도 한다.

222 키

80%는 유전적으로 결정

키란 반듯하게 선 자세에서 발뒤꿈치부터 머리끝 정수리까지의 높이를 말하는데, "열 길 물속은 알아도 한 길 사람 속은 모른다"라는 속담에서 나오는 '길'이란 성년 남성의 키를 의미한다.

키가 자란다는 것은 몸을 지탱하는 척추와 다리와 목 그리고 얼굴 등의 뼈들이 성장하고 이를 지탱하는 근육의 길이가 성장한다는 의미다. 이 중 다리와 척추가 중요하다. 뼈 성장은 뼈의 양쪽 끝에 위치하는 성장판에서 이뤄지는데, 성장판은 뼈와 뼈 사이에 연골판이 끼어 있는 형태로 되어 있다. 태아의 뼈는 처음에는 모두 연골인데, 연골의 가운데가 뼈로 바뀌고 양쪽 끝으로 점차 퍼지는 한편 양쪽 끝에서도 뼈로 바뀌는 부분이 나타난다. 이렇게 뼈의 가운데와 양쪽 끝에서 연골이 점차 뼈로 바뀌고 그 사이에는 연골이 남게 된다. 이 연골 부분을 성장판이라고 하는데, 사춘기가 되면 이 성장판도 모두 뼈로 바뀌어 뼈의 성장이 끝난다. 그래서 태아 시기부터 시작해서 사춘기에 끝나는 뼈의 길이 성장은 이 시기 동안에 일어나는 연골의 성장에 비례한다.

신생아의 키는 대략 50cm이며, 생후 2년 동안에는 연간 15cm의 속도로 자란다. 신생아는 다리보다 팔이 더 길지만 성장하면서 체중 부하와 활동적인 움직임이 다리뼈의 성장을 자극하기 때문에 2세가 되면 다리가 팔보다 더 길어진다. 2세 이후에는 성장 속도가 매년 6cm로 조금 떨어졌다가, 사춘기에는 다시 출생 후 첫 2년처럼 급성장한다. 신생아 때부터 사춘기 이전까지는 남성이 여성보다 조금 더 큰데, 사춘기는 여성이 더 빨리 오기 때문에 11~12세 사이에는 여성이 약간 더 크다. 여성의 사춘기는 11세에 시작하며 이로부터 2.5년이 지나면 초경을 하고 이후 2~3년이 지나면 성장이 멈춘다. 남성은 12세에 사춘기가 시작되는데 성장 기간이 더 길기 때문에 최종적으로는 남성의 키가 더 크게 된다.

40세 이후에는 10년에 1cm씩 키가 줄어들고 70세 이후에는 그 속도가 더욱 빨라지며, 평균적으로 70세가 되면 한창 때의 키보다 3cm 정도 줄어든다. 골다공증으로 뼈가 줄기 때문인데 특히 척추의 변화가 심하고 더욱이 척추골절이 있으면 키가 갑자기 줄어든다. 뼈 자체가 줄어드는 것 외에도 척추 뼈 사이에 있는 디스크가 건조해지면서 공간이 줄어들고, 척추를 지탱하는 근육이 약해지면 디스크 공간은 더욱 줄어든다.

키는 하루 중에도 변한다. 중력 때문인데, 아침에는 커졌다가 저녁에는 작아진다. 척추의 디스크는 전체 척주 길이의 4분의 1 정도를 차지하는데, 낮에 활동할 때는 척추가 아래로 압력을 받아서 디스크가 압축되고 관절 간격이 좁아지지만 밤에 누우면 그것이 펴지기 때문에 늘어나게 된다. 많게는 1.5cm씩 차이가 난다. 중력의 영향을 가장 두드러지게 보여주는 예가 우주비행사다. 우주공간에 들어가면 중력이 없어지므로 척추 뼈 사이의 디스크가 팽창해서 1~2cm 정도 키가 커진다.

키는 80%가 유전적으로 결정되기 때문에 부모의 키를 알면 자녀의 키를 예측할 수 있다. 남성의 경우는 아버지와 어머니의 평균 키에 6.5cm를 더하면 되고, 여성의 경우는 6.5cm를 빼면 된다. 이 공식에 의한 키의 예측 정확성은 95%다. 키에 대한 유전적인 요인이 강하기 때문에 종족에 따라 키가 다르다. 현재 키가 가장 큰 종족은 북유럽인 특히 네덜란드 사람들인데 성인 남성의 평균 키가 184cm이고, 여성은 170cm다. 가장 작은 인종은 중앙아프리카의 피그미족으로 성인 남성의 평균 키가 142cm이고, 여성은 134cm다. 그런데 이들을 대상으로 성장과 관계된 호르몬과 유전자를 연구했지만 아직 뚜렷한 원인은 발견하지 못했다.

100년 전 영국 왕립지리학회의 비숍I. B. Bishop이 쓴 《한국과 그 이웃 나라들》에는 "한국인의 체격은 일본인보다 훨씬 좋다. 성인 남성의 평균 신장은 163.4cm다. 여성의 신장은 확인할 수 없었는데 보기 흉한 옷 때문에 그 결점이 과장되는 여성들의 모습은 땅딸막하고 펑퍼짐하다"라고 나와 있다. 현재 북한 출신의 남성 탈북자의 평균 키도 비숍이 언급한 것과 비슷하여 165.5cm다. 출생 연도별로 분석해 본 바에 따르면 1955~1959년에 태어난 남성들은 평균 키가 165.9cm이고, 1980~1984년에 태어난 남성들은 165.5cm로 별다른 차이가 없었다. 반면 남한에서는 1955~1959년에 태어난 남성들은 평균 키가 167.6cm였지만, 1980~1984년에 태어난 남성들의 평균 키는 173.9cm로 커졌다.

북한 남성의 키는 100년 전이나 지금이나 크게 차이가 없는 반면 남한 남성은 커졌는데, 여성도 같은 현상을 보인다. 같은 유전자를 가진 남북한 사람들의 차이는 영양 상태의 차이 외에 다른 요인으로는 설명하기 힘들다. 키를 결정하는 후천적인 요인으로 가장 중요한 것은 개인의 영양 상태다. 1979년 처음 시작해서 2015년 제7차까지 진행한 한국인의 인체지수측정조사에 따르면 전 연령대에서 남성은 5~7.6cm, 여성은 3.7~6.5cm가량 평균 키가 커졌다. 특히 30~34세 연령대에서 남성의 키는 평균 166.1cm → 173.7cm, 여성의 키는 평균 153.7cm → 160.2cm로 변화해 가장 큰 차이를 보였다.

고대 유럽인의 평균 키는 166cm로 추정되는데, 이는 1936년 성인 프랑스인의 평균 키 164cm와 별다른 차이가 없다. 노르웨이는 지

687

난 200년 동안 자국인의 키에 대한 데이터를 가지고 있는데, 처음 90년 동안은 변화가 없다가 그 이후부터 키가 증가했다. 1875년에는 50년 전보다 1.3cm가 커졌으며, 1935년에는 4cm가 커졌고, 1950년대 이후에는 변화가 없다. 과거에는 아시아인은 유전적으로 키가 작다고 생각했으나 키의 성장은 아시아에서 더 뚜렷해서 서양인과의 차이가 줄어드는 추세다. 1979년에는 우리나라 20대 남성의 키가 서양인에 비해 10cm 이상 작았지만, 2004년에 미국인과 비교한 결과로는 차이가 5.3cm로 줄었고, 이탈리아인과의 차이는 1.3cm로 줄었다. 이런 현상은 일본인에게도 나타나므로 아시아인의 키 성장에 대한 유전적인 잠재력은 서양인과 비슷할 것으로 추정한다.

일반적으로 인간은 인종에 관계없이 남성이 여성보다 몸집이 8% 크다. 많은 동물의 수컷과 암컷은 체구에서 차이를 보이는데, 심한 경우 서로 다른 종처럼 보이기도 한다. 화석으로 확인 가능한 조상 인류에서는 남녀의 차이가 지금보다 더 컸다. 인류 역사상 대부분의 사회에서는 여성이 키가 큰 남성을 선호했다. 지금도 키 큰 남성이 더 빨리 결혼하고, 경제적으로 부유하며, 선거에서도 당선될 가능성이 높고, 회사의 최고경영자가 될 가능성이 높다. 하지만 여성에게는 이런 현상이 적용되지 않는다. 남녀가 인체 구조적으로 차이 나는 특징에는 키 외에는 성기, 유방, 체중, 털 등이 있다.

세계에서 가장 큰 키는 272cm

    1718년에 프랑스 과학자 앙리옹M. Henrion은 수학 법칙을 이용해서 창세기 때부터 인간의 키가 어떻게 변해왔는지 알아냈다고 주장했다. 그에 따르면 아담이 약 40m, 이브가 38m였는데, 이들이 하느님을 배반하면서 키가 줄어들어 노아는 33m였고, 헤라클레스는 3.3m였으며, 카이사르는 1.62m였다. 그러다가 구세주 예수가 나타나면서 이런 경향이 줄어들었다. 18세기 사람들은 소인이 사는 나라나 거인이 사는 나라가 있다고 믿었는데, 1726년 스위프트J. Swift의《걸리버 여행기》도 이런 배경에서 집필되었다. 중국 신화를 담은《산해경山海經》에서도 동쪽의 가장 먼 변방 지역에 거인의 나라 대인국大人國이 있고, 그 멀지 않은 곳에 정인靖人이라고 부르는 소인국小人國이 있다고 전한다.

    소인과 거인은 모든 인구 집단에서 나타나는데, 심한 소인과 심한 거인은 병적인 상태에서 나타난다. 자료로 남아 있는 세계에서 가장 큰 사람은 로버트 와들로우R. Wadlow다. 그는 1918년 미국에서 태어났는데, 출생 시 체중이 3.8kg에 키는 평균이었다. 4세까지는 일반적인 속도로 자랐으나 이후 키가 크기 시작해서 8세에는 182cm까지 자랐고, 10세에는 198cm까지 자랐으며 당시 체중은 100kg이었다. 그는 1940년 22세에 사망했는데, 272cm까지 자랐다. 원인은 뇌하수체 종양에서 과다하게 분비되는 성장호르몬 때문이었다. 뇌하수체 종양은 수술을 해야 치료가 되는데 수술 기법은 와들로우가 사망한 후에야 발달했다. 격투기선수 최홍만의 키는 217cm인데, 이 원인도 뇌하수체 종양에 의한 성장호르몬 과다 분비 때문이었다. 그는 2008년에 종양 제거 수술을 받았다.

미국 링컨 대통령은 키가 유달리 컸다. 정확히 얼마나 되는지는 측정된 바 없지만 현재 남은 사진들을 보면 링컨이 보통 남성들을 내려다볼 정도로 키가 컸음을 알 수 있다. 남북전쟁 중에 한 신문기자는 링컨을 다음과 같이 묘사했다. "180cm가 훨씬 넘는 키에 호리호리하고, 어깨가 구부정했다. 팔과 손이 매우 긴데, 손은 발의 크기와 비교해볼 때 지나치다 싶을 만큼 길었다." 링컨의 키가 이처럼 큰 이유는 마판Marfan 증후군을 앓았기 때문이라는 주장이 있다. 1962년 7세의 한 미국 소년이 마판증후군으로 진단받았는데, 이 소년이 링컨의 고조부인 모데카이 링컨 2세의 8대손임이 알려지면서 링컨도 같은 병을 앓았을 것이라는 주장이 제기되었다.

1991년에 마판증후군을 일으키는 유전자가 밝혀지자 학계에서 박물관에 보관된 링컨의 신체 조직 일부를 떼어 DNA 분석을 해보자는 주장이 나왔으나 아직 실행하지는 않았다. 마판증후군은 5000명당 한 명에게 발생하는 유전병인데, 원인은 피브릴린1유전자FBN1 돌연변이다. 피브릴린fibrillin은 미세 섬유의 구성 성분으로, 인체 결합조직의 중요 성분이다. 피브릴린은 눈의 수정체와 심장, 대동맥을 구성하는 요소이기 때문에 마판증후군이 있으면 고도근시가 되고 대동맥이 파열되는 심각한 합병증을 일으킨다. 그리고 특징적으로 키가 클 뿐만 아니라 팔다리와 손가락 등이 길어서 양팔을 벌린 길이가 자신의 키보다 길며 자기 팔목을 손으로 잡아보라고 하면 엄지손가락과 새끼손가락이 겹쳐진다.

영국에서 조사한 마판증후군을 앓는 남성의 평균 키는 191cm였고, 여성은 175cm였다. 키가 심하게 작으면 병원을 찾지만 키가 크다고 병원을 찾는 경우는 거의 없기 때문에 마판증후군을 앓는 사람들은 병을 진단받지 못하고 급사하는 경우가 많다. 한국 농구에 고공 농구 시대를 연 한기범은 키가 205cm로 마판증후군을 앓고 있다. 그는 아버지와 동생이 급사하면서 자신이 이 병에 걸렸다는 사실을 알게 되었고 예방적으로 대동맥 수술을 받았다.

남성의 X염색체가 하나 더 많아 성염색체가 XXY가 되면 클라인펠터증후군이 된다. 클라인펠터증후군은 유난히 키가 크는 병인데, 출생하는 남자아이 1000명당 한 명으로 비교적 흔하고, 다리가 몸통이나 팔에 비해 길다. 사춘기까지는 잘 모르고 지내다가 사춘기가 지났는데도 고환이 커지지 않고, 음모가 적게 나고, 유방이 커지는 것을 계기로 진단되는 경우가 많다. 심하지 않은 경우에는 결혼도 하고 성생활에도 문제가 없으나 불임으로 병원을 찾게 된다. 클라인펠터증후군은 부모의 정자나 난자가 만들어질 때 X염색체가 분리되지 않은 채로 수정란이 만들어져서 발생한다. 그런데 환자 자신이 정자가 생산되지 않기 때문에 후대에 유전되지는 않는다.

224 저신장
난쟁이는 대부분 유전자 돌연변이 때문

키가 작다고 하는 기준은 명확히 구분하기는 어렵지만 일반적으로 같은 연령, 같은 성의 평균 키보다 표준편차 2 미만인 경우다. 표준편차 2 미만이란 통계학적으로 95%에 속하지 않는 그룹을 의미하기 때문에 저신장이란 하위 2.5%를 말한다. 그러면 상위 2.5%는 고신장에 해당한다고 할 수 있다. 문제는 키가 작은 경우 의학적인 문제가 있어서 그런지를 판단해야 하는데, 보통은 아동이 2세부터 사춘기까지 매년 성장 속도가 2cm 미만일 경우 성장장애로 간주하고 의학적인 검사를 한다.

난쟁이dwarf란 저신장short stature보다 더욱 심하게 키가 작은 경우를 말하는데, 이에 대한 기준은 없다. 굳이 정의하자면 소아의 경우는 표준편차 3~4 미만, 성인의 경우는 1m 미만을 말한다. 표준편차 3 미만이란 키가 하위 0.15%에 해당한다는 의미다.

난쟁이는 인류 역사를 보면 거인증과는 달리 인간적인 대접을 받지 못했다. 고대 로마시대에는 애완동물이나 노예처럼 개인 소유물로 취급되었다. 당시 난쟁이는 귀족들이 갖고 싶어 하는 희귀한 물건에 속했고, 이런 경향은 20세기 초반까지도 계속되었다.

현재 난쟁이의 원인 질환으로는 300종류 이상이 알려졌는데, 2000년에 결성된 '한국 작은 키 모임'에 소속된 대부분의 사람은 연골무형성증을 앓고 있었다. 원인은 4번 염색체에 있는 유전자의 돌연변이 때문인데, 이는 자손에게 유전된다. 태어나서 2년까지는 괜찮지만 성장판의 연골세포가 정상적으로 자라지 못하므로 키가 자라지 않는다. 성인이 되었을 때 키가 대개 120~130cm이고, 척추와 다리가 휘어져 있으며 손바닥이나 발바닥이 짧고 넓다. 척추를 비롯한 몸통의 뼈는 정상적이기 때문에 앉은키는 정상 범위에 속하지만 팔다리가 짧다. 이마는 앞으로 튀어나오고, 눈 사이의 코 부분이 평탄하거나 쑥 들어가며, 허리가 심하게 앞으로 휘어서 배와 엉덩이가 튀어나오고, 다리는 O자형으로 휘어서 오리걸음처럼 뒤뚱거리며 걷는다. 단지 뼈 성장에만 문제가 있기 때문에 지능은 정상이며 성기능과 수명도 정상이다.

225 얼굴

얼굴 모양은 뼈대가 결정

얼굴뼈는 머리뼈나 두개골頭蓋骨 또는 해골이라고도 하며, 영어 skull에 해당한다. 해골骸骨이란 죽은 사람의 살이 썩고 남은 뼈를 말하는데, 일상생활에서는 머리뼈를 의미하기도 한다. 신생아 때는 얼굴에 있는 뼈가 44개이지만 성장하면서 서로 융합되어 성인이 되어서는 최종적으로 머리뼈와 아래턱뼈 두 개로 되며 턱관절을 통해 서로 연결된다.

얼굴의 뼈대가 성장하는 순서는 위부터 아래로 진행하는데, 뚜껑 부분인 머리뼈는 2~3세까지 성인의 90% 정도로 자라고, 코 주변의 위턱은 6~9세 사이에 많이 자란다. 위턱뼈는 영어로 maxilla라고 하며, 얼굴 앞면에서 볼 때 이마·콧등·광대뼈·아래턱 등을 제외하고 눈 아래쪽부터 윗니가 박히는 부분까지 얼굴 중앙의 대부분을 차지하는 뼈다. 6~9세까지만 해도 머리뼈와 위턱뼈가 느슨하게 연결되지만 10세쯤 되면 완전히 붙어 성장이 멈춘다. 그런데 아래턱은 위턱의 성장이 멈춘 다음에도 계속 자라서 청소년기 이후에야 성장이 멈춘다. 드물게는 20

세가 넘어서도 아래턱이 자라는 경우가 있다.

얼굴 모양은 달걀형·둥근 형·세모형·네모형·직사각형 다섯 가지로 나눌 수 있는데, 우리나라 사람은 서양인에 비해 사각형이 많다. 또한 유럽 여성의 얼굴 종횡비, 즉 가로와 세로의 비율은 평균 1:1.5인 반면 우리나라 여성은 1:1.3이다. 이는 조각에서도 반영되어 밀로의 비너스 조각상 얼굴은 1:1.5이며, 국보인 하회탈 중 각시탈의 경우 1:1.3이다.

위턱에 비해 아래턱이 돌출된 경우를 주걱턱이라고 하는데, 동아시아 지역에 많다. 우리나라 국민의 15~17%는 주걱턱인데, 미국인의 비율 1%에 비하면 아주 많은 편이다. 같은 주걱턱이더라도 서양인은 위턱이 같이 발달하기 때문에 겉으로 많이 드러나지 않지만 우리나라 사람들은 코가 낮고 위턱의 발달이 미약해서 주걱턱이 훨씬 눈에 띈다. 주걱턱은 미용뿐 아니라 치아 건강에 영향을 미친다. 윗니와 아랫니가 엇갈려 물리기 때문에 앞으로 음식을 자르기가 힘들고 어금니도 잘 맞지 않아 음식을 잘게 씹기가 힘들다.

주걱턱과는 반대로 아래턱이 제대로 성장하지 못해 뒤로 들어가 있으면 무턱이라고 한다. 실제로 턱이 없는 것은 아니고, 왜소한 턱이라는 의미다. 무턱은 동양인보다 서양인에게 많은 편인데, 일반적으로 머리가 앞뒤로 길고 좁으며 얼굴도 길다. 사람이 딱딱한 음식을 많이 씹어야 했던 과거에는 주걱턱이 많았지만, 부드러운 음식을 먹는 현대인은 상대적으로 무턱이 많고 우리나라에서도 증가 추세다.

위턱과 아래턱이 모두 발달하면 입이 앞으로 돌출한다. 이 얼굴형은 흑인에게 나타나는 특징이지만 우리나라에도 많다. 위아래 턱이 모두 앞으로 튀어나온 까닭에 입도 당연히 튀어나와 심하면 붕어 입처럼 보이고, 입을 다물기가 어려울 정도가 되기도 하며, 윗니의 잇몸이 드러나는데 말하거나 웃을 때 특히 심하다. 그런데 잇몸이 지나치게 보인다고 모두 턱뼈가 돌출되었기 때문은 아니다. 잇몸에 살이 너무 많다든지 윗입술 근육이 지나치게 들린 경우에도 이렇게 보일 수 있다.

팔등신八等身이란 몸의 길이를 여덟 개로 나눌 때 머리의 길이가 키의 8분의 1이 되는 경우다. 고대 그리스시대에 헤라클레스 조각상을 제작한 폴리클레이토스Polykleitos는 인체 비례의 규범을 정하면서 머리가 전신의 7분의 1인 7등신이 가장 이상적이고 아름다운 비례라고 규정했는데, 이후 세대인 조각가 리시포스Lysippos는 8등신을 새로운 규범으로 정했다. 고대 로마시대의 건축가인 비트루비우스Vitruvius는 《건축 10서》에서 인체를 실제 측정하여 이상적인 비례의 기준을 제시했고, 이후 르네상스시대에 레오나르도 다빈치는 그의 이론을 근간으로 이상적인 인체 비율을 제시한 〈비트루비우스 인간〉을 그렸다. 여기에 제시된 비율이 8등신이다.

현재 서양인의 평균적인 머리 대 인체 비율은 1:7.5인데, 영웅이나 미인을 묘사한 그림 또는 조각상에서는 8등신이나 8.5등신이 많다. 우리나라에서 2010년에 조사한 결과 20대는 평균 7.3등신이었는데, 이는 40대 이상의 연령보다 0.1등신이 늘어난 비율이다.

척추
몸의 중심 기둥이 되는 26개의 뼈

척脊 자는 등뼈를 본뜬 夫(부)와 月(=肉)이 합해진 말로, '등'
이라는 의미다. 우리말 '등'은 물체의 위쪽이나 바깥쪽에 볼록하게 내
민 부분을 의미하는데, 인체에서는 몸통의 뒷부분을 말한다. 《동의보
감》에서는 척脊은 첫 마디에서부터 꼬리뼈까지 모두 21개의 추椎가 있
으며 길이는 3자이고, 척으로 정精과 기氣가 오르내린다고 설명한다.
척추의 추椎는 쇠몽치처럼 단단한 물체를 말하며 등뼈의 모양에 대한
표현이다.

척추란 등을 이루는 뼈다. 그리고 척주脊柱의 柱는 기둥을 의미하는
것으로, 척주라고 하면 척추와 디스크가 모여 기둥을 이룬 상태를 말
한다. 척추 사이에 있는 연골 성분을 추간판椎間板이라고 하는데, 척추
사이의 판板이라는 의미다. 척추가 쌓여서 형성된 척주관이라는 공간
에 있는 신경을 척수脊髓라고 하며, 척수는 뇌와 함께 중추신경을 구성
한다.

척추는 머리부터 골반까지 연결하는 인체의 중심축을 이루며, 척추
가 몸의 중심이 되는 동물을 척추동물이라고 한다. 척추동물은 어류와
양서류부터 포유류에 이르기까지 공통적으로 척추의 앞쪽에 뇌가 있
고, 척추의 뒤쪽에 꼬리가 나며, 척추를 따라서 신경·혈관·소화관 등
이 내려간다. 네발동물의 척추는 아치 모양이고 네 개의 다리가 기둥처
럼 받치며, 내장은 아치에 매달린 상태여서 무게는 아치 전체에 균등하
게 퍼져 있다. 반면 두발로 보행하는 인간의 척추는 지면과 수직을 이

루기 때문에 내장이 척추 앞에 위치한다. 이런 상태에서 앞으로 고꾸라지지 않으려면 척추를 뒤로 젖혀야 한다. 사실은 사람의 척추도 신생아 때는 네발동물처럼 하나의 아치 모양이지만, 목을 가누기 시작하면서 목뼈가 먼저 휘고, 일어서서 걷게 되면서 허리뼈가 휘게 되어 결국 S자 모양을 하게 된다.

사람의 척추는 경추(목뼈)가 일곱 개, 흉추(등뼈)가 열두 개, 요추(허리뼈)가 다섯 개, 천추(엉치뼈)와 미추(꼬리뼈)는 각각 한 개 있어서 총 26개다. 그리고 이들이 실에 꿰인 염주알처럼 배열되어 척주를 이룬다. 신생아의 엉치뼈는 다섯 개이고 꼬리뼈는 네 개이지만 성인이 되면서 융합하여 각각 하나의 뼈가 된다. 그래서 융합되기 전의 척추는 33개이고 성인이 된 다음에는 26개가 된다.

목을 이루는 일곱 개의 경추는 C자형의 곡선 모양으로, 머리의 무게를 지탱하면서 뇌에서 내려오는 신경의 길목 역할을 한다. 목이 긴 기린의 경우도 목뼈의 개수는 사람과 같은 일곱 개이며 단지 목뼈 하나하나가 길 뿐이다. 경추 아래로는 흉추 12개가 있다. 흉추에는 갈비뼈가 갈고리 모양으로 걸려 있어서 척추관절의 움직임이 별로 없다. 흉추는 등뼈라고도 하는데, 척추脊椎의 脊 자가 등뼈를 의미하므로 등뼈는 전체 척추를 의미할 때도 있다. 허리를 이루는 요추는 경추와 마찬가지로 C자형 곡선을 이루는데, 상체와 하체를 이어주는 중심축이어서 경추처럼 움직임이 많을 뿐 아니라 하중도 가장 많이 받는다. 요추 아래에는 천추가 있고 천추 밑에는 꼬리뼈라고 부르는 미추가 있다.

몸통과 머리의 강력한 연결

경추로 지탱되는 목은 머리를 떠받들고, 입과 위를 연결하며, 코와 폐를 연결하고, 뇌와 척수를 연결하고, 심장과 뇌혈관을 연결하는 등 머리와 몸통을 이어준다. 《동의보감》에서는 목에 관한 부분에서 목 앞쪽을 경頸, 뒤쪽을 항項이라고 한다. 지금도 '목'이라고 하면 목 전체를 말하지만 종종 앞부분만을 의미하며, 뒷부분을 따로 목덜미라고 부른다.

목을 몸통에서 떨구는 것이 사람을 죽이는 확실한 방법이기 때문에 목을 치는 것은 역사적으로 보편적인 사형 방법이었다. 그러나 실제로 단번에 목을 베는 경우는 극히 드물었다. 그래서 과거 망나니는 죄수의 목을 자르기에 앞서 춤을 추면서 자를 부분을 살피고 칼의 각도와 세기를 조절했다. 보통 두세 번 내리쳐야 목이 떨어졌는데, 목근육이 강해 목뼈가 부러진 후에도 잘 끊어지지 않기 때문이다. 1587년에 처형된 스코틀랜드의 메리 여왕은 도끼로 세 번이나 내리친 후에야 목이 잘렸다고 한다.

목덜미를 만져보면 강력한 근육들이 어깨와 머리를 연결하고 있으며, 중앙에 단단한 경추가 만져진다. 일곱 개의 경추 중 두개골을 바로 아래에서 받치는 첫 경추를 영어로 atlas라고 한다. 베살리우스가 16세기에 해부학을 연구할 때 머리를 떠받치고 있는 척추를 발견한 후 하늘을 떠받치는 신화적인 인물 아틀라스Atlas의 이름을 붙여 명명했다. 그리스신화에서 제우스가 아버지 크로노스와 권력투쟁을 하고 있을 때

티탄족 거인 아틀라스는 제우스의 반대 진영에 가담했는데, 제우스는 전쟁에서 자신이 이기자 그에게 하늘을 지는 형벌을 내렸다. 아틀라스는 한자어로는 환추環椎라고 하는데, 아틀라스의 모양이 둥그렇게 생겼다고 해서 '고리 환環' 자로 번역했다.

여성의 목은 길고 가늘며, 남성의 목은 짧고 굵다. 이는 등뼈의 위치를 기준으로 볼 때 여성의 갈비뼈가 남성에 비해 아래쪽에 위치해서 흉곽이 짧기 때문이기도 하고, 남성의 근육이 여성보다 더 두껍기 때문이기도 하다.

중국에서는 전통적으로 남성이 목이 긴 관상은 좋지 않은 것으로 인식해왔다. 《사기史記》에 따르면 월왕越王 구천句踐은 목이 길고 입이 새의 부리처럼 튀어나왔다고 한다. 월왕을 도와 오나라를 물리친 범려范蠡는 구천의 관상을 보고 결코 믿을 만한 인물이 아니라고 여긴 후 월왕을 떠났다. 떠나기 직전에 친구인 문종에게 다음과 같은 편지를 보냈다. "날던 새가 잡히면 좋은 활은 감추고, 토끼가 죽으면 사냥개는 삶기는 법이오. 월왕은 목은 길고 입은 뾰족하여 근심과 어려움은 함께할 수 있어도 즐거움은 함께할 수 없는 사람이오. 그대는 어째서 떠나지 않소?" 그러나 친구의 조언에도 그대로 남았던 문종은 반란을 일으킨다는 죄목으로 자결을 강요받아 죽었다. 이후 목이 길고 까마귀 부리같이 뾰족한 입을 가진 사람은 속이 좁고 의심이 많아서 성공한 다음에는 동지를 배반한다는 관상의 전통이 생겼다.

해부

의학의 시작이자 기초

해부解剖란 인체를 갈라 나눠본다는 뜻인데, 이에 해당하는 영어 anatomy도 '자르다'라는 의미의 그리스어 anatome에서 유래했다. 인체해부학의 역사는 고대 중국에서도 있었고, 《황제내경》도 이를 기초로 집필되었다. 히포크라테스도 해부학을 토대로 의학 체계를 세웠다. 아리스토텔레스는 해부학이라는 용어를 처음 사용했으며 동물 해부를 통해 학문했다. 고대 로마시대의 갈레노스는 동물을 해부하여 얻은 결과를 토대로 고대 해부학을 집대성했는데, 그의 책은 서양에서 이후 1000년간 의학 교과서로 이용되었다.

고대 그리스·로마시대에 발달했던 의학은 중세시대에는 사실상 전통이 끊겼다가 아랍 의학이 소개되면서 르네상스기의 이탈리아에서 의학이 다시 발달하게 되었다. 이탈리아 나폴리에서 남쪽으로 조금 가면 살레르노라는 도시가 나온다. 여기에 최초의 병원이 세워졌는데, 이때 고대 그리스·로마 의학을 계승했던 아랍 의학이 다시 서양에 소개되었다. 살레르노는 로마제국시대에는 황제의 휴양지였던 곳이기도 한데, 이곳은 고대부터 그리스인의 거주지가 있었고 주변에 유대인이 많이 살았으며, 아랍인이 시칠리아를 정복한 후 이 지역에 많이 이주했기 때문에 여러 나라 사람들이 모여 살던 곳이다. 전설에 따르면 이 지역에 같이 살던 그리스인, 로마인, 유대인, 아랍인 의사들이 모여서 병원을 세웠다고 한다.

살레르노에 병원과 의학교가 언제부터 세워졌는지는 모르지만,

1000~1200년대 사이에 가장 활발했다. 이어서 12~13세기에는 이탈리아 북부의 볼로냐와 파도바에도 대학이 세워졌다. 당시 해부학 교수로 있던 베살리우스는 인체를 직접 해부해서 연구한 결과를 1543년에 《인체의 구조》라는 책으로 출간했다. 그해는 코페르니쿠스N. Copernicus의 지동설이 발표된 해이기도 한데, 코페르니쿠스의 지동설이 과학계의 혁명을 불러왔듯이 베살리우스의 책은 의학계에서 혁명을 일으켰고 이때부터 비로소 근대 의학이 시작되었다.

베살리우스 이전에도 의과대학에서 해부학을 가르치기는 했으나 손으로 해부하는 일은 신분이 낮은 이발사(외과 의사)가 담당했다. 해부학 교수와 학생은 갈레노스의 책을 강독하면서 확인하는 수준이었고, 실제 해부 결과가 책과 다르게 나오면 해부하는 사람이 잘못해서 그런 것으로 여겼다. 르네상스시대의 레오나르도 다빈치도 시체 해부를 했지만, 그가 남긴 해부도는 그가 죽은 지 200년이 넘어서야 공개될 정도로 베살리우스 이전의 해부학은 공개적으로 발전하지는 못했다. 베살리우스가 달랐던 점은 본인이 직접 해부하면서 연구했을 뿐만 아니라 이를 공개하고 인체해부학을 의과대학의 전통으로 만들었다는 것이다.

베살리우스가 사망한 지 200년 정도 지나서 동양에서도 비슷한 사람이 나타났다. 일본 에도시대의 의사였던 스기타 겐파쿠는 1771년 어느 날 사형집행을 참관했다. 당시에는 죄수를 처형한 사람이 시체를 해부하면 의사는 이들의 설명만 듣고 직접 조사한 것처럼 기록하는 관행이 있었다. 그런데 이날은 친구가 나가사키에서 구해온 네덜란드 해부도를 가지고 왔는데, 친구와 함께 책을 보면서 해체된 사체를 하나하나 확인해보고는 책이 실제와 똑같아서 놀랐다고 한다. 이들은 바로 이 책

을 번역하기로 마음먹었다. 사전도 없이 통역관이나 네덜란드인들에게
물어가면서 번역하느라 꼬박 4년이 걸렸다. 이 결과가 1774년에 출간
된 《해체신서》다. 이 책은 요한 쿨무스의 네덜란드어판 《타펠 아나토미
아》를 번역한 것인데, 이때 한자어에 없던 의학 용어가 새로 많이 만들
어졌다. 이후 《해체신서》의 불완전한 부분을 고친 《중정해체신서重訂解
體新書》가 새롭게 나왔는데, 지금 우리가 사용하는 개념인 신경·연골·
동맥 등을 비롯해서 많은 의학 용어가 여기에서 비롯되었다.

229 등
가운데 파인 부분은 근육이 없는 곳

　　《동의보감》에는 등에 정기精氣가 오르내리는 세 개의 관문
이 존재하기 때문에 등이 양생수련에 중요하다고 나와 있다. 또한 등이
오싹오싹 차고 시린 것은 담痰 때문이라고 한다. 지금도 우리는 등이나
어깨가 아프면 담이 결린다고 표현한다. 한의학에서 담이란 혈이나 진
액 같은 수액대사의 장애로 발생하는 걸쭉한 액체를 말하는데, 담이 경
락의 흐름을 막으면 몸이 차고 시린 증상이 발생하고 폐를 막으면 기의
운행 통로가 막혀 숨이 차고 가래를 토한다. 그러니까 담이 결린다는
말은 기가 막혀 순환되지 않는다는 의미다.

　등을 보면 가운데 기다랗게 파인 부분이 있는데 근육이 척추에 붙
는 곳이다. 근육이 시작하는 부위이기 때문에 얇은 힘줄만 있어서 중간
의 두툼한 근육과는 차이가 많아 파여 보인다. 등을 노출시키는 패션

은 1932년에 탈룰라 뱅크헤드Tallulah Bankhead라는 미국 여배우가 처음 시도했는데, 이후 등이 깊이 파인 드레스는 할리우드에서 열풍을 일으켰고 다른 나라에서도 여배우들 사이에 보편화되었다. 1967년에는 디자이너 웅가로E. Ungaro가 옷의 등을 완전히 노출하여 엉덩이의 갈라진 곳도 보이도록 했는데, 사실 여성의 등을 관능적인 대상으로 만든 것은 일본 게이샤가 먼저다. 기혼 여성이 입는 기모노는 목덜미가 조금 보이더라도 등이 거의 보이지 않게 만들지만, 게이샤들이 입는 기모노는 목과 옷깃이 벌어지도록 만든다. 그래서 게이샤가 손님 앞에서 무릎을 꿇고 엎드리면 빳빳한 기모노 뒷자락 사이로 게이샤의 등이 보이게 된다.

230 갈비
남성과 여성의 갈비뼈 숫자는 동일

갈비rib라고 하면 갈비뼈를 의미하며, 12쌍이 있고 늑골이라고도 한다. 등뼈도 12개가 있어서 모든 갈비뼈는 하나씩 등뼈와 관절로 연결된다. 등뼈는 위에서부터 1번, 2번의 순으로 12번까지 있는데, 갈비뼈도 그와 동일하게 1번부터 12번까지 있다. 갈비뼈는 앞쪽에서는 흉골과 연골을 사이에 두고 붙어 있다. 그런데 11번과 12번 갈비뼈는 등뼈에만 붙어 있고 흉골에는 붙어 있지 않다. 이를 공중에 떠 있는 갈비라고 한다. 16~18세기 유럽에서 젊은 여성들은 가느다란 허리를 위해 코르셋을 착용했는데, 너무 꽉 조여서 이 갈비뼈를 일부러 부러뜨리기도 했다. 지금은 가느다란 허리를 원하면 병원에서 이 갈비뼈를 제거하는 수술을 받기도 한다.

　마음이 몹시 답답할 때 복장이 터진다고 하는데, 복장이란 가슴 한복판을 의미한다. 흉곽과 같은 말이다. 흉곽thorax은 갈비뼈와 등뼈 그리고 흉골에 의해 만들어진다. 앞가슴 가운데 있는 뼈를 흉골胸骨이라고 하는데, 세로로 길쭉하고 납작한 칼 모양으로 생겼으며 길이는 약 15~20cm다. 등뼈·흉골·갈비뼈가 만드는 공간인 흉곽은 마치 드럼통처럼 보이며, 뼈로 둘러싸여 있기 때문에 외부 충격에 매우 안전하고 안쪽에는 심장과 폐가 있다.

　의과대학에 처음 입학해서 배우는 것이 해부학인데, 사체 해부를 하는 순간에도 성경의 내용을 그대로 믿고 남성의 갈비뼈는 11쌍이라고 생각하는 학생들이 있다. 17~18세기 신학자 매튜 헨리M. Henry는 하느님이 남성의 갈비뼈로 여성을 만든 것은 깊은 뜻이 있다고 했다. 발로 만들지 않은 이유는 짓밟히지 않도록 한 것이고, 옆구리로 만든 이유는 동등하다는 뜻이며, 팔 아래로 만든 이유는 보호받으라는 뜻이고, 심장 옆으로 만든 이유는 사랑받아야 한다는 뜻이라는 것이다. 그러나 이런 주장과 인체의 실제를 혼동하지 말아야 하며 남녀의 갈비뼈는 모두 12쌍으로 동일하다.

　성형외과 수술 중에 아담수술Adam's operation이 있다. 큰 교통사고로 턱뼈를 심하게 다친 환자에게 시행하는데, 7~8번 갈비뼈와 그와 연결된 근육과 피부를 통째로 떼어내어 턱뼈를 복원하는 수술이다. 하느님이 갈비뼈로 이브를 만든 것처럼 갈비뼈를 이용해서 다른 부분을 복원하는 것이다. 갈비뼈와 흉골 사이에 있는 연골은 귀가 없는 환자에게 귀를 만들어주는 데 이용되기도 하며, 코를 만들어줄 때도 이용된다.

허리 통증은 직립보행의 부산물

허리뼈인 요추는 척추에서 가장 큰 부분이다. 조직에서 중요한 중간 관리를 하는 사람들을 허리 역할을 한다고 하는데 인체에서도 마찬가지다. 요추는 인체에서 이런 역할을 한다. 해부학적으로 허리의 범위는 맨 아래 갈비뼈와 엉덩이 사이를 말하며 허리에 해당하는 척추가 요추이고, 모두 다섯 개다.

인간이 다른 영장류와 구분되는 특징은 직립보행·손의 사용·언어 능력 등 세 가지인데, 영장류에서 인간이 진화하게 된 첫 변화는 직립보행이었다. 영장류 중 인간만이 두 발로 걷는 것은 아니고 침팬지나 긴팔원숭이도 직립보행을 할 수 있지만 가끔 그럴 뿐 대개는 네발로 걸으며 두 발로는 건들거리면서 걸을 수밖에 없다. 이렇게 걷지 않고 지금의 인간처럼 걷게 된 것은 400만 년 전의 오스트랄로피테쿠스가 처음이다. 척추의 아랫부분이 구부러지면서 척추가 곧바로 세워지고, 다리가 곧게 펴지면서 한쪽 발로 섰을 때 몸의 무게중심이 서 있는 발에 모이도록 대퇴골이 안쪽으로 기울어지면서 비로소 걸을 때 비틀거리지 않게 되었다.

골반은 지면에 대해 30° 정도 기울어지고 요추는 기울어진 골반 위에 휜 곡선 모양으로 얹혀 있기 때문에 전체적으로 허리는 미끄럼틀에 쌓인 벽돌처럼 불안한 구조다. 하지만 덕분에 요추를 중심으로 몸통이 좌우로 자유자재로 회전한다. 그래서 걷거나 달릴 때 왼쪽 다리가 앞으로 나가면 왼팔은 뒤로 가고, 오른쪽 다리가 앞으로 나갈 때는 오른팔은 뒤로 가게 된다. 결국 요추는 움직임이 많은 만큼 불안정할 수밖에 없고, 하중도 많이 걸리기 때문에 척추관절에 마찰이 자주 발생하고, 인대와 근육은 항상 긴장된 상태에 있게 된다.

요통腰痛은 허리 통증으로, 인간이 네발동물에서 직립보행으로 진화하면서 발생한 부산물과 같다. 허리는 요추와 이를 보조하고 지지해주는 디스크·인대·근육·신경 등으로 구성되는데, 튼튼한 허리를 위해서는 근육이 중요하다. 근육질 남성의 시체는 척추를 제거한 후에도 의자에 똑바로 앉힐 수 있다. 그만큼 몸통을 이루는 근육은 강하고 단단하여 척추가 없더라도 몸을 떠받칠 수 있다. 따라서 근육이 튼튼하여 허리를 잘 받쳐주면 허리가 튼튼해지고 통증도 없다.

복부비만으로 배가 나온 사람은 상체가 뒤로 젖혀진다. 배가 나온 산모가 어깨를 뒤로 젖히고 걷는 것과 같다. 상체가 뒤로 젖혀지면 상체의 무게중심을 바로잡기 위해 머리와 어깨를 앞으로 내밀게 마련인데, 이때 요추가 더욱 부자연스러워지고 요추를 지탱해주는 근육에 무리가 생긴다. 그래서 배 나온 사람이 허리가 아플 때 배근육을 긴장시켜 상반신이 뒤로 젖혀지지 않도록 허리를 쫙 펴면 통증이 덜해진다. 나이가 50대 이상이면 80%가 넘는 사람들이 요통을 경험하는데 복근과 허리근육을 강화하는 운동을 하면 척추에 하중이 덜 걸리기 때문에 통증이 완화된다.

척추 사이에 있는 디스크disk는 가운데에 젤리같이 찐득찐득한 수핵이 있고 그 주변을 섬유륜이라는 두꺼운 막이 둘러싸는데, 전체적으로 자동차의 타이어와 같은 형태이며 크기는 500원짜리 동전만 하다. 디스크는 말랑말랑해서 웬만한 힘이 가해져도 쿠션 역할을 효율적으로 해내지만, 견딜 수 없는 강한 힘이 가해지면 손상된다. 갑자기 무거운 물건을 들어 올리거나 허리가 휘는 부자연스러운 자세를 오랫동안 유지하면 디스크에 무리한 힘이 가해지면서 디스크가 밖으로 돌출된다. 이를 디스크탈출증이라고 하는데, 심한 경우 디스크를 감싸는 막이 터지면서 안에 있던 수핵이 튀어나온다. 척수와 디스크의 거리는 6mm 정도이므로 디스크가 돌출되면 신경이 눌린다. 그러면 허리 통증과 함께 좌골신경통이 발생한다. 허리에 무리한 힘이 가해지더라도 디스크 상태가 좋으면 돌출되는 경우는 드물기 때문에 돌출되는 디스크는 대부분이미 변성된 경우다. 그런데 디스크탈출증이 가장 많이 나타나는 연령이 30~40대인 것을 보면 디스크 변성은 단순한 노화 현상은 아니다.

232   꼬리
태아 때 발생했다가 사라지는 퇴화기관

포유류는 꼬리를 다양한 목적으로 사용한다. 비버는 헤엄칠 때 노로 이용하고, 원숭이는 나무를 잡는 다섯 번째 팔다리로 이용하며, 말이나 소는 벌레를 쫓는 파리채로 이용한다. 인류의 진화 과정에서는 유인원이 나무에서 내려와 직립보행을 하게 되면서 꼬리가 퇴화했다고 말하기도 하는데 두더지나 곰도 꼬리가 거의 없다시피 하는 것을 보면 직립보행과 꼬리의 퇴화는 관련이 없는 것 같다.

꼬리뼈를 미추尾椎라고 하며, 영어 coccyx에 해당한다. 17세기부터 사용한 coccyx는 이것이 뻐꾸기cuckoo의 부리를 닮았다고 해서 뻐꾸기를 의미하는 그리스어 kokkyx에서 만들어졌다. 꼬리뼈는 엉덩방아를 찧을 때 아프기만 하고 실제적인 기능은 없는 일종의 퇴화기관인데, 인간의 태아 발달 과정에서는 정상적으로 나타난다. 배아 발생 4주에 꼬리가 생겨서 5~6주 동안 뚜렷하게 보이는데, 이때 꼬리는 10~12개의 척추와 뼈가 없는 부분으로 구성된다. 7~8주가 되면 뼈 부분은 몸통으로 들어가고 끝부분은 사라진다. 이 과정이 정상적으로 진행되지 못하면 꼬리를 가지고 태어나는데, 지금까지 가장 긴 꼬리로 보고된 것은 13cm였다.

꼬리뼈와 요추 사이를 엉치라고 한다. 등에서 허리 아래로 가다 보면 엉덩이가 시작되는 지점에서 가운데 움푹 파인 곳이 나오는데, 여기부터 꼬리뼈 사이가 엉치에 해당한다. 엉치 안쪽에 있는 척추를 천추薦椎라고도 하는데, 큰 삼각형 모양이며 척추 중에서 가장 크다. 천추를 엉치뼈라고도 한다. 영어로는 sacrum이라고 하는데, '신성한 뼈sacred bone'라는 뜻이다. 이 이름은 고대에 동물을 잡아 제사 지낼 때 이 뼈를 사용한 전통에서 유래했다고 한다. 이를 일본에서 번역하면서 처음에는 이 뜻을 살려 호신골護神骨로 번역했다가 나중에 천골薦骨로 바꿨다.

233 골반
여성이 남성보다 큰 유일한 뼈

골반骨盤이란 '뼈 골骨' 자에 '쟁반 반盤' 자가 합해진 말로, 뼈로 된 쟁반이란 뜻이다. 골반을 뜻하는 영어 pelvis도 양동이를 의미하는 라틴어 pelvis에서 유래했다. 실제로도 골반 뼈대는 위에서 보면 가운데가 움푹 파인 양동이 같다. 골반은 척추와 양쪽 다리를 이어주는 골격으로, 척추로 전달되는 몸통의 하중을 다리에 전달하여 이동할 때 요추와 함께 중심축 역할을 한다. 그 내부로는 직장, 방광, 생식기 등이 있어서 배변, 배뇨, 분만 등이 이뤄진다. 골반은 하나로 보이지만 좌우 관골이 중앙에서 관절로 연결되어 있으며, 뒤쪽에는 천추와 미추가 있다. 관골은 볼기뼈라고도 하고 영어 hip bone에 해당하는데, 윗부분은 허리띠가 걸쳐지는 부분이고 아래쪽은 앉을 때 의자 바닥에 닿는 궁둥이 부위로 상당히 큰 뼈다.

볼기를 둔부臀部라고도 부르는데 허리 뒤쪽부터 허벅다리에 이르기까지의 살이 불룩한 부분으로, 엉덩이와 궁둥이를 합친 것이라고 할 수 있다. 엉덩이는 볼기의 윗부분으로, 살이 옆으로 둥그렇게 나와 있고 엉덩이주사를 맞는 부위이며 영어 hip에 해당한다. 궁둥이는 엉덩이 아래 넓적다리 위에서 좌우로 살이 둥그렇게 융기된 부분으로, 앉을 때 바닥에 닿는 부위이며 영어 buttocks에 해당한다. 그래서 '엉덩방아를 찧다'보다는 '궁둥방아를 찧다'가 옳은 표현이다. 하지만 실제 생활에서는 궁둥이, 엉덩이, 볼기 등을 섞어 사용한다.

골반은 여성이 남성보다 큰 유일한 뼈이며, 남성에 비해 원형 구조를 이룬다. 침팬지의 골반은 길쭉한 데 비해 사람 특히 여성의 골반은 옆으로 퍼져 상자처럼 생겼는데, 인류의 진화에서 200만 년 전의 호모 하빌리스에 이르러서 침팬지보다 뇌가 뚜렷하게 커지는데 이때 여성의 골반도 같이 커졌다. 영장류에서 뇌가 큰 종일수록 임신 기간이 길고, 젖을 늦게 떼고, 성적인 성숙이 늦어진다. 뇌 용량에 대한 이런 통계를 이용해서 사람의 뇌 용량인 1330cc를 기준으로 여성의 임신 기간을 계산해보면 9개월이 아니라 21개월이어야 한다. 그런데 두 발로 걷는 여성의 골반이 커지는 데는 한계가 있어서 태아는 뇌가 미성숙한 상태에서 빨리 태어나고, 태어난 후에도 1년이 지나야 뇌가 성인의 절반 크기가 된다. 다른 유인원은 태어날 때 뇌의 크기가 이미 부모의 절반이다.

234 어깨
운동 범위가 가장 넓은 관절

여성의 어깨가 성적인 매력으로 미디어에 등장한 시기는 2000년대 초반 영화배우 제니퍼 로페즈와 카메론 디아즈가 이브닝드레스로 어깨를 드러낸 이후다. 해부학적으로 어깨는 몸통에서 팔로 이어지는 부분이다. 팔짱을 끼고 있는 사람을 뒤에서 볼 때 등 양쪽으로 툭 튀어나온 것이 어깨뼈scapula에 해당한다. 견갑골 또는 날개뼈라고도 한다. 날개뼈란 날개가 붙어 있는 뼈라는 의미인데, 실제로도 사람의 어깨와 조류의 날갯죽지는 비슷한 구조다. 어깨뼈는 역삼각형의 넓적한 모양으로 좌우에 하나씩 있으며 몸통과 팔을 연결해준다.

어깨의 중심점은 팔과 몸통을 연결하는 관절이다. 어깨라는 말은 좁게는 이 관절만을 의미하기도 한다. 어깨관절은 인체 관절 중 운동 범위가 가장 넓다. 덕분에 손의 활동 범위가 넓어지고 손에 쥔 물건을 멀리 보낼 수 있다. 또한 팔을 움직여 손을 사용하기 편한 위치로 이동시키는 역할을 한다. 간혹 어깨나 팔꿈치만을 이용해서 문을 밀치거나 누군가를 공격하기도 하지만, 일반적으로는 어깨관절을 매개로 해서 손을 이용한다.

어깨는 신호적인 역할도 하는데, 어깨를 으쓱거리는 것은 기분이 좋다는 표현이며 축 처지는 것은 반대 상황을 의미한다. 또한 어깨가 가볍다든지 무겁다든지 하는 표현처럼 어깨의 무게는 책임감을 나타내는 은유로도 이용된다. 우리나라 수화手話에서도 어깨는 의무나 책임을 표현하는 데 이용된다. 한자 견肩은 어깨를 의미하는 말이고, 견장肩章은 계급 조직에서 제복 어깨에 붙여 지위를 밝히는 역할을 한다. 견장은 가슴과 어깨를 보호하기 위한 중세 말기의 갑옷에서 유래한 것으로, 처음에는 어깨띠를 고정하여 총이 어깨에서 미끄러지지 않도록 하기 위해 달았는데 계급장으로 발전되었다고 한다.

오십견이란 50세의 어깨를 의미한다. 이 단어는 17~18세기 일본에서 사용되기 시작했다. 당시에는 50세면 노인에 속했기에 오십견은 노인의 어깨라는 뜻이다. 오십견에 해당하는 병이 동결견frozen shoulder이다. 동결견이란 어깨가 얼음같이 얼어서 딱딱하게 굳었다는 의미다. frozen shoulder란 1934년 어깨를 잘 못 움직이고 아파서 밤에 잠도 잘 못 자는 환자를 치료했던 미국 의사 코드맨E. C. Codman이 처음으로 사용한 말인데, 관절을 둘러싸고 있는 낭capsule이 유착되어 딱딱하게 굳어져서 관절이 움직이지 못하는 상태를 뜻한다. 잠자는 자세가 나빠서 이 병이 온다고 생각하는 사람도 있지만 잠자는 자세가 통증을 유발하는 것은 아니다. 단지 낮에는 관절을 사용하기 때문에 관절낭이 어느 정도 부드럽게 유지되지만 밤에 관절 움직임이 없어지면 관절낭이 쪼그라들어 유착 증상이 심해지는 것이다.

팔

사람마다 근력 차이가 크게 나타나는 곳

어깨부터 손목까지를 팔이라고 한다. 영어로는 arm 또는
upper limb이다. upper limb을 한자로 번역한 것이 상지上肢이고, arm
은 팔에 해당한다. 팔을 의미하는 한자는 완腕 자다. 팔에 두르는 완장
腕章이란 말도 여기에서 유래했으며, 상완上腕은 위팔을 의미하고 전완
前腕은 아래팔을 의미한다. 上 자와 前 자를 사용한 이유는 영어 upper
arm과 forearm을 번역한 것이기 때문이다. 《동의보감》에서는 팔을 수
手, 위팔을 노臑, 팔꿈치를 주肘, 팔뚝을 비臂, 손목을 완腕이라고 했다.
현재 우리가 사용하는 상완이나 전완 등의 단어는 근대 일본에서 서양
의학을 번역하면서 정착된 것으로, 《동의보감》에서 사용된 단어와는
다르다.

사람의 팔은 네발동물의 앞다리에 해당하는데, 다른 네발동물 입장
에서 보면 공중에 매달린 쓸모없는 부분일 수도 있겠다. 하지만 팔은 손
을 작용할 수 있는 위치로 이동시키기 위한 지렛대의 역할을 하며, 삼각
근·이두박근·삼두박근 등을 통해 강력한 힘을 내는 곳이기도 하다. 사
람마다 근력이 차이 나는 곳이 바로 팔에 있는 근육이며, 약한 사람을
억누를 때 사용하는 완력腕力이란 팔의 힘을 의미한다.

팔에 결함이 있는 운동선수 중 가장 널리 알려진 사람은 미국 메이
저리그 투수 짐 애보트J. Abbott다. 왼팔은 정상이었지만 선천적으로 오
른손이 없었다. 그럼에도 불구하고 그는 1987년 미국 최고의 아마추어
선수에게 수여하는 상을 받았고, 1988년 올림픽에서는 투수로 공을 던

져 팀이 금메달을 따는 데 공헌했으며, 캘리포니아 에인절스에 입단한 다음에는 노히트노런의 기록을 남기기도 했다. 투수로서의 그는 공을 던지자마자 오른팔에 있던 글러브를 왼손으로 재빨리 바꿔 끼워 자신에게 날아오는 공을 처리했다. 그리고 공을 일단 잡으면 공이 담긴 글러브를 오른팔과 몸통 사이에 끼우고 왼손으로 공을 빼서 1루에 던졌다. 상대 팀은 애보트의 단점을 이용해 그의 앞쪽으로 가는 번트를 시도했지만 대부분 실패했다고 한다.

236 다리

여성의 다리 노출은 현대 문화

다리의 윗부분을 넓적다리 또는 대퇴大腿라고 한다. 이 중 앉아 있을 때 앞으로 튀어나온 부분이 무릎, 안쪽 살이 많은 부위가 허벅지다. 하퇴下腿는 무릎 아래의 다리 부분을 말하는데, 정강이와 종아리를 합한 의미다. 종아리는 무릎 아래의 근육이 있는 뒷부분을 말하며 장딴지라고도 하고, 정강이는 뼈가 바로 만져지는 앞부분을 말한다. 다리에 해당하는 영어는 leg인데 일반적으로는 무릎 위아래 모두를 말하지만, 의학에서는 무릎 아래만을 의미한다.

《동의보감》에서는 다리를 족足이라는 항목에서 다루며, 허벅지부터 발목까지의 명칭을 언급한다. 또한 '다리 각脚' 자를 설명하기를, 앉을 때 다리를 뒤로 보내기 때문에 '물리칠 각却' 자를 쓴다고 설명하면서 다리에 기가 막혀서 다리가 마비되면 각기병脚氣病이라고 한다는 설명도 한다.

중국 여성이 입는 옆이 트인 치파오라는 치마는 1911년에 일어난 신해혁명을 계기로 전국에 퍼졌다고 하는데, 여성들이 다리를 노출하는 것은 서양에서 들어온 문화이지만 서양에서도 오래되지 않았다. 유럽에서 르네상스 이후 여성이 노출하기 시작한 부위는 가슴이었고, 다리를 노출한 이는 여성이 아닌 남성이었다. 제1차세계대전 이전까지만 해도 여성이 다리를 노출하는 행위는 금기시되었으며, 미국에서는 leg라는 말 자체도 사용하지 못하고 대신 limbs라고 불렀다고 한다. 프랑스에서 무희들이 허벅지를 노출하는 캉캉을 춘 시기는 1830년대인데, 이후 100년이 지난 1920년대에는 일반 여성들도 짧은 치마를 입고 종아리를 노출하기 시작했으며 이런 유행은 세계적으로 금방 확산되었다.

237 손

과거에는 길이 측정의 기준

손은 한자로 수手라고 하며, 손가락은 수지手指라고 한다. 이때 '가리킬 지指' 자는 사지四肢의 '팔다리 지肢' 자와는 다르다. 인류가 두 발로 걷게 된 이후 가장 크게 변한 부위는 손인데, 특히 엄지가 중요하다. 인간의 엄지는 다른 손가락과 마주칠 수 있어서 손으로 물건을 잡거나 쥐어틀 수 있도록 해준다. 반면 침팬지는 엄지가 짧아 작은 물건을 꼭 잡을 수가 없다.

손가락운동은 쥐기, 꼬집기, 걸기 등 세 동작으로 나눌 수 있다. 쥐기는 물건을 손아귀에 꽉 잡는 동작이고, 꼬집기는 물건을 정확하게 집어낼 수 있는 동작이며, 걸기는 손가락을 갈고리처럼 만드는 동작이다. 이 세 운동이 조화를 이뤄 손과 손가락 운동이 완성된다. 남성은 쥐는 힘이 발달한 반면 여성은 섬세한 꼬집기 동작이 발달했다. 보통 남성이 손을 꽉 쥐는 힘은 40kg 정도인데 훈련하면 50kg 이상으로 향상시킬 수 있다. 여성의 힘은 남성의 절반 정도에 불과하지만 섬세함과 정확성이 뛰어나다.

인류가 손을 많이 이용해온 만큼 길이를 측정할 때도 손을 많이 이용했다. 동아시아에서 전통적인 길이 단위였던 자 또는 척尺은 손가락을 벌렸을 때 엄지손가락 끝부터 가운뎃손가락의 끝까지인 한 뼘을 의미한다. 한자 尺은 손을 펼쳐서 물건을 재는 형상에서 나온 상형문자인데, 처음에는 18cm 정도였던 것으로 추정된다. 이것이 차차 길어져 한漢나라 때는 23cm, 당唐나라 때는 24.5cm 정도로 되었으며, 한국에서는 고려 및 조선시대 초기까지는 32.2cm를 1자로 했으나, 세종 12년에 31.22cm로 바꾸어 사용해오다가 1905년 대한제국 시절에는 30.3cm로 정했다.

1자의 10분의 1인 1치는 손가락 한 마디 길이인 3cm에 해당한다고 하는데 실제 손마디 길이보다는 약간 길다. 우리의 1치 개념과 비슷한 단위가 서양의 인치inch다. 인치는 12분의 1(1피트의 12분의 1)을 의미하는데, 대략 엄지손가락 한 마디에 해당한다. 이 값도 시대와 지역에 따라 편차가 있어서 1930년 영국에서는 1인치를 2.5cm로 정했다.

손가락뼈는 모두 14개이며 손바닥에는 다섯 개의 뼈가 있고 손목에는 여덟 개의 뼈가 있어서 손에 있는 뼈는 모두 54개인데, 인체의 뼈

총 206개의 25%에 해당한다. 덕분에 그만큼 관절이 많고 섬세한 운동이 가능하다. 손은 일생 2500만 번 손가락을 폈다 구부렸다 할 정도로 움직임이 많은 곳이지만 피로를 느끼는 경우는 별로 없다. 많이 걸으면 발이 피로해지는 것과 대조된다.

엄지손가락이 없으면 주먹을 꽉 쥐는 능력과 꼬집기 능력이 떨어진다. 전체 손가락의 기능을 100이라고 할 때 엄지손가락은 40~50 정도로 생각할 수 있다. 그다음으로 중요한 손가락은 집게손가락인데 중요도는 20 정도이고, 나머지는 각각 10 정도다. 손가락 중 가장 긴 것은 가운뎃손가락이고, 그다음으로 긴 것은 사람마다 다르다. 반지를 끼는 약손가락은 다섯 손가락 가운데 가장 독립성이 떨어져서 홀로 움직이려고 해보면 옆 손가락과 같이 움직인다. 약손가락의 움직임을 담당하는 근육의 신경이 독립적이지 못하고 이웃과 공유되기 때문이다.

손가락이 잘린 경우에는 뼈와 인대를 연결하고 현미경을 이용해서 작은 혈관과 신경까지 연결하는 수술을 한다. 이를 수지접합이라고 하는데, 1902년에 프랑스 외과 의사인 알렉시스 캐럴A. Carrel이 최초로 두 개의 혈관을 연결하는 기법을 개발한 이후 가능해졌다. 그는 이 공로로 1912년 노벨생리의학상을 수상했다. 현재는 잘린 손가락을 붙여 혈액순환이 되도록 되살리는 성공률이 80% 정도다. 수지접합은 칼로 절단되듯 절단면이 깨끗할수록 성공률이 높고, 눌려서 짓이겨진 경우 또는 혈관이나 신경이 뽑혀버린 경우에는 어렵다. 만약 공장에서 일하다가 손가락이 잘렸다면 잘린 손가락을 깨끗한 수건에 싸고 수건에 물을 적셔 비닐봉지로 감싼 다음 얼음으로 채운 봉지에 넣고 병원에 가야한다. 실온에 보관한 손가락은 6~12시간 이내에 접합해야 하며, 차갑게 보관한 손가락은 12~24시간까지는 괜찮다.

현대 의학에서는 손이나 팔도 다른 사람의 것을 이식할 수 있다. 성공적인 손이식은 1998년 프랑스에서 처음 이뤄졌으며, 우리나라에서는 2017년 영남대병원에서 처음 성공했다. 그런데 손이나 팔 이식은 수술 자체의 어려움 외에도 다른 문제가 있다. 장기이식 수술 후에는 거부반응을 억제하기 위해 면역억제제를 평생 복용해야 하는데, 면역을 억제하면 감염에 잘 걸리며 암도 잘 걸린다. 신장이식의 경우를 예로 들면 1년에 1.5회꼴로 심각한 감염이 발생하며, 젊은 성인의 경우 암 발생도 비슷한 연령대에 비해 15~30배까지 증가한다. 신장·간·심장이식은 이러한 합병증을 감내할 가치가 있지만, 손이나 팔은 없어도 생활이 가능하기 때문에 면역억제로 나타나는 심각한 합병증을 고려하면 이식을 쉽게 결정할 수 없다.

238 발

100kg의 힘이 작용해도 유지되는 발바닥 아치

발가락도 손가락처럼 다섯 개다. 이는 인간뿐 아니라 파충류, 조류, 포유류 등 네발동물에서 나타나는 공통된 특징이다. 사람의 수정란은 4주가 되면 몸통에서 팔다리가 되는 싹이 돋아나고 점차 길어지면서 손발이 만들어지는데, 처음 발생하는 손가락과 발가락은 물갈퀴 모양으로 붙어 있지만 곧 물갈퀴는 약간의 흔적만 남기고 사라진다.

손에 있는 뼈는 양쪽 합해서 54개인데, 발은 52개다. 발가락이나 발바닥은 손과 동일하지만 발목에 있는 뼈가 손목보다 한 개 적기 때문이다. 발가락에 있는 뼈는 손가락과 동일해서 엄지발가락만 두 마디이고 다른 발가락은 세 마디다. 그렇지만 사실 전체 인구의 70%에서 다섯 번째 발가락이 두 마디이고, 10%는 네 번째 발가락도 두 마디다. 한국인과 일본인이 특히 더 그렇다.

신생아의 발은 손처럼 부드럽고 크기는 성인의 3분의 1 정도인데, 첫 1년 동안 아주 빠르게 성장하여 성인의 절반 크기가 된다. 이 시기에 다른 아이들보다 뒤떨어진다고 강제로 걸음마를 시키는 것은 좋지 않으며, 보행기를 태운다고 빨리 걸을 수 있는 것도 아니다. 아이는 처음에는 발끝으로 걷고 18개월이 되어야 뒤꿈치를 바닥에 대고 걷는다. 신생아의 발바닥은 아치 구조가 없지만 걸으면서 서서히 발달하여 5~6세에는 뚜렷해진다.

발바닥의 아치는 뼈·근육·인대 등에 의해 형성되는데, 가장 기본적인 역할을 하는 것은 인대다. 가만히 서 있는 상태에서는 한 발에 체중보다 많은 100kg의 힘이 가해지더라도 근육의 작용 없이 아치가 유지되고, 실제 걸을 때는 근육도 같이 작용한다. 아치가 없는 평발이라고 하더라도 특별히 문제가 되는 것은 아니다. 대부분은 증상이 없고, 일부에서만 오래 걸으면 발이 쉽게 피로해지며 통증이 생기는 경우도 있다. 소아의 경우에는 달리기를 안 하거나 먼 거리를 걷지 않으려고 하며 체육 활동을 꺼리기도 한다.

인간의 발목은 네발동물에 비해 훨씬 크고 튼튼하다. 덕분에 체중 전체를 발목으로 지탱할 수 있다. 발목은 체중을 효과적으로 분산하도록 진화해왔기 때문에 손목과는 많이 달라졌고, 발가락의 운동성 특히 엄지발가락의 운동성이 감소했다. 사람이 태어날 때는 발가락으로 쥐는 힘이 손가락 못지않지만, 걷기 시작하면서 발가락의 쥐는 능력은 퇴화된다. 그러나 손을 사용하지 못하고 발가락을 사용할 수밖에 없는 상황에 닥치면 훈련을 통해 발가락의 쥐는 능력이 부활할 수도 있다.

발뒤꿈치는 그냥 뒤꿈치 또는 발꿈치라고도 한다. 발바닥의 뒷부분을 만져보면 안에 단단한 뼈가 만져지는데 이를 발꿈치뼈라고 하며, 발에서 가장 크고 단단한 뼈다. 발꿈치란 이 뼈가 있는 부위를 말하며, 발바닥 부분을 일부 포함한 위쪽의 뒷부분까지인데 분명한 경계가 있는 것은 아니다. 이곳의 피부는 전신에서 가장 두껍고 피하지방이 발달해서 체중에 대한 쿠션 역할을 한다.

뒤꿈치에 해당하는 영어는 heel이다. 굽이 높은 구두를 하이힐high heels이라고 하는데 뒷굽이 2인치(5cm) 이상 높다. 하이힐을 신으면 종아리가 날씬해 보이고 다리는 더 길어 보이는 반면 발은 작아 보인다. 또한 뒤꿈치가 올라가므로 몸이 앞으로 기울어지는데 이를 막기 위해 허리를 뒤로 젖히고 가슴을 펴야 하기 때문에 S자형 몸매로 보이며, 걸을 때는 엉덩이가 좌우로 더 흔들리게 된다. 하지만 아킬레스건에 이어진 종아리근육은 발목을 아래로 구부려 몸을 앞으로 밀어주는 역할을 하는데, 하이힐을 신으면 이미 발목이 아래로 구부러진 상태이므로 근육이 할 일이 없어져 점차 약해지고 짧아진다. 또한 굽이 높을수록 발목과 몸의 무게중심이 지상에서 멀어지기 때문에 몸이 불안정해지고, 넘어지지 않으려고 전신에 힘을 줘야 하므로 근육 긴장을 초래해서 다리와 허리뿐 아니라 어깨나 목 등이 아프다. 그리고 하이힐은 보통 바닥이 하나의 통으로 되어 있어서 발에 있는 관절들이 움직이지 않게 되고, 엄지발가락에 과도한 압력이 발생해서 발이 변형되고 관절염이 생긴다.

239 　연골
뼈 사이의 충격을 흡수하는 물렁뼈

연골軟骨은 '연할 연軟' 자를 써서 연한 뼈라는 뜻이다. 우리 말로는 물렁뼈라고도 한다. 연골 성분의 70%는 물이어서 물뼈라고 해도 된다. 연골에는 무기질이 없어 단단한 정도는 뼈에 미치지 못하는 대신 유기질인 콜라겐과 엘라스틴이 많아 탄력성이 월등히 좋으며, 뼈와는 달리 혈관과 신경이 없어서 대사 활동이 매우 낮다.

태아 시기와 성장기에는 모든 뼈가 연골에서 만들어지지만 일단 성장이 끝난 성인은 관절에 접한 뼈의 끝에만 연골이 조금 붙어 있다. 연골은 탄력성이 뛰어나 뼈와 뼈 사이에서 충격을 흡수하는 기능을 하므로 큰 뼈로 된 관절일수록 연골이 두껍다. 연골이 많은 곳은 흉골과 갈비뼈를 연결하는 갈비연골이다. 도가니란 무릎뼈를 일컫는 말로, 큰 관절이어서 뼈에 연골이 많이 붙어 있어 도가니탕에는 연골이 많고, 등뼈찜에서 뼈를 하나하나 분리해보면 그 사이에 하얗고 얇게 판 모양으로 보이는 것도 연골 성분인 디스크다. 관절이 아닌 곳에 존재하는 연골도 있다. 귀에서 만져지는 약간 단단한 부분이나 코끝 부분도 연골이며, 후두나 기관지의 파이프 형태를 유지하는 것도 연골이다.

240 관절

뼈가 맞닿아 연결되는 곳

뼈와 뼈가 서로 맞닿아 연결된 곳을 관절이라고 한다. 인체에는 총 187개가 있는데, 섬유관절·연골관절·활막관절 등 세 종류다. 섬유관절은 머리뼈끼리 붙어 있는 것이나 이가 턱뼈에 단단하게 고정되어 있는 것처럼 두 뼈가 섬유결합조직으로 단단하게 붙어 있어서 뼈 사이의 움직임이 없다. 섬유관절은 두 뼈가 맞닿아 있다는 점에서 관절의 범주에 들기는 하지만 실질적인 관절은 아니라고 할 수 있다. 연골관절은 두 뼈 사이에 연골이 들어 있는 관절을 말하는데, 디스크로 연결된 척추가 대표적인 예다.

우리가 일반적으로 알고 있는 관절은 활막관절인데, 두 뼈가 약간 떨어져 있고 그 사이에 매끈한 액체가 있어서 관절운동이 가능하다. 스케이트를 탈 때는 사람의 체중이 평평한 얼음 표면을 녹여 물이 생기는데, 이 물이 윤활 작용을 해서 잘 미끄러지도록 한다. 활막관절에 있는 액체인 활액은 이보다 훨씬 미끄럽다. 활액滑液이란 매끄러운 액체라는 의미로 윤활액潤滑液과 같은 말인데 뼈끝을 감싸고 있는 활막에 들어 있다.

활막관절은 뼈끝의 연골이 활액에 담겨 서로 맞닿아 있는 모습인데 두 연골이 물속에서 헤엄치듯 담겨 있는 것은 아니고 얼음과 스케이트의 관계처럼 얇은 활액을 사이에 두고 밀착해 있다. 활액의 양은 많지 않고 매우 적어 0.2~0.3cc에 불과한데, 점성이 강해서 자동차 엔진오일과 비슷하다. 그렇다고 성분이 기름인 것은 아니고 95%는 물이다.

이 수분은 혈액에서 확산되어 들어오며, 그 안에는 점성을 제공하는 단백 성분이 있다. 활액은 혈액과 항상 교류하기 때문에 점성을 제공하는 단백 물질은 한 시간마다 교체된다. 또한 활막은 관절을 팽팽하게 밀봉하기 때문에 그 안의 압력이 일정하게 유지된다. 그런데 손가락을 억지로 잡아당기거나 구부리면 관절이 벌어지면서 음압이 발생하여 '딱' 하고 소리가 난다.

활막관절이 자유자재로 운동한다는 말은 반대로 관절이 불안정하다는 의미다. 관절 중에서 운동 범위가 가장 넓은 관절이 어깨관절인데, 관절이 마치 골프 티 위에 올려진 골프공 모양이기 때문이다. 같은 이유로 관절이 그만큼 불안정해서 잘 빠진다. 이를 탈구dislocation라고 하는데, 어깨관절은 탈구가 가장 많이 발생하는 관절이다.

관절의 불안정성은 보통 관절 주변의 인대와 근육에 의해 보강된다. 덕분에 관절이 움직일 때 발생하는 압력은 분산되는데 대략적으로 관절 자체에 50%의 하중이 주어지고 근육에 40%, 인대에 10% 정도 충격이 가해진다. 그래서 근력이 약하면 상대적으로 관절에 충격이 많기 때문에 관절염이 잘 생긴다.

고관절은 골반과 대퇴골이 연결되는 부위로, '넓적다리 고股' 자를 쓴다. 영어로는 hip joint라고 하며, 우리말로는 엉덩관절이라고 한다. 고관절은 골반과 대퇴골이 만나는 지점으로 근육 안쪽에 있기 때문에 밖에서 만지기는 어렵다. 엉덩이둘레를 잴 때는 엉덩이에서 가장 넓게 퍼진 부위를 기준으로 하는데, 고관절은 이 안쪽에 이보다 약간 위에 있다.

고관절은 운동 범위가 인체에서 어깨관절 다음으로 넓은 반면 걸리는 하중은 어깨에 비교할 수 없을 정도로 크다. 한 발로 설 때 고관절에 실리는 하중은 체중의 세 배이고, 달린다면 열 배까지 증가한다. 그만큼 퇴행성 변화가 오기 쉬운 부위인데, 실제로는 무릎이나 허리에 비해 증상은 심하지 않다. 고관절에 발생하는 가장 큰 문제는 골절이다. 골다공증이 있는 노인이 넘어지면 골절이 쉽게 발생하는데, 골절의 빈도는 무릎 → 허리 → 고관절 순이지만 골절에 의한 사망 위험성은 고관절이 가장 높다. 바로 수술을 하더라도 오랫동안 움직이지 못한 채 누워 있어야 하는데, 이때 근육이 급격히 감소해서 나중에 뼈가 붙더라도 근력이 약해져 있어 움직이지 못하게 된다. 움직이지 못하면 폐렴이나 욕창 등 여러 합병증이 발생해서 사망 위험성이 매우 높아진다. 고관절 골절 후 1년 내 평균 사망률이 15~20%인데, 나이가 들수록 급증하여 80세 이상은 절반이 두 달 안에 사망한다.

수술 방법은 골절된 부분에 나사를 박아 연결하기도 하지만 관절 자체를 인공으로 바꾸는 수술도 많이 한다. 인공관절은 1960년대에 영국 정형외과 의사인 존 찬리J. Charnley가 개발하여 고관절에서 성공을 거두면서 전 세계적으로 급속히 확산되었다. 인공관절은 최근 30년간 정형외과에서 가장 발전된 영역이며 우리나라에서도 이미 보편화되었다. 현재 인공관절 수술은 고관절과 무릎관절에 가장 많이 적용되고 어깨나 팔꿈치 등에도 부분적으로 시술된다.

관절 중에서 체중이 많이 실리는 관절은 고관절 이외에 무릎과 발목인데, 무릎과 발목은 고관절보다 더 하중이 실리며 걸을 때 발목에는 체중의 다섯 배나 하중이 실린다. 특히 무릎은 발목에 비해 운동 범위가 넓고 불안정해서 손상도 많이 되고 퇴행성관절염도 잘 생긴다. 노인들이 걷지 못하는 가장 흔한 원인은 무릎관절염이며 우리나라에서 인공관절 수술을 받는 부위도 무릎이 가장 많다.

우리말 '무릎'은 넓적다리와 정강이 사이에 있는 관절의 앞부분을 의미하는데, 통상적으로는 관절 전체를 의미한다. 한자로는 슬膝이라고 하는데, 膝은 육(月=肉)에 '꺾이다'라는 뜻의 절折을 나타내는 글자 칠桼이 합해진 말로, 몸이 꺾이는 곳을 의미한다. 루쉰魯迅은 다음과 같은 말을 했다. "우리 몸에서 가장 가는 부분이 목이기 때문에 참수형이 생겨났고, 가장 잘 구부러지는 곳이 무릎이기 때문에 무릎을 꿇는 문화가 나타났으며, 엉덩이에 살이 많기 때문에 곤장을 치는 형벌이 등장했다." 무릎을 꿇고 예를 갖추는 전통은 인류 공통적인 현상으로 상대방에 대한 공경 또는 항복의 의미인데, 동아시아에서는 일상생활에서도 매우 보편화된 전통이다. 아시아인이 서양인에 비해 키가 작은 원인이 유전자의 차이와 영양결핍 이외에 무릎을 꿇는 자세와 양반다리로 앉는 습관일 수도 있지만 이에 대한 연구는 없다.

무릎 앞에는 관절을 덮고 있는 동그란 모양의 뼈가 있다. 무릎을 살짝 구부리면 더욱 뚜렷하게 보이며 동그랗게 생겨서 손아귀로 쥐면 사방으로 조금씩 움직이게 할 수 있다. 슬膝을 덮는 뼈라는 의미로 슬개골膝蓋骨이라고 하며, 우리말로는 무릎뼈라고 한다. 무릎이 아프다고 할 때는 무릎관절 안의 문제라기보다는 슬개골 주변의 변화 때문인 경우가 많다.

관절에 발생하는 염증

　　관절에 염증이 생기면 관절이 붓고 열감이 생기며 통증이 나타나는데, 골관절염과 류마티스관절염이 대표적이다. 골관절염은 40대 이후에 발생해서 나이가 들면서 증가하는 질환으로, 관절의 사용 기간에 비례하기 때문에 과거에는 퇴행성관절염이라고 했다. 포유류에서 몸집과 수명을 비교한 통계에 따르면 인간은 40세 정도가 사망 나이라고 하는데, 퇴행성관절염은 그 이후에 온다. 관절을 많이 사용하면 연골 사이의 마찰로 연골이 닳아 얇아지며 연골의 완충 작용이 약해지기 때문에 뼈에도 변화가 온다. 그래서 골관절염이라고 한다. 관절 중에서 가장 많이 사용하는 것은 손가락이고 실제로 엑스레이를 찍어보면 퇴행성 변화가 가장 많은 부위도 손가락이지만 손가락에 걸리는 하중은 크지 않기 때문에 증상은 약하다. 반면 퇴행성 변화가 가장 문제 되는 관절은 하중이 많이 걸리는 무릎이다.

　　류마티스관절염은 비정상적인 면역반응으로, 관절에 염증이 발생하며 주로 40대 이후 발병하지만 골관절염과는 달리 젊은 사람들에게서도 종종 나타난다. 류마티스관절염에 의해 발생하는 통증은 손목과 손가락의 작은 관절에서 시작하며 대개는 두세 관절이 동시에 아프다. 특히 아침에 손이 뻣뻣하게 굳는데, 손을 따뜻하게 해주고 많이 움직이면 좋아진다. 정상적으로도 아침에 관절이 뻣뻣한 경우가 있지만 보통은 10분을 넘지 않는 반면 류마티스관절염일 경우 한 시간 이상 지속된다.

평소 건강하던 사람이 어느 날 갑자기 엄지발가락이 심하게 부으면서 통증이 발생했다면 통풍일 가능성이 높다. 통풍痛風이란 바람만 불어도 아프다고 할 정도로 매우 심한 통증이 생기는 질환으로, 혈중 요산이 관절에 들어가 염증을 일으킨다. 관절액을 뽑아 현미경으로 보면 바늘같이 생긴 요산이 많이 보이는데 통증은 이 때문에 발생한다. 혈중 요산은 나이에 따라 증가하는 경향이 있어서 통풍도 40~50세 사이에 증상이 처음 나타난다. 여성은 호르몬 덕분에 혈중 요산 수치가 낮으므로 통풍에 잘 걸리지 않아 통풍 환자의 80~90%는 남성이다. 반대로 류마티스관절염은 여성의 비율이 80~90%로 많다.

류마티스rheumatism란 말은 몸에서 분비되는 물질이라는 의미의 그리스어 류마rheuma에서 유래했다. 히포크라테스는 관절염에 대해 기술한 바가 있는데, 당시 의사들은 류마가 흘러내려 관절에 자리 잡으면 통풍gout이 발생한다고 생각했다. 관절염이 지금처럼 류마티스관절염, 통풍, 골관절염 등으로 분류되기 시작한 것은 현미경이 의학에 도입되면서 통풍 환자의 관절에서 바늘 같은 물질이 관찰되고 20세기에 방사선 검사가 보편화된 이후다.

동양의학에서 통풍痛風이란 말은 금나라 이후 사용되기 시작했고 심한 관절통을 의미했는데, 근대 일본에 소개된 gout가 이 통풍과 유사하다고 생각해서 같은 말로 번역했다. 반면 류마티스는 서양에서도 최근에 정립된 후 동양에 소개된 병으로, 굳이 한자로 번역하지 않고 발음 그대로 일반화되었다.

근육

인체 안팎 모든 움직임을 유발하는 조직

　　근육을 영어로는 muscle이라고 하는데, 작은 생쥐little mouse
를 의미하는 라틴어 musculus에서 유래한 것으로, 알통이라고 불리는
이두박근이 생쥐처럼 생겼다고 해서 붙여진 이름이다. 이 단어를 근대
일본에서 근筋이라고 번역했다. 筋은 힘을 쓰는 줄이라는 의미다. 그리
고 육肉은 인체에서 뼈대를 제외한 살을 의미한다. 따라서 근육筋肉은
뼈에 붙은 힘줄과 몸통부에 해당하는 살을 합한 의미다.

　　뼈대가 없어도 움직일 수 있지만 근육 없이는 움직일 수 없기 때문
에 근육은 동물의 공간 이동을 위해서는 필수적인 조직이다. 근육은 인
체에서 가장 많은 무게를 차지하여 체중의 40%다. 근육 특히 골격근은
남녀 차이가 많아 남성은 체중의 42%, 여성은 체중의 36% 정도를 차
지한다.

　　근육은 골격근·심근·평활근 등 세 종류다. 외부에서 볼 수 있는 근
육이 골격근이고, 심근과 평활근은 내부 장기에 있어서 내장근육이라
고 한다. 평활근smooth muscle이란 이름은 현미경적 소견 때문에 붙여졌
다. 골격근을 현미경으로 보면 가로무늬가 있는데, 내장근육은 이런 것
이 없어서 smooth muscle이라고 했으며, 이를 번역한 것이 평평하다는
의미의 평활근平滑筋이다. 우리말로 하면 민무늬근이다. 민무늬토기처
럼 무늬가 없다는 뜻이다. 내장근육은 자율신경의 지배를 받기 때문에
위장과 심혈관은 자동적으로 움직인다. 이는 팔뚝의 근육과 같이 내가
힘을 주면 수축하는 골격근과의 근본적인 차이다. 결국 내장근육이든

골격근이든 인체의 모든 움직임은 근육 활동의 결과다.

골격근의 10%는 수축단백질 성분인데, 근육 1cm²당 4kg의 장력을 발휘한다. 이 힘은 대부분의 포유류에서 같은 값을 가지기 때문에 몸집이 큰 동물이 큰 힘을 발휘한다. 그런데 힘을 발휘하는 지렛대 역할을 하는 뼈대 구조가 다르기 때문에 몸집이나 근육이 크다고 무조건 큰 힘을 발휘하는 것은 아니다. 예를 들어 코끼리는 자신 체중의 25%밖에 들어 올리지 못하지만, 인간은 역도선수를 보면 자신 체중의 세 배까지도 들어 올린다.

인체에는 650개 이상의 골격근이 있는데, 이 중 가장 강한 근육이 무엇인지 말하기는 쉽지 않다. 근육의 힘이란 한순간 발휘하는 힘을 기준으로 하느냐 얼마만큼 오래 버티는지를 기준으로 하느냐에 따라 달라지기 때문이다. 골격근은 뼈와 뼈를 연결하여 관절을 움직이게 하므로 뼈가 길면 거기에 붙어 있는 근육도 길어지고 힘도 강해진다. 가장 긴 근육은 다리 허벅지에 있는 근육으로 60cm가량 되며, 가장 짧은 근육은 귀 안 등골에 붙어 있는 근육이다. 크기로 따지면 대둔근gluteus maximus이 가장 크다. 따라서 가장 큰 힘을 발휘한다고 할 수 있는데, 엉덩이를 만졌을 때 탱탱하게 만져지는 근육으로 사람이 똑바로 서 있도록 하며 한쪽 다리로 서 있으면 더 눈에 띈다. 또한 음식을 씹을 때 작용하는 교근(깨물근, masseter)도 아주 큰 힘을 발휘한다. 《기네스북》 등록을 보면 이빨로 꽉 깨물었을 때 최고로 강한 힘은 440kg을 2초 동안 들어 올린 것이다.

강한 근육 목록에는 다양한 근육이 등장하는데 이 중 하나가 자궁이다. 1kg의 자궁이 아이를 내보낼 때의 힘은 40kg이다. 자궁이 한 번 수축할 때의 힘이 이 정도니까 분만 진통이 있는 6~8시간 동안 10분에 서너 번씩 자궁이 수축한다는 점을 고려하면 매우 큰 힘이다. 그래서 산모가 겪는 통증이 그만큼 크다. 강한 근육 목록에는 외안근도 있다. 외안근이란 안구를 움직이는 근육들로, 한 안구에 여섯 개의 근육이 붙어 있다. 이 근육들은 자신보다 훨씬 큰 안구를 움직인다. 마치 자기 몸체보다 큰 똥을 짊어진 쇠똥구리와 같다. 한 시간 동안 책을 읽는다고 할 때 만 번 이상 눈이 움직이니까 엄청 큰 힘을 쓴다고 볼 수 있다. 심근도 강한 근육 목록에 빠지지 않고 등장한다. 1분에 60~70번씩 펌프 작용을 해야 하니 말이다.

243 힘줄
가장 강한 힘줄은 아킬레스건

힘줄은 뼈에 붙어서 근육과 뼈를 연결한다. 한자로는 건腱이라고 하며, 영어 tendon에 해당한다. 이와 비슷한 조직은 인대ligament인데, 인대는 뼈와 뼈 사이를 연결한다. 힘줄과 인대는 섬유조직이며 대부분 콜라겐으로 이뤄진다. 이것과 동일한 성분으로 된 또 다른 조직은 근막이다. 근막도 매우 질긴 조직으로, 근육을 둘러싸서 근육의 과도한 수축을 막는 역할을 한다. 근막은 하얗고 얇은 막인데 두께는 매우 얇지만 상당히 질기기 때문에 고기를 손질할 때 이것을 잘 걷어내야 고기가 부드럽게 된다.

힘줄·인대·근막에는 신경이 있어서 우리 몸의 균형을 잡아주는 기능을 한다. 이를 고유감각proprioception이라고 한다. 눈을 감고도 한 발로 설 수 있는 이유는 근육의 길이와 인대와 힘줄에 걸리는 압력이 신경을 통해 전달되어 자동적으로 근육 수축 정도를 조절하기 때문이다.

인체에서 가장 강한 힘줄은 아킬레스건이다. 이는 발꿈치에서 만져지는 큰 힘줄로, 종아리근육을 뒤꿈치에 연결하는 기능을 한다. 아킬레스라는 이름은 고대 그리스의 전설적인 영웅 아킬레우스에서 비롯되었다. 그의 어머니인 바다의 여신 테티스가 아들인 아킬레우스를 저승의 강에 담가 상처 입지 않는 무적의 몸으로 만들었는데, 그녀가 잡고 있었던 발목 부분은 강물에 닿지 않았기 때문에 아킬레우스가 상처를 입을 수 있는 유일한 부분이었다. 아킬레우스는 성인이 되어 트로이전쟁에 출정했다가 적장이 쏜 화살을 뒤꿈치에 맞고 죽었는데, 이 부위를 나중에 그의 이름을 따서 아킬레스건이라고 불렀다. 평소 활동이 없던 사람이 갑자기 격렬한 운동을 하면 아킬레스건이 파열되기도 한다. 주로 갑자기 뛰거나 점프할 때 파열되는데, 그때 누군가 자기 종아리를 치는 것처럼 찢어지는 통증을 느낀다. 아킬레스건이 파열되었다고 해서 완전히 걷지 못하는 것은 아니고 절룩거리면서 걸을 수는 있는데, 발끝으로 서는 것은 불가능하다.

다리를 접질렸을 때 인대가 늘어나거나 찢어진 상태를 보통 삐었다고 한다. 인대가 늘어났다는 의미인데, 뼈 손상은 없더라도 뼈와 뼈를 꽉 붙잡아 연결하는 인대가 손상되면 걷기 어려워지고 아프다.

근육 종류의 차이는 유전적으로 결정

근육이 수축하는 것은 근육세포에 들어 있는 액틴과 미오신이라는 수축단백질 덕분이다. 액틴과 미오신은 머리카락처럼 긴 섬유구조이고, 이것들이 모여서 근육의 기본을 형성한다. 닭을 삶아 고기를 찢어보면 결을 따라 가느다랗게 찢기는 이유가 바로 수축단백질의 이런 구조적 특성 때문이다. 그래서 고기를 먹을 때 결을 따라서 자르면 씹을 때 질기다는 느낌을 받고 횡으로 자르면 더 쉽게 씹힌다.

골격근은 수축 속도에 따라 느리게 수축하는 I형섬유와 빠르게 수축하는 II형섬유로 구분한다. 안구를 움직이는 근육은 빠른 섬유(II형)가 많아 신경자극이 오면 0.007초 만에 수축하지만, 종아리근육은 느린 섬유(I형)가 많아 수축하는 데 0.1초가 걸린다.

종아리근육같이 자세를 잡아주는 근육은 주로 느린 섬유로 이뤄지는데, 속도는 느리지만 산소를 이용하기 때문에 오랫동안 일을 해도 피로하지 않다. I형섬유에는 모세혈관이 풍부하고 미토콘드리아 및 미오글로빈이 많다. 미오글로빈은 근육세포에 산소를 운반해주는 색소로, 적혈구의 헤모글로빈과 유사하다. 때문에 느린 섬유는 진한 붉은색을 띤다. 반면 II형섬유는 산소 없이 빠른 속도로 수축하는 데 적응되어 모세혈관과 미토콘드리아가 적고 미오글로빈도 적다. 따라서 색이 하얗다. II형섬유는 다시 IIA형과 IIB형 두 종류로 나누는데, IIA형은 상대적으로 빠르게 수축하면서도 미오글로빈이 많아 산소를 이용한다.

역도 훈련 같은 저항 운동은 근육을 비대하게 만드는데, 주로 II형섬유가 증가하는 반면, 오래달리기 같은 지구력 훈련은 많이 하더라도 근육 크기가 커지지 않는다. 다만 II형섬유 중에서 IIA형섬유가 증가하고 IIB형섬유는 감소하여, 산소 이용 능력을 높일 뿐이다. 다리근육에는 빠른 섬유와 느린 섬유가 혼합되어 있어서 근육이 하얗거나 붉게 보이는 것이 아니라 그 중간인 분홍색으로 보인다. 보통은 느린 섬유와 빠른 섬유가 반반씩 있으나 마라톤선수의 다리에는 느린 섬유가 압도적으로 많아 80~90%를 차지하고, 단거리선수는 빠른 섬유가 압도적으로 많아 70~80%를 차지한다. 이렇게 개개인의 근육 종류가 차이 나는 이유는 유전적인 성향 때문으로, 태어날 때 이미 정해지기에 노력으로 바꾸는 데는 한계가 있다.

일반적으로 인간은 비슷한 체구의 다른 포유류에 비하면 달리기 능력이 떨어진다. 인간이 달리는 데 필요한 에너지는 체중으로 보정했을 때 다른 포유류에 비해 두 배 정도 소요될 만큼 비효율적이다. 또한 인간은 달리면서 방향을 바꾸기가 쉽지 않고 속도도 빠르지 않다. 단거리 육상선수의 순간 최대 속도는 초당 10.2m인 반면 말이나 그레이하운드, 영양 등은 초당 15~20m의 속도로 달릴 수 있다.

인간은 지구력이 필요한 오래달리기에서는 예외적으로 뛰어난 능력을 보인다. 대부분의 포유류는 10~15분 이상 달릴 수 없다. 개나 하이에나 같은 육식동물이나 말같이 발굽이 있는 유제동물을 제외하면 인간처럼 오래달리기를 할 수 있는 포유류는 없고, 영장류 중에서는 인간만이 유일하게 오래달리기를 할 수 있다. 오래달리기에서는 어떤 원숭이나 침팬지, 고릴라도 인간을 따라올 수 없다.

인간의 오래달리기 능력은 뼈, 근육, 인대의 진화에 의해 이뤄졌다. 인간의 목뼈 뒤쪽에는 다른 유인원에게는 없는 머리 뒤통수와 연결된 강력한 인대가 있는데, 이 구조가 없다면 인간이 앞으로 뛸 때 머리가 앞으로 튀어나갈 것이다. 또한 인간은 뛸 때 스프링 역할을 하는 아킬레스건이 있지만 침팬지는 없다. 인간의 엉덩이가 돌출되어 보이는 것은 엉덩이에 있는 대둔근 때문인데, 침팬지는 이 근육이 매우 약하다. 대둔근은 걸을 때는 거의 작용을 하지 않지만 달리기를 할 때는 중요하다.

200만 년 전의 호모 하빌리스나 호모 에렉투스의 엉덩이, 무릎, 발목관절 등이 현재의 인간과 비슷하게 크고 안정되어 이때부터 오래달리기가 발달해왔다고 생각된다. 인간이 오래달리기를 할 수 있게 된 데는 뼈와 근육 시스템뿐 아니라 피부의 땀샘도 큰 역할을 했다. 달리면 에너지대사가 증가하여 열이 발생하는데, 땀샘은 수분을 기화시켜 체온이 올라가지 않게 해주기 때문이다.

245 운동

화학에너지를 기계에너지로 전환하는 과정

근육 수축은 근육의 길이를 단축시키는 것이 일반적이지만 근육의 길이가 변하지 않는 수축도 있다. 이를 등척성isometric수축이라고 한다. 등척성等尺性이란 길이(척)가 같다는 의미다. 반대는 등장성(等張性, isotonic)으로, 장력(張力, tension)이 같다는 의미인데 일반적인 근육 활동이 이에 해당한다. 근육이란 위치를 움직이는 기능을 해야 한다는 관점에서 보면 등척성수축은 일을 하지 않는 것이지만, 이 경우에도 근육세포 안에서는 액틴과 미오신이 서로 잡아당겨 수축 활동이 일어난다. 근육과 직렬로 연결된 인대조직이 근육의 장력을 흡수하고 있을 뿐이다. 즉, 근육세포의 길이는 단축되지만 인대가 그만큼 늘어난다. 사실 등척성운동도 일상에서 많이 나타난다. 예를 들어 무거운 물건을 들어 올리려고 할 때 처음에는 물건이 움직이지 않지만 점점 근육에 힘을 주면 근육이 단축되면서 물건이 움직이기 시작한다. 이때 물건이 움직이기 시작하기 전까지의 근육운동이 등척성운동에 해당한다. 등척성운동은 근육이 단축을 시작할 때까지 근육을 최대한 동원하는 과정이기 때문에 근력을 키우는 좋은 방법이다. 그래서 근육을 키우는 보디빌딩에서 많이 이용한다. 또한 등척성운동은 공간이 필요 없기 때문에 장소에 구애받지 않고 어디서나 할 수 있으며, 관절운동이 제한된 질환의 재활 치료에 사용되기도 한다.

근육이란 화학에너지를 기계적 에너지로 바꿔주는 기계와 같다. 근육이 사용하는 화학에너지는 ATP(아데노신삼인산)다. 사실 ATP는 모든 생명체의 에너지변환에서 중심이 되는 물질인데, 근육 수축에 필요한 ATP를 공급하는 시스템은 즉시체계, 해당과정, 산화시스템 등 세 종류다. 즉시체계란 이미 만들어진 ATP와 크레아틴인산을 사용하는 과정이고, 해당解糖과정은 당을 분해하는 과정이고, 산화시스템은 산소를 이용해서 포도당과 지방을 연소시키는 과정이다.

근육은 수축하면서 근육에 있는 ATP를 바로 소비한다. 그러나 ATP 자체는 근육에 아주 소량만 존재하고 금방 ATP를 합성할 수 있는 크레아틴인산도 운동을 시작하면 수 초 내에 소진되고 만다. 그래서 운동 시작 몇 초 안에 해당과정이 활성화된다. 그러면 포도당이 분해되어 젖산이 만들어진다. 일종의 젖산발효로 ATP가 합성되는 것이다. 그런데 즉시체계와 해당과정만으로는 운동 후 1~2분 이상 작동하기 힘들다. 산소 없이 일어나는 과정이라 근육에 젖산이 쌓이는데, 젖산은 산acid이어서 세포의 pH를 낮추어 근육경련이나 통증을 유발하기 때문이다.

근육이 계속 작동하기 위해서는 산화시스템이 활성화되어야 한다. 보통 운동 시작 1분 후에 활성화되는데, 그러면 탄수화물과 지방을 완전연소하여 많은 ATP를 만든다. 한 분자의 포도당이 해당과정에서는 두 개의 ATP밖에 만들지 못하지만 산화시스템에서는 32개의 ATP를 만든다. 그런데 이 과정은 산소 없이는 불가능하므로 혈액을 통해 지속적으로 산소가 공급되어야 한다. 이러한 시스템이 가동된 상태에서의 운동을 유산소운동이라고 한다. 반면 무산소운동이란 산소가 필요 없는 즉시체계와 해당과정을 이용한 근육 활동을 말한다. 마라톤은 주로 산화시스템을 이용한 운동이고, 경기 시간이 2분 정도 소요되는 800m 달리기나 200m 수영은 유산소대사와 무산소대사가 반반 정도 차지한다. 이보다 더 짧아질수록 무산소대사의 비율이 커지는데, 100m 육상 선수는 10초 동안 숨을 쉬지 않고 완주할 수 있다.

산소 없는 근육 활동이 2분 이상 지속될 수는 없기 때문에 이 이상의 운동은 기본적으로 유산소대사를 이용할 수밖에 없다. 즉, 혈액 중의 포도당과 지방을 산화시켜야 한다. 그런데 운동 강도에 따라 포도당과 지방의 이용 비율이 달라진다. 최대운동능력의 65% 이내(30대를 기준으로 심박동수가 1분당 120회에 해당하는 강도)에서 운동할 때는 지방이 전체

에너지대사의 40~60% 정도 기여한다. 사실 이 수준이 지방을 최대한 이용하는 운동 강도다. 산소는 운동이 끝난 후에도 필요하다. 그래서 운동을 다 마쳤음에도 사람들은 숨을 몰아쉰다. 이는 운동 중에 발생한 젖산을 제거하고, 소모된 ATP를 보충하고, 체내에서 사용된 산소를 다시 채워 넣는 과정이다. 이를 산소부채라고 하는데, 성인 남성의 경우 4~5L, 운동선수의 경우 10~15L 정도다.

최대운동능력의 85% 이상인 고강도 운동은 에너지원으로 포도당에 주로 의존한다. 이때 혈당은 기여도가 매우 약하다. 정상적인 혈당 농도가 100mg/dL인데, 전체 혈액량이 5L이니 전체 혈중 포도당을 모두 합해봐야 5g밖에 되지 않기 때문이다. 이는 티스푼 한 숟가락 반에 해당하는 양이다. 그래서 근육이 사용하는 포도당은 근육과 간의 글리코겐에서 공급된다. 근육에 저장된 글리코겐은 고강도 유산소운동에 매우 중요한데, 일반적으로 근육의 글리코겐은 운동 시작 2시간 정도면 고갈된다. 간에 있는 글리코겐까지도 모두 소모되면 이때부터 저혈당 증상을 느끼며 심한 피로감과 근육경련이 나타나고, 심하면 중추신경장애를 초래하여 쓰러지기도 한다. 42km의 마라톤경주를 한다고 할 때 대략 30km 지점이 바로 이 시간에 해당한다. 기원전 490년 그리스가 페르시아를 격파한 기쁜 소식을 전하기 위해 40km를 달려 "우리는 이겼노라!" 알리고 그 자리에서 쓰러져 죽었던 그리스 병사의 사망 이유도 이 때문일 것이다.

운동선수는 운동 초반부터 지방을 이용하므로 글리코겐을 더 오래 사용할 수 있다. 장시간 운동을 하는 운동선수는 글리코겐을 최대한 오래 사용하도록 신체가 적응된 셈이다. 또한 운동선수는 본격적인 경기를 앞두면 근육 내에 글리코겐을 최대한 저장하는 훈련 스케줄에 들어간다. '탄수화물 축적'이라고 불리는 다이어트는 보통 시합을 앞둔 6일 전에 시작하는데, 처음 3~4일 동안은 근육의 글리코겐이 고갈되도록 강도 높은 운동을 하다가 시합 전 2~3일 동안은 천천히 운동 강도를 줄여가면서 탄수화물 섭취를 전체 식사의 70%까지 늘려간다. 그러면 근육에 글리코겐이 두 배까지 저장된다.

근육이 일단 수축한 다음 다시 이완되는 데도 ATP가 필요하다. 액틴과 미오신을 결합시켰던 칼슘을 떼어놓는 데 에너지가 필요하기 때문이다. 이때 ATP가 없으면 근육은 계속 수축한 상태를 유지한다. 사후경직이라는 현상도 이와 유사하다. 사람은 죽으면 축 늘어졌다가 3~4시간이 지나면서 근육이 수축하기 시작한다. 일단 수축된 근육은 ATP가 공급되지 않아 이완되지 못하고 굳은 상태가 유지되는 것이다. 사후 24시간이 되어야 이때부터 활성화되기 시작하는 세균이나 효소 등에 의해 근육세포가 분해되면서 이완되기 시작한다. 다른 동물도 마찬가지여서 소는 인간과 비슷하고 돼지나 닭은 사후 한 시간 이내에 경직이 나타난다. 그래서 도축업자들은 이를 방지하기 위해 중력에 의해 근육들이 축 늘어지도록 동물 사체를 매달아 놓는다. 그러면 근육 내의 액틴과 미오신이 서로 겹치는 것을 어느 정도는 줄일 수 있다.

비만역설에 대한 설명

　　근력 감소는 30대부터 나타나는 일종의 노화 현상이다. 연령이 증가함에 따라 체지방이 증가하고 근육량은 감소하는데, 이는 운동량이나 체중 변화와 관계없이 나타난다. 즉, 체중이 같더라도 지방과 근육의 상대적인 비율이 변하기 때문에 근감소증sarcopenia은 연령 증가에 따른 체성분의 변화 중 하나다.

　연령에 따른 근육 감소는 성장호르몬이 감소하는 현상과 관련되며, 테스토스테론과 에스트로겐의 감소도 영향을 미친다. 증가하는 체지방은 피하지방과 내장지방 등의 지방조직 외에 근육에서도 나타난다. 즉, 마블링처럼 근육 내에서 지방이 증가하는데, 그러면 근육의 단백질 함량이 감소한다. 이러한 체성분의 변화는 근력을 약화시킬 뿐 아니라 인슐린 저항성을 유발해서 제2형 당뇨병을 유발한다. 또한 근감소증이 있으면 근력이 떨어져 그 자체가 신체 활동을 줄이는 결과를 초래하고 기초대사량을 감소시켜 체지방을 증가시킨다.

　2009년 실시한 국민건강영양조사 결과를 바탕으로 한국 노인 남성의 근감소증과 관련된 위험 요인을 분석했더니 연령이 높을수록 근감소증의 위험도가 높았다. 이는 상식에 부합하는 결과였다. 그런데 특기할 만한 점은 체중이 낮을수록 근감소증의 위험이 증가한다는 것이었다. 이는 비만역설과 관계된다. 과거 전통적인 생각은 과체중과 비만은 심혈관질환에 악영향을 미친다는 것이었는데, 최근 일부 연구에서는 비만이 있으면 오히려 예후가 좋다는 결과를 보였다. 이를 비만역설이라고 한다. 원인은 아직 명확하게 밝혀지지 않았지만 만성질환이 있으면 영양결핍이 잘 생기고 이것이 사망률을 높인다고 추정한다. 비만한 경우는 영양결핍이 덜 생기기 때문에 심혈관질환 환자의 예후에 유리하게 작용해서 역설적인 현상이 나타나는 것이다. 이는 체중이 많은 노인이 근감소가 덜하다는 사실과도 관련된다.

참 고 문 헌

1장 신경

- 구대림·김주한, 〈정상 수면의 생리〉, Hanyang Medical Reviews, 2013;33:190~196.
- 김경호, 〈일본어에서 차용된 의학용어 조사 연구〉, 일본어문학, 2007;33:3~19.
- 김경훈, 〈동의보감 풍문 중 중풍 치료 처방에 대한 문헌적 고찰〉, 박사학위논문, 동국대학교, 2011년, 6~10면.
- 김현정·임형준, 〈치매의 평가〉, 뇌신경재활, 2015;8(1):11~18.
- 민성길, 〈맥라렌 교수 2:그의 정신의학 이론〉, 신경정신의학, 2012;51(1):25~35.
- 박희수, 〈현대 의학 관점에서 본 한의학 문헌 속 간질에 대한 연구〉, 석사학위논문, 강원대학교, 2012년, 11~12면.
- 윤인영, 〈수면질환의 종류〉, Hanyang Medical Reviews, 2013;33:197~202.
- 이부영, 〈전통의학의 정신질환 개념에 관한 연구〉, 신경정신의학, 2001;40(6):1001~1017.
- 이진성·김성곤·김지훈·정우영·박지훈, 〈멜라토닌과 정신과질환〉, 수면·정신생리, 2015;22(1):5~10.
- 이현아·조철현·김린, 〈인체의 일주기리듬〉, 수면·정신생리, 2014;21(2):51~60.
- 한수정·백남종, 〈치매의 약물치료〉, 뇌신경재활, 2015;8(1):19~23.
- Alexandru Barboi, *Sympathy, Sympathetic. Evolution of a Concept and Relevance to Current Understanding of Autonomic Disorders*, Neurology February 12, 2013;80(7):S57.005.
- Katsuhiko Mineta·Masumi Nakazawa·Francesc Cebrià·Kazuho Ikeo·Kiyokazu Agata·Takashi Gojobori, *Origin and evolutionary process of the CNS elucidated by comparative genomics analysis of planarian ESTs*, PNAS, 2003;100(13):7666~7671.
- M. Levin, *Left-right asymmetry in embryonic development: a comprehensive review*, Mech Dev, 2005;122(1):3~25.
- Morten L. Kringelbach·Kent C. Berridge, *The Neuroscience of Happiness and Pleasure*, Soc Res, 2010;77(2):659~678.
- P. R. Koehler·V. M. Haughton·D. L. Daniels·A. L. Williams·Z. Yetkin·H. C. Charles· D. Shutts, *MR measurement of normal and pathologic brainstem diameters*, AJNR,

1985;6(3):425~427.

- R. Olry, *Winslow's contribution to our understanding of the cervical portion of the sympathetic nervous system*, J Hist Neurosci, 1996;5(2):190~196.
- 김기현, 〈의식〉, 우리사상연구소, 《우리말 철학사전 4》, 지식산업사, 2005년, 237~279면.
- 대한신경외과학회, 《신경외과학(제4판)》, 엠엘커뮤니케이션, 2012년, 225~228면.
- 대한조현병학회, 《조현병, 마음의 줄을 고르다》, 군자출판사, 2014년, 11~22면.
- 대한치매학회, 《치매 임상적 접근(제2판)》, 아카데미아, 2011년, 305~310면.
- 디크 스왑, 신순림 옮김, 《우리는 우리 뇌다》, 열린책들, 2015년, 338~341면.
- 러셀 포스터·레온 크라이츠먼, 김한영 옮김, 《바이오클락》, 황금부엉이, 2006년, 122~123면.
- 마쓰무라 아키라, 윤철규 옮김, 《절대지식 일본고전》, 이다미디어, 2015년, 248면.
- 마이클 D. 거숀, 김홍표 옮김, 《제2의 뇌》, 지식을만드는지식, 2013년, 14~17면.
- 새년 모페트, 신두석 옮김, 《1.4kg의 수수께끼》, 거름, 2007년, 66~67면.
- 수잰 코킨, 이민아 옮김, 《어제가 없는 남자, HM의 기억》, 알마, 2014년, 246~247면.
- 심현섭·김영태 외, 《의사소통장애의 이해》, 학지사, 2006년, 230~264면.
- 안드레아 록, 윤상운 옮김, 《꿈꾸는 뇌의 비밀》, 지식의숲, 2006년, 49~65면.
- 야마도리 아츠시, 이은주·이형석 옮김, 《기억의 신경심리학》, 군자출판사, 2003년, 30~35면.
- 에드워드 쇼터, 최보문 옮김, 《정신의학의 역사—광인의 수용소에서 프로작의 시대까지》, 바다출판사, 2009년, 198~199면.
- 에릭 R. 캔델, 전대호 옮김, 《기억을 찾아서》, 랜덤하우스코리아, 2009년, 148~153면.
- 올리버 색스, 조석현 옮김, 《아내를 모자로 착각한 남자》, 살림터, 1996년, 23~44면.
- 우시키 다쓰오·후지타 쓰네오, 이정환 옮김, 《세포 여행기》, 이지북, 2004년, 273~276면.
- 윌리엄 C. 디멘트, 김태 옮김, 《수면의 약속》, 넥서스BOOKS, 2007년, 102~104면.
- 이광우, 《신경과학》, 범문사, 2005년, 106~110면.
- 장 도미니크 보비, 양영란 옮김, 《잠수종과 나비》, 동문선, 2008년, 11~15면.
- 조지프 르두, 강봉균 옮김, 《시냅스와 자아》, 동녘사이언스, 2005년, 335~389면.
- 최석민, 《구멍 뚫린 두개골의 비밀》, 프로네시스, 2006년, 75~77면.
- 칼 지머, 조성숙 옮김, 《영혼의 해부》, 해나무, 2007년, 52~61면.
- 페터 뒤베케, 이미옥 옮김, 《두뇌의 비밀을 찾아서》, 모티브북, 2005년, 89~111면.
- 핼 헬먼, 이충 옮김, 《의사들의 전쟁》, 바다출판사, 2003년, 191~212면.
- John Nolte, 안의태 외 옮김, 《임상 신경해부학(제5판)》, 범문사, 2004년, 38~44면.
- Mark F. Bear, 강봉균·권오주·감경윤 외 옮김, 《신경과학: 뇌의 탐구(제3판)》, 바이오메디북, 2009년, 726~759면.
- Jiwen Xu·Ping Zheng·Hongyu Zhou, *Clinical Development of Corpus Callosotomy in Treating Refractory Seizure(Chapter 15)*, In Humberto Foyaca—Sibat, *Novel Treatment of Epilepsy*, InTech, 2011.
- 강상헌, 〈강상헌의 만史설문: '어리석은 미치광이' 속뜻의 치매… 모욕적인 그 병명 내쳐라〉,

세계일보, 2015. 5. 31.

- 국가건강정보포털—검색어: 신경증, 뇌졸중, 조현병
- 네이버 어학사전—검색어: 골, 연수
- 네이버 지식백과: 서울대학교병원 의학정보—검색어: 중추신경, 뇌하수체, 말초신경, 자율신경
- 박수현, 〈해마〉, 네이버캐스트, 2014년.
- 서유헌, 〈신경전달물질〉, 네이버캐스트, 2009년.
- 위키피디아—검색어: nerve, Thomas Willis, thermal neutral zone, human body temperature, awareness, Henry Molaison, 統合失調症, 神経(しんけい)
- Eric H. Chudler, *Brain Facts and Figures.* https://faculty.washington.edu/chudler/facts. html
- Online Etymology Dictionary—검색어: ventricle, nerve, thalamus, meninges

2장 감각

- Leema Reddy Peddareddygari · Kinsi Oberoi · Raji P. Grewal, *Congenital Insensitivity to Pain*: *A Case Report and Review of the Literature*, Case Reports in Neurological Medicine, 2014; 1~4.
- Mohammad Hossein Maghami · Amir Masoud Sodagar · Alireza Lashay · Hamid Riazi-Esfahani · Mohammad Riazi-Esfahani, *Visual Prostheses*: *The Enabling Technology to Give Sight to the Blind*, J Ophthalmic Vis Res, 2014; 9(4): 494~505.
- 김현승 · 김효명 · 성공제 · 유영석, 《안과학(제10판)》, 일조각, 2014년, 151~162면.
- 대니얼 J. 레비틴, 장호연 옮김, 《뇌의 왈츠—세상에서 가장 아름다운 강박》, 마티, 2008년, 37~53면.
- 대한이비인후과학회, 《이비인후과학》, 일조각, 2013년, 34~37면.
- 대한통증학회, 《통증의학(제4판)》, 신원의학서적, 2012년, 1~15면.
- 대한피부과학회, 《피부과학(제6판)》, 대한의학서적, 2014년, 108~109면.
- 랜달 리드, 강주헌 옮김, 《냄새》, 휘슬러, 2007년, 40면.
- 레이첼 허즈, 장호연 옮김, 《욕망을 부르는 향기》, 뮤진트리, 2013년, 51면.
- 로베르 주르뎅, 최재천 · 채현경 옮김, 《음악은 왜 우리를 사로잡는가—음악과 과학의 만남》, 궁리, 2002년, 69~109면.
- 루돌프 E. 라도시 · J. 데이비드 보일, 최병철 · 방금주 옮김, 《음악심리학》, 학지사, 2001년, 217~224면.
- 마쓰다 유키마사, 송태욱 옮김, 《눈의 황홀》, 바다출판사, 2008년, 211면.
- 번하르트 켈러할스 · 레굴라 P. 조그, 송명호 옮김, 《귀에서 왜 위~잉 소리가 나지?》, 에디터, 2003년, 17~39면.

- 브라이언 클레그, 김옥진 옮김, 《과학을 안다는 것》, 엑스오북스, 2013년, 116~118면.
- 세미르 제키, 박창범 옮김, 《이너비전》, 시공사, 2003년, 70~73면.
- 송인갑, 《향수》, 한길사, 2004년, 20면.
- 앤드루 파커, 오숙은 옮김, 《눈의 탄생》, 뿌리와이파리, 2007년, 257~303면.
- 올리버 색스, 장호연 옮김, 《뮤지코필리아─뇌와 음악에 관한 이야기》, 알마, 2012년, 239~263면.
- 울리히 슈미트, 장혜경 옮김, 《동물들의 비밀신호》, 해나무, 2008년, 84~85면.
- 이나가키 히데히로, 오근영 옮김, 《이토록 아름다운 약자들》, 이마, 2015년, 45~47면.
- 이영아, 《육체의 탄생》, 민음사, 2008년, 68면.
- 이정구, 《어지러움》, 단국대학교출판부, 2001년, 119~125면.
- 조항범, 《정말 궁금한 우리말 100가지》, 예담, 2009년(항목: 눈엣가시).
- 지상현, 《뇌, 아름다움을 말하다》, 해나무, 2005년, 119~136면.
- 지제근, 《지제근 박사의 의학용어 이야기 제2집》, 아카데미아, 2014년, 110~111면.
- 콘스탄스 클라센·데이비드 하위즈·앤소니 시노트, 김진옥 옮김, 《아로마─냄새의 문화사》, 현실문화연구, 2002년, 13면.
- E. Bruce Goldstein, 김정오·곽호완·남종호 외 옮김, 《감각과 지각(제7판)》, 시그마프레스, 2007년, 192면.
- E. H. 곰브리치, 백승길·이종숭 옮김, 《서양미술사》, 예경, 2005년, 226~229면.
- Hugh J. Foley·Margaret W. Martlin, 민윤기·김보성 옮김, 《감각과 지각(제5판)》, 박학사, 2013년, 581~619면.
- 국가건강정보포털─검색어: 초음파, 색각이상
- 네이버 어학사전─검색어: 맛
- 네이버 지식백과─검색어: 적색맹
- 네이버 지식백과: 서울대학교병원 의학정보─검색어: 속귀, 청신경, 전정기관, 달팽이관, 결막, 망막
- 위키피디아─검색어: sensation, eye, compound eye, opsin, flavor, pain in animals, Bella Donna
- Online Etymology Dictionary─검색어: anesthesia, lens, labyrinth, vestibule, proprioception, perfume, vestibule, taste, gustation

3장 피부

- 김용길·박종민, 〈통계학적 방법을 이용한 지문 정합 방법〉, 스마트미디어저널, 2014;3(3):15~19.
- 문국진, 〈사람 體臭의 多樣性과 嗅覺的 感性刺戟과의 關係에 관한 考察〉,

대한민국학술원논문집, 2011;50(1):181~254.

- 이세원·김나영·황상민·최웅호·안성구,〈한국인 손금의 형태학적 특성〉, 대한피부과학회지, 2002;40(8):937~941.

- 정종영,〈여드름의 어원을 찾아서〉, 대한임상피부관리학회 온라인저널, 2014;1(1):33.

- A. B. Kimball, *Skin differences, needs, and disorders across global populations*, J Investig Dermatol Symp Proc, 2008;13(1):2~5.

- A. McKnight·A. O. Momoh·J. M. Bullocks, *Variations of structural components: specific intercultural differences in facial morphology, skin type, and structures*, Semin Plast Surg, 2009;23(3):163~167.

- A. V. Rawlings, *Ethnic skin types: are there differences in skin structure and function?*, Int J Cosmet Sci, 2006;28(2):79~93.

- Silonie Sachdeva, *Fitzpatrick skin typing: Applications in dermatology*, Indian J Dermatol Venereol Leprol, 2009;75:93~96.

- Susanna Mitro·Amy R. Gordon·Mats J. Olsson·Johan N. Lundström, *The Smell of Age: Perception and Discrimination of Body Odors of Different Ages*, PLoS ONE, 2012;7(5):e38110.

- 다니엘라 마이어·클라우스 마이어, 김희상 옮김,《털−수염과 머리카락을 중심으로 본 체모의 문화사》, 작가정신, 2004년, 25~29면.

- 대한피부과학회,《피부과학(제6판)》, 대한의학서적, 2014년, 2~29면.

- 데즈먼드 모리스, 박성규 옮김,《인간의 친밀 행동》, 지성사, 2003년, 96~101면.

- 로베르트 반 훌릭, 장원철 옮김,《중국성풍속사−선사시대에서 명나라까지》, 까치, 1993년, 361~362면.

- 박병덕·안성구·정세규,《피부장벽 전문가가 들려주는 진짜 피부장벽 이야기》, 지식과감성#, 2015년, 34~57면.

- 박윤기·한승경,《백반증의 진단과 치료》, 여문각, 1995년, 19~26면.

- 신동원·김남일·여인석,《한 권으로 읽는 동의보감》, 들녘, 2012년, 828~829면.

- 애드리언 블루, 이영아 옮김,《키스의 재발견》, 예담, 2004년, 185~186면.

- 이나가키 히데히로, 오근영 옮김,《이토록 아름다운 약자들》, 이마, 2015년, 150면.

- 이인식,《이인식의 성과학탐사》, 생각의나무, 2002년, 246~247면.

- 조현설,《문신의 역사》, 살림, 2003년, 55면.

- 한승경,《백반증, 알파에서 오메가까지》, 동아시아, 2006년, 77~78면.

- 함익병·옥지윤,《피부에 헛돈 쓰지 마라》, 중앙북스, 2015년, 27·34~37면.

- 국가건강정보포털−검색어: 액취증, 여드름, 화상, 문신, 모반

- 국립국어원 표준국어대사전−검색어: 눈치코치

- 김정훈,〈정전기〉, 네이버캐스트, 2011년.

- 네이버 어학사전−검색어: 皮, 좀

- 네이버 지식백과: 서울대학교병원 의학정보-검색어: 다한증
- 네이버 지식백과: 한국민족문화대백과-검색어: 아교
- 서민, 〈무좀〉, 네이버캐스트, 2009년.
- 위키피디아-검색어: tattoo, cowlick, Fischer-Saller scale, kiss, 入れ墨, 刺青, 接吻

4장 호흡

- 권택균·손희영, 〈후두운동장애〉, 대한후두음성언어의학회지, 2010;21(1):22~26.
- 김락형·박현철·유경·정은희, 《동의보감(東醫寶鑑)》에 나타난 의사소통장애의 현대적 해석〉,
  언어청각장애연구, 2006;11(3):113~128.
- 김윤자·김장현, 〈喘息에 關한 文獻的 考察〉, 대한한방소아과학회지, 1995;9(1):1~14.
- 김한수, 〈신이 주신 악기: 목소리〉, 대한후두음성언어의학회지, 2011;22(2):103~105.
- 백지현·서유빈, 〈의료기관 내 계절인플루엔자 관리지침〉, 대한내과학회지,
  2014;86(3):377~397.
- 안철민, 〈말더듬에서 언제 보툴리눔독소주입술이 효과적인가에 관한 연구〉,
  대한후두음성언어의학회지, 2015;26(1):46~50.
- 안철민·권기환·박효진·이용배, 〈애성환자에 있어서 원인 및 치료에 따른 고찰〉,
  대한후두음성언어의학회지, 1995;6(1):16~21.
- 엄동명·송지청·심현아·이병욱, 〈胞에 관한 考察〉, 대한한의학원전학회지,
  2011;24(4):103~116.
- 오창석, 〈감기〉, 가정의학회지, 1999;20(7):868~876.
- 정유삼, 〈폐쇄성 수면 무호흡증의 외과적 치료〉, 대한내과학회지, 2015;89(1):27~34.
- 홍기환, 〈국악(판소리) 발성법〉, 대한후두음성언어의학회지, 2011;22(2):111~114.
- Amit Chandra·Shauna Conry, *In-flight Medical Emergencies*, West J Emerg Med,
  2013;14(5):499~504.
- C. Clarke, *Acute mountain sickness: medical problems associated with acute and subacute
  exposure to hypobaric hypoxia*, Postgrad Med J, 2006;82(973):748~753.
- Hyosun Cho·Hyojeung Kang, *Host Immune Responses Against Type A Influenza Viruses*,
  Journal of Bacteriology and Virology, 2014;44(2):133~139.
- Jan-Marino Ramirez, *The integrative role of the sigh in psychology, physiology, pathology,
  and neurobiology*, Prog Brain Res, 2014;209:91~129.
- J. Fashner·K. Ericson, *Treatment of the Common Cold in Children and Adults*, American
  Family Physician, 2012;86(2):153~159.
- J. M. Jerry·G. B. Collins·D. Streem, *E-cigarettes: Safe to recommend to patients?*, Cleve
  Clin J Med, 2015;82(8):521~526.

- Joan Raymond, *The Shape of a Nose*, Scientific American, 2011.
  https://www.scientificamerican.com/article/the-shape-of-a-nose
- Konstantinos E. Farsalinos · Riccardo Polosa, *Safety evaluation and risk assessment of electronic cigarettes as tobacco cigarette substitutes: a systematic review*, Ther Adv Drug Saf, 2014;5(2):67~86.
- O. Walusinski, *Yawning in Diseases*, European Neurology, 2009;62:180~187.
- R. H. Feierabend · S. N. Malik, *Hoarseness in Adults*, Am Fam Physician, 2009;80(4):363~370.
- S. Bhagi · S. Srivastava · S. B. Singh, *High-altitude pulmonary edema: review*, J Occup Health, 2014;56(4):235~243.
- S. K. Hooker · A. Fahlman · M. J. Moore · N. A. de Soto · Y. B. de Quirós · A. O. Brubakk, *Deadly diving? Physiological and behavioural management of decompression stress in diving mammals*, Proc Biol Sci, 2012;279(1731):1041~1050.
- U. S. Department of Health and Human Services, *The Health Consequences of Smoking—50 Years of Progress: A Report of the Surgeon General*, 2014.
- World Health Organization, *WHO global report: mortality attributable to tobacco*, 2012.
- 김애양, 《명작 속의 질병 이야기》, 황금알, 2014년, 67~76면.
- 대한 결핵 및 호흡기학회, 《호흡기학》, 군자출판사, 2004년, 309~314면.
- 대한 소아알레르기 및 호흡기학회, 《소아알레르기 호흡기학(제2판)》, 여문각, 2013년, 381면.
- 로버트 E. 아들러, 조윤정 옮김, 《의학사의 터닝 포인트 24》, 아침이슬, 2007년, 168~177면.
- 빌 브라이슨, 이덕환 옮김, 《거의 모든 것의 역사》, 까치, 2003년, 334~335면.
- 안효섭 엮음, 《홍창의 소아과학(제10판)》, 미래엔, 2012년, 633~642면.
- 앤 루니, 최석진 옮김, 《의학 오디세이》, 돋을새김, 2014년, 124면.
- 윤중진, 《법의학》, 고려의학, 1995년, 164~166면.
- 전남대학교 의과대학 호흡기학 편찬위원회, 《호흡기학》, 전남대학교출판부, 2010년, 144~145면.
- 조항범, 《정말 궁금한 우리말 100가지》, 예담, 2009년(항목: 내 코가 석 자).
- 최형선, 《낙타는 왜 사막으로 갔을까》, 부키, 2012년, 42~71면.
- 케빈 퐁, 이충호 옮김, 《생존의 한계》, 어크로스, 2014년, 45~75 · 224~256면.
- 국가건강정보포털-검색어: 결핵, 수면무호흡증, 인플루엔자
- 네이버 지식백과: 서울대학교병원 의학정보-검색어: 결핵, 기관지
- 원호섭, 〈바이러스의 역습… 천연두에서 스페인독감 · 에이즈 · 에볼라 · 메르스〉, 매일경제, 2015. 6. 1.
- 위키피디아-검색어: pneuma
- 홍윤표, 〈기침과 고뿔〉, 새국어소식, 2002;51.
- Online Etymology Dictionary-검색어: pharynx, larynx

• 유병욱, 〈여행의학〉, 대한의사협회지, 2010;53(6):501~509.

• 유형준, 〈혈관노화−죽상경화와 동의어인가?〉, J Korean Geriatr Soc, 2011;15(3):123~127.

• 정재승, 〈Extracorporeal Membrane Oxygenation: 과거, 현재 그리고 미래〉, 대한내과학회지, 2015;88(6):651~657.

• 최환석, 〈수족부 감각이상자에서 레이노병의 유병률〉, 대한가정의학회 학회지, 2003;24(12):1085~1091.

• A. C. Thomas · P. A. Knapman · D. M. Krikler · M. J. Davies, *Community study of the causes of "natural" sudden death*, BMJ, 1988;297(6661):1453~1456.

• G. Mitchell · J. D. Skinner, *An allometric analysis of the giraffe cardiovascular system*, Comp Biochem Physiol A Mol Integr Physiol, 2009;154(4):523~529.

• Jinho Shin · Jeong Bae Park · Kwang−il Kim · Ju Han Kim · Dong Heon Yang · Wook Bum Pyun · Young Gweon Kim · Gheun−Ho Kim · Shung Chull Chae · Guideline Committee of the Korean Society of Hypertension, *2013 Korean Society of Hypertension guidelines for the management of hypertension*, Clinical Hypertension, 2015;21(1):1~3.

• Mei−Hwan Wu, *Sudden Death in Pediatric Populations*, Korean Circ J, 2010;40(6):253~257.

• P. Haouzi · N. Ahmadpour · H. J. Bell · S. Artman · J. Banchs · S. Samii · M. Gonzalez · K. Gleeson, *Breathing patterns during cardiac arrest*, J Appl Physiol, 2010;109(2):405~411.

• Terri L. Levien, *Advances in the treatment of Raynaud's phenomenon*, Vasc Health Risk Manag, 2010;6:167~177.

• T. J. Bowker · D. A. Wood · M. J. Davies · M. N. Sheppard · N. R. B. Cary · J. D. K. Burton · D. R. Chambers · S. Dawling · H. L. Hobson · S. D. M. Pyke · R. A. Riemersma · S. G. Thompson, *Sudden, unexpected cardiac or unexplained death in England: a national survey*, QJM, 2003;96(4):269~279.

• 대한류마티스학회, 《류마티스학》, 군자출판사, 2014년, 409~411면.

• 로버트 E. 아들러, 조윤정 옮김, 《의학사의 터닝 포인트 24》, 아침이슬, 2007년, 50~51면.

• 멜 보링 · 레슬리 덴디, 최창숙 옮김, 《기니피그 사이언티스트》, 다른, 2006년, 149~165면.

• 박영배 외, 《서울대학교병원 심혈관진료 매뉴얼》, 군자출판사, 2014년, 43~55 · 283~292면.

• 배병철, 《기초한의학》, 성보사, 2010년, 243 · 283~289면.

• 신동원 · 김남일 · 여인석, 《한 권으로 읽는 동의보감》, 들녘, 2012년, 337~339면.

• 올레 회스타, 안기순 옮김, 《하트의 역사》, 도솔, 2007년, 87면.

• 이영아, 《육체의 탄생》, 민음사, 2008년, 85~86면.

• 재컬린 더핀, 신좌섭 옮김, 《의학의 역사》, 사이언스북스, 2006년, 74~75면.

• 제임스 르 파누, 조윤정 옮김, 《현대의학의 역사》, 아침이슬, 2005년, 173~174면.

- 최윤식 · 이영우, 《순환기학(제2판)》, 일조각, 2010년, 377~378면.
- 국가건강정보포털-검색어: 순환계통, 혈관조영술, 협심증
- 네이버 지식백과-검색어: 냉증, 사기
- 〈삼성서울병원 국내 첫 인공심장 이식 임상시험〉, 연합뉴스, 2013. 1. 10.
- 위키피디아-검색어: lymph, circulatory system, William Harvey
- Online Etymology Dictionary-검색어: lymph, artery, vein, vessel

6장 혈액

- 전병훈 · 우원홍 · 정우열, 〈瘀血의 槪念에 關한 東醫學的 考察〉, 동의병리학회지, 1989;4(1):93~102.
- J. A. Beardmore · F. Karimi-Booshehri, *ABO genes are differentially distributed in socio-economic groups in England*, Nature, 1983;303(5917):522~524.
- 권석운, 《피는 답을 알고 있다》, 개미, 2004년, 33~39면.
- 대한진단검사의학회, 《진단검사의학(제5판)》, 범문에듀케이션, 2014년, 293~295면.
- 대한혈액학회, 《혈액학》, 범문에듀케이션, 2011년, 9~11면.
- 박형우 · 박윤재, 《사람을 구하는 집, 제중원》, 사이언스북스, 2010년, 160 · 172면.
- 사이먼 싱 · 에트차르트 에른스트, 한상연 옮김, 《똑똑한 사람들이 왜 이상한 것을 믿을까》, 윤출판, 2015년, 25~26 · 52~53면.
- 서민, 《서민의 기생충열전》, 을유문화사, 2013년, 238~242면.
- 신동원 · 김남일 · 여인석, 《한 권으로 읽는 동의보감》, 들녘, 2012년, 112~124면.
- 휴 앨더시 윌리엄스, 김태훈 옮김, 《메스를 든 인문학》, 알에이치코리아(RHK), 2014년, 214~215면.
- E. D. Uthman, 나정희 옮김, 《빈혈의 이해》, 북스토리, 2003년, 16~22면.
- 국가건강정보포털-검색어: 말라리아
- 네이버 어학사전-검색어: 떡
- 네이버 지식백과: 한국민족문화대백과-검색어: 어혈
- 네이버 지식백과: 한의학대사전-검색어: 진액
- 서민, 〈말라리아〉, 네이버캐스트, 2010년.
- 위키피디아-검색어: fibrinolysis, thrombosis, bleeding, bleeding time, hemostasis, blood type personality theory, 血液型性格分類
- Online Etymology Dictionary-검색어: leukocyte, platelet

- 임정희, 〈전통의학적 질병관에 의한 홍채진단〉, 박사학위논문, 동방대학원대학교, 2009년, 140~142면.
- C. A. Black, *A brief history of the discovery of the immunoglobulins and the origin of the modern immunoglobulin nomenclature*, Immunol Cell Biol, 1997;75(1):65~68.
- Kyu-Won Jung · Young-Joo Won · Chang-Mo Oh · Hyun-Joo Kong · Hyunsoon Cho · Duk Hyoung Lee · Kang Hyun Lee, *Prediction of Cancer Incidence and Mortality in Korea 2015*, Cancer Res Treat, 2015;47(2):142~148.
- Miran Park · Dosoo Kim · Kangmo Ahn · Jihyun Kim · Youngshin Han, *Prevalence of Immediate-Type Food Allergy in Early Childhood in Seoul*, Allergy Asthma Immunol Res, 2014;6(2):131~136.
- R. F. Lamont · J. D. Sobel · R. A. Akins · S. S. Hassan · T. Chaiworapongsa · J. P. Kusanovic · R. Romero, *The vaginal microbiome: New information about genital tract flora using molecular based techniques*, BJOG, 2011;118(5):533~549.
- S. Cohen · M. Dworetzky · O. L. Frick, *Coca and Cooke on the classification of hypersensitiveness*, J Allergy Clin Immunol, 2003;111(1):205~210.
- Tao Zheng · Jinho Yu · Min Hee Oh · Zhou Zhu, *The Atopic March: Progression from Atopic Dermatitis to Allergic Rhinitis and Asthma*, Allergy Asthma Immunol Res, 2011;3(2):67~73.
- The Human Microbiome Project Consortium, *Structure, function and diversity of the healthy human microbiome*, Nature, 2012;486:207~214.
- Thomas B. Tomasi, *The discovery of secretory IgA and the mucosal immune system*, Immunology Today, 1992;13(10):416~418.
- Youngshin Han · Jihyun Kim · Kangmo Ahn, *Food allergy*, Korean J Pediatr, 2012;55(5):153~158.
- 권석운, 《피는 답을 알고 있다》, 개미, 2004년, 190~218면.
- 기울리아 엔더스, 배명자 옮김, 《매력적인 장腸 여행》, 와이즈베리, 2014년, 165~172면.
- 대한 소아알레르기 및 호흡기학회, 《소아알레르기 호흡기학(제2판)》, 여문각, 2013년, 239~240면.
- 랴오위췬, 박현국 · 김기욱 · 이병욱 옮김, 《황한의학을 조망하다》, 청홍, 2010년, 263면.
- 마틴 블레이저, 서자영 옮김, 《인간은 왜 세균과 공존해야 하는가》, 처음북스, 2014년, 39~51면.
- 매리언 켄들, 최돈찬 · 이성호 옮김, 《세포전쟁-인체는 질병과 어떻게 싸우는가》, 궁리, 2004년, 162~168면.
- 박재갑 · 방영주 · 하성환, 《종양학(개정판)》, 2012년, 34~90면.
- 신동원, 《호열자, 조선을 습격하다》, 역사비평사, 2004년, 44~45면.

- 오재원 · 김진석 · 백원기 · 한매자 · 김규랑, 《꽃가루와 알레르기》, 한국학술정보, 2015년, 14~17면.
- 지제근, 《지제근 박사의 의학용어 이야기 제2집》, 아카데미아, 2014년, 101~102면.
- 크리스티안 베이마이어, 송소민 옮김, 《의학사를 이끈 20인의 실험과 도전》, 주니어김영사, 2010년, 157~167면.
- 후쿠오카 신이치, 김소연 옮김, 《생물과 무생물 사이》, 은행나무, 2008년, 33~34면.
- David Male, 김경제 · 김영상 · 신의철 외 옮김, 《ROITT 면역학》, 대한의학서적, 2015년, 111~112면.
- A. B. Kay, *Allergy and Hypersensitivity: History and Concepts*, In A. B. Kay · A. P. Kaplan · J. Bousquet · P. G. Holt, *Allergy and Allergic Diseases, Volume1*, Blackwell Publishing, 2008, 3~21.
- Ezio Merler, *Immunoglobulins: Biologic Aspects and Clinical Uses*, National Academy of Sciences, 1970, 52.
- 국가건강정보포털-검색어: 아토피피부염, 알레르기
- 네이버 어학사전-검색어: 밤, 밞
- 서민, 〈연가시〉, 네이버캐스트, 2012년.
- 위키피디아-검색어: symbiosis, Élie Metchnikoff, Human Microbiome, Human Microbiome Project
- *Emil von Behring: The Founder of Serum Therapy*, Nobelprize.org. Nobel Media AB2014. Web. 8 Oct 2016. http://www.nobelprize.org/nobel_prizes/medicine/laureates/1901/behring-article.html
- *Pea plant grows inside man's lung*, BBC news, 11 August 2010.
- Online Etymology Dictionary-검색어: immunity

8장 소화

- 김연수, 〈B형간염 바이러스 잠재 감염의 정의, 진단 그리고 유병률〉, 대한소화기학회지, 2013;62(3):143~147.
- 류한승 · 최석채 · 이준성, 〈트림〉, 대한소화기학회지, 2014;64(1):4~9.
- 배우진 · 조준영 · 조정훈 · 이진무 · 이창훈 · 장준복 · 이경섭, 〈여성(女性)의 산증(疝症)에 대(對)한 고찰(考察)-동의보감(東醫寶鑑) 전음문(前陰門)을 중심으로〉, 대한한방체열의학회지, 2010;8(1):64~69.
- 정록선, 〈기능성 위장질환에서 중복 증후군 및 자연사〉, 대한소화기학회지, 2012;60(6):345~348.
- 정숙향, 〈C형간염의 치료: C형간염의 역학〉, 대한내과학회지, 2015;88(6):630~634.

- 정승욱·이성구, 〈비만과 담낭질환〉, 대한소화기학회지, 2012;59(1):27~34.
- 정주영·배선환·최광해·고재성·서정기, 〈소아에서 호기내 수소검사를 이용한 유당 흡수장애 유병률〉, 대한소아소화기영양학회지, 2002;5(1):62~67.
- 지삼룡 외, 〈기능성 소화불량증 치료에 관한 임상진료지침〉, 대한소화기학회지, 2011;57(2):67~81.
- Alessandro Villa·Christopher L. Connell·Silvio Abati, *Diagnosis and management of xerostomia and hyposalivation*, Ther Clin Risk Manag, 2015;11:45~51.
- A. Sródka, *The short history of gastroenterology*, J Physiol Pharmacol, 2003;54(S3):9~21.
- C. M. Bollen·T. Beikler, *Halitosis: the multidisciplinary approach*, Int J Oral Sci, 2012;4(2):55~63.
- Dr. Allan Geliebter, *Stomach Capacity in Obese Individuals*, Obesity Research, 2001;9(11):727~728.
- D. Sudan, *The Current State of Intestine Transplantation: Indications, Techniques, Outcomes and Challenges*, American Journal of Transplantation, 2014;14(9):1976~1984.
- Eun-Young Lee·Tran Thi Xuan Mai·Yoonjung Chang·Moran Ki, *Trends of liver cancer and its major risk factors in Korea*, Epidemiology and Health, 2015;37:1~6.
- So Young Kwon·Chang Hong Lee, *Epidemiology and prevention of hepatitis B virus infection*, 대한간학회지, 2011;17(2):87~95.
- 김정룡, 《소화기계 질환(제3판)》, 일조각, 2011년, 483~486면.
- 대한외과학회, 《외과학》, 군자출판사, 2011년, 271면.
- 마르탱 모네스티에, 임헌 옮김, 《똥오줌의 역사》, 문학동네, 2005년, 15면.
- 메리 로취, 최가영 옮김, 《꿀꺽, 한 입의 과학》, 을유문화사, 2014년, 230~233면.
- 민영일, 《복통의 진단학》, 일조각, 1999년, 3~5면.
- 야마코토 후미오·가이누마 모토시, 홍성민 옮김, 《대변 소변이 알려주는 우리 몸의 비밀》, 미래의창, 2002년, 28면.
- 조항범, 《그런, 우리말은 없다》, 태학사, 2005년(항목: 환장).
- 지제근, 《지제근 박사의 의학용어 이야기 제2집》, 아카데미아, 2014년, 17~19면.
- 하종규·문양수·이성실, 《반추동물 영양 생리학》, 서울대학교출판부, 2005년, 22~24면.
- 한상국, 《치아 인문학》, 대한나래출판사, 2014년, 182~183·200~201면.
- Bertam G. Katzung, 전국 의과대학 약리학교실 옮김, 《Katzung 약리학-Basic & Clinical Pharmacology(제12판)》, 범문에듀케이션, 2014년, 396~397면.
- Kim E. Barrett·Susan M. Barman·Scott Boitano·Heddwen L. Brooks, 대한생리학회 옮김, 《Ganong's 의학생리학(제24판)》, 대한의학서적, 2013년, 497~506면.
- Victoria Aspinall·Melanie Cappello, 김옥진 옮김, 《동물해부생리학 개론》, 범문에듀케이션, 2014년, 109~127면.
- 국가건강정보포털-검색어: 췌장염

- 국립국어원 표준국어대사전-검색어: 방구, 방귀
- 네이버 어학사전-검색어: 소화, 연령(年齡), 창자
- 네이버 지식백과-검색어: 단장, 산통
- 네이버 지식백과: 서울대학교병원 의학정보-검색어: 침, 위, 헬리코박터 파일로리, C형간염, 소장이식, 식도, 소화불량
- 네이버 지식백과: 한국민족문화대백과-검색어: 이사금
- 서민, 〈간디스토마〉, 네이버캐스트, 2012년.
- 예병일, 〈위궤양〉, 네이버캐스트, 2009년.
- 위키피디아-검색어: wisdom tooth, area postrema, Kupffer cell, pancreatic islets, 親知らず, 屁
- John R. Saltzman · Mark Feldman · Anne C. Travis, *Approach to acute upper gastrointestinal bleeding in adults*, UpToDate, last updated: Nov 12, 2015.
- Online Etymology Dictionary-검색어: digest, stomach, gastro, cholesterol

9장 내분비

- 고관표, 〈음식에 대한 장호르몬의 변화〉, 대한비만학회지, 2014;23(1):6~15.
- 김가은 · 장선영 · 최윤백 · 허윤석 · 오상우 · 권진원 · 이선희, 〈고도비만환자에서 수술이 필요한가? NECA원탁회의 합의문〉, 대한비만학회지, 2013;22(1):7~12.
- 김경수 · 박석원, 〈운동과 제2형 당뇨병: 미국스포츠의학회와 미국당뇨병학회 공동 권고안〉, 당뇨병, 2012;13(2):61~68.
- 박혜원 · 정소정, 〈한국 청소년의 체성분과 비만 그리고 당뇨병 발생에 미치는 영향〉, 대한비만학회지, 2013;22(3):137~144.
- 백승희 · 강효신, 〈月經의 理解를 通한 韓方婦人科的 特性의 再認識〉, 대한한방부인과학회지, 1998;11(1):49~59.
- 송도경 · 성연아, 〈비만: 서론〉, 대한내과학회지, 2013;84(5):619~623.
- 신미승, 〈과체중 및 비만 치료: 2013 미국 심장학회의 과체중과 비만 관리지침에 대한 검토〉, 대한내과학회지, 2014;87(2):136~141.
- 심성윤 · 이준무, 〈東醫寶鑑의 觀点에서 본 肥滿의 鍼灸經穴學的 考察〉, 대한경락경혈학회지, 2003;20(1):91~101.
- 유순집, 〈남성갱년기 증후군〉, 대한내과학회지, 2008;75(3):262~266.
- 이대호, 〈비만의 최신 지견〉, Hanyang Medical Reviews, 2012;32(4):213~218.
- 이주호, 〈비만수술〉, 대한내과학회지, 2013;84(5):640~649.
- 조영혜 · 이상엽, 〈음식섭취와 위장관호르몬〉, 대한비만학회지, 2013;22(4):197~204.
- 최광해, 〈소아에서의 비만과 인슐린 저항성〉, 영남의대학술지, 2012;29(2):73~76.

- André Tchernof · Jean-Pierre Després, *Pathophysiology of human visceral obesity: an update*, Physiol Rev, 2013;93(1):359~404.
- Antonio Paoli · Gerardo Bosco · Enrico M. Camporesi · Devanand Mangar, *Ketosis, ketogenic diet and food intake control: a complex relationship*, Front Psychol, 2015;6:27.
- Cahill GF Jr., *Survival in starvation*, Am J Clin Nutr, 1998;68(1):1~2.
- Doe-Young Kim · M. Camilleri · J. A. Murray · D. A. Stephens · J. A. Levine · D. D. Burton, *Is there a role for gastric accommodation and satiety in asymptomatic obese people?*, Obes Res, 2001;9(11):655~661.
- Hans-Rudolf Berthoud, *The neurobiology of food intake in an obesogenic environment*, Proc Nutr Soc, 2012;71(4):478~487.
- I. S. Farooqi, *EJE Prize 2012: Obesity: from genes to behaviour*, Eur J Endocrinol, 2014;171(5):R191~R195.
- J. C. Wells, *The evolution of human adiposity and obesity: where did it all go wrong?*, Dis Model Mech, 2012;5(5):595~607.
- J. F. Trepanowski · R. J. Bloomer, *The impact of religious fasting on human health*, Nutr J, 2010;9:57.
- J. K. Elmquist · C. F. Elias · C. B. Saper, *From lesions to leptin: hypothalamic control of food intake and body weight*, Neuron, 1999;22(2):221~232.
- Kang Seo Park, *The Future of Diabetes Education*, J Korean Diabetes, 2015;16(2):83~88.
- Kyoung Hwa Ha · Dae Jung Kim, *Trends in the Diabetes Epidemic in Korea*, Endocrinology and metabolism, 2015;30(2):142~146.
- L. Flicker · K. A. McCaul · G. J. Hankey · K. Jamrozik · W. J. Brown · J. E. Byles · O. P. Almeida, *Body mass index and survival in men and women aged 70 to 75*, J Am Geriatr Soc, 2010;58(2):234~241.
- L. Gétaz · Jean-Pierre Rieder · L. Nyffenegger · A. Eytan · Jean-Michel Gaspoz · H. Wolff, *Hunger strike among detainees: guidance for good medical practice*, Swiss Medical Weekly, 2012;142:w13675.
- L. L. Birch · A. E. Doub, *Learning to eat: birth to age 2 y*, Am J Clin Nutr, 2014;99(3):723S~728S.
- Mee Kyoung Kim · Won-Young Lee · Jae-Heon Kang, *2014 Clinical Practice Guidelines for Overweight and Obesity in Korea*, Endocrinology and metabolism, 2014;29(4):405~409.
- P. S. MacLean · A. Bergouignan · Marc-Andre Cornier · M. R. Jackman, *Biology's response to dieting: the impetus for weight regain*, Am J Physiol Regul Integr Comp Physiol, 2011;301(3):R581~R600.
- R. S. Ahima · D. A. Antwi, *Brain regulation of appetite and satiety*, Endocrinol Metab Clin North Am, 2008;37(4):811~823.

- Sang-Jin Chung · Yoonna Lee · Seokhwa Lee · Kyungran Choi, *Breakfast skipping and breakfast type are associated with daily nutrient intakes and metabolic syndrome in Korean adults*, Nutrition Research and Practice, 2015;9(3):288~295.
- Sang Youl Rhee, *Role of Sarcopenia in Diabetes Mellitus*, J Korean Diabetes, 2013;14(4):178~181.
- Scott M. Sternson · J. Nicholas Betley · Zhen Fang Huang Cao, *Neural circuits and motivational processes for hunger*, Curr Opin Neurobiol, 2013;23(3):353~360.
- S. Kucukgoncu · M. Midura · C. Tek, *Optimal management of night eating syndrome : challenges and solutions*, Neuropsychiatric Disease and Treatment, 2015;11:751~760.
- S. Rodgers · R. Burnet · A. Goss · P. Phillips · R. Goldney · C. Kimber · D. Thomas · P. Harding · P. Wise, *Jaw wiring in treatment of obesity*, Lancet, 1977;309(8024):1221~1223.
- Valter D. Longo · Mark P. Mattson, *Fasting : Molecular Mechanisms and Clinical Applications*, Cell Metab, 2014;19(2):181~192.
- 대한내분비학회, 《내분비대사학(제2판)》, 군자출판사, 2011년, 524~535면.
- 마이클 L. 파워 · 제이 슐킨, 김성훈 옮김, 《비만의 진화》, 컬처룩, 2014년, 203~239면.
- 메리앤 J. 리가토, 임지원 옮김, 《이브의 몸》, 사이언스북스, 2004년, 136~146면.
- 박정수, 《박정수 교수의 갑상선암 이야기》, 지누, 2012년, 48~49면.
- 제임스 르 파누, 조윤정 옮김, 《현대의학의 역사》, 아침이슬, 2005년, 41~53면.
- 폴 카플로비츠, 서울아동병원 의학연구소 옮김, 《우리 아이 성조숙증 거뜬히 이겨내기》, 꿈꿀자유, 2014년, 24~35면.
- 국가건강정보포털-검색어: 폐경기
- 네이버 어학사전-검색어: 肥滿
- 브누아 브레빌, 〈비만에 시달리는 지구인〉, 르몽드 디플로마티크(48호), 2012. 9. 12.
- 위키피디아-검색어: body fat percentage, adipose tissue, fat, specific dynamic action, epinephrine, adrenalin
- U. S. Department of Health and Human Services, *Very Low-calorie Diets*, NIH Publication No.03~3894. August 2008 Updated December 2012.

10장 생식

- 박관진 · 김수웅 · 이해원 · 이은식 · 이종욱 · 김시황 · 백재승, 〈정상 한국 남성의 음경 크기에 관한 연구〉, 대한남성과학회지, 1998;16(2):153~158.
- 박정수 · 우종철 · 박남철, 〈음경 크기의 인체예견지표〉, 대한남성과학회지, 1999;17(1):29~32.
- 이선복, 〈雷斧와 세종의 淋疾에 대하여〉, 역사학보, 2003;178:59~81.
- 이진기, 〈태아의 권리능력에 관한 이론의 재평가〉, 가족법연구, 2013;27(3):81~108.

- 조인래·조성용, 〈포경수술, 득인가 실인가?〉, 대한의사협회지, 2008:51(7):653~663.
- 황경진, 〈예쁜이 수술과 양귀비 수술〉, 한국건강관리협회지, 2004:28(2):14~15.
- Anthony F. Bogaert, *Genital asymmetry in men*, Human Reproduction, 1997:12(1):68~72.
- F. Barré-Sinoussi·L. Montagnier, *Isolation of a T-lymphotropic retrovirus from a patient at risk for acquired immune deficiency syndrome(AIDS)*, Science, 1983:220(4599):868~871.
- Jean D. Wilson·Claus Roehrborn, *Long-Term Consequences of Castration in Men: Lessons from the Skoptzy and the Eunuchs of the Chinese and Ottoman Courts*, The Journal of Clinical Endocrinology & Metabolism, 1999:84(12):4324~4331.
- Joong Ho Lee · Young Hwan Ji · Seung Kyu Lee, *Change in penile length in children: preliminary study*, Korean journal of urology, 2012:53(12):870~874.
- M. J. Godley, *Quantitation of vaginal discharge in healthy volunteers*, Br J Obstet Gynaecol, 1985:92(7):739~742.
- R. C. Gallo, *Isolation of human T-cell leukemia virus in acquired immune deficiency syndrome(AIDS)*, Science, 1983:220(4599):865~867.
- Richard Ivell, *Lifestyle impact and the biology of the human scrotum*, Reproductive Biology and Endocrinology, 2007:5:15.
- T. M. Oelrich, *The striated urogenital sphincter muscle in the female*, Anat Rec, 1983:205(2):223~232.
- 가톨릭대학교의과대학 산부인과학교실, 《Obstetrics Gynecology-임상진료지침 산부인과》, 군자출판사, 2011년, 215~217면.
- 권창규, 《상품의 시대》, 민음사, 2014년, 262~266면.
- 김대식·방명걸, 《우멍거지 이야기》, 이슈투데이, 2002년, 35~44면.
- 대한산부인과학회, 《산부인과학 지침과 개요(제3판)》, 군자출판사, 2012년, 465~466면.
- 데버러 헤이든, 이종길 옮김, 《매독》, 길산, 2004년, 22~23면.
- 데이비드 골래허, 변기찬·이정 옮김, 《할례, 포경수술, 성기훼손》, 문화디자인, 2004년, 33~52면.
- 리사 랭킨, 전미영 옮김, 《마이 시크릿 닥터》, 릿지, 2014년, 182~183면.
- 미타무라 다이스케, 한종수 옮김, 《환관 이야기》, 아이필드, 2015년, 15~24면.
- 서민, 《서민의 기생충열전》, 을유문화사, 2013년, 25~26면.
- 스티브 존스, 이충호 옮김, 《자연의 유일한 실수, 남자》, 예지, 2003년, 104~105면.
- 이동석, 《은둔의 나라 유방을 알자》, 아카데미아, 2001년, 33~35면.
- 이임순, 《현명한 여자의 똑똑한 피임법》, 동아일보사, 2007년, 30~34면.
- 전우용, 《현대인의 탄생》, 이순, 2011년, 36~37면.
- 정수영·노동영, 《유방이 아파요 암이 아닌가요》, 일조각, 2000년, 24~27면.
- 조항범, 《그런, 우리말은 없다》, 태학사, 2005년(항목: 보지, 자지, 불알).
- 캐서린 블랙레지, 김소정 옮김, 《V 이야기-판도라 상자를 열어라》, 눈과마음, 2004년,

270~271면.

- 플로렌스 윌리엄스, 강석기 옮김, 《가슴 이야기》, Mid, 2014년, 89~126면.
- 히구치 기요유키, 유은경·이원희 옮김, 《일본인의 성》, 예문서원, 1995년, 172면.
- Anthony L. Mescher, 성언기·권오유·김규천 외 옮김, 《기초조직학(제13판)》, 범문에듀케이션, 2014년, 98~99면.
- David Sadava·David Hillis·Crag Heller·May Berenbaum, 강해묵·곽한식·권혁빈 외 옮김, 《생명-생물의 과학(제9판)》, 라이프사이언스, 2012년, 928면.
- T. W. Sadler, 박경환·황영일·김원규 외 옮김, 《사람발생학(제12판)》, 범문에듀케이션, 2013년, 240~255면.
- 국가건강정보포털-검색어: 포경수술, 성병, 정류고환, 발기부전
- 네이버 지식백과-검색어: 삼배엽
- 네이버 지식백과: 서울대학교병원 의학정보-검색어: 유방
- 위키피디아-검색어: castration, eunuch, chromosome, 宦官(かんがん)
- 이정훈, 〈돌리〉, 네이버캐스트, 2011년.
- Online Etymology Dictionary-검색어: testis, glans

11장 비뇨

- 백상룡, 〈水液疾患의 病機 및 治療原則에 대한 비교고찰: 東醫寶鑑의 編制를 중심으로〉, 한국한의학연구원 논문집, 2003;9(1):65~79.
- 안규리, 〈혈뇨의 진단적 접근〉, 대한내과학회지, 1998;55(4):778~785.
- 양준석·고형곤·진재호·한웅·정상훈·김호·이동주·이광규, 〈東醫寶鑑 부종편의 원문과 인용문헌에 대한 비교고찰〉, 동의생리병리학회지, 2004;18(4):943~952.
- 정동욱·이상엽, 〈부종〉, 대한가정의학회 학회지, 2010;31(11):829~836.
- F. M. Friedman·J. P. Weiss, *Desmopressin in the treatment of nocturia: clinical evidence and experience*, Ther Adv Urol, 2013;5(6):310~317.
- Franz Josef Marx·Axel Karenberg, *History of the Term Prostate*, Prostate, 2009;69(2):208~213.
- Jeff M. Sands, *Urine Concentrating and Diluting Ability During Aging*, J Gerontol A Biol Sci Med Sci, 2012;67(12):1352~1357.
- M. B. Goldman, *The mechanism of life-threatening water imbalance in schizophrenia and its relationship to the underlying psychiatric illness*, Brain Res Rev, 2009;61(2):210~220.
- M. Grace Eggleton, *The diuretic action of alcohol in man*, J Physiol, 1942;101(2):172~191.
- 김성권, 《소금중독 대한민국》, 북스코프, 2015년, 64~67·144~145면.
- 대한남성과학회, 《남성과학》, 군자출판사, 2003년, 507면.

- 대한비뇨기과학회, 《비뇨기과학(제5판)》, 일조각, 2014년, 244~257면.
- 대한신장학회, 《임상신장학》, 군자출판사, 2015년, 707~710면.
- 진평, 《동물의 생리에서 배우는 우리들의 생존전략》, 세종출판사, 2003년, 111~125면.
- 크리스틴 메데페셀헤르만·프리데리케 하마어·한스위르겐 크바드베크제거, 권세훈 옮김, 《화학으로 이루어진 세상》, 에코리브르, 2007년, 18~22면.
- 국가건강정보포털-검색어: 혈액투석
- 국립국어원 표준국어대사전-검색어: 소금, 염
- 네이버 어학사전-검색어: 콩팥, 盉
- 네이버 지식백과: 서울대학교병원 의학정보-검색어: 신장이식, 신부전, 전립선염, 사구체
- 위키피디아-검색어: Santorio Santorio, female urination device, urine
- Dean A. Kujubu, *Chapter 19: Nocturia in Elderly Persons and Nocturnal Polyuria*, Geriatric Nephrology Curriculum, American Society of Nephrology, 2009.
- Physiology or Medicine 1990-Press Release, Nobelprize.org. Nobel Media AB 2014, Web. 22 Dec 2015.

12장 근골격

- 고은실·임재영, 〈노년기 어깨 통증의 관리: 임상적 특성과 보존적 치료를 중심으로〉, 노인병, 2013;17(1):1~6.
- 김상완, 〈골다공증 치료의 최신 지견: 누구를, 무엇으로, 얼마 동안 치료할 것인가?〉, 대한내과학회지, 2013;85(4):364~373.
- 김승호, 〈어깨 관절의 정형외과 질환과 스포츠의학〉, 대한의사협회지, 2011;54(7):705~714.
- 박순영, 〈영양 수준의 향상에 따른 신장 성적이형성의 변화: 탈북자 자료를 이용한 남북한 비교연구〉, 한국영양학회지, 2011;44(2):162~170.
- 성일훈·김현욱, 〈족관절의 인공관절 치환술〉, 대한족부족관절학회지, 2015;19(1):1~6.
- 오원영, 〈인체비례론의 역사적 변천과 미술사적 의의에 관한 연구〉, 기초조형학연구, 2014;15(5):351~363.
- 이상교·이정아·김진영·김영주·박혜순, 〈한국 노인 남성에서 근감소증과 연관된 위험요인 평가: 2009년 국민건강영양조사 자료를 이용하여〉, 대한비만학회지, 2014;23(1):23~31.
- 이상열, 〈당뇨병에서 근감소증의 역할〉, 당뇨병, 2013;14(4):178~181.
- 이정근, 〈비스포스포네이트 연관 악골 괴사(BRONJ)의 치과적 견해〉, 대한골다공증학회지, 2011;9(1):18~27.
- 조명래·장호진, 〈인공 고관절의 발전사〉, Hip & pelvis, 2013;25(1):6~13.
- 조재흥·정재영, 〈Gout와 통풍(痛風)의 어원 형성과 번역 과정에 관한 의사학적 고찰〉, 의사학, 2015;24(2):533~557.

- D. L. Nichols · C. F. Sanborn · E. V. Essery, *Bone density and young athletic women. An update*, Sports Med, 2007;37(11):1001~1014.
- Ho Cheol Hong, *Letter*: *The Risk Factors of Sarcopenia among Korean Elderly Men*: *Based on 2009 Korean National Health and Nutrition Examination Survey Data*, 대한비만학회지, 2014;23(2):136~138.
- J. M. Wit · W. Kiess · P. Mullis, *Genetic evaluation of short stature*, Best Pract Res Clin Endocrinol Metab, 2011;25(1):1~17.
- Jörn Rittweger · Bostjan Simunic · Giancarlo Bilancio · Natale Gaspare De Santo · Massimo Cirillo · Gianni Biolo · Rado Pisot · Ola Eiken · Igor B. Mekjavic · Marco Narici, *Bone loss in the lower leg during 35 days of bed rest is predominantly from the cortical compartment*, Bone, 2009;44(4):612~618.
- Rodrigo Luiz Vancini, *Genetic aspects of athletic performance*: *the African runners phenomenon*, Open Access J Sports Med, 2014;5:123~127.
- S. Sharma · V. R. Tandon · S. Mahajan · V. Mahajan · A. Mahajan, *Obesity*: *Friend or foe for osteoporosis*, J Midlife Health, 2014;5(1):6~9.
- 김지형, 《정형외과 진단과 치료》, 대한의학서적, 2010년, 130~131면.
- 대한골대사학회, 《골다공증(제4판)》, 군자출판사, 2013년, 28~36면.
- 대한정형외과학회, 《정형외과학 1(제7판)》, 최신의학사, 2013년, 50~65면.
- 로버트 마틴, 김홍표 옮김, 《우리는 어떻게 태어나는가》, 궁리, 2015년, 62~63면.
- 마틴 바인만, 박규호 옮김, 《손이 지배하는 세상》, 해바라기, 2002년, 59~62면.
- 베른트 하인리히, 정병선 옮김, 《우리는 왜 달리는가》, 이끼북스, 2006년, 162~163면.
- 이수곤, 《류마티스 관절염 완치 설명서》, 헬스조선, 2012년, 42~49면.
- 이의정 · 김소영, 《언더웨어》, 교학연구사, 2001년, 70면.
- 이종각, 《일본 난학의 개척자 스기타 겐파쿠》, 서해문집, 2013년, 32~34면.
- 이종훈 · 이노균, 《성경 속 의학 이야기》, 새물결플러스, 2015년, 256~261면.
- 장 뤽 엔니그, 이세진 옮김, 《엉덩이의 재발견-문화와 예술로 읽는 엉덩이의 역사》, 예담, 2005면, 104면.
- 정재서, 《정재서 교수의 이야기동양신화 2》, 황금부엉이, 2007년, 149~150면.
- 진주현, 《뼈가 들려준 이야기》, 푸른숲, 2015년, 87~88면.
- 한태륜 · 방문석 · 정선근, 《재활의학(제5판)》, 군자출판사, 2014년, 975~986면.
- David Sadava · David Hillis · Crag Heller · May Berenbaum,강해묵 · 곽한식 · 권혁빈 외 옮김, 《생명-생물의 과학(제9판)》, 라이프사이언스, 2012년, 558 · 646 · 700 · 710 · 713면.
- E. F. 쇼 윌기스, 오공훈 옮김, 《손의 비밀》, 정한책방, 2015년, 53~55면.
- 국가건강정보포털-검색어: 오십견
- 네이버 어학사전-검색어: 解剖
- 네이버 지식백과: 서울대학교병원 의학정보-검색어: 넓적다리

- 네이버 지식백과: 한국민족문화대백과−검색어: 자
- 위키피디아−검색어: rigor mortis, anaerobic exercise, bodybuilding, isometric exercise, human skeleton, Robert Wadlow, list of muscles of the human body
- 지식경제부 보도자료, 〈제6차 한국인 인체치수 조사사업(Size−Korea 사업) 결과 요약〉, 2010년.
- Online Etymology Dictionary−검색어: coccyx

찾아보기

지은이
최현석

서울대학교 의과대학을 졸업하고 같은 학교 대학원에서 석
사와 박사 학위를 받았다. 서울대학교병원에서 인턴 및 내과 전
공의와 전임의를 마치고 성균관대학교 의과대학 내과 교수, 삼
성제일병원 내과 과장, 서울현내과 원장 등을 역임했으며, 현
재 프라임요양병원을 운영 중이다. 지은 책으로《아름다운 우
리 몸 사전》,《유전자의 비밀지도》,《인간의 모든 감각》,《인간
의 모든 감정》,《인간의 모든 동기》,《인간의 모든 성격》,《인간의
모든 죽음》 등이 있으며, 2007년 《아름다운 우리 몸 사전》으로
제39회 동아의학상을 수상했다.